U0388113

圆锥角膜

Keratoconus

主　审　史伟云

主　编　周行涛　黄锦海

副主编　高蓉蓉　高　华　王晓瑛

人民卫生出版社

·北　京·

图书在版编目（CIP）数据

圆锥角膜 / 周行涛，黄锦海主编. -- 北京：人民
卫生出版社，2024. 12. -- ISBN 978-7-117-37359-3

Ⅰ . R772. 2

中国国家版本馆 CIP 数据核字第 2024MX0017 号

人卫智网	www.ipmph.com	医学教育、学术、考试、健康， 购书智慧智能综合服务平台
人卫官网	www.pmph.com	人卫官方资讯发布平台

圆锥角膜
Yuanzhuijiaomo

主　　编：周行涛　黄锦海
出版发行：人民卫生出版社（中继线 010-59780011）
地　　址：北京市朝阳区潘家园南里 19 号
邮　　编：100021
E - mail：pmph @ pmph.com
购书热线：010-59787592　010-59787584　010-65264830
印　　刷：北京盛通印刷股份有限公司
经　　销：新华书店
开　　本：787 × 1092　1/16　印张：21
字　　数：511 千字
版　　次：2024 年 12 月第 1 版
印　　次：2024 年 12 月第 1 次印刷
标准书号：ISBN 978-7-117-37359-3
定　　价：169.00 元

打击盗版举报电话：010-59787491　E-mail：WQ @ pmph.com
质量问题联系电话：010-59787234　E-mail：zhiliang @ pmph.com
数字融合服务电话：4001118166　　E-mail：zengzhi @ pmph.com

主　审　史伟云　山东第一医科大学附属眼科医院（山东省眼科医院）

主　编　周行涛　复旦大学附属眼耳鼻喉科医院

　　　　黄锦海　复旦大学附属眼耳鼻喉科医院

副主编　高蓉蓉　温州医科大学附属眼视光医院（浙江省眼科医院）

　　　　高　华　山东第一医科大学附属眼科医院（山东省眼科医院）

　　　　王晓瑛　复旦大学附属眼耳鼻喉科医院

编　者（按姓氏汉语拼音排序）

　　　　白　继　重庆白继眼科门诊部

　　　　包芳军　温州医科大学附属眼视光医院（浙江省眼科医院）

　　　　陈　灿　复旦大学附属眼耳鼻喉科医院

　　　　陈　铭　复旦大学附属眼耳鼻喉科医院

　　　　陈　熹　中山大学中山眼科中心

　　　　陈　志　复旦大学附属眼耳鼻喉科医院

　　　　陈世豪　温州医科大学附属眼视光医院（浙江省眼科医院）

　　　　陈中幸　复旦大学附属眼耳鼻喉科医院

　　　　邓应平　四川大学华西医院

　　　　丁胜楠　天津市第四中心医院

　　　　杜克磊　中山大学中山眼科中心

　　　　冯　云　北京大学第三医院

　　　　付彩云　首都医科大学附属北京同仁医院

　　　　高　华　山东第一医科大学附属眼科医院（山东省眼科医院）

　　　　高蓉蓉　温州医科大学附属眼视光医院（浙江省眼科医院）

　　　　龚　岚　复旦大学附属眼耳鼻喉科医院

　　　　胡　砷　复旦大学附属儿科医院

黄锦海　复旦大学附属眼耳鼻喉科医院

黄滔敏　复旦大学附属眼耳鼻喉科医院

黄小敏　复旦大学附属眼耳鼻喉科医院

黄玉颜　首都医科大学附属北京同仁医院

蒋倩旎　复旦大学附属眼耳鼻喉科医院

蒋清清　郑州市第二人民医院

晋秀明　浙江大学医学院附属第二医院（浙江大学眼科医院）

柯碧莲　上海交通大学医学院附属仁济医院

李　莹　中国医学科学院北京协和医院

李　越　上海市杨浦区中心医院（同济大学附属杨浦医院）

李可心　复旦大学附属眼耳鼻喉科医院

李龙辉　中山大学中山眼科中心

梁庆丰　首都医科大学附属北京同仁医院

林浩添　中山大学中山眼科中心

林青鸿　福州普瑞眼科医院

林暄乔　复旦大学附属眼耳鼻喉科医院

林志荣　厦门大学附属厦门眼科中心

刘　畅　中山大学中山眼科中心

刘明娜　大连医科大学附属大连市第三人民医院

陆天昊　天津市儿童医院

吕晓彤　首都医科大学附属北京同仁医院

罗莉霞　中山大学中山眼科中心

毛欣杰　温州医科大学附属眼视光医院（浙江省眼科医院）

牟国营　山东第一医科大学附属省立医院（山东省立医院）

宁　睿　复旦大学附属眼耳鼻喉科医院

潘虹霞　复旦大学附属眼耳鼻喉科医院

戚梦莹　武汉爱尔眼科医院汉口医院

钱文哲　上海交通大学医学院附属仁济医院

任阅诚　嘉兴市中医医院

邵婷婷　复旦大学附属眼耳鼻喉科医院

沈　阳　复旦大学附属眼耳鼻喉科医院

沈梅晓　温州医科大学附属眼视光医院（浙江省眼科医院）

孙　玲　复旦大学附属眼耳鼻喉科医院

田　磊　首都医科大学附属北京同仁医院

万　婷　西北大学附属第一医院（西安市第一医院）

汪　倩　中山大学中山眼科中心

王　凯　北京大学人民医院

王林农　南京医科大学附属南京医院

王晓瑛　复旦大学附属眼耳鼻喉科医院

王亦然　复旦大学附属眼耳鼻喉科医院

文皓男　首都医科大学附属北京同仁医院

吴护平　厦门大学附属厦门眼科中心

徐慧霖　温州医科大学附属眼视光医院（浙江省眼科医院）

杨　梅　复旦大学附属眼耳鼻喉科医院

杨晨皓　复旦大学附属儿科医院

余克明　中山大学中山眼科中心

袁　进　中山大学中山眼科中心

曾庆延　武汉爱尔眼科医院汉口医院

翟长斌　首都医科大学附属北京同仁医院

张丰菊　首都医科大学附属北京同仁医院

张佳晴　中山大学中山眼科中心

张立军　大连医科大学附属大连市第三人民医院

张晓宇　复旦大学附属眼耳鼻喉科医院

赵　婧　复旦大学附属眼耳鼻喉科医院

郑钦象　温州医科大学附属眼视光医院（浙江省眼科医院）

周佳奇　复旦大学附属眼耳鼻喉科医院

周行涛　复旦大学附属眼耳鼻喉科医院

朱德喜　温州医科大学附属眼视光医院（浙江省眼科医院）

邹志霖　温州医科大学附属眼视光医院（浙江省眼科医院）

秘　书　杨馨宁　上海理工大学

李　政　复旦大学附属眼耳鼻喉科医院

夏侯晋轩　复旦大学附属眼耳鼻喉科医院

主编简介

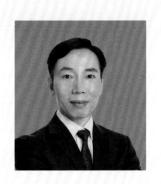

  周行涛，教授、主任医师、博士研究生导师、复旦大学附属眼耳鼻喉科医院院长、上海市眼视光学研究中心主任、上海领军人才。国务院政府特殊津贴专家、国家卫生健康突出贡献中青年专家、中央宣传部与国家卫生健康委"最美医生"。中华医学会激光医学分会副主任委员、全国综合防控儿童青少年近视专家宣讲团副团长、上海市学校卫生保健协会青少年生长发育与健康促进专业委员会主任委员等。主要从事眼视光学、近视防治、激光治疗复杂性角膜病等的相关诊治和研究工作。以第一作者或者通信作者发表SCI论文300余篇，授权专利33项，主持国家重点研发计划项目、国家自然科学基金面上项目、省部级等项目10余项。获国家发明奖、国家科学技术进步奖、上海市科学技术进步奖、上海市科学技术普及奖等。获"国际眼健康英雄""中国好医生""上海工匠"等荣誉称号。

主编简介

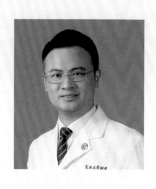

    黄锦海，主任医师、医学博士、博士研究生导师、博士后导师、复旦大学附属眼耳鼻喉科医院医工交叉创新研究院常务副院长、眼科研究院副院长、上海高校特聘教授（东方学者）、上海市优秀学术带头人。担任英国角膜交联委员会 UK-CXL 委员等学术组织职务、*BMC Ophthalmology* 编委。访美、访澳学者。入选全球前 2% 顶尖科学家、全球角膜生物测量领域专家、全球角膜激光手术专家、中国眼科专家学术影响力百强专家。聚焦角膜病诊疗、屈光手术和医工交叉研究，主持国家自然科学基金等 10 余项研究。以通信作者（含共同通信作者）在 *Nat Chem Biol*（IF=12.9）、*Nat Commun*（IF=14.7）、*Adv Mater*（IF=32）、*Ophthalmology*（IF=13.1）等国际权威专业核心期刊发表 SCI 学术论文 80 余篇，IF＞10 分 17 篇，*Nature Index* 12 篇，封面／亮点论文 21 篇，H 指数 31，以第一发明人授权发明专利 8 项。执笔和参与制定眼科专家共识 8 项，培养硕士／博士研究生 60 余名，出版眼科专著 24 部，荣获浙江省科学技术进步奖二等奖等多项荣誉。

古人云：明眸皓齿。在漫长的历史长河中，光明始终是人们不变的追求。角膜的健康直接关系到我们能否拥有良好的视觉体验。圆锥角膜是一种重要的致盲性眼病，以角膜中央或旁中央扩张变薄并向前呈圆锥形突出为特征，常造成高度不规则散光，晚期视力显著下降，部分患者会出现急性角膜水肿，水肿消退后遗留瘢痕。其病因尚未完全明确，通常在青少年时期开始发作并逐渐加重，是世界范围内造成角膜移植的重要原因。圆锥角膜在世界范围内的患病率为 0.05% ~ 0.23%，不同地区的患病率存在差异。

对圆锥角膜的研究可以追溯到 19 世纪 50 年代，英国医生 John Nottingham 被认为是最早描述角膜扩张性疾病的研究者之一。1997 年，Eberhard Spoerl 等人发表了对猪眼进行角膜交联的研究。1998 年，Gregor Wollensak 等人开展了核黄素 - 紫外光角膜交联的临床研究，并于 2003 年发表了研究结果，证实了角膜交联术延缓圆锥角膜进展的作用。在过去的 10 年中，大量的相关研究特别是角膜地形图的改进和断层扫描技术的出现，使得与角膜病有关的光学、解剖学、生物力学和组织病理学变化的特征得到更好的描述，使人们能够更好地估计圆锥角膜的发病率和患病率，学界对圆锥角膜的诊断和治疗能力也得到了显著提高。随着现代医学技术的不断发展，我们对圆锥角膜的了解也越来越深入，但对于其发病机制的理解和疾病不同阶段的治疗仍然存在许多挑战和争议。

这本书的编委群贤毕集，他们拥有多年的临床和科研经验，对于圆锥角膜的研究和治疗有着深刻的见解，尤其是主编周行涛、黄锦海两位教授，在圆锥角膜的治疗领域做了大量卓有成效的探索和工作。感谢周、黄两位教授主编了这本《圆锥角膜》专著，在病因、发病机制、诊断和治疗等方面进行了系统的介绍，为医学专业人士提供了深入了解圆锥角膜的实用参考。学习之余，写序为志，并热烈祝贺该书出版！

谢立信

中国工程院院士
山东第一医科大学终身教授
山东第一医科大学附属青岛眼科医院院长
2024 年 8 月

前　言

　　圆锥角膜（keratoconus）是一种进行性的扩张性角膜病变，如"视力刺客"般悄无声息地侵蚀着患者的视觉质量。它已是发达国家角膜移植的主因，也是我国重要的致盲性眼病之一，严重影响患者的日常生活。如今幸得眼科领域新设备与诊断技术不断更新，圆锥角膜的检出率及治疗水平逐步提高。

　　本书从基础理论到临床实践，系统地呈现了圆锥角膜的全貌。内容涵盖圆锥角膜的定义、流行病学、组织病理学和发病机制；详细介绍角膜地形图、角膜生物力学、其他诊断技术，以及人工智能在圆锥角膜诊断中的潜在应用，总结现状，展望未来；深入探讨圆锥角膜的临床特征和分类，顿挫型圆锥角膜、儿童青少年圆锥角膜等的特点，以及各种治疗策略，为患者寻求光明之径。我们期望借由本书，加深读者对圆锥角膜的认识，为圆锥角膜的诊断和治疗提供有益参考，助力患者重见光明，提升生活质量，推动我国角膜病防治事业蓬勃发展。

　　本书特色鲜明，其一，紧密结合临床，理论实践相辉映，病例操作见真章，本书紧密围绕临床实践展开理论阐述，结合真实临床病例与诊疗操作，临床实用性强；其二，全面阐明与圆锥角膜诊治相关的多学科知识，尤其注重近年来的研究成果与技术进展，内容新颖前沿，对眼科医生、技术人员和研究人员等极具参考价值；其三，本书配有大量图片，为读者提供直观且形象的阅读感受，帮助理解文字内容。

　　百川归海，共谱华章。在本书的编写过程中，我们有幸汇聚了本领域的众多翘楚，他们以丰富的临床经验与卓越的学术成就，为本书的完成倾注了心血与智慧，在此向他们致以最诚挚的感谢。尽管我们在编写过程中力求精益求精，但医路漫漫，其修远兮，医学的博大精深与技术的日新月异，使得本书难免存在瑕疵。恳请广大同行与读者不吝赐教，提出宝贵意见与建议，助力本书在未来的修订中臻于完善。

周行涛　崔蓉岭

2024 年 8 月

目　录

第一章 圆锥角膜概述

导 语

　　圆锥角膜是一种不对称性、进展性的角膜扩张性疾病，其特征是局部角膜的进行性变薄和突出，进而引起高度近视和不规则散光。圆锥角膜通常在青少年阶段发病，可导致严重的视力损害。不同性别、种族、地区人群圆锥角膜的发病情况有所不同。尽管目前圆锥角膜的发病因素尚不明确，但许多研究认为，遗传与环境等多种因素与圆锥角膜的发生和发展密切相关。此外，圆锥角膜亦与其他眼部及系统性疾病间存在紧密联系。流行病学研究有助于圆锥角膜的预防、诊断、筛查、监测、治疗，以及相关医疗保健政策的制定和实施。本章将介绍圆锥角膜的定义、流行病学以及与其他疾病之间的关系。

关键词

　　定义　病因　发病率　患病率　性别　年龄

第一节　圆锥角膜的定义

　　圆锥角膜（keratoconus，KC）一词来源于希腊单词的角膜（k'eras）和圆锥体（conus），合起来即"锥形"角膜。早在 18 世纪早期和 19 世纪早期，一些欧洲眼科医师已对圆锥角膜的临床表现、特征和屈光特点进行了阐述，但是直到 1854 年 John Nottingham 才对圆锥角膜提出了准确合理的描述，将其与其他角膜扩张症区分开。此后，针对圆锥角膜形态学变化的观察研究取得了重要进展。如今，圆锥角膜被认为是一种单眼或双眼发病、不对称的、以角膜进行性扩张为特征的原发性变性疾病，主要表现为角膜中央区或旁中央区基质逐渐变薄，扩张前突呈圆锥状，导致高度不规则散光和视力下降，病情进展晚期可出现视力严重损害甚至失明。

（周行涛）

第二节　圆锥角膜的流行病学

一、发病率和患病率

圆锥角膜是目前发达国家角膜移植最常见的原因，也是我国重要的致盲眼病之一。圆锥角膜在世界范围内的发病率在 1/2 000～1/500 之间，不同地区的发病率及患病率各不相同（表 1-2-1）。我国目前尚缺乏大样本的圆锥角膜流行病学数据。2009 年，史伟云等人对 1 年内住院接受角膜移植的 4 869 例角膜病患者进行回顾分析发现，圆锥角膜患者为816 例（占比 16.8%）。有研究于 2011 年对北京市进行调查，在 3 468 名被调查人员中，50 岁以上人群圆锥角膜的发病率为 0.9% ± 0.2%。

表 1-2-1　不同地区圆锥角膜发病率与患病率

研究人员	年份	地区	样本特征	诊断标准	发病率（/10 万人年）	患病率（/10 万人）
Godefrooij	2017	荷兰	基于人群	眼科医师	13.3	265
Hwang	2018	韩国	基于人群	眼科医师	5.66	37.36
Torres	2018	沙特	基于医院（儿科）	角膜地形图	—	4 790
Bak-Nielsen	2019	丹麦	基于人群	—	3.6	44
Papali'i-Curtin	2019	新西兰	基于人群（高中）	角膜地形图	—	520
Armstrong	2020	阿拉伯	基于人群（中学）	角膜地形图 + 临床表现	—	1 500
Özalp	2021	土耳其	基于人群（大学）	角膜地形图	—	2 393
Abdelrahman	2022	叙利亚	基于人群（大学）	角膜地形图	—	2 430
Chan	2023	澳大利亚	基于人群（20～28 岁）	角膜地形图	271	3 400

二、圆锥角膜的发病因素

圆锥角膜的病因仍存在争议，大部分研究表明其发病为多因素共同影响，可能与遗传、环境、氧化应激、揉眼、变态反应、创伤等多种因素相关，并且遗传因素和环境因素之间存在复杂的相互作用。

（一）遗传因素

圆锥角膜的发生有明显的遗传倾向，临床上尽管大多数圆锥角膜病例是散发的，但也常见有家族性发病的病例报告，研究表明，6%～10%的圆锥角膜患者有阳性家族史，遗传方式包括常染色体显性遗传（AD）和常染色体隐性遗传（AR），大多数为AD，且具有不完全性外显和遗传异质性。随着基因诊断技术的发展和普及，目前已经报道了大量与圆锥角膜相关的致病基因，具体见第三章第一节。

（二）环境因素

1. 紫外线暴露　紫外线介导圆锥角膜发生主要通过以下两个方面：①诱发氧化应激产生，大量的自由基和活性氧的产生会造成角膜细胞和组织损伤；②直接损伤DNA，启动角膜上皮细胞凋亡程序，从而导致角膜降解、变薄。但是，紫外线也可以通过诱导角膜胶原蛋白交联而产生有益的作用。使用紫外线和光敏剂核黄素可以对胶原纤维进行光聚合，阻止角膜进一步扩张，从而有效阻止圆锥角膜的发展，目前已经用于角膜交联术治疗圆锥角膜。

2. 揉眼和变态反应　既往研究显示，揉眼对圆锥角膜有重要影响，揉眼导致圆锥角膜的机制见第三章第三节。变态反应作为圆锥角膜的另一危险因素常与揉眼同时出现。变态反应引起眼部瘙痒是导致患者揉眼的重要因素，进而影响圆锥角膜的发生与发展。变态反应患者发生圆锥角膜的风险明显高于正常人群。

3. 性别　既往已有文献针对圆锥角膜患者性别的差异进行了相关研究，普遍认为，性别因素在角膜组织结构的变化中起着重要作用，但是针对男女患病率的不同研究结果目前存在差异。部分研究认为，男性的患病率更高、患病更早、病情更严重。男性患者的最佳矫正远视力（best corrected distance visual acuity，BCDVA）（单位LogMAR）、角膜最大屈光力（Kmax）、表面变异指数（index of surface variance，ISV）值均高于女性患者，且TKC分期（详见第五章第二节）在男女之间的分布也存在显著差异。然而，针对西班牙、英国和拉脱维亚儿科患者的多中心研究却显示，女性的Kmax、Belin/Ambrósio增强扩张分析参数（BAD）和TKC分期高于男性。Mahmoud等人报道，埃及儿童圆锥角膜患者的年龄和严重程度在男性和女性之间没有差异。上述研究差异可能是由于样本量、种族和地理位置引起的。圆锥角膜男女比例的差异可能与性激素水平有关，角膜上皮细胞上存在雌激素、孕酮和雄激素受体以及细胞活动所需要的酶，这些受体和酶与性激素结合，引起男性和女性其他解剖和生理上的差异。不同生命阶段性激素和角膜生物力学特性之间存在一定的联系和影响，包括妊娠期高雌激素水平会对角膜生物力学和角膜厚度造成损害。妊娠期间血清中基质金属蛋白酶（matrix metalloproteinases，MMPs）水平升高，而血清中基质金属蛋白酶组织抑制剂（tissue inhibitors of matrix metalloproteinases，TIMPs）水平降低，促进了圆锥角膜的发生发展。

4. 年龄　圆锥角膜的发病率在20～30岁之间最为显著，其进展可持续到40岁。圆锥角膜在老年人群中的患病率较低。一项美国的研究显示，65岁以上人群圆锥角膜患病率为0.017 5%。而另一项中东地区的研究显示，40～64岁人群圆锥角膜患病率为0.83%。大部分圆锥角膜从青少年时期开始，随着年龄的增长，疾病的进展会减慢。Rocha-de-Lossada 等发现≤14 岁的青少年 TKC 平均值明显低于 14 岁以上的青少年。然而，Mahmoud 等人 2022 年的报道认为，不同年龄组之间的圆锥角膜 Amsler-Krumeich 分期无显著差异。儿童圆锥角膜在不同年龄组的分布可能与地理位置、种族、性激素、角膜黏弹性和角膜硬度等因素有关。雄激素和雌激素在两性青春期后达到峰值，然后随着年龄的增长而下降。角膜黏弹性特性与年龄增长呈负相关，圆锥角膜可能是由角膜的弹性变形引起的。随着年龄的增长，角膜胶原纤维发生变化，胶原纤维间隙减小，胶原束纤维增粗，也会导致角膜硬度增加。儿童圆锥角膜的进展速度高于成人，这与年轻患者有更多的眼部过敏和眼摩擦有密切关系。上述因素解释了圆锥角膜发病率随年龄增长而下降的原因。

（周行涛　任阅诚）

第三节　圆锥角膜与其他疾病的联系

圆锥角膜与多种遗传性疾病有关，包括：①特应性或湿疹相关的结缔组织疾病，见于大多数与遗传因素相关的圆锥角膜患者，例如 Down 综合征（Down syndrome，DS）、Turner 综合征、高 IgE 综合征、鱼鳞病、Mulvihill-Smith 综合征等，上述综合征均已报道由于患者揉眼等原因引起圆锥角膜。②视网膜功能异常相关的疾病，如 Leber 先天性黑矇、Laurence-Moon-Bardet-Biedl 综合征、色素性视网膜炎等。③胶原弹性异常的结缔组织疾病，包括 Marfan 综合征、Ehlers-Danlos 综合征等。④其他的精神功能低下，包括 Angelman 综合征、Apert 综合征、Crouzon 综合征、高鸟氨酸血症等。

一、Down 综合征

与正常人角膜相比，Down 综合征（DS）患者的角膜在许多方面都有所不同。DS 患者的角膜前后表面较陡、高阶像差较大，即便不伴有圆锥角膜，其角膜厚度和角膜体积也明显低于正常，角膜全层的密度明显高于正常。

研究统计，DS 伴随角膜圆锥的患者中，约有 39.6% 的患者其圆锥角膜是呈进展性的。DS 患者出现圆锥角膜的具体病因尚不清楚，推测 21 号染色体三倍体的形成放大了位于其上的基因的影响，增加了圆锥角膜的遗传易感性。位于第 21 号染色体编码Ⅵ型胶原蛋白的 α1 和 α2 链的基因异常也会引起相应的胶原蛋白改变。同时，位于第 21 号染色体上的超氧化物歧化酶 1（superoxide dismutase 1，SOD1）的表达异常也可能与 DS 患者中圆锥角膜发病率高有关。除了上述机制，DS 患者经常伴发睑缘炎，导致部分患者有过度以及用力揉眼的习惯，也是该人群圆锥角膜的危险因素。因此对于该人群，圆锥角膜的筛查是非常重要的，特别是这一群体的角膜本来就比较薄，因此需要及早发现和适当监督，以便及时治疗，尽量避免圆锥角膜的发生发展。

目前治疗 DS 人群圆锥角膜患者的方法主要是角膜交联术和角膜移植。角膜交联术对于减缓早期圆锥角膜的进展较为有效，但是对于晚期圆锥角膜的患者则疗效较差。并且在 DS 人群中，角膜交联术后伴有角膜混浊和无菌浸润明显高于正常人群，部分患者还伴有上皮延迟愈合。透明角膜植片移植同样存在植片混浊、排斥等相关的并发症。因此对于 DS 人群，早期诊断、早期治疗、监测揉眼才是治疗的关键。

二、Leber 先天性黑矇

Leber 先天性黑矇属于早发性视网膜营养不良（early onset retinal dystrophies，EORD）的一种，患病率约为 1/80 000，在婴幼儿时期便可发病，因此也称为先天性色素性视网膜炎（retinitis pigmentosa，RP），患者常患有游走性眼球震颤，从出生起视力下降，刚发病时眼底基本正常，随后出现眼底色素紊乱。最佳矫正视力（best corrected visual acuity，BCVA）范围从无光感到 0.05，并且通常伴有高度远视（≥+5.00D），视网膜电图（electroretinogram，ERG）呈熄灭状，瞳孔对光反射消失。部分患者由于揉眼或戳眼而患有圆锥角膜（*CRB1* 和 *AIPL1* 基因突变）。该病为 AR 遗传，不同基因突变引起的病程进展不同，其中 *GUCY2D* 基因突变患者临床病程稳定；*RPE65* 基因突变患者表现为波动性，中间会有一段时间的轻微改善，随后病情进行性恶化；*AIPL1*、*NMNAT1*、*CEP290* 和 *CRB1* 基因突变的患者病情则是缓慢持续地进展。

三、结缔组织病

遗传性结缔组织疾病（heritable disorders of connective tissue，HDCT）是一组遗传性结缔组织疾病综合征，通过破坏结缔组织的完整性引起全身症状。HDCT 通常伴随眼部的发育异常和圆锥角膜，常见的有成骨不全症（osteogenesis imperfecta，OI）、Ehlers-Danlos 综合征（Ehlers-Danlos syndrome，EDS）、Marfan 综合征（Marfan syndrome，MFS）、Loeys-Dietz 综合征（Loeys-Dietz syndrome，LDS）、大疱性表皮松解症（epidermolysis bullosa，EB）和 Stickler 综合征（Stickler syndrome，STL）（表 1-3-1）。

（一）成骨不全症

成骨不全症（OI）是一种破坏 I 型胶原蛋白的疾病，美国大约每 15 000 个新生儿中就有 1 个，目前有 2.5 万 ~ 5 万患者。遗传方式为常染色体显性遗传、常染色体隐性遗传，以及 X 性染色体连锁遗传（X sex chromosome linkage inheritance，X-linked），其中 90% 的患者是 *COL1A1* 或 *COL1A2* 突变，常染色体显性遗传。上述基因编码的 I 型胶原蛋白在眼球中主要分布于角膜和巩膜，角膜中约占 80%，巩膜中占 90%。因此，上述基因突变会严重影响角膜和巩膜的发育，导致角膜 Bowman 层缺失或萎缩、基质变薄、角膜生物力学降低，甚至圆锥角膜的发生。巩膜的完整性也会受到严重破坏而变成半透明，在葡萄膜的影响下，呈现蓝色巩膜。此外，OI 还会引起眼部的其他异常，包括晶状体脱位、白内障、先天性青光眼、视神经萎缩、视乳头水肿、色盲、视网膜和玻璃体下出血。

OI 根据临床表现分为 5 型，不同分型眼部表现有所差异：1 型典型眼部表现为蓝色巩膜、角膜硬度降低、薄角膜及 Bowman 层缺失；2 型眼部表现多伴随青光眼；3 型表现为婴幼儿蓝色巩膜、薄角膜及 Bowman 层缺失；4 型为蓝色巩膜和薄角膜；5 型为蓝色巩膜。

（二）Ehlers-Danlos 综合征

Ehlers-Danlos 综合征（EDS）主要是由于 V 型胶原蛋白异常引起。目前报道的患病率约为 1/5 000，主要遗传方式是 AD 或 AR。根据不同的临床表现，EDS 分为包括经典型、心瓣膜型、血管型和脆性角膜综合征（brittle cornea syndrome，BCS）等在内的共计 13 种亚型。EDS 的眼部表现常见，患病率和发病率均较高，且不同亚型眼部表现的严重程度不同。EDS 患者可表现为蓝色巩膜、眼睑下垂、眼距增大、斜视、伴有视网膜脱离的高度近视、圆锥角膜、干眼、反复发生的结膜下出血等。由于 V 型胶原蛋白的表达异常，典型的 EDS 常表现出角膜厚度明显减低，大部分患者仅为 410～450μm，BCS 亚型角膜厚度甚至可以低至 200μm、Bowman 层缺失，因此角膜容易在轻微外伤后出现破裂，甚至发生圆锥角膜。

（三）Marfan 综合征

Marfan 综合征（MFS）的遗传方式为 AD，编码原纤维蛋白 1（fibrillin-1）的 *FBN1* 基因突变，导致 TBF-β 信号通路的过度传导和激活。患病率为 1/10 000～1/5 000。临床上除了长骨增生、心血管异常和脊柱侧凸等全身表现外，最常见的眼部异常是晶状体异位，发生率为 60%～80%，这是由于人纤维蛋白原在悬韧带中高度表达。此外，部分患者的角膜也具有显著异常，主要表现为角膜厚度降低、角膜扁平、角膜生物力学异常以及圆锥角膜等。其他眼部相关表现还包括近视（33%～63%）、散光、白内障、视网膜脱离（5%～25.6%）、青光眼（33%）以及瞳孔大小不等。

（四）Loeys-Dietz 综合征

Loeys-Dietz 综合征（LDS）是由于转化生长因子-β（TGF-β）受体 1（*TGFBR1*）、TGF-β 受体 2（*TGFBR2*）、TGF-β2（*TGFB2*）、TGF-β3（*TGFB3*）或其他基因突变引起的疾病，遗传呈 AD，临床患病率小于等于 1/100 000。LDS 的全身表现与 MFS 相似，包括动脉瘤、骨骼异常（漏斗胸或隆突）、脊柱侧凸等。LDS 的眼部显著体征也是晶状体脱位、近视、蓝色巩膜、白内障、视网膜脱离和圆锥角膜。

（五）大疱性表皮松解症

大疱性表皮松解症（EB）的特征是上皮组织脆弱，导致轻微的创伤便可引起水泡和糜烂。临床有四种亚型：单纯 EB（EB simplex，EBS）、联合 EB（junctional EB，JEB）、营养不良 EB（dystrophic EB，DEB）和 Kindler 综合征。EB 患病率为 0.4/1 000 000～4.6/1 000 000，遗传方式为 AD 和 AR，主要是由于编码角蛋白（keratin）、层粘连蛋白（laminin）、胶原蛋白（collagen）等蛋白的基因突变引起。EB 患者常累及眼部，尤其是眼表，包括早期的干眼、角膜糜烂和大疱性角膜病变，晚期如睑缘炎、睑翳形成、角膜瘢痕、睑粘连和睑外翻等，严重者可导致视力严重丧失甚至失明。除了上述表现，部分患者由于睑缘炎长时间揉眼，从而导致圆锥角膜的发生。

表 1-3-1 圆锥角膜相关的 HDCT

HDCT	遗传方式	基因	全身表现	眼部表现
MFS	AD	*FBN1*	长骨过度生长、骨密度低、动脉瘤、脊柱侧凸等	晶状体异位、白内障、角膜曲率低、薄角膜、圆锥角膜、近视、散光、视网膜脱离
LDS	AD	*TGFBR1*、*TGFBR2*、*SMAD3*、*TGFB2*、*TGFB3*	长骨过度生长、骨密度低、动脉瘤、脊柱侧凸等	晶状体异位、白内障、角膜曲率低、薄角膜、圆锥角膜、近视、散光、视网膜脱离
OI	AD、AR、X-linked	*COL1A1*、*COL1A2*、*CRTAP*、*LEPREI1*、*PPIB*、*FKBP10*、*WNT1* 等	骨质疏松、骨折、听力损失、牙本质形成不良、脊柱侧凸、身材矮小	蓝色巩膜、薄角膜、Bowman 层缺失、圆锥角膜、晶状体移位、白内障、先天性青光眼等
EDS	AD、AR	*COL5A1*、*COL1A1*、*TNXB*、*COL1A2*、*PLOD1*、*KBP14*、*ZNF469*、*PRDM5*	心血管异常、皮肤松弛赘皮、四肢短小、牙龈缺失等	蓝色巩膜、眼睑下垂、眼距增大、斜视、伴有视网膜脱离的高度近视、圆锥角膜、干眼等
EB	AD	*keratin5/14*、*Laminin322*、*COLA71*、*FERMT1*（*KIND1*）	上皮组织脆弱，小创伤导致水泡和糜烂	角膜糜烂、眼睑起泡、睑翳形成、睑粘连、角膜瘢痕、睑缘炎
STL	AD、AR	*COL2A1*、*COL11A*、*COL9A*、*LOXL3*	传导性和感音神经性听力损失，面中部发育不良	近视、白内障、玻璃体病变、青光眼、视网膜脱离

总结与展望

圆锥角膜是一种致盲性眼病，主要发生在青少年阶段，通常会进展至中年，会对患者的身心健康造成重大影响。不同研究显示的圆锥角膜发病率和患病率具有差异，这归因于研究所在的地区、种族，选取的人群对象、圆锥角膜的诊断标准存在不同。此外，角膜成像技术的进步也提高了圆锥角膜的检出率。目前，我国对圆锥角膜流行病学的研究主要集中于医院人群，这可能会高估真实的患病率和发病率，需要更多基于普通人群的大样本量研究。某些遗传性疾病患者容易伴发圆锥角膜，对该类人群要加强筛查和随访。

（周行涛　李可心　林青鸿）

参考文献

1. RABINOWITZ Y S. Keratoconus. Surv Ophthalmol, 1998, 42 (4): 297-319.
2. GAN P, JULLIENNE R, HE Z, et al. Global survey of corneal transplantation and eye banking. JAMA Ophthalmol, 2016, 134 (2): 167-173.
3. NIELSEN K, HJORTDAL J, PIHLMANN M, et al. Update on the keratoconus genetics. Acta Ophthalmol, 2013, 91 (2): 106-113.
4. WHEELER J, HAUSER M A, AFSHARI N A, et al. The genetics of keratoconus: A review. Reprod Syst Sex Disord, 2012, (Suppl 6): 001.
5. PEARSON A R, SONEJI B, SARVANANTHAN N, et al. Does ethnic origin influence the incidence or severity of keratoconus? Eye (Lond), 2000, 14 (Pt 4): 625-628.
6. SHI W, LI S, GAO H, WANG T, XIE L. Modified deep lamellar keratoplasty for the treatment of advanced-stage keratoconus with steep curvature. Ophthalmology, 2010, 117 (2): 226-231.
7. LOUKOVITIS E, SFAKIANAKIS K, SYRMAKESI P, et al. Genetic aspects of keratoconus: A literature review exploring potential genetic contributions and possible genetic relationships with comorbidities. Ophthalmology and Therapy, 2018, 7 (2): 263-292.
8. BYKHOVSKAYA Y, MARGINES B, RABINOWITZ Y S. Genetics in keratoconus: Where are we? Eye and Vision, 2016, 3: 16.
9. PAPOULIDIS I, PAPAGEORGIOU E, SIOMOU E, et al. A patient with partial trisomy 21 and 7q deletion expresses mild Down syndrome phenotype. Gene, 2014, 536 (2): 441-443.
10. MOSHIRFAR M, PARSONS M T, LAU C K, et al. Turner syndrome: Ocular manifestations and considerations for corneal refractive surgery. J Clin Med, 2022, 20, 11 (22): 6853.
11. HASHEMI H, MOHEBBI M, MEHRAVARAN S, et al. Hyperimmunoglobulin E syndrome: Genetics, immunopathogenesis, clinical findings, and treatment modalities. J Res Med Sci, 2017, 22: 53.
12. PALAMAR M, ONAY H, ERTAM I, et al. Genotype and anterior segment phenotype in a Cohort of Turkish patients with lamellar ichthyosis. Ophthalmic Genet, 2015, 36 (3): 229-233.
13. TYAGI P, JUMA Z, REDDY A R. Retinal features in Mulvihill-Smith syndrome. Ophthalmic Genet, 2017, 38 (2): 183-186.
14. MOSHIRFAR M, BARKE M R, HUYNH R, et al. Controversy and consideration of refractive surgery in patients with heritable disorders of connective tissue. J Clin Med, 2021, 10 (17): 3769.
15. ROBATI R M, EINOLLAHI B, EINOLLAHI H, et al. Skin biophysical characteristics in patients with keratoconus: A controlled study. Scientifica (Cairo), 2016, 2016: 6789081.
16. TSANG S H, SHARMA T. Leber congenital amaurosis. Adv Exp Med Biol, 2018, 1085: 131-137.
17. THANITCUL C, VARADARAJ V, CANNER J K, et al. Predictors of receiving keratoplasty for keratoconus. Am J Ophthalmol, 2021, 231: 11-18.
18. NAJMI H, MOBARKI Y, MANIA K, et al. The correlation between keratoconus and eye rubbing: A review. Int J Ophthalmol, 2019, 12 (11): 1775-1781.
19. JURKIEWICZ T, MARTY A S. Correlation between keratoconus and pollution. Ophthalmic Epidemiol, 2021, 28 (6): 495-501.
20. BECKMAN K A, GUPTA P K, FARID M, et al. Corneal crosslinking: Current protocols and clinical approach. J Cataract Refract Surg, 2019, 45 (11): 1670-1679.
21. NADERAN M, RAJABI M T, ZARRINBAKHSH P, et al. Effect of allergic diseases on keratoconus severity. Ocul Immunol Inflamm, 2017, 25 (3): 418-423.

22. YANG K, GU Y, XU L, et al. Distribution of pediatric keratoconus by different age and gender groups. Front Pediatr, 2022, 10: 937246.

23. NADERAN M, SHOAR S, KAMALEDDIN M A, et al. Keratoconus clinical findings according to different classifications. Cornea, 2015, 34 (9): 1005-1011.

24. FINK B A, WAGNER H, STEGER-MAY K, et al. Differences in keratoconus as a function of gender. Am J Ophthalmol, 2005, 140 (3): 459-468.

25. BAK-NIELSEN S, RAMLAU-HANSEN C H, IVARSEN A, et al. A nationwide population-based study of social demographic factors, associated diseases and mortality of keratoconus patients in Denmark from 1977 to 2015. Acta Ophthalmologica, 2019, 97 (5): 497-504.

26. AHMAD TESSNIM R, KONG ALAN W, TURNER MARCUS L, et al. Socioeconomic correlates of keratoconus severity and progression. Cornea, 2023, 42 (1): 60-65.

27. ROCHA-DE-LOSSADA C, PRIETO-GODOY M, SÁNCHEZ-GONZÁLEZ J M, et al. Tomographic and aberrometric assessment of first-time diagnosed paediatric keratoconus based on age ranges: A multicentre study. Acta Ophthalmol, 2021, 99 (6): e929-e936.

28. MAHMOUD S, EL-MASSRY A, GOWEIDA M B, et al. Pediatric keratoconus in a tertiary eye center in alexandria: A cross-sectional study. Ophthalmic Epidemiol, 2022, 29 (1): 49-56.

29. KARAMICHOS D, ESCANDON P, VASINI B, et al. Anterior pituitary, sex hormones, and keratoconus: Beyond traditional targets. Prog Retin Eye Res, 2022, 88: 101016.

30. MCKAY T B, PRIYADARSINI S, KARAMICHOS D. Sex hormones, growth hormone, and the cornea. Cells, 2022, 11 (2): 224.

31. ERTAN A, MUFTUOGLU O. Keratoconus clinical findings according to different age and gender groups. Cornea, 2008, 27 (10): 1109-1013.

32. BUZZONETTI L, BOHRINGER D, LISKOVA P, et al. Keratoconus in children: A literature review. Cornea, 2020, 39 (12): 1592-1598.

33. KOTECHA A, ELSHEIKH A, ROBERTS C R, et al. Corneal thickness- and age-related biomechanical properties of the cornea measured with the ocular response analyzer. Invest Ophthalmol Vis Sci, 2006, 47 (12): 5337-5347.

34. KIRWAN C, O'KEEFE M, LANIGAN B. Corneal hysteresis and intraocular pressure measurement in children using the reichert ocular response analyzer. Am J Ophthalmol, 2006, 142 (6): 990-992.

35. TOPRAK I, CAVAS F, VELÁZQUEZ J S, et al. A three-dimensional morpho-volumetric similarity study of Down syndrome keratopathy vs keratoconus. Eye Vis (Lond), 2023, 10 (1): 4.

36. MATHAN J J, SIMKIN S K, GOKUL A, et al. Down syndrome and the eye: Ocular characteristics and ocular assessment. Surv Ophthalmol, 2022, 67 (6): 1631-1646.

37. IGLESIAS A I, MISHRA A, VITART V, et al. Cross-ancestry genome-wide association analysis of corneal thickness strengthens link between complex and Mendelian eye diseases. Nat Commun, 2018, 9 (1): 1864.

38. CHOU C C, SHIH P J, JOU T S, et al. Corneal biomechanical characteristics in osteogenesis imperfecta with collagen defect. Transl Vis Sci Technol, 2023, 12 (1): 14.

39. DUDAKOVA L, JIRSOVA K. The impairment of lysyl oxidase in keratoconus and in keratoconus-associated disorders. J Neural Transm (Vienna), 2013, 120 (6): 977-982.

40. KHAN A O, ALABDI L, PATEL N, et al. Genetic testing results of children suspected to have Stickler syndrome type collagenopathy after ocular examination. Mol Genet Genomic Med, 2021, 9 (5): e1628.

41. PONGMEE P, WITTAYAKORNRERK S, LEKWUTTIKARN R, et al. Epidermolysis bullosa with congenital absence of skin: Congenital corneal cloudiness and esophagogastric obstruction including extended genotypic spectrum of PLEC, LAMC2, ITGB4 and COL7A1. Front Genet, 2022, 13: 847150.

42. REEVES S W, ELLWEIN L B, KIM T, et al. Keratoconus in the Medicare population. Cornea, 2009, 28 (1): 40-42.

43. HASHEMI H, BEIRANVAND A, KHABAZKHOOB M, et al. Prevalence of keratoconus in a population-based study in Shahroud. Cornea, 2013, 32 (11): 1441-1445.

44. GODEFROOIJ D A, DE WIT G A, UITERWAAL C S, et al. Age-specific incidence and prevalence of keratoconus: A nationwide registration study. Am J Ophthalmol, 2017, 175: 169-172.

45. HWANG S, LIM D H, CHUNG T Y. Prevalence and incidence of keratoconus in South Korea: A nationwide population-based study. Am J Ophthalmol, 2018, 192: 56-64.

46. TORRES NETTO E A, AL-OTAIBI W M, HAFEZI N L, et al. Prevalence of keratoconus in paediatric patients in Riyadh, Saudi Arabia. Br J Ophthalmol, 2018, 102 (10): 1436-1441.

47. BAK-NIELSEN S, RAMLAU-HANSEN C H, IVARSEN A, et al. Incidence and prevalence of keratoconus in Denmark-an update. Acta Ophthalmol, 2019, 97 (8): 752-755.

48. PAPALI'I-CURTIN A T, COX R, MA T, et al. Keratoconus prevalence among high school students in New Zealand. Cornea, 2019, 38 (11): 1382-1389.

49. ARMSTRONG B K, SMITH S D, ROMAC COC I, et al. Screening for keratoconus in a high-risk adolescent population. Ophthalmic Epidemiol, 2021, 28 (3): 191-197.

50. ÖZALP O, ATALAY E, YILDIRIM N. Prevalence and risk factors for keratoconus in a university-based population in Turkey. J Cataract Refract Surg, 2021, 47 (12): 1524-1529.

51. SALMAN A, DARWISH T, GHABRA M, et al. Prevalence of Keratoconus in a Population-Based Study in Syria. J Ophthalmol, 2022, 2022: 6064533.

52. CHAN E, CHONG E W, LEE S S, et al. Incidence and prevalence of keratoconus based on Scheimpflug imaging. Ophthalmology, 2023, 130 (4): 445-448.

第二章 角膜组织与超微结构

导　语

角膜是眼部重要的组成成分，结构复杂、功能重要。角膜的各层结构可通过激光共聚焦显微镜进行观察和图像采集。随着免疫组织化学及相关分子生物学技术的发展，人们对圆锥角膜的组织病理学改变有了更加深刻的见解，这有助于探索圆锥角膜的发病机制和更深入地观察疾病进展。本章介绍角膜组织的正常结构和圆锥角膜的组织病理学。

关键词

角膜　解剖结构　组织学结构　病理　角膜缘　共聚焦图像

第一节　正常角膜的解剖结构

一、角膜的正常形态

角膜位于眼球的前端，组成眼球壁的前 1/6。角膜是无血管的透明纤维膜，表面光滑，通过角膜缘与巩膜组织相连接。角膜从后面看是圆形，从前面看是横椭圆形，这是因为垂直方向的角膜缘受巩膜和结膜的拉伸作用强于水平方向的角膜缘。成人角膜水平直径为 11~12mm，垂直直径为 9~11mm。角膜厚度在中央区最薄，约为 0.5mm，厚度向周边区逐渐增加，最周边角膜厚度约为 1mm。角膜表面的曲率不是恒定的，中央区最大，越往边缘其曲率越小。中心光学区角膜曲率半径在 7.5~8.0mm 之间，其表面几乎是球形的，其各点的曲率半径基本相等，而中央区以外的周边部角膜较为扁平，各点的曲率半径也不相等。角膜的表面积为 1.3cm^2，占眼球总面积的 1/14。

角膜的屈光力在 40~44D 之间，其光学特性取决于角膜组织的透明度、表面光滑度、轮廓和折射率。角膜的总折射率是由前后界面的屈光度总和以及组织的透射特性决定的。

空气、泪液、角膜组织和房水的折射率分别为1.000、1.336、1.376和1.336。曲面的屈光力由折射率和曲率半径决定。角膜前表面的屈光力为+48.8D，后表面为−5.8D，总屈光力为+43D，它是空气 - 泪液（+44D）、泪液 - 角膜（+5D）和角膜 - 房水（−6D）界面的屈光力的总和。角膜瘢痕、圆锥角膜或屈光手术等都可引起角膜轮廓的改变，使角膜表面呈现出规则或不规则散光。

二、角膜的组织学结构（以 HE 染色和电镜为主）

组织学上，角膜由前向后包括五层结构，即上皮细胞层、前弹力层、基质层、后弹力层和内皮细胞层（图 2-1-1）。角膜各层形成一个整体维持着角膜的生理功能。

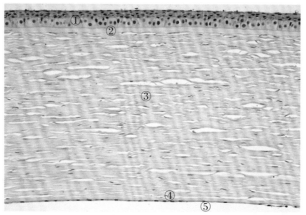

图 2-1-1　正常人角膜组织切面图（HE 染色，200×）
①上皮细胞层；②前弹力层；③基质层；④后弹力层；⑤内皮细胞层。

（一）上皮细胞层

位于角膜的最外层，厚度为 50μm，约占角膜整体厚度的 10%，由 5~6 层非角化复层鳞状上皮组成，包括表层细胞、翼状细胞和基底细胞（图 2-1-2）。这些细胞处于不断更新的动态平衡中，眨眼的机械摩擦、紫外线照射、细胞的程序性死亡等均可使角膜表层细胞脱落入泪液中，脱落的细胞由下方的翼状细胞和基底细胞进行补充，以维持角膜上皮的正常结构和透明性。上皮层可保护基底膜下神经和基质细胞，以免暴露于外界环境。

角膜表层细胞为扁平多边形，长约 45μm，厚度约 4μm，为高度分化状态的非角化上皮细胞，其表面覆盖微皱襞和呈指状突起的微绒毛，这些微绒毛直径约 0.5μm，长度 0.5~1.0μm，

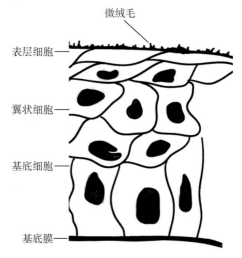

图 2-1-2　角膜上皮细胞层示意图

具有吸附泪液、防止角膜干燥的功能（图 2-1-3～图 2-1-5）。此外，角膜表层细胞的细胞膜上还嵌有糖蛋白和糖脂类分子，这些分子与泪液中的黏蛋白相互作用，使角膜表层细胞表面具有亲水性，维持泪膜的层状结构。翼状细胞为多角形，在角膜中央区有 2～3 层，在周边部变为 4～5 层，处于中度分化状态。翼状细胞的前面呈凸面，后面呈凹面，它向侧面延伸变细，形似翼状，与其相邻的翼状细胞及其下方的基底细胞通过桥粒连接方式相连接。基底细胞为单层柱状，高 18μm，宽 10μm，位置最深，细胞的底部紧接前弹力层，细胞的顶部与翼状细胞连接。每个细胞的大小及形态基本一致，具有分裂和分化能力，是翼状细胞和表层细胞的来源。基底细胞底部的细胞膜厚约 8nm，其对侧有一层基底膜，基底细胞底部细胞膜通过半桥粒与基底膜相连接。基底膜是由基底细胞分泌的一种高度特异的细胞外基质，其厚度约为 150nm，由表层的透明层（50nm）和深层的致密层（60～90nm）构成。透明层主要由层粘连蛋白组成，致密层主要由层粘连蛋白、基底膜聚糖、肝素蛋白多糖和巢蛋白组成。基质细胞不仅分泌基底膜聚糖和巢蛋白等细胞外基质，其分泌的酶和信号分子也参与基底膜的形成。

角膜上皮细胞是由 Vogt 栅栏结构区角膜缘基底层内的角膜缘上皮干细胞（limbal epithelial stem cells，LESCs）不断增殖、分化、移行而来。LESCs 为眼表的稳定提供了细胞学基础，对正常视力的维持起着重要作用。角膜上皮与外界环境直接接触，相邻角膜上皮细胞间的连接复合体提供生物防御功能，防止外界物质进入角膜深层。紧密连接主要位于表层上皮细胞间，防止泪液及其他化学物质进入角膜的第一道屏障（图 2-1-6）。翼状细

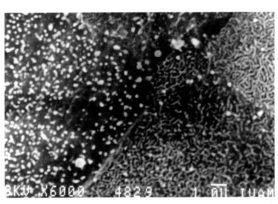

图 2-1-3　角膜表层细胞表面微绒毛、微皱襞（6 000×）

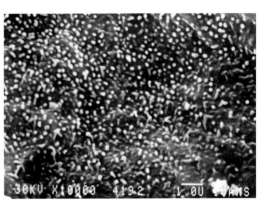

图 2-1-4　角膜表层细胞表面微绒毛（10 000×）

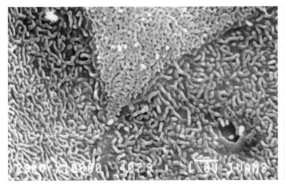

图 2-1-5　角膜表层细胞表面微皱襞（10 000×）

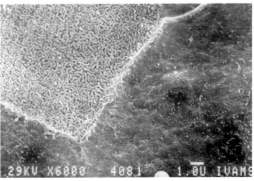

图 2-1-6　角膜表层细胞间紧密连接（6 000×）

胞和基底细胞间除桥粒和紧密连接外，还存在允许小分子通过的缝隙连接。基底细胞底部通过半桥粒锚定在基底膜上，防止机械力造成上皮与下方的组织发生移位。

（二）前弹力层（也称为 Bowman 层）

角膜前弹力层厚约 12μm，位于角膜上皮与基质细胞之间，由基质细胞分泌的胶原纤维和蛋白多糖组成，没有细胞成分。前弹力层的前表面非常光滑，与基底膜通过半桥粒紧密连接。前弹力层中的胶原纤维直径为 20~30μm，比基质中的胶原纤维细，排列松散且不规则。角膜周边部前弹力层变薄且排列松散，其胶原纤维逐渐与球结膜的胶原纤维融合。前弹力层对于机械性损伤的抵抗力较强，但是出生后不能再生，损伤后会导致永久性瘢痕。

（三）基质层

基质层厚约占角膜厚度的 90%，对保持角膜形状和透明度至关重要。基质层是一种排列高度整齐且致密的胶原基质，主要由基质细胞、胶原纤维和蛋白聚糖组成。基质细胞是角膜基质中的主要细胞成分，呈纺锤形或成骨细胞形，是分散在板层之间的特殊间充质细胞，基质细胞在延伸的过程中与邻近的细胞通过缝隙连接进行沟通。正常的角膜组织中，基质细胞是无活性的。当角膜基质受损，基质细胞活化，转化为肌成纤维细胞，并表达 α- 平滑肌肌动蛋白。同时，成纤维细胞产生细胞外基质、胶原蛋白水解酶、基质金属蛋白酶和细胞因子，促进基质损伤愈合。角膜基质细胞在角膜不同层次间的密度并不一致。Mclaren 等利用角膜活体共聚焦显微镜发现，角膜浅基质层基质细胞密度为 31 667 个 /mm^3 ± 4 886 个 /mm^3，显著高于深基质细胞层（22 728 个 /mm^3 ± 4 930 个 /mm^3）。此外，角膜基质细胞密度随着年龄的增长而逐渐降低，每年减少约 0.45%。蛋白聚糖是角膜基质的主要组成成分，主要分布在胶原纤维之间，由核心蛋白和糖胺聚糖组成。除硫酸角质素外，糖胺聚糖均由重复的二糖单位构成。蛋白聚糖的功能由核心蛋白和糖胺聚糖的作用共同决定。

角膜基质含有约 300 个胶原纤维板层，每一个板层厚 0.2~2.5μm，宽 0.5~250μm，每个板层内的胶原纤维彼此平行。正常人角膜基质中胶原板层分布不均匀，前部基质板层呈弓状结构，与前弹力层成约 21°，而在中、后部，基质板层与前弹力层平行。基质板层的宽度随着基质的深度增加逐渐增宽。此外，每个板层中的胶原纤维间隔相近，距离为 55~60nm。胶原纤维的直径狭窄而均匀、紧密规则排列，是维持角膜组织透明度所必需的，这种结构的破坏会导致角膜不透明。角膜基质中的胶原纤维绝大多数是 I 型和 IV 型胶原。I 型为粗横纤维，呈网状排列，构成纤维板的支架。IV 型胶原为丝状结构，主要起连接作用。

（四）后弹力层（也称为 Descemet 膜）

后弹力层是由角膜内皮细胞分泌的胶原蛋白（主要是 IV 型和 VIII 型胶原）和细胞外基质（含有糖蛋白，包括纤维连接蛋白）沉积而形成的组织。正常角膜后弹力层可以再生。其厚度在产前以及人的一生中持续增加。电镜观察发现，后弹力层位于角膜基质和角膜内皮细胞之间，分为三层不同的结构，最前面的一层紧贴后部基质，被称为前界面基质（anterior interfacial matrix，IFM），其后紧跟一层分布规则、方向一致的带状基质——前部带状层（anterior banded layer，ABL，也称为前胎生带层），最后与角膜内皮相邻的是一层无序排列的结构，称为后部非带状层（posterior non-banded layer，PNBL）。其中，IFM极薄且难以与角膜后基质层分离。ABL由胚胎时期的角膜内皮细胞分泌后规则排列而成，出生时厚度为 2~4μm，该层的厚度终生保持不变。PNBL由出生后的角膜内皮细胞持续分泌堆积而成，厚度由 10 岁时的 2μm 增至 80 岁时的 10μm。因此，无论是胚胎发育期还是产后，角膜内皮细胞发生的病理改变都会对后弹力层造成显著影响。

后弹力层的作用主要体现在两个方面：①后弹力层坚固，对化学物质和病原损害的抵抗力较强，可保持角膜完整性，提供内皮细胞稳定的依附环境，以利于角膜脱水及营养物质交换，保持角膜透明度；②有一定弹性，与后部角膜基质一起参与维持角膜后表面曲率。

（五）内皮细胞层

角膜内皮层来源于神经嵴（神经外胚叶），位于角膜的内表面，是由约 500 000 个细胞组成的单细胞层，厚度为 4~6μm。内皮细胞多为六角形细胞（一般为 5~7 边形），直径 20μm，厚度 5μm，正常的单个内皮细胞的平均表面积为 250μm²。每个内皮细胞与前房相邻的细胞膜表面有 20~30 个微绒毛，微绒毛宽 0.1μm、高 0.5μm。微绒毛深入前房水中，对调节角膜基质内水分和吸收营养物质有重要作用。相邻的内皮细胞侧壁细胞膜以闭锁小带、闭锁斑和黏着斑的形式形成各种紧密连接，作为房水渗透的屏障（图 2-1-7、图 2-1-8）。角膜内皮不仅是房水和角膜基质之间的渗透性屏障，还通过负压来维持角膜的脱水状态和透明度。角膜内皮利用温度依赖的 Na^+-K^+-ATP 酶维持基质约 78% 的水含量及角膜的清晰度。角膜内皮细胞从房水中获得足够的氧气来维持角膜正常的泵功能。

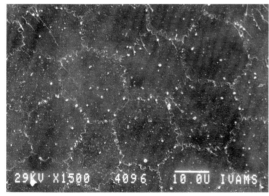

图 2-1-7　角膜内皮细胞紧密连接（1 500×）

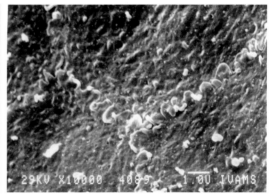

图 2-1-8　角膜内皮细胞紧密连接（10 000×）

在角膜的不同部位，角膜内皮细胞密度存在一定差异。研究显示，旁中央角膜内皮细胞密度和周围角膜内皮细胞密度分别较角膜中央增加 5.8% 和 9.6%。上外周象限的内皮细胞密度最高，较角膜中央增高 15.9%。同一个体在不同年龄阶段，角膜内皮细胞的数量也会有变化：出生时角膜内皮细胞的平均密度为 3 000~4 000 个 /mm²，随着年龄增长，角膜内皮细胞密度缓慢下降，平均每年减少 10.92 个 /mm²，成年时角膜内皮细胞密度约下降至 2 500 个 /mm²。成人角膜内皮细胞破坏后不可再生。一般认为，角膜内皮细胞的临界密度为 800 个 /mm²（也有学者认为 500 个 /mm²），低于该密度时角膜内皮的屏障和泵功能将无法维持角膜水分的恒定，极易导致角膜基质水肿。

三、角膜缘和角膜的血管和神经

（一）角巩膜缘（角膜缘）的结构

角膜缘是透明的角膜向不透明的巩膜过渡的移行区域，裂隙灯下为宽 1 ~ 2mm 的灰色半透明环（图 2-1-9）。不同方向角膜缘宽度有一定差异，上、下方宽度略大于鼻、颞侧。角膜缘的组织结构与中央角膜不同，由上皮细胞层、疏松纤维组织层和基质层组成。角膜缘上皮细胞排列紧密，细胞层数在 10 层以上。LESCs 位于角膜缘上皮细胞基底层，具有高度增殖能力，负责角膜上皮细胞正常的补充和创伤后的修复。LESCs 通过不对称增殖分裂为子代干细胞和短时扩增细胞，短时扩增细胞通过基底至浅层的垂直运动和由角膜缘至中央角膜的向心性运动移行至角膜中央。角膜缘的上皮基底部乳头呈波浪状伸入其下的基质中，形成特殊的栅栏状结构，称为 Vogt 栅栏。角膜缘除 LESCs 外，还含有黑素细胞、角膜基质干细胞、角膜神经、炎症细胞和细胞外基质等。这些细胞和细胞外基质共同构成了角膜缘微环境，共同调控角膜缘的生物学功能。

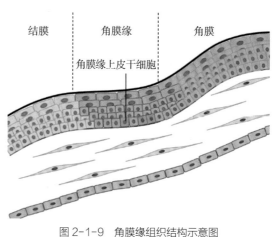

图 2-1-9 角膜缘组织结构示意图

（二）角膜的血管分布

角膜组织内没有血管，这是角膜维持透明的一个重要因素，血管终止于角膜缘，形成角膜缘血管网。角膜缘周围的血管网由睫状前动脉构成，睫状体前动脉起源于眼动脉，在角膜缘区形成一个血管拱廊，与来自颈外动脉面部分支的血管吻合（图 2-1-10）。因此，角膜由颈内动脉和颈外动脉提供血液成分。在某些病理条件下，新的血管从角膜缘进入角膜基质，导致角膜透明度丧失。

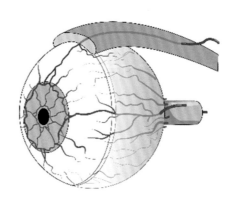

图 2-1-10 角膜缘血管分布示意图

（三）角膜的神经分布

角膜神经主要包括感觉神经、交感神经和副交感神经。角膜感觉神经丰富，主要来源于三叉神经眼支的分支睫状神经。睫状神经包括睫状长神经和睫状短神经。睫状长神经自角膜周围呈放射状进入角膜基质，在角膜前 2/3 厚度水平走行，再分成小支，穿过前弹力层，末端终止于角膜上皮翼状细胞层，形成基底膜下神经丛。角膜基质中的神经位于角膜

第二章 角膜组织与超微结构 17

基质的前中部，起源于巩膜或睫状体。正常角膜基质神经的直径为 5.5 ~ 11.4μm。主要的基质神经束进入角膜前部基质后，分成更细的神经纤维，形成上皮下神经丛。上皮下神经丛位于角膜前弹力层和基质前部的交界处，由两类神经纤维构成，一类为数量较少的笔直或曲线状神经纤维，第二类为数量众多、解剖结构复杂的弯曲状神经纤维。第一类神经纤维的直径范围为 0.37 ~ 9.06μm，平均直径（4.09 ± 2.15）μm，其大多数穿过前弹力层到达角膜上皮形成基底膜下神经，少部分则在末梢形成弯曲状的第二类神经纤维。第二类神经纤维是直径为 0.24 ~ 3.28μm 的中小纤维，广泛吻合，形成复杂的网状结构。上皮下神经丛的神经纤维可从角膜外周和中央区穿过前弹力层到达上皮层构成基底膜下神经丛，角膜缘处神经纤维较中央粗大。共聚焦显微镜可以清楚看到基底膜下神经纤维丛，越往角膜深层神经纤维越粗大。角膜神经不仅具有感觉、保护和防御功能，而且还有营养和代谢作用，其功能损害可引起角膜伤口愈合迟缓，从而导致难治性角膜疾病。

（四）角膜神经的再生能力

角膜神经属于外周神经，具有再生能力，但是角膜神经损伤后再生是一个十分缓慢且不完全的过程。角膜神经的再生方式有两种：一种是由伤口周围未受损的神经和伤口内再生的实质层神经出芽再生；另一种是由伤口周围粗的神经干相继发出细的和中等粗的神经纤维。角膜神经再生分为两个时期：首先，创伤区内的所有神经在短期内发生变性，同时可见来自伤口周围完整上皮下神经丛的粗大且密集的神经轴索，垂直于伤口边缘走行；其次，伤口极向轴索变性与第二代轴索的出现，这些轴索来自伤口边缘或近伤口边缘的再生的上皮下轴索。

近几年，术后角膜神经再生已成为研究热点。研究表明，角膜神经的再生与角膜组织是仅仅被切开还是被置换有关，单纯角膜缘切开不发生大的切缘移位，切口两侧被切断的施万细胞易于再生吻合，神经快速恢复，而移植组织却没有这种切口两侧施万细胞连续性的存在，因此神经支配恢复困难。此外，切口与神经丛的相对位置也是影响角膜术后神经再生的重要因素。由于角膜基质神经主要分布在中前部基质，尤其以角膜缘附近密度最高，后部角膜基质神经稀少，因此，若切口远离角膜缘，由于切开部位既缺乏施万细胞，神经密度又低，神经恢复慢且不完全。

四、激光共聚焦显微镜下的角膜图像

（一）上皮细胞层

活体共聚焦显微镜下角膜表层上皮细胞为较规则的五边形或六边形，胞体大，高反光，细胞中央可见一圆形高反光核（图 2-1-11A）。细胞越大、越扁平，说明细胞的位置越表浅。翼状细胞是介于基底细胞和表层细胞之间的中间态细胞，胞体呈多边形，大小介于表层细胞和基底细胞之间，排列较紧密，胞体低反光，细胞边界高反光，通常细胞核不可见。基底细胞为排列紧密的多边形细胞，胞体最小，细胞大小较为一致，胞体低反光，细胞边界高反光，一般不可见细胞核（图 2-1-11B）。中央角膜表层上皮细胞平均密度为（1 392 ± 337）个 /mm^2，周边角膜表层上皮细胞的平均密度为（1 323 ± 377）个 /mm^2。按照年龄分组的研究结果表明，0～19岁、20～39岁、40～59岁和60～79岁组的中央角膜表层上皮细胞的平均密度为（1 303±268）个/mm²、（1 443±432）个/mm²、（1 413±255）个/mm²、（1 405±369）个/mm²，四组之间比较无显著差异。四个年龄组周边角膜表层上皮细胞的平均密度为（1 445±498）个/mm²、（1 295±346）个/mm²、（1 223±268）个/mm²、（1 371±355）个/mm²，四组之间比较也无显著差异。中央角膜基底层细胞平均密度为（6 433±999）个/mm²，周边角膜基底层细胞的平均密度为（6 627±1 038）个/mm²。

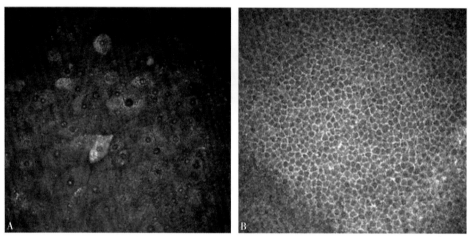

图2-1-11　角膜表层上皮细胞和基底层细胞（800×）

A.角膜表层上皮细胞为较规则五或六边形，胞体大，细胞中央可见一亮核；B.基底层细胞为多边形，
胞体小，排列密集，胞体低反光，细胞边界高反光，一般见不到细胞核。

（二）前弹力层

由于前弹力层由胶原纤维构成，无细胞结构，所以在共聚焦显微镜下前弹力层没有特殊的显示标志。一般认为，角膜上皮层与基底层交界处无细胞成分的暗反光层面为前弹力层，其中可见大量纤细的串珠样神经丛出现（图2-1-12）。

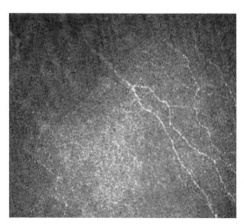

图2-1-12　前弹力层界面（800×）

为无细胞成分的暗反光界面，在该层可见纤细的
上皮下神经，神经的走行方向近于平行。

（三）基质层

由于基质纤维板层的规则排列和优良的透光性，所以共聚焦显微镜下在中央角膜基质处观察不到纤维结构，在图像的暗背景下仅见发亮的基质细胞的细胞核，其中偶尔可见基质神经穿过。在周边角膜基质内，除正常的基质细胞外，还可见针棒状高反光沉积物。中央角膜基质均为一暗反光背景，但在周边角膜则出现针棒状高反光沉积物，该沉积物在一定程度上破坏了光学介质的均一性。检查点越接近角膜缘，图像中基质纤维的反光越明显，透光性越差，呈现向巩膜纤维过渡的趋势。共聚焦显微镜下角膜中央和周边的表现差异与其组织学结构的差异是高度一致的。

正常情况下，角膜基质细胞处于静止状态，细胞核呈纺锤状、长圆形或成骨细胞状，细胞质和细胞边缘一般不可见（图 2-1-13A）。当角膜处于炎症状态下，基质细胞被激活，激活态的基质细胞由于细胞质丰富，可见纵横伸展甚至相互交错的细胞轮廓，呈多角形或蟹爪形（图 2-1-13B），由于此时基质细胞的胞体反光增强，故基质细胞的细胞核很难分辨。

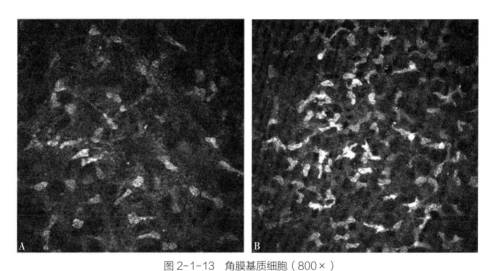

图 2-1-13　角膜基质细胞（800×）

A. 角膜基质为暗反光背景，其中可见静止状态的角膜基质细胞，仅见长圆形或纺锤形细胞核；
B. 激活状态下的角膜基质细胞轮廓呈多角形，胞体高反光，纵横伸展交错，细胞核较难分辨。

角膜浅基质层的基质细胞密度最高，而深基质层的基质细胞密度最低（图 2-1-14）。中央角膜内的浅基质细胞的平均密度为（990±233）个 /mm²，周边角膜内的浅基质细胞的平均密度为（886±187）个 /mm²，明显低于中央区域。

中央角膜内的深基质细胞的平均密度为（554±132）个 /mm²，周边角膜内的深基质细胞的平均密度为（546±136）个 /mm²，深基质细胞密度降低主要与深基质中胶原纤维板的排列输送、间隔变大有关，使得角膜质量更轻、弹性更好。

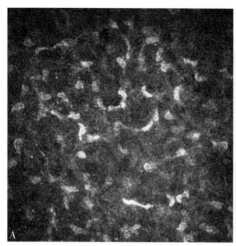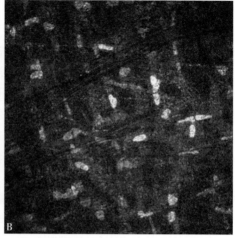

图 2-1-14　由浅至深，基质细胞密度逐渐降低（800×）

A. 浅基质层；B. 深基质层。

（四）后弹力层

在活体共聚焦显微镜下，仅能通过位置对后弹力层作出判断。当图像焦距一半在深层角膜基质细胞，另一半在角膜内皮细胞层时，两者之间即为后弹力层，此层内无细胞结构。

（五）内皮细胞层

共聚焦显微镜下，六角形角膜内皮细胞呈规则的蜂窝状排列（图 2-1-15），胞体为中高反光，而细胞边界为低反光，正常情况下不见细胞核，与角膜内皮镜检查时的细胞形态相同。一般来说，内皮细胞密度越高，六角形细胞的比例越高，异形细胞的比例越低；内皮细胞密度越低，六角形细胞的比例越低，异形细胞的比例越高。正常人中央内皮细胞的平均密度为（$2\ 879 \pm 402$）个 /mm^2，周边内皮细胞的平均密度为（$2\ 914 \pm 417$）个 /mm^2。$0 \sim 19$ 岁、$20 \sim 39$ 岁、$40 \sim 59$ 岁和 $60 \sim 79$ 岁组的中央角膜内皮细胞平均密度为（$3\ 145 \pm 383$）个 /mm^2、（$2\ 986 \pm 314$）个 /mm^2、（$2\ 730 \pm 398$）个 /mm^2、（$2\ 634 \pm 326$）个 /mm^2。各年龄组的周边角膜内

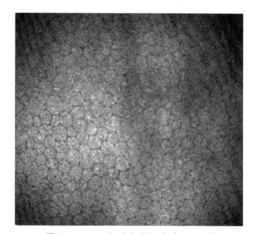

图 2-1-15　角膜内皮细胞（800×）

呈现规则的蜂窝状排列，细胞形态较规则，排列较密集。

皮细胞密度分别为（$3\ 155 \pm 373$）个 /mm^2、（$3\ 039 \pm 360$）个 /mm^2、（$2\ 756 \pm 404$）个 /mm^2、（$2\ 685 \pm 176$）个 /mm^2。随年龄增长，中央部和周边部角膜内皮细胞密度均出现明显的下降趋势，统计学分析有显著差异，而对中央和周边角膜内皮细胞密度进行比较，各个年龄组均无显著统计学差异。

（六）角膜的血管和神经

根据神经在角膜内的位置以及共聚焦显微镜下的形态，可将角膜神经分为基质神经和基底膜下神经丛两大部分。由于基质神经的个体差异极大，较难获取在整个角膜中的完整图像，因此与之相关的研究报道比较少。而角膜基底膜下神经丛由于位置表浅，易于观察，且在许多疾病的病理过程中都有显著的形态变化，因此研究结果较多。正常情况下，中央角膜和周边角膜的神经分布有较为明显的差异。周边角膜内的神经纤维分布明显不规则：基底膜下神经走行不规则，屈曲、分叉较多；基质内神经较粗，分叉较多。与之相反，中央角膜的神经纤维分布较为规则：基底膜下神经相互平行、走行规则（图 2-1-16A，这是角膜基底膜下神经虽然数量众多但不影响中央角膜光学性质的重要原因），角膜中央的基底膜下神经丛汇聚成漩涡样结构（图 2-1-16B）；基质神经较纤细、走行规则。以往研究发现，中央角膜神经数量为周边角膜的 5 ~ 6 倍，以保证中央角膜的高度敏感性。

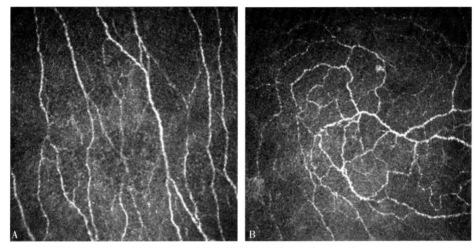

图 2-1-16　中央角膜的神经纤维分布（800×）

A. 正常角膜基底膜下神经丛较密集，走行方向近于平行，形态呈串珠样；B. 在角膜中央，基底膜下神经丛汇聚成漩涡样结构。

共聚焦显微镜下角膜缘上皮细胞的浅表层可见角膜上皮细胞和结膜上皮细胞的移行区，移行区域内两种细胞形态均可见。上皮深层（70 ~ 120μm）可见 Vogt 栅栏。Vogt 栅栏结构的形态可分为三类：典型的 Vogt 栅栏、萎缩的 Vogt 栅栏和 Vogt 栅栏结构消失。典型的 Vogt 栅栏结构呈现较规则的上皮 - 基质交替条索或波浪状界面，基质层上皮细胞呈高亮反光且轮廓不清，形似上皮 - 基质交界线的明亮"镶边"，基质突起中央见纤细的小血管伴行（图 2-1-17）。在栅栏结构退化的老年人群中，基质突起中央小血管消失，表浅基质中的粗大血管清晰可见。萎缩的 Vogt 栅栏结构的上皮 - 基底交界面呈轻微的波浪线，明亮"镶边"明显减少甚至消失。Vogt 栅栏结构消失者的角膜缘上皮层菲薄，上皮 - 基底交界面较平，基底细胞轮廓较清，胞体暗，细胞核不明显，表浅基质中粗大血管清晰可见。根据镜头切入角度不同，基质条索形态略有差异，可呈柱状或指状（纵切面）、椭圆形或长椭圆形（斜切面）、圆形或类圆形（横断面）。角膜缘的组织微环境随年龄变化，突出表现在 Vogt 栅栏结构的存在比例随年龄增长呈下降趋势，栅栏特征性的上皮 - 基质交替条索或波浪状界面的存在比例也不断下降，上皮层逐渐变薄。

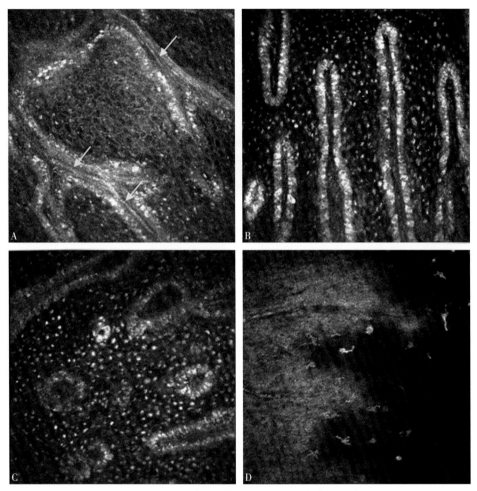

图 2-1-17　正常人角膜缘 Vogt 栅栏图像（800×）

A. 上方，Vogt 栅栏较典型，基质条索呈指状，并形成 Y 形分叉，其中可见纤细的单支小血管（黄色箭头），基质周围的高亮基底上皮细胞形成"明亮的镶边"；B. 下方，基质乳头呈椭圆形或长椭圆形，基质条索伸展方向平行；C. 鼻侧，基质乳头呈圆形或类圆形；D. 颞侧，Vogt 栅栏结构不典型。

（梁庆丰）

第二节　圆锥角膜的组织病理学

组织病理学是指为了研究疾病的表现而对组织进行显微镜检查，细胞病理学检查则可对单个细胞或者组织进行观察。除此之外，研究人员还使用了多种不同的方法来评估圆锥角膜患者角膜的变化，包括共聚焦显微镜、光学相干断层扫描（optical coherence tomography，OCT）活体检测患者角膜组织改变。

一、圆锥角膜进展的病理分级体系

圆锥角膜的病因和发病机制尚不清楚，目前角膜的各个层次均被报道在疾病的发生发展过程发生了相应的组织病理学改变。Sandali 等通过使用 OCT 活体观察病变角膜，提出了使用 5 个不同阶段来概括圆锥角膜进展的分级体系：第一阶段，患者出现圆锥部角膜上皮和基质层变薄；第二阶段，前弹力层中出现高反射异常，伴有圆锥处上皮增厚；第三阶段，前弹力层水平高反射结构向后侧移位，伴有上皮层增厚和基质层变薄；第四阶段，出现广泛基质瘢痕；第五阶段，圆锥角膜急性形式，伴有 Descemet 膜破裂和全角膜瘢痕。由于角膜病变组织的病理学检查局限于一些具有代表性的部位，因此需要对多个部位层次的切片进行观察，并结合疾病以更好了解病变程度。

二、圆锥角膜的组织结构和细胞变化

圆锥角膜的组织病理学改变主要见于角膜上皮、前弹力层和角膜基质层。上皮变薄是圆锥角膜中最常见的组织病理学特征。对圆锥角膜进行组织病理学观察发现，87% 和 76% 的病例分别出现上皮变薄和前弹力层破裂，55% 和 54% 的病例分别出现基质纤维紧实和 Descemet 层皱褶破裂。有学者将圆锥角膜组织分为典型模式和非典型模式这两种显微模式，典型模式出现角膜基质和中央角膜上皮变薄，同时伴有多个前弹力层破裂；而非典型模式前弹力层保持完整，很少伴有上皮变薄。虽然有研究认为，圆锥角膜上皮厚度与前弹力层破裂次数呈负相关，但是其他研究发现，圆锥角膜患者的角膜上皮也可出现上皮增厚或无明显改变。

（一）上皮细胞层

圆锥角膜上皮的表现为细胞密度降低和异常的细胞形态。圆锥角膜晚期，上皮基底细胞消失，上皮细胞层仅为 1～2 层扁平的表层细胞，位于异常的基底膜或前弹力层或直接位于前基质。

利用活体激光共聚焦显微镜，可以观察到轻中度圆锥角膜浅层上皮细胞形态保持正常。随着程度的加重，浅层角膜上皮可出现不规则细胞形态，如胞体拉长或呈纺锤形。这些纺锤形的细胞排列在锥顶周围，拉长的细胞也常见于角膜中央区。

中度圆锥角膜翼状细胞形态基本正常，而在一些严重圆锥角膜，翼状细胞则可见为巨大、分布不均的细胞核，有些角膜上皮翼状细胞层则完全缺失。

轻中度圆锥角膜的上皮基底细胞边界较为清晰，排列规则，而程度较重的上皮基底细胞形状极不规则，细胞边界模糊，细胞核呈高亮反光，而正常情况下只能看到基底细胞的边界。这些和翼状细胞核的表现相似，但由于基底细胞靠近前弹力层，并且细胞核彼此非常接近，因此与翼状细胞图像有所区别。光学显微镜观察发现在锥顶区域，基底细胞层失去了正常柱状排列结构。此外，还发现基底细胞层上方的细胞呈扁平状，这与共聚焦显微镜下观察到的翼状细胞核的增大相对应。

（二）前弹力层（Bowman 层）

圆锥角膜的上皮基底细胞退化，朝向前弹力层生长，可以由观察到的铁蛋白颗粒在基底部的上皮细胞内和上皮细胞间的显著沉积而证实（Fleischer 环是圆锥角膜的特征性标志，由于这个棕黄色的铁环，在电镜下可观察到特征性的铁蛋白颗粒），而且上皮基底细胞的密度也较正常角膜下降。

由于胶原束分离，前弹力层处形成 Z 形破裂，推测是由于角膜上皮向后长入前弹力层，以及来自基质的胶原纤维和周期性酸性 Shiff 阳性结节（periodic acid Schiff-positive nodules，PAS 染色阳性结节）向前长入上皮层而形成。Kenney 等在前弹力层破裂处观察到纤维区域，该区域存在角膜上皮基底细胞与基质胶原之间直接接触的情况。亦有学者认为，圆锥部位的角膜基质变薄处的前部透明的间隙与前弹力层破裂有关，该破裂部位随后会被瘢痕组织填充，由此这个层面上常可见到网格状不透明改变。另有研究认为，前弹力层的破裂线是圆锥角膜发病之后的继发现象，不是发病机制，因为在正常人角膜上也发现了相似的短破裂。此外，在急性发作圆锥角膜的病理改变中，前弹力层破裂、基质水肿，以及后弹力层破裂均可以观察到。

（三）基质层

圆锥角膜的组织病理学特征最明显的改变为中央部角膜基质变薄，锥顶部仅为正常角膜厚度的 1/5 ~ 1/2。浅层基质板层排列紊乱，基质细胞出现淀粉样变性，后弹力层及其附近的基质有大量皱褶。根据穿透性角膜移植时切除的圆锥角膜组织标本，光镜下最显著的病理改变为中央部角膜基质层比周边部明显变薄，以圆锥顶为最薄。基质层可发生胶原纤维变性，最后可广泛遭到破坏，由新生的排列不规则的结缔组织所代替，晚期的基质显著变薄。以往认为是一些胶原板层从其他板层及前弹力层上分离、滑脱使角膜变薄，并非真正的胶原融解。基质层水肿逐渐消退，形成瘢痕结缔组织。

有研究发现，在圆锥角膜中，基质板层数量显著减少，而非板层厚度变薄，并且出现非角膜基质细胞和组织碎片。这些非角膜基质细胞是无核的，可能在角膜组织的分解和吞噬中起作用。据报道，圆锥角膜患者的角膜基质细胞在形态和数量上均较正常组织有所改变，基质细胞密度减低（可能与基质细胞凋亡增加有关），成纤维细胞降解。共聚焦显微镜检查发现，病情越严重，基质细胞数量减少越严重。从前到后比较角膜细胞数量也发现，前、后角膜基质细胞密度显著降低，最前部的细胞密度低于较后部，这也表明圆锥角膜主要是一种前角膜疾病。随着病情进展，晚期圆锥角膜中后部角膜也可受影响。终末期圆锥角膜基质结构紊乱，出现基质结构压实、基质瘢痕等改变。

正常角膜前基质的胶原片交织而狭窄，与前弹力层形成一个陡角，向后弹力层的方向逐渐增宽，角度变平。然而，在圆锥角膜中，胶原片较宽，与前弹力层形成较小的角度，有人认为这是由于胶原片层随着锥体的突出而膨胀。圆锥角膜的角膜基质板层分裂成多束胶原纤维伴随前部板层结构丢失。研究发现，*ACTB* 基因编码 β- 肌动蛋白在圆锥角膜中被下调，提示圆锥角膜中基质细胞减少可能引起细胞因子表达的 β- 肌动蛋白减少，细胞骨架失稳，最后导致基质变薄和减弱。

（四）后弹力层（Descemet 膜）

圆锥角膜导致的病理性角膜基质硬度变化在临床上最早可探测到的指标是角膜后弹力层曲率改变。18%～63% 的病例后弹力层出现破裂和折叠，这可能是由如揉眼等环境因素诱发的。当疾病进展至中重度，特别是在后部圆锥为主要表现的病例中，可能会出现后弹力层破裂。后弹力层破裂后，房水涌入角膜基质和上皮层，呈现局限性甚至弥漫性的角膜水肿。此症常可于 3 个月内自愈，破裂口往往较为局限，可由周边内皮细胞移行填充修补治愈。

值得警惕的是，圆锥角膜的病理改变可能会持续进展，并不因角膜移植等治疗手段的实施而停止。Kit 等报道了数项穿透性角膜移植术后晚期发生角膜后弹力层脱离的病例，虽然病因不详，但此症与植床角膜持续变薄、植片继发扩张两个因素显著相关，这为圆锥角膜的手术治疗方案选择以及术后随访内容方面提供了新思路。

（五）内皮细胞层

圆锥角膜的周边部内皮细胞密度较角膜中央区高，这提示角膜内皮干 / 祖细胞可能主要分布于周边角膜。既往认为，在圆锥角膜中，内皮层通常不受影响，内皮细胞大多数情况会维持正常外观。但越来越多的研究表明，圆锥角膜内皮细胞的形态和大小都存在异质性，在一些患者中能观察到内皮层"黑斑"、细胞核多形性及细胞增大或被拉长。随着疾病进展，圆锥角膜出现内皮细胞大小不均一，规则的六边形细胞数量减少，内皮细胞多形性更为明显。此外，圆锥角膜的内皮细胞密度也可能发生变化。角膜明显变薄、角膜曲率显著增加的中重度患者，内皮细胞密度显著降低。病变早期，内皮细胞尚属正常，或仅在角膜中央区观察到细胞稍小，晚期可出现细胞变扁平并发生细胞核分离。内皮损害轻者表现为个别的细胞膜破裂，重者可出现后弹力层的内皮细胞脱落。如发生后弹力层破裂，不久便可见破口缘向基质前卷曲，然后破口邻近的内皮细胞通过本身的面积扩大和滑行移动覆盖破口区。圆锥的基底部发生的内皮损害比锥顶多，并且与疾病的严重程度和持续时间相关。内皮损害可能与长期配戴角膜接触镜、揉眼带来的机械损伤、紫外线辐射等因素相关。但是，与具有相似内皮改变的长期配戴角膜接触镜的正常对照组相比，圆锥角膜患者内皮多形性的程度并无明显区别，表明这些改变可能与长期配戴角膜接触镜造成的缺氧损伤有关，而并非圆锥角膜病变本身导致。因此，内皮细胞层是否参与了圆锥角膜的病理进展过程，目前尚有争议。

（六）沉积与瘢痕形成

圆锥角膜的沉积主要表现为 Fleischer 环。Fleischer 环是圆锥角膜的标志性特征。Fleischer 环是裂隙灯下可见的棕黄色铁环，位于圆锥角膜的锥体底部，可不完整。该环能帮助判断圆锥的边界，随着角膜不断扩张，环逐渐变窄，颜色逐渐加深。Fleischer 环在病理组织检查中也可以观察到，光学显微镜以及电子显微镜显示，该铁环的病理表现为上皮细胞内和上皮细胞之间，特别是位于上皮细胞基底部，铁蛋白颗粒堆积。

圆锥角膜相关的瘢痕常见于前部基质和后部基质。圆锥角膜的前部基质瘢痕与前弹力层相关，常可见该层面的网格状不透明改变，这是因为前弹力层的破裂部位被胶原瘢痕组织填充。在病理方面与胶原断裂、纤维化和成纤维活化有关。这种线性瘢痕需要与 Vogt 线相区分。Vogt 线一般出现在后部基质，通过给眼球施加压力时可消失。陡峭的角膜曲率、配戴角膜接触镜和年龄小于 20 岁是出现角膜瘢痕的可能相关因素。病情较为严重的患者可观察到深层基质的瘢痕，这是由于后弹力层破裂所导致的，位于圆锥的顶端。当圆锥角膜患者出现后弹力层破裂，会导致房水进入角膜基质裂缝，并在裂隙灯下即可明显观察到角膜水肿。裂缝 1 周或 1 个月后会逐渐闭合，角膜水肿可持续数周或数月，水肿消退后会被瘢痕组织取代并形成深部的混浊。

（七）角膜神经纤维

裂隙灯检查发现，圆锥角膜神经纤维可见度增加是圆锥角膜的特征性症状之一，这与角膜变薄关系密切。进一步研究还发现，圆锥角膜组织中角膜神经形态异常，表现为在前弹力层和上皮基底层之间存在碎片状的神经丛，同时伴有神经密度下降。

三、角膜移植术后的组织病理

角膜移植手术是治疗晚期圆锥角膜的重要手术方式，自从 20 世纪 70 年代角膜移植手术首次成功以后，部分病例报道，移植片再次出现包括植片屈光稳定性恶化、散光增加、上皮下及前基质层瘢痕、角膜变薄，Vogt 条纹、Munson 征、内皮反射和角膜神经纤维可见等临床表现。组织病理学上可观察到包括角膜上皮水肿、前弹力层破裂、角膜基质变薄和折叠、中央角膜变薄、Descemet 膜增厚和内皮萎缩等与圆锥角膜相似的特征。所有这些特征都表明移植后圆锥角膜存在复发的可能。

总结与展望

角膜的正常结构对于维持眼球的完整、保护眼内容物，透过光线并参与屈光、感知环境及外界刺激至关重要。角膜的每一层组织都有可能参与了圆锥角膜的病理进展过程。随着现代组织病理学技术的进展，已经可以对圆锥角膜组织和细胞发生的相关病理学改变进行有效观察，这有助于更深入地观察疾病进展的影响，探索疾病的发病机制。同时，包括角膜交联术在内的治疗手段的探索，也是基于圆锥角膜组织细胞结构及生物力学的认识进行的，为圆锥角膜的治疗带来新思路。

（龚　岚　邵婷婷）

参考文献

1. MISHIMA S. Corneal thickness. Surv Ophthalmol, 1968, 13 (2): 57-96.
2. Maurice D M. The structure and transparency of the cornea. J Physiol, 1957, 136 (2): 263-286.

3. BONNET C, GONZÁLEZ S, ROBERTS J S, et al. Human limbal epithelial stem cell regulation, bioengineering and function. Prog Retin Eye Res, 2021, 85: 100956.

4. 曲景灏，孙旭光. 角膜上皮层基底细胞及其基底膜的研究进展. 中华眼科杂志，2016, 52（9）：703-707.

5. WilSON S E, TORRICELLI A A M, MARINO G K. Corneal epithelial basement membrane: Structure, function and regeneration. Exp Eye Res, 2020, 194: 108002.

6. OTORI T. Electrolyte content of the rabbit corneal stroma. Exp Eye Res, 1967, 6 (4): 356-367.

7. MCLAREN J W, BOURNE W M, PATEL S V. Automated assessment of keratocyte density in stromal images from the ConfoScan 4 confocal microscope. Invest Ophthalmol Vis Sci, 2010, 51 (4): 1918-1926.

8. PATEL S, MCLAREN J, HODGE D, et al. Normal human keratocyte density and corneal thickness measurement by using confocal microscopy in vivo. Invest Ophthalmol Vis Sci, 2001, 42 (2): 333-339.

9. KOMAI Y USHIKI T. The three-dimensional organization of collagen fibrils in the human cornea and sclera. Invest Ophthalmol Vis Sci, 1991, 32 (8): 2244-2258.

10. JOHNSON D H, BOURNE W M, CAMPBELL R J. The ultrastructure of Descemet's membrane. I. Changes with age in normal corneas. Arch Ophthalmol, 1982, 100 (12): 1942-1947.

11. EGHRARI A O, RIAZUDDIN S A, GOTTSCH J D. Overview of the Cornea: Structure, function, and development. Prog Mol Biol Transl Sci, 2015, 134: 7-23.

12. AMANN J, HOLLEY G P, LEE S B, et al. Increased endothelial cell density in the paracentral and peripheral regions of the human cornea. Am J Ophthalmol, 2003, 135 (5): 584-590.

13. GAMBATO C, LONGHIN E, CATANIA A G, et al. Aging and corneal layers: An in vivo corneal confocal microscopy study. Graefes Arch Clin Exp Ophthalmol, 2015, 253 (2): 267-275.

14. 王存，夏潮涌，傅婷，等. 角膜神经的研究进展. 眼科新进展，2012, 32（4）：393-396.

15. 王智崇，徐锦堂，陈家祺. 显微板层角膜移植术后神经再生的观察. 中国实用眼科杂志，2000, 18（9）：527-529.

16. 张增群，谢立信，董晓光. 角膜神经损伤后再生的形态和功能学研究. 中华眼科杂志，1994, 30（4）：301-304.

17. ZHIVOV A, STACHS O, STAVE J, et al. In vivo three-dimensional confocal laser scanning microscopy of corneal surface and epithelium. Br J Ophthalmol, 2009, 93 (5): 667-672.

18. MUSTONEN R K, MCDONALD M B, SRIVANNABOON S, et al. Normal human corneal cell populations evaluated by in vivo scanning slit confocal microscopy. Cornea, 1998, 17 (5): 485-492.

19. AL-AQABA M A, ALOMAR T, MIRI A, et al. Ex vivo confocal microscopy of human corneal nerves. Br J Ophthalmol, 2010, 94 (9): 1251-1257.

20. ZHANG Z, LU S, JIANG Y, et al. Assessing the corneal sub-basal nerve plexus by in vivo confocal microscopy in patients with blepharoptosis. Ann Med, 2022, 54 (1): 227-234.

21. ZHENG T, XU J. Age-related changes of human limbus on in vivo confocal microscopy. Cornea, 2008, 27 (7): 782-786.

22. BARR J T, SCHECHTMAN K B, FINK B A, et al. Corneal scarring in the collaborative longitudinal evaluation of keratoconus (CLEK) study: Baseline prevalence and repeatability of detection. Cornea, 1999, 18 (1): 34-46.

23. BOURGES J L, SAVOLDELLI M, DIGHIERO P, et al. Recurrence of keratoconus characteristics: A clinical and histologic follow-up analysis of donor grafts. Ophthalmology, 2003, 110 (10): 1920-1915.

24. ELMASSRY A, OSMAN A, SABRY M, et al. Corneal endothelial cells changes in different stages of keratoconus: A multi-Centre clinical study. BMC Ophthalmol, 2021, 21 (1): 143.

25. ERIE J C, PATEL S V, MCLAREN J W, et al. Keratocyte density in keratoconus. A confocal microscopy study (a). Am J Ophthalmol, 2002, 134 (5): 689-695.

26. FERNANDES B F, LOGAN P, ZAJDENWEBER M E, et al. Histopathological study of 49 cases of keratoconus. Pathology, 2008, 40 (6): 623-626.

27. GRZYBOWSKI A, MCGHEE C N. The early history of keratoconus prior to Nottingham's landmark 1854 treatise on conical cornea: A review. Clin Exp Optom, 2013, 96 (2): 140-145.

28. HALABIS J A. Analysis of the corneal endothelium in keratoconus. Am J Optom Physiol Opt, 1987, 64 (1): 51-53.

29. HOLLINGSWORTH J G, EFRON N, TULLO A B. In vivo corneal confocal microscopy in keratoconus. Ophthalmic Physiol Opt, 2005, 25 (3): 254-260.

30. HOLLINGSWORTH J G, BONSHEK R E, EFRON N. Correlation of the appearance of the keratoconic cornea in vivo by confocal microscopy and in vitro by light microscopy. Cornea, 2005, 24 (4): 397-405.

31. JONGEBLOED W L, DIJK F, WORST J G. Keratoconus morphology and cell dystrophy: A SEM study. Doc Ophthalmol, 1989, 72 (3-4): 403-409.

32. KU J Y, NIEDERER R L, PATEL D V, et al. Laser scanning in vivo confocal analysis of keratocyte density in keratoconus. Ophthalmology, 2008, 115 (5): 845-850.

33. JOSEPH R, SRIVASTAVA O P, PFISTER R R. Downregulation of β-actin gene and human antigen R in human keratoconu. Invest Ophthalmol Vis Sci, 2012, 53 (7): 4032-4041.

34. KAAS-HANSEN M. The histopathological changes of keratoconus. Acta Ophthalmol (Copenh), 1993, 71 (3): 411-414.

35. KHALED M L, HELWA I, DREWRY M, et al. Molecular and histopathological changes associated with keratoconus. Biomed Res Int, 2017, 2017: 7803029.

36. KIT V, KRIMAN J, VASQUEZ-PEREZ A, et al. Descemet Membrane Detachment After Penetrating Keratoplasty for Keratoconus. Cornea, 2020, 39 (10): 1315-1320.

37. KENNEY M C, NESBURN A B, BURGESON R E, et al. Abnormalities of the extracellular matrix in keratoconus corneas. Cornea, 1997, 16 (3): 345-351.

38. KIM W J, RABINOWITZ Y S, MEISLER D M, et al. Keratocyte apoptosis associated with keratoconus. Exp Eye Res, 1999, 69 (5): 475-481.

39. KREMER I, EAGLE R C, RAPUANO C J, et al. Histologic evidence of recurrent keratoconus seven years after keratoplasty. Am J Ophthalmol, 1995, 119 (4): 511-512.

40. LAING R A, SANDSTROM M M, BERROSPI A R, et al. The human corneal endothelium in keratoconus: A specular microscopic study. Arch Ophthalmol, 1979, 97 (10): 1867-1869.

41. MATHEW J H, GOOSEY J D, BERGMANSON J P. Quantified histopathology of the keratoconic cornea. Optom Vis Sci, 2011, 88 (8): 988-997.

42. MATHEW J H, GOOSEY J D, SÖDERBERG P G, et al. Lamellar changes in the keratoconic cornea. Acta Ophthalmol, 2015, 93 (8): 767-773.

43. MATSUDA M, SUDA T, MANABE R. Quantitative analysis of endothelial mosaic pattern changes in anterior Keratoconus. Am J Ophthalmol, 1984, 98 (1): 43-49.

44. MIMURA T, JOYCE N C. Replication competence and senescence in central and peripheral human corneal endothelium. Invest Ophthalmol Vis Sci, 2006, 47 (4): 1387-1396.

45. MACÉ M, GALIACY S D, ERRAUD A. Comparative transcriptome and network biology analyses demonstrate antiproliferative and hyperapoptotic phenotypes in human keratoconus corneas. Invest Ophthalmol Vis Sci, 2011, 52 (9): 6181-6191.

46. MCMONNIES C W. Corneal endothelial assessment with special references to keratoconus. Optom Vis Sci, 2014, 91 (6): e124-134.

47. MOCAN M C, YILMAZ P T, IRKEC M, et al. In vivo confocal microscopy for the evaluation of corneal microstructure in keratoconus. Curr Eye Res, 2008, 33 (11): 933-939.

48. MURPHY C, ALVARADO J, JUSTER R. Prenatal and postnatal growth of the human Descemet's membrane. Invest Ophthalmol Vis Sci, 1984, 25 (12): 1402-1415.

49. NADERAN M, JAHANRAD A, BALALI S. Histopathologic findings of keratoconus corneas underwent penetrating keratoplasty according to topographic measurements and keratoconus severity. Int J Ophthalmol, 2017, 10 (11): 1640-1646.

50. MORISHIGE N, SHIN-GYOU-UCHI R, AZUMI H, et al. Quantitative analysis of collagen lamellae in the normal and keratoconic human cornea by second harmonic generation imaging microscopy. Invest Ophthalmol Vis Sci, 2014, 55 (12): 8377-8385.

51. DE OLIVEIRA R C, WILSON S E. Descemet's membrane development, structure, function and regeneration. Exp Eye Res, 2020, 197: 108090.

52. POULIQUEN Y, D'HERMIES F, PUECH M, et al. Acute corneal edema in pellucid marginal degeneration or acute marginal keratoconus. Cornea, 1987, 6 (3): 169-174.

53. RABINOWITZ Y S. Keratoconus. Surv Ophthalmol, 1998, 42 (4): 297-319.

54. RAO S N, RAVIV T, MAJMUDAR P A, et al. Role of Orbscan II in screening keratoconus suspects before refractive corneal surgery. Ophthalmology, 2002, 109 (9): 1642-1646.

55. ROMERO-JIMÉNEZ M, SANTODOMINGO-RUBIDO J, WOLFFSOHN J S. Keratoconus: A review. Cont Lens Anterior Eye, 2010, 33 (4): 157-166.

56. SANDALI O, EL SANHARAWI M, TEMSTET C, et al. Fourier-domain optical coherence tomography imaging in keratoconus: A corneal structural classification. Ophthalmology, 2013, 120 (12): 2403-2412.

57. SANTODOMINGO-RUBIDO J, CARRACEDO G, SUZAKI A, et al. Keratoconus: An updated review. Contact Lens Anterio, 2022, 45 (3): 101559.

58. SCROGGS M W, PROIA A D. Histopathological variation in keratoconus. Cornea, 1992, 11 (6): 553-559.

59. SHAH Z, SHILPY N, PUROHIT D, et al. Assessment and correlation of corneal endothelial cell changes in different stages of keratoconus in non-contact lens wearers. Optom Vis Sci, 2021, 98 (11): 1295-1298.

60. SHERWIN T, BROOKES N H. Morphological changes in keratoconus: Pathology or pathogenesis. Clin Exp Ophthalmol, 2004, 32 (2): 211-217.

61. SIMO MANNION L, TROMANS C, O'DONNELL C. An evaluation of corneal nerve morphology and function in moderate keratoconus. Cont Lens Anterior, 2005, 28 (4): 185-192.

62. STURBAUM C W, PEIFFER R L J R. Pathology of corneal endothelium in keratoconus. Ophthalmologica, 1993, 206 (4): 192-208.

63. SYKAKIS E, CARLEY F, IRION L, et al. An in depth analysis of histopathological characteristics found in keratoconus. Pathology, 2012, 44 (3): 234-239.

64. THALASSELIS A, ETCHEPAREBORDA J. Recurrent keratoconus 40 years after keratoplasty. Ophthalmic Physiol Opt, 2002, 22 (4): 330-332.

65. TSUBOTA K, MASHIMA Y, MURATA H, et al. Corneal epithelium in keratoconus. Cornea, 1995, 14 (1): 77-83.

66. UÇAKHAN O O, KANPOLAT A, YLMAZ N, et al. In vivo confocal microscopy findings in keratoconus. Eye Contact Lens, 2006, 32 (4): 183-191.

67. Rabinowitz YS. Keratoconus. Surv Ophthalmol, 1998, 42 (4): 297-319.

68. 李凤鸣，谢立信. 中华眼科学. 3 版. 北京：人民卫生出版社，2014：1339-1340.

第三章 圆锥角膜的发病机制

导 语

　　圆锥角膜的发病机制复杂，虽仍未明确，但目前的研究提示其发生是多种因素共同作用的结果。探究圆锥角膜的发病机制对研发圆锥角膜的早期诊断技术、改进治疗手段及评估预后和发展有重要作用。随着基因组学的进展，研究者筛选出了圆锥角膜相关的多种遗传易感性基因，揭示了遗传因素在病理机制中的关键作用。"二次打击学说"提出特应性反应、揉眼、接触镜配戴、紫外线暴露等环境危险因素引起的角膜慢性损伤，也在遗传易感个体的圆锥角膜发展中扮演了重要角色。此外，研究证实，炎症和氧化应激也是圆锥角膜发生的关键潜在机制之一，可引起细胞凋亡、细胞外基质代谢异常和角膜生物力学性能减弱。近年来，某些激素也被发现与圆锥角膜相关。本章将对圆锥角膜可能的发病机制进行介绍，以期对圆锥角膜的预防和管理提供参考。

关键词

　　发病机制　多因素　基因组学　揉眼　过敏　角膜生物力学　炎症　机械力损伤　激素

第一节　基因组学

　　圆锥角膜的发病机制尚不清楚。早在1974年，圆锥角膜的家族聚集性就已经被报道。随后，不同人群的研究结果显示，5%～28%的圆锥角膜患者有家族病史。另外，双胞胎相关研究也表明，同卵双胞胎在圆锥角膜的临床表现方面具有更好的遗传一致性。这些证据均提示圆锥角膜的发病具有遗传倾向，但圆锥角膜的确切遗传模式尚不明确。探究圆锥角膜的相关基因有助于更深入地理解该疾病的病理生理学过程。随着高通量测序、全外显子测序、全基因组关联分析等测序技术和遗传研究方法的不断发展进步，越来越多的圆锥角膜相关基因和位点被发现，这为预测圆锥角膜的发生、开发新型治疗方法及预测治疗效果提供了可能。

一、候选基因

候选基因分析是基于已知的遗传学背景，探索特定基因是否在疾病过程中起作用的分析方法。眼科学家早期通过候选基因分析筛选出了数个圆锥角膜相关基因（表 3-1-1），其中视觉系统同源框 1（visual system homeobox 1，*VSX1*）和超氧化物歧化酶 1（superoxide dismutase 1，*SOD1*）基因是最早发现的与圆锥角膜相关的两个基因。

表 3-1-1　圆锥角膜相关基因

基因	位点	报道时间	基因	位点	报道时间
VSX1	20p11.2	2002 年	*ZEB1*	10p11.22	2011 年
SOD1	21q22.11	2006 年	*TGFBI*	5q31.1	2012 年
IL1B	2q14.1	2008 年	*FLG*	1q21	2012 年
TNFα	6p21.33	2008 年	*LOX*	5q23.1	2012 年
COL4A3/COL4A4	2q36.3	2009 年	*DOCK9*	13q32.3	2012 年
COL5A1	9q34.3	2010 年	*IMMP2L*	7q31.1	2012 年
ZNF469	16q24.2	2011 年	*IL1A*	2q14.1	2013 年
miR184	15q25.1	2011 年			

1. *VSX1* *VSX1* 是第一个被发现的圆锥角膜相关基因，也是圆锥角膜中研究最多的候选基因之一，位于染色体 20p11-q11 内，跨度约 6.2kb，包含 5 个外显子（图 3-1-1）。其可以编码脊椎动物成对同源域转录因子的蛋白质，该转录因子在眼部发育早期的视锥蛋白表达和颅面部发育的细胞分化过程中起到重要作用。*VSX1* mRNA 存在于视网膜内层、角膜和颅面部组织中。在很多散发性和家族性病例的研究中都报道了 *VSX1* 基因的突变体。2002 年，Heon 等对 63 名圆锥角膜患者进行队列研究，发现 *VSX1* 内错义变体（L159M 和 G160D）是 4.7% 圆锥角膜的原因。Bisceglia 等发现，意大利 80 例圆锥角膜患者中 *VSX1* 基因突变率为 8.75%，且揭示了圆锥角膜中一种新型 *VSX1* 突变——L17P。Samira

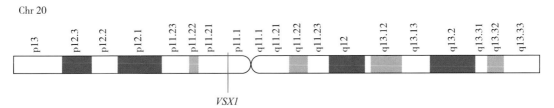

图 3-1-1　*VSX1* 基因在基因组的位置

等的研究表明，伊朗圆锥角膜患者与 *VSX1* 基因改变（p.R166W 和 p.H244R）之间存在显著关联。Wang 等发现了中国患者中 *VSX1* 基因的多态性与圆锥角膜风险相关。Barbaro 等通过体内外实验证实，在人角膜伤口愈合中 VSX1 均有高表达，并参与角膜基质细胞分化为成纤维细胞的过程，这可能从病理生理学角度解释 *VSX1* 与圆锥角膜相关的发病机制。但是，另一些大规模队列研究中并没有发现圆锥角膜与 *VSX1* 基因变异的相关证据，且在 *VSX1* 基因敲除小鼠中也缺乏角膜异常的病理表现，因此，*VSX1* 在圆锥角膜发病机制中可能不起主要作用。

2．*SOD1* 基因   圆锥角膜与唐氏综合征之间存在公认的联系。遗传学表明，圆锥角膜可能与 *SOD1* 基因所在的 21 号染色体相关联。*SOD1* 基因位于染色体 21q22.11 上（图 3-1-2），编码的 SOD1 是一种抗氧化酶，可代谢超氧化物自由基，参与角膜组织的氧化应激损伤修复过程，在机体氧化与抗氧化平衡中起关键作用。圆锥角膜患者中存在较高水平的氧化应激损伤，来自自由基的氧化应激被认为是圆锥角膜的可能发病机制之一。*SOD1* 基因突变会降低患者体内 SOD1 的表达水平及活性，使得抵御氧化应激的能力减弱，从而导致圆锥角膜的发生。Udar 等从 15 个圆锥角膜家系和 156 名健康受试者血液中提取总基因组 DNA，对 *SOD1* 基因的 5 个外显子进行测序，发现其 5′ 剪接点附近的内含子 2 中存在一个 7 碱基缺失，提示 *SOD1* 基因可能是圆锥角膜的相关基因，但许多研究却并未在圆锥角膜患者中发现 *SOD1* 基因突变。目前尚不清楚 *SOD1* 是否在圆锥角膜发病机制中起作用。

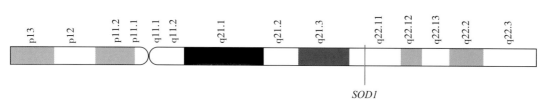

图 3-1-2　*SOD1* 基因在基因组的位置

3．*ZNF469* 基因   编码一种锌指蛋白与体内某些胶原有低度同源性，因此在角膜胶原纤维形成过程中同样发挥影响。目前，国内外均有相关研究在散发和圆锥角膜家系中筛查到该基因的突变。

4．胶原相关基因   圆锥角膜的主要病理改变为角膜基质变薄，胶原数量减少或胶原纤维的结构异常，造成角膜机械抵抗力降低，导致角膜变薄前凸。因此，胶原相关基因（*COL4A3*、*COL4A4*、*COL5A1*）与圆锥角膜的发生具有明显的相关性。

5．炎症相关基因   如白细胞介素 1β（interleukin 1 beta，*IL1B*）基因、白细胞介素 1α（interleukin 1 alpha，*IL1A*）基因和 *TNFα* 基因等。目前普遍认为，在圆锥角膜的病理形成过程中，炎症发挥了重要作用。

6．其他   已被证明与圆锥角膜发生相关的基因还包括 *ZEB1*、*TGFBI*、*FLG*、*miR184*、*LOX*、*DOCK9*、*IMMP2L* 等。

二、圆锥角膜的连锁分析

家系研究是探究疾病遗传特点的主要途径，以圆锥角膜家系为基础的连锁分析在揭示圆锥角膜的遗传特点中发挥重要作用。2002 年，Henna 等对 20 个芬兰圆锥角膜家系进行了基因连锁分析发现，圆锥角膜的一个致病基因可能位于 16q22.3-q23.1 区域。2003 年，Hughes 等对一个北爱尔兰圆锥角膜家系进行基因连锁分析发现，圆锥角膜的致病基因可能位于 15q22-q24 区域。2004 年，Brancati 等对一意大利圆锥角膜家系进行基因连锁分析发现，致病基因位于 3p14-q13 的可疑位点。2005 年，Tang 等对一个美国圆锥角膜家系进行全基因组连锁分析，将圆锥角膜可疑位点定位于 5q14.3-q21.1 区域。2006 年，Li 等同样利用全基因组连锁分析在美国的 67 个圆锥角膜家系中发现了位于 5q23.3 的可疑位点。2008 年，Burdon 等在一个澳大利亚圆锥角膜家系中发现了 1p36.23-36.21 和 8q13.1-q21.11 两个连锁区域。后续眼科学家利用基于家系连锁分析发现了圆锥角膜的许多可能发病位点。虽然圆锥角膜在家系中的发病多表现为常染色体遗传，但所筛选的染色体位点却缺乏一致性，这提示圆锥角膜的发病存在遗传异质性（表 3-1-2）。

表 3-1-2　连锁分析定位的圆锥角膜相关基因位点

基因位点	研究人群	报道时间
16q22.3-q23.1	芬兰人	2002 年
15q22-q24	北爱尔兰人	2003 年
3p14-q13	意大利人	2004 年
2p24	高加索人和阿拉伯人	2005 年
5q14.3-q21.1	高加索人和美国人	2005 年
9q34	高加索人和西班牙人	2006 年
1p36.23-36.21	澳大利亚人	2008 年
8q13.1-q21.11	澳大利亚人	2008 年
13q32	厄瓜多尔人	2009 年
5q21，5q32-33，14q11	意大利人	2009 年
14q24	多种族	2010 年

三、全基因组关联分析

全基因组关联分析（genome-wide association study，GWAS）是从人类全基因组范围内利用高通量测序的方法分析单核苷酸多态性（single nucleotide polymorphism，SNP），筛选出与复杂疾病相关的序列变异。

1. *RAB3GAP1*　2012 年，Li 等采用 GWAS 研究方法，利用 Illumina 370K 芯片在美国白种人群中对 222 名圆锥角膜患者和 3 324 名正常人进行基因分型，并进一步在另一研究人群（304 例圆锥角膜和 518 例对照组以及 70 个家族共 307 名受试者）中进行验证，首次发现 SNP *rs4954218* 是圆锥角膜的潜在易感性位点。SNP *rs4954218* 位于 *RAB3GAP1* 基因 5′ 上游，该基因可以编码 Rab3 GTPase 激活蛋白的催化亚单位，调节神经递质和钙介导的激素。*RAB3GAP1* 突变可导致 Warburg Micro 综合征和 Martsolf 综合征，表现为以眼部和神经发育异常为表型的常染色体隐性疾病。Bae 等随后在澳大利亚白种人群圆锥角膜病例和对照组进行基因分型，并对既往 GWAS 研究进行 meta 分析，进一步证实了 *RAB3GAP1* 基因上游的遗传变异很可能是圆锥角膜发育的遗传风险因素。

2. *HGF*　肝细胞生长因子（hepatocyte growth factor，*HGF*）基因是目前已知的第二个采用 GWAS 方法筛选出的与圆锥角膜相关的可疑致病基因。Burdon 等采用 2 项独立的 GWAS 研究对 5 个队列进行分析，发现唯一的 SNP 是位于 *HGF* 基因上游的 *rs1014091*。随后，一项针对澳大利亚人群的独立研究和另一针对捷克人群的 GWAS 研究同样证明了 *HGF* 基因与圆锥角膜显著相关。HGF 是一种调节细胞增殖、运动和分化的多效因子，可以与 MMP-1 一起促进角膜上皮细胞迁移。体外实验证实，HGF 可以促进角膜上皮细胞增殖。升高的 HGF 可以增强促炎因子释放，而圆锥角膜被认为是与炎症反应相关，因此可以推测 HGF 可能通过炎症途径参与圆锥角膜的发生发展，然而其内在机制仍不明确。

3. 中央角膜厚度相关基因　角膜变薄是圆锥角膜发病过程中的重要结构改变之一，因此中央角膜厚度（CCT）也被认为可能与圆锥角膜的发病机制密切相关。Lu 等对 20 000 例 GWAS 数据进行 meta 分析发现，6 个 CCT 相关 SNP 与圆锥角膜发病存在显著联系，其中 *FOXO1* 和 *FNDC3B* 两个基因位点与圆锥角膜的发病高度相关。Iglesias 等进一步对更大的 GWAS 样本（25 000 例）实施了跨族裔 meta 分析，再次证实 *rs66720556*、*rs3132303* 和 *rs2755238* 等 CCT 相关 SNP 与圆锥角膜发病存在联系。Hosoda 等采用 GWAS 方法在 3 584 例日本人群中筛选出了新型 CCT 相关 SNP *rs2371597*（*STON2*），并进一步在 179 例圆锥角膜患者和 11 084 例对照组中证实了 *STON2* 与圆锥角膜发病的相关性。

（杨晨皓　胡　礜）

第二节　单细胞 RNA 测序

单细胞 RNA 测序（single cell RNA sequencing，scRNA-seq）技术是指在单个细胞水平上对 RNA 进行测序的技术。与传统 bulk-RNA 测序相比，单细胞 RNA 测序得到的是单个细胞的转录数据，组织细胞群中单个细胞的特异性信息不会被掩盖。因此，单细胞 RNA 测序能有效地解决组织样本存在细胞异质性的难题，在生殖、免疫、干细胞、肿瘤、神经系统等研究领域中有着广泛的应用。目前已有相关研究使用单细胞 RNA 测序探究圆锥角膜的发病机制。

一、圆锥角膜细胞类型鉴定

为了全面了解圆锥角膜患者和健康人角膜的细胞类型和分子表达差异，有研究者对圆锥角膜患者和健康人的中央角膜组织分别进行单细胞 RNA 测序。所有样本的细胞经过降维、聚类和细胞群注释后被划分为三种细胞类型，即角膜上皮细胞、角膜基质细胞以及少量免疫细胞（单核巨噬细胞、树突状细胞和 T 细胞）。通过对三种细胞类型进行差异表达分析，发现了两种潜在的圆锥角膜基质细胞标记物，即组织蛋白酶 D（cathepsin D，CTSD）和组织蛋白酶 K（cathepsin K，CTSK）。三种细胞类型在圆锥角膜患者和健康人角膜样本中的比例没有显著差异，这表明细胞转录水平表达的改变在圆锥角膜的病理机制中比细胞类型比例的改变更为重要。

二、圆锥角膜单细胞 RNA 测序

通过对圆锥角膜患者的角膜进行单细胞测序发现，所有类型的细胞都可能在圆锥角膜发展过程中发挥重要作用，角膜基质细胞的细胞外基质（extracellular matrix，ECM）降解，角膜浅表细胞分化活跃，鳞状化生信号明显，免疫细胞中细胞因子信号通路增加。机械力刺激会促进角膜基质细胞多种蛋白酶表达。圆锥角膜中参与蛋白酶抑制和抗炎过程的细胞之间的相互作用减少（图 3-2-1）。

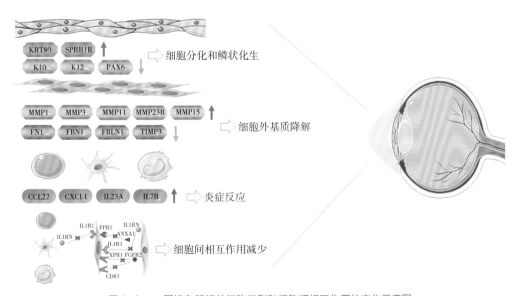

图 3-2-1　圆锥角膜相关细胞类型和细胞间相互作用的变化示意图

（一）圆锥角膜细胞类型特定转录水平的变化

早期的研究表明，圆锥角膜的"罪魁祸首"可能是明胶酶、金属蛋白酶和过氧化氢酶在角膜基质细胞中升高而导致的基质降解，但这些表现主要由组织学或实验室检查确定，仅代表部分病理改变。也有研究通过检测圆锥角膜样本的基因组、转录组或蛋白质组的改变，发现了基质降解。但由于组织样本存在细胞异质性，细胞类型特异性的表达变化被稀释了，无法反映特定细胞类型所发生的改变。

Dou 等通过分析单细胞测序中圆锥角膜和健康人样本角膜基质细胞转录本的差异，发现圆锥角膜样本中与胶原蛋白相关的基因（如 *COL5A1*、*COL5A3*、*COL10A1* 和 *COL15A1*）表达下调。除胶原蛋白外，糖蛋白、蛋白多糖等 ECM 相关分子的表达也发生了广泛的变化，例如，编码 ECM 分子的基因（如 *FN1*、*FBN1* 和 *FBLN1*）在圆锥角膜基质细胞中广泛下调，编码降解 ECM 中蛋白成分的基因（如 *MMP1*、*MMP3*、*MMP11*、*MMP23B* 和 *MMP15*）在圆锥角膜基质细胞中表达上调，金属肽酶抑制因子 *TIMP3* 在角膜基质细胞中的表达降低。另外，圆锥角膜基质细胞中 NFKB1、EGR1、BCLAF1、CEBPD 和 XBP1 等 5 个转录因子减少，这些转录因子的预测靶基因在 ECM、胶原合成和细胞凋亡等功能显著富集。总之，这解释了圆锥角膜病变中胶原蛋白和纤维减少的原因。

对圆锥角膜上皮细胞进行亚群分析，圆锥角膜上皮细胞被细分为角膜基底细胞、角膜上皮层基底细胞和角膜浅表细胞。进一步分析发现，角质化和上皮细胞分化相关的两组基因在圆锥角膜样本中富集，尤其是角膜浅表细胞。其中，与晚期组织或细胞分化有关的基因 *KRT80* 和与鳞状化生相关的基因 *SPRR1B* 在角膜浅表细胞中高表达，而 K10、K12、PAX6 等表达降低，提示圆锥角膜上皮鳞状化生病变。这些数据表明，圆锥角膜患者浅表细胞分化活跃，角化和鳞状化生信号增加。

对圆锥角膜免疫细胞进行亚群分析，鉴定出单核巨噬细胞、树突状细胞和 T 细胞。多种白介素和趋化因子在圆锥角膜树突状细胞中显著升高，表明圆锥角膜发病过程中树突状细胞的免疫反应被激活。此外，圆锥角膜中单核巨噬细胞和 T 细胞也有多种细胞因子升高。这些发现支持炎症反应参与圆锥角膜的进展。

（二）圆锥角膜细胞之间受体、配体通信异常

早期研究表明，基质 - 上皮细胞和基质 - 上皮细胞 - 免疫相互作用是角膜功能和稳态的关键决定因素。使用 Cell Phone DB 分析圆锥角膜细胞之间和健康人角膜细胞之间的受体、配体通信差异，结果提示圆锥角膜中大部分细胞间相互作用消失，尤其是角膜上皮细胞和角膜基质细胞之间的相互作用，如与成纤维细胞生长因子信号通路相关的 FGFR2-XPR1 和 FGFR2-CD83 等相互作用消失。另外，免疫细胞与角膜基质细胞之间和抗炎反应有关的相互作用消失。例如，在抗炎过程中发挥作用的 ANXA1-FPR1 以及天然的抗炎细胞因子 IL1RN-IL1R1，它们在圆锥角膜样品中的角膜上皮细胞和角膜基质细胞之间的相互作用消失。

此外，使用 NicheNet 通过连接受体、配体和靶基因来预测细胞相互作用，发现免疫细胞来源的 IL-24 可能会诱导圆锥角膜的角膜基质细胞中 MMP-1 的差异表达。免疫细胞来源的 APOE 和 MMP-9 与角膜基质细胞中 MMP-2 的表达相关。MMP-3 与免疫细胞来源的 MMP-9 和角膜上皮细胞衍生的 LGALS3 相关。另外，金属肽酶抑制剂基因 *TIMP2* 与免疫细胞来源的 APOE 和 POMC 相关。这些结果表明，在圆锥角膜进展过程中，基质金属蛋白酶（matrix metalloproteinases，MMPs）和基质金属蛋白酶组织抑制剂（tissue inhibitors of matrix metalloproteinases，TIMPs）的失调在圆锥角膜 ECM 降解和功能失调起着重要作用，而这可能受角膜基质细胞和免疫细胞 / 角膜上皮细胞之间的受体、配体通信调节。

以上结果提示，圆锥角膜中只有少数受体、配体相互作用，大部分相互作用消失，特别是那些与蛋白酶抑制和抗炎过程有关的相互作用。

（三）机械力对圆锥角膜基质细胞的影响

对圆锥角膜危险因素的多因素分析表明，揉眼是圆锥角膜进展最重要的预测因素。力学实验表明，机械拉伸在圆锥角膜发展过程中会促进角膜基质细胞蛋白酶的产生。研究发现，两个核心的力学转导因子 YAP1 和 TEAD1 在圆锥角膜基质细胞中表达升高。通过对角膜基质细胞系进行机械牵张实验发现，对细胞加力之后，细胞内包括 MMP-1、MMP-3、CTSD 以及 CTSK 在内的蛋白酶表达显著上调。

（黄锦海　邹志霖）

第三节　酶作用下的圆锥角膜变化

酶是由活细胞产生，对其底物具有高度特异性和高度催化效能的蛋白质。圆锥角膜的发病受环境和遗传多因素影响。现发现，多种酶类和圆锥角膜的发病密切相关，如基质金属蛋白酶（MMPs）、基质金属蛋白酶组织抑制剂（TIMPs）、组织蛋白酶类、酸性酯酶、酸性磷酸酶等，特别是 MMPs 与圆锥角膜之间的关系得到了越来越多的关注。

一、基质金属蛋白酶

圆锥角膜中的总蛋白数量下降，理论上，角膜中的降解酶上调和蛋白酶下调均会导致角膜基质中细胞外基质降解。越来越多的研究表明，MMPs 与圆锥角膜存在联系。MMPs 是一个由 28 种锌依赖性蛋白酶组成的大家族，因其需要 Ca^{2+} 和 Zn^{2+} 等金属离子作为辅助因子而得名，具有降解胶原和其他细胞外基质蛋白的能力，而细胞外基质蛋白是角膜的重要组成部分。MMPs 家族已分离鉴别出 28 个成员，编号分别为 MMP-1 ~ MMP-28。该家族成员具有相似的结构，一般由 5 个功能不同的结构域组成：①疏水信号肽序列；②前肽区，主要作用是保持酶原稳定，当该区域被外源性酶切断后，MMPs 酶原被激活；③催化活性区，有锌离子结合位点，对酶催化作用的发挥至关重要；④富含脯氨酸的铰链区；⑤羧基末端区，与酶的底物特异性有关。其中酶催化活性区和前肽区具有高度保守性。MMPs 家族的主要域结构见图 3-3-1。

MMPs 成员在上述结构的基础上各有特点，各种 MMP 间具有一定的底物特异性，但不是绝对的。同一种 MMP 可降解多种细胞外基质成分，而某一种细胞外基质成分又可被多种 MMP 降解，不同酶的降解效率不同。根据作用底物以及片段同源性，将 MMPs 分为 6 类：胶原酶、明胶酶、基质降解素、基质溶解素、furin 活化的 MMP 和其他分泌型 MMP。在体内，MMPs 以无活性的酶原形式产生，经有限的蛋白水解而激活。MMPs 与特异性的 TIMPs 共存，MMPs/TIMPs 的平衡使组织维持正常状态。许多研究发现，在圆锥角膜的体外培养细胞，胶原蛋白分解和明胶分解的活性水平较高，胶原酶和明胶酶属于

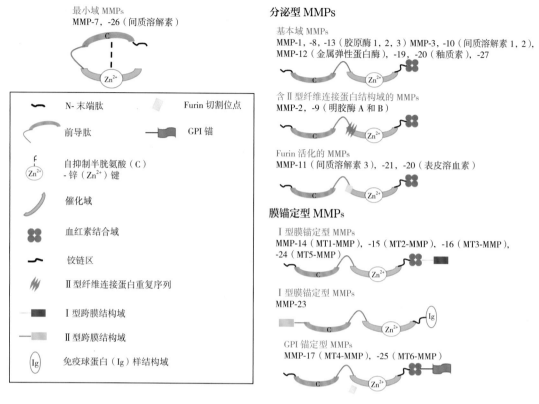

最小域 MMPs
MMP-7，-26（间质溶解素）

分泌型 MMPs

基本域 MMPs
MMP-1，-8，-13（胶原酶 1，2，3）MMP-3，-10（间质溶解素 1，2），
MMP-12（金属弹性蛋白酶），-19，-20（釉质素），-27

含 II 型纤维连接蛋白结构域的 MMPs
MMP-2，-9（明胶酶 A 和 B）

Furin 活化的 MMPs
MMP-11（间质溶解素 3），-21，-20（表皮溶血素）

膜锚定型 MMPs

I 型膜锚定型 MMPs
MMP-14（MT1-MMP），-15（MT2-MMP），-16（MT3-MMP），
-24（MT5-MMP）

I 型膜锚定型 MMPs
MMP-23

GPI 锚定型 MMPs
MMP-17（MT4-MMP），-25（MT6-MMP）

N- 末端肽　　Furin 切割位点

前导肽　　GPI 锚

自抑制半胱氨酸（C）- 锌（Zn^{2+}）键

催化域

血红素结合域

铰链区

II 型纤维连接蛋白重复序列

I 型跨膜结构域

II 型跨膜结构域

免疫球蛋白（Ig）样结构域

图 3-3-1　MMPs 家族的主要域结构

锌依赖性蛋白。圆锥角膜患者泪液中的蛋白溶解活性是对照组的 1.9 倍，同时伴有 MMPs 和细胞因子的过度表达。

　　MMPs 驱动的细胞外基质重塑被认为是角膜愈合的必要步骤，MMPs 表达的微妙平衡对于维持角膜的完整性和透明度以及正确的愈合至关重要。从长远来看，这一严格调控过程中的不平衡可能导致角膜进行性变薄。MMPs 在圆锥角膜患者的角膜组织和泪液中上调，意味着圆锥角膜的蛋白分解失调，一些 MMPs 水平增加。Wolf 等发现，MMP-2、MMP-8、MMP-12 和 MMP-13 在圆锥角膜中明显过度表达，与不伴有新生血管的圆锥角膜相比，伴有新生血管的圆锥角膜中 MMP-1、MMP-2、MMP-8、MMP-12 和 MMP-13 显著过度表达，但圆锥角膜患者 MMP-3 的表达减少。其他研究认为，MMP-9 阳性的圆锥角膜患者角膜 Kmax 值明显较高，提示 MMP-9 可能与圆锥角膜的严重程度有关，也支持圆锥角膜和角膜炎症之间存在关联。圆锥角膜患者泪液中的 MMP-9 水平也较高，与圆锥角膜的分期以及角膜厚度存在相关性。在准分子激光原位角膜磨镶术（LASIK）后继发性圆锥角膜病例的泪液样本中，也表现为 MMP-9 的水平明显升高，TIMP-1 的水平明显下降。

　　也有证据表明，配戴角膜接触镜和 / 或眼睛摩擦造成的机械性创伤可能引起炎症，进而导致圆锥角膜中的 MMPs 增加。揉眼引起的角膜创伤和形变是圆锥角膜发病的重要危险因素，研究发现，机械应力能导致细胞外基质降解相关基因，如 MMP-1 和 MMP-9 的表达早在机械应力 6 小时就明显升高，但 TIMP-1 的表达仅有轻度变化。MMP 的酶活性被 TIMP-1 所抑制，TIMP-1 水平下降与圆锥角膜的发展有关。机械压迫 24 和 48 小时后，细胞外基质成分 COL1A1、lumican 和 vimentin 的 mRNA 表达水平显著降低，可能导致细胞外基质降解。我国高华教授课题组从单细胞数据出发，通过对角膜基质细胞系进行机械力牵张实验发现，对细胞加力之后，角膜基质细胞内包括 MMP-1、MMP-3 在内的蛋白酶表达显著上调，提示角膜基质细胞对机械力是有响应的，且施加机械力会促进多种蛋白酶表达，从生物力 - 蛋白酶作用轴的角度解释了"揉眼不仅仅从力学本身，还会通过力学信号促进蛋白酶分泌机制加剧圆锥角膜发展"的临床现象，同时也为临床预防圆锥角膜进展提供了重要的理论基础。揉眼和配戴角膜接触镜对圆锥角膜相关的影响见图 3-3-2。然而，每种 MMP 在角膜中的确切作用仍不清楚，导致其上调的机制也大多未被发现。角膜交联促进了泪液中 MMP-9 浓度下降。另外，MMP-2 也可能和圆锥角膜发病有关。Jia 等研究发现，角膜交联可导致兔角膜基质中 MMP-2 和 TIMP-1 的表达先升高后降低，MMP-2/TIMP-1 比值仍高于基线水平，表明 MMP-2 参与了角膜交联后角膜的病理生理过程。

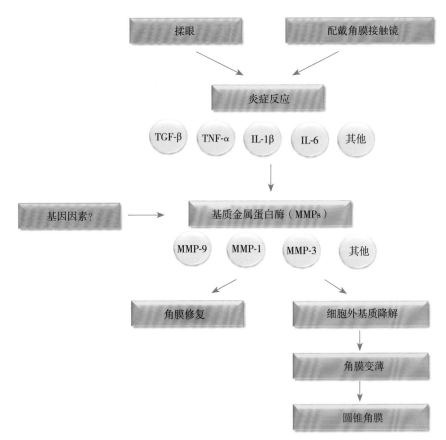

图 3-3-2　揉眼和配戴角膜接触镜对圆锥角膜影响的可能机制

MMPs 家族参与圆锥角膜的研究进展如表 3-3-1 所示。尚需要进一步的研究来验证特定 MMPs 在圆锥角膜发展中的功能作用，并评估常见 MMPs 变异与圆锥角膜风险之间的遗传关系。TIMPs 正在研发中，有望成为圆锥角膜的新疗法。需要进一步的研究来评估靶向治疗性角膜接触镜的使用对圆锥角膜 MMP-9 水平的作用以及圆锥角膜预后的影响。

表3-3-1 MMPs家族参与圆锥角膜的研究进展

研究者	发表年份	研究对象/材料	研究结果/结论
Nichani PAH, et al	2023	泪液	MMP-9阳性的圆锥角膜患者角膜Kmax值明显较高，提示MMP-9可能与圆锥角膜的严重程度有关
Zhang J, et al	2021	人角膜成纤维细胞	在接受机械应力后，角膜基质细胞中MMP-1和MMP-9水平升高，而TIMPs仅轻度升高，这表明机械应力可破坏MMPs和TIMPs之间的平衡
Jia HZ, et al	2021	兔子角膜基质	角膜交联后，角膜基质中MMP-2和TIMP-1的表达先升高后降低，MMP-2/TIMP-1比值仍高于基线水平，表明MMP-2参与了角膜交联后角膜的病理生理过程
Mutlu M, et al	2020	泪液	圆锥角膜患者泪液中MMP-9水平较高，且与病变分期及角膜厚度有关
Recalde JI, et al	2019	泪液	角膜交联后，圆锥角膜患者的泪液中MMP-9浓度下降
Mazzotta C, et al	2018	泪液	过敏者中圆锥角膜的发生与MMP-9阳性呈正相关，过敏严重程度与圆锥角膜进展之间存在高度相关性
Sharif R, et al	2018	原代人角膜成纤维细胞	角膜交联体外处理角膜成纤维细胞后，MMP-1、MMP-3和MMP-9表达受到抑制，MMP-2、TIMP-1和TIMP-2表达无变化。这表明角膜交联可选择性地调节MMPs以阻止角膜基质降解
Zilfyan A, et al	2017	泪液	泪液中MMP-9的检测可用于圆锥角膜的诊断
McKay TB, et al	2017	圆锥角膜衍生的角膜成纤维细胞	缺氧显著降低圆锥角膜衍生的角膜成纤维细胞中I型胶原的分泌，并且上调MMP-1和MMP-2的表达，对MMP-3、MMP-9及MMP-13没有显著影响
Du G, et al	2016	原代人角膜成纤维细胞	圆锥角膜成纤维细胞中IL-6和MMP-1基因和蛋白表达增加，且IL-6介导的表达是由诱导型MMP-1表达
Shetty R, et al	2015	圆锥角膜患者泪液或炎或人角膜上皮细胞	圆锥角膜患者泪液中MMP-9和炎症因子表达升高。在体外炎症模型和圆锥角膜中，环孢素治疗降低了MMP-9和炎症因子的水平，阻止了疾病的进展。这提示环孢素可能是圆锥角膜的一种新的治疗策略
Balasubramanian SA, et al	2013	正常志愿者	正常志愿者揉眼60秒后泪液中MMP-13、IL-6和TNF-α水平升高，并可能与圆锥角膜发生相关
Balasubramanian SA, et al	2012	泪液	圆锥角膜患者泪液中的蛋白溶解活性是对照组的1.9倍，同时伴有MMP-1、MMP-3、MMP-7、MMP-13和细胞因子的过度表达

二、基质金属蛋白酶组织抑制剂

选择性 TIMPs 是药物化学研究的一个重要目标。MMP-2 和 MMP-9 在圆锥角膜发病中起着重要作用，因此，抑制 MMP-2 和 MMP-9 的活性是否能阻止圆锥角膜的发生发展值得探索。近年来发现了许多口服的广谱 TIMPs，TIMPs 有两个锌离子，一个是结构锌，另一个在 C- 端催化结构域（C-terminal catalytic domain，CAT）域。TIMPs 的早期设计原理是化合物除具有能与锌相互作用的基团外，还能模仿胶原蛋白的酰胺性质。羟基酰胺基团是满足这两个条件的常用结构，如 batimastat Ⅰ 和 marimastat Ⅱ，但这个系列的 TIMPs 的真正疗效受到了质疑，且存在相当大的毒性。因此，研究人员更加关注寻找新的锌结合基团，以成为羟基胺功能的可行替代物。Belal 等设计将眼科药物重新用于针对 MMP2 和 MMP-9 的治疗，基于两个标准：①具有市场可用性，重点考虑药效学潜力，而不是药代动力学和给药因素；②具有与锌相互作用的高潜力基团，如羧基、巯基和羟基。根据这两个标准对 32 种美国食品药物管理局（FDA）批准的药物作为 TIMPs 进行了虚拟筛选，研究结果表明，阿替洛尔和氨苄西林能够进入 MMP-2 和 MMP-9 的活性部位，都表现出与 Ⅰ 2 和 NHF（分别为 MMP-2 和 MMP-9 的抑制剂）相似的结合模式，并成功地与 CAT 的锌离子发生作用。随后的分子动力学模拟指出，这两种药物与各自的酶结合具有稳定性，从而体现了这两种化合物在圆锥角膜治疗中的潜力。选择性 TIMPs 有望成为控制圆锥角膜发生和发展的潜在治疗药物。

三、组织蛋白酶类

圆锥角膜患者角膜组织成分异常说明组织蛋白代谢功能失调。组织蛋白酶是人体内蛋白水解的主要参与者。研究证实，一些蛋白水解酶在圆锥角膜的发病中发挥重要作用，从角膜病患者获得的角膜中发现溶酶体酸性磷酸酶（lysosomal acid phosphatase，LAP）、组织蛋白酶 B、组织蛋白酶 G 的活性增强，而一些水解抑制物蛋白酶抑制剂，如 α1- 蛋白酶抑制剂（α1 protease inhibitor，α1-PI）的水平降低。研究证明，在圆锥角膜中多种酶和抑制剂的表达在基因水平上发生改变，提示基因表达的协调转录调控在圆锥角膜中的可能作用。Zhou 等发现在患有圆锥角膜的角膜中，组织蛋白酶 B、组织蛋白酶 G 的水平增加，这些酶可能有助于提高角膜局部胶原和酪蛋白的消化活性，加入丝氨酸及半胱氨酸抑制剂可以抑制其降解，因此认为组织蛋白酶 B 和组织蛋白酶 G 是导致圆锥角膜组织降解的主要因素。

四、其他

其他酶类可能也和圆锥角膜的发病有关，如酸性酯酶、酸性磷酸酶等。Sawaguchi 等研究了圆锥角膜中的溶酶体活性，通过组织化学染色方法，在患者和正常人角膜的上皮层、基质层和内皮层中发现了 3 种酸性水解酶——酸性磷酸酶、酸性酯酶和酸性脂肪酶，患有圆锥角膜的角膜上皮，尤其是基底上皮，这 3 种酸性水解酶的水平明显高于正常对照组。

双特异性磷酸酶（dual specificity phosphatases，DUSPs）或丝裂原激活蛋白激酶磷酸酶（MAP kinase phosphatases，MKPs）是一个蛋白质亚群，其中很多都能使丝裂原激活蛋白激酶上的苏氨酸和酪氨酸残基去磷酸化。对于免疫细胞来说，DUSPs以积极和消极的方式调节反应，是免疫反应的关键调节器。激活 *DUSP1* 基因表达的外部刺激之一是氧化压力。Saee-Rad 等发现 DUSP-1 和转化生长因子 -β1（TGF-β1）在圆锥角膜高表达。由于 DUSP1 和 TGF-β1 是炎症过程中的已知分子，因此，研究可能为圆锥角膜的酶学和炎症关系的复杂分子途径提供新见解。

（晋秀明）

第四节　炎症在圆锥角膜中的作用

圆锥角膜表现为进行性局部角膜变薄和前凸，由于患者不伴有眼红、眼痛等明显的炎症症状，因此，以往圆锥角膜被认为是一种非炎症性的角膜退行性疾病。但目前越来越多的研究表明，慢性炎症参与了圆锥角膜的发生和发展，如慢性眼表过敏患者发生圆锥角膜的比例更高，已经发生圆锥角膜的患者中有眼表过敏病史的其圆锥角膜的程度更重、进展速度更快。许多促炎因子如 IL-1、IL-6、MMPs、TGF-β 和肿瘤坏死因子 -α（tumor necrosis factor-α，TNF-α）等也被发现在圆锥角膜中表达显著升高。升高的炎症因子与圆锥角膜的严重程度呈现相关性。基于上述研究，学者们推测炎症在圆锥角膜的发病机制中扮演了重要角色，眼表过敏引起的揉眼、角膜接触镜配戴等危险因素，造成慢性上皮损伤、炎症介质释放，引起眼表免疫微环境改变，诱导角膜细胞凋亡和 ECM 重塑，从而导致角膜进行性变薄，促进圆锥角膜的发生发展（图 3-4-1）。

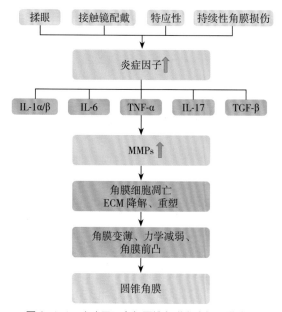

图 3-4-1　炎症因子参与圆锥角膜发病机制模式图

一、炎症的免疫组织化学变化

通过对离体角膜进行免疫组织化学检查发现，圆锥角膜患者角膜上皮层和基质层中有巨噬细胞、白细胞和抗原提呈细胞浸润，提示免疫系统及炎症介质参与了角膜组织的分解和吞噬过程。随着研究进一步深入，研究者发现 ECM 的重塑失调与圆锥角膜的发生存在因果关系，存在 ECM 核心蛋白（胶原蛋白、纤维蛋白、层粘连蛋白、蛋白多糖）的表达及其组织（片状排列、纤维密度和直径）的改变。具有影响 ECM 重塑能力的炎症因子，包括 IL-1β、TNF-α、IL-6、IL-17A、干扰素 - γ（interferon γ，IFN- γ）和 MMPs，在圆锥角膜患者的泪液和 / 或角膜组织中水平升高。除此之外，通过对眼表免疫细胞亚群的分析，观察到圆锥角膜患者眼表活化中性粒细胞及自然杀伤细胞比例增加，并且这些细胞与其活性产物及角膜厚度之间存在负相关。

二、圆锥角膜相关的炎症因子

（一）白细胞介素 -1

白细胞介素 -1（interleukin 1，IL-1）家族细胞因子由 11 个成员组成，其中 IL-1α 和 IL-1β 具有较强的促炎作用。角膜上皮细胞受损或组织损伤后分泌 IL-1α 和 IL-1β，参与诱导多种促炎因子和趋化因子的表达，激活 MMPs，并参与角膜修复过程中角膜基质细胞凋亡、角膜成纤维细胞与肌成纤维细胞间转化的调节，引起角膜组织的改变与重塑。

目前，已在多国（中国、日本、韩国、埃及）的圆锥角膜患者人群中检测到与 *IL-1* 基因簇相关的遗传易感性基因，涉及 IL-1 受体拮抗剂（*IL-1RN*）、*IL-1A* 和 *IL-1B* 基因，表明圆锥角膜遗传易感性通过 IL-1α 和 IL-1β 的过表达引起角膜组织中细胞凋亡的增加。圆锥角膜患者角膜组织中 IL-1α 和 IL-1β 的表达升高，同时角膜成纤维细胞表面 IL-1α 受体的表达也升高。IL-1α 和 IL-1β 可通过产生活性氮与 TNF-α 等细胞因子协同作用诱导细胞凋亡。同时，圆锥角膜成纤维细胞可增加 IL-1 与受体的结合，促进角膜基质细胞凋亡、加重组织损伤。研究发现，IL-1α 通过下调超氧化物清除剂——细胞外超氧化物歧化酶 3（superoxide dismutase 3，SOD3）的合成，刺激前列腺素 E2 的过量表达，同时减少胶原蛋白的产生，导致圆锥角膜中的氧化损伤。此外，IL-1β 参与调节 MMPs 的活性。因此，IL-1α 和 IL-1β 在圆锥角膜中具有多种致病作用，包括在基因易感个体中内源性高表达，以及在角膜受损时大量分泌，从而诱导角膜基质细胞凋亡，促进 MMPs 生成，加重组织损伤，改变角膜结构。

（二）白细胞介素 -6

白细胞介素 -6（interleukin 6，IL-6）是一种功能广泛的多效性促炎细胞因子，主要由辅助型 T 细胞 2（T helper 2 cell，Th2）和巨噬细胞产生和分泌，在多种自身免疫性及炎症性疾病的发病机制中发挥作用，并参与组织损伤修复过程。IL-1 激活的角膜成纤维细胞可产生 IL-6 和可溶性 IL-6 受体（soluble IL-6 receptor，sIL-6R），从而诱导上皮细胞迁移。

与正常人相比，圆锥角膜患者角膜中 IL-6 水平显著升高。同时，研究发现，与圆锥角膜密切相关的揉眼、角膜接触镜配戴可增加圆锥角膜患者泪液中 IL-6 的水平。还有研究表明，在春季角结膜炎及特应性角结膜炎患者的泪液中 IL-6 水平也升高，而这两种疾病也被证实在圆锥角膜人群中有较高的伴发率。此外，有文献报道 IL-6 水平与圆锥角膜分期、角膜曲率、角膜厚度和角膜滞后量存在明显相关性。

（三）肿瘤坏死因子 -α

肿瘤坏死因子 -α（tumor necrosis factor-α，TNF-α）由 Th1 细胞产生，在全身和角膜的炎症中起着关键作用。角膜的 3 种主要细胞，包括上皮细胞、基质细胞和内皮细胞，均可产生 TNF-α。

揉眼、角膜接触镜配戴及干眼等与圆锥角膜相关的环境危险因素，会促进 TNF-α 的产生，从而导致角膜组织损伤。研究显示，圆锥角膜患者的角膜和泪液标本中 TNF-α 浓度显著高于正常水平，且圆锥角膜成纤维细胞上 TNF 受体表达量明显升高。TNF-α 可以在人角膜上皮细胞中上调 IL-6 水平和诱导 MMP9 的表达。TNF-α 过度表达会引起角膜损害。过度活化的 TNF-α 可引起 MMPs 水平上调，导致角膜基质胶原降解，引起角膜变薄和扩张。此外，TNF-α 可破坏角膜上皮细胞的屏障功能。有研究发现，与 IL-6 和 IL-1β 相比，TNF-α 可以在亚临床期圆锥角膜中检测到。因此，TNF-α 是圆锥角膜慢性炎症中的主要致病因素和重要介质之一。

（四）白细胞介素 -17

白细胞介素 -17（interleukin 17，IL-17）是一种促炎细胞因子，与慢性炎症相关，是 Th17 细胞的主要效应因子。IL-17 与角膜炎症的发病机制相关，它通过刺激角膜基质细胞分泌多种促炎因子，包括 IL-6、IL-8 和细胞间黏附分子 1（intercellular adhesion molecule 1，ICAM-1）等，介导角膜基质与炎症介质的相互作用及白细胞的浸润。

圆锥角膜患者泪液中 IL-17 水平显著升高，与圆锥角膜疾病严重程度存在相关性。同时有研究发现，IL-17 刺激角膜成纤维细胞可诱导多种 MMPs 产生。因此，在圆锥角膜患者中，高表达的 IL-17 通过激活角膜成纤维细胞，诱导 MMPs 生成，促进角膜基质变薄变弱。

（五）转化生长因子 -β

转化生长因子 -β（transforming growth factor-β，TGF-β）是属于 TGF 超家族的一种多功能细胞因子，在哺乳动物中有 3 个亚型：TGF-β1、TGF-β2 和 TGF-β3。TGF-β 参与角膜损伤修复过程中角膜细胞的增殖、迁移，肌成纤维细胞的分化，ECM 的生成等重要过程。在人角膜中，TGF-β 信号通路参与 ECM 的调控。当上皮基底膜受损时，上皮细胞产生的 TGF-β 释放到基质层，刺激角膜基质细胞转化为活性的成纤维细胞并迁移至损伤区域，以促进 ECM 的合成和分泌。目前推测，TGF-β 信号失调可能与圆锥角膜的发病机制相关，其可能作为原发致病因素或继发于损伤修复过程中的异常应答参与圆锥角膜的发生。

TGF-β1 失调介导异常组织修复，参与病理性角膜纤维化和瘢痕形成。角膜基质细胞和角膜成纤维细胞对 TGF-β1 特别敏感，在其作用下分化为肌成纤维细胞。研究发现，圆锥角膜中存在异常 TGF-β1 应答，其可能与重度圆锥角膜瘢痕形成有关。该通路的失调与肌成纤维细胞对 IL-1 介导的细胞凋亡的敏感性增加有关。有证据表明，具有促纤维化作用的 TGF-β1 与抗纤维化的 TGF-β3 间的失衡可导致圆锥角膜患者角膜基质细胞的病理分化，并加重角膜组织纤维化。

Engler 等发现，圆锥角膜患者角膜和房水中 TGF-β2 水平升高。另有研究报道，在重度圆锥角膜的上皮细胞中 TGF-β2 也呈高表达。虽然 TGF-β2 在圆锥角膜中的作用机制尚未阐明，但其可能参与炎症介质的表达，导致角膜损伤。此外，TGF-β2 信号可诱导角膜上皮细胞表达 IL-6，触发炎症级联反应。

TGF-β 家族在圆锥角膜的各种病理性角膜改变中起着核心作用，介导了炎症介质的过度表达、MMPs 级联反应以及角膜纤维化。因此，TGF-β 信号的调控可能是圆锥角膜的一个潜在治疗方法。

（六）神经生长因子

神经生长因子（nerve growth factor，NGF）是一种重要的角膜神经支配细胞因子。NGF 是泪膜的正常成分，有助于角膜创口的修复和愈合。NGF 影响角膜上皮细胞的增殖，在圆锥角膜患者的角膜中 NGF 表达显著升高。已有研究表明，圆锥角膜患者 NGF 水平与角膜地形图部分参数间存在显著相关性。这些结果在一定程度上提示 NGF 在圆锥角膜病理生理中的潜在作用。

（七）基质金属蛋白酶

MMPs 是一组锌依赖蛋白水解酶，可降解 ECM 的各种蛋白组分，在 ECM 的降解和重塑中发挥关键作用。其主要包括明胶酶（MMP-2、MMP-9）、胶原酶（MMP1、MMP-8、MMP-13）、间质溶解素（MMP-3、MMP-10）和基质溶解素（MMP-7、MMP-26）。MMPs 的活性受到 TIMPs 的抑制。当角膜微环境受到破坏，可引起酶活性调控失衡，导致 MMPs 过度激活和 ECM 降解。大量文献报道，与正常对照组相比，圆锥角膜患者泪液中 MMPs 水平明显升高。虽然目前圆锥角膜的发病机制仍不明确，但越来越多的研究表明，MMPs 在圆锥角膜的发病过程中扮演了重要角色。

MMP-9 是人角膜中的主要基质降解酶，其活性受到细胞间相互作用及炎症因子（IL-6、TNF-α 等）上调的影响，引起角膜胶原纤维降解。诸多研究表明，伴有过敏、泪液中 MMP-9 浓度升高的患者圆锥角膜进展更快，表现为最佳矫正视力下降幅度更大、最大角膜曲率值更高、角膜厚度更薄，且 MMP-9 的浓度与圆锥角膜病情严重程度呈现相关性，提示 MMPs 在圆锥角膜的发生发展中具有重要作用。圆锥角膜患者锥顶部上皮和基质 MMP-9、TNF-α 和 IL-6 水平升高，赖氨酰氧化酶（lysyl oxidase，LOX）和Ⅵ型胶原蛋白 A1 水平降低，提示圆锥角膜的发生可能是由锥尖部的炎症因子和细胞外基质失调驱动，局部因子表达的改变引起角膜局灶性弱化。体外细胞实验证实，慢性炎症刺激的角膜上皮细胞可诱导 MMP-9 和炎症细胞因子的表达，并抑制胶原蛋白的产生。此外有研究发现，90% 的圆锥角膜患者和 83% 亚临床圆锥角膜患者泪液中 MMP-9 表达水平升高，提示 MMP-9 具有成为圆锥角膜早期诊断标志物的潜力。

也有研究报道了圆锥角膜泪液中其他 MMPs 表达水平的显著升高，包括 MMP-1、MMP-2、MMP-3、MMP-7 及 MMP-13 等，但部分研究结果存在争议。圆锥角膜的发病是多因素作用的结果，在遗传易感性个体、环境及各种诱因作用下，角膜 MMPs 水平增加、活性增强，加速角膜基质胶原降解，角膜进行性变薄，从而促进圆锥角膜的发生发展。因此可以推测，MMPs（尤其是 MMP-9）在圆锥角膜的早期诊断、随访监测和防控进展中存在巨大的潜在应用价值。

三、圆锥角膜的炎症机制

机械创伤是常见的炎症产生原因之一，可引起组织损伤及炎症因子的释放。长期揉眼、配戴角膜接触镜等会对角膜造成反复的机械损伤，引起慢性炎症，是圆锥角膜发生的重要危险因素。

圆锥角膜可表现为角膜上皮发生重塑、上皮厚度变薄，且早于角膜厚度的变化。研究报道，正常人揉眼 15 秒后，角膜中央和中周部上皮厚度变薄 18.4%。笔者研究发现，与正常对照组相比，过敏性结膜炎患者角膜上皮厚度明显变薄，厚度分布不均匀，且与患者揉眼频率和眼表过敏体征的严重程度密切相关。研究报道，正常受试者揉眼 1 分钟后，泪液炎症因子 MMP-13、IL-6 和 TNF-α 水平显著升高，而这些炎症因子对角膜上皮细胞产生毒性作用，破坏上皮屏障，进一步诱导角膜细胞凋亡。

笔者前期研究还证实，过敏性结膜炎患者角膜地形图不规则指数增大，角膜前、后表面高度增加，角膜生物力学断层地形图联合生物力学指数（tomography and biomechanical index，TBI）增大，角膜上皮厚度变薄，角膜光密度增加，提示过敏性结膜炎有发展为圆锥角膜的风险，推测可能机制如图 3-4-2 所示。

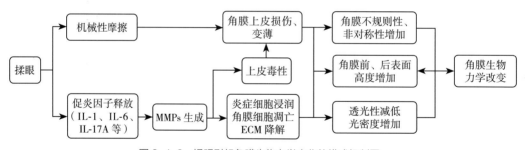

图 3-4-2 揉眼引起角膜生物力学变化的模式机制图

1. 机械刺激 揉眼引起眼睑与角膜上皮间的机械摩擦，导致角膜上皮损伤、变薄。揉眼还可导致角膜发生形变及一过性眼压升高，角膜顶点处胶原纤维之间滑动，干扰胶原产生与排布，影响角膜生物力学，最终导致圆锥角膜的发生与发展。

2. 炎症反应 揉眼可刺激角膜上皮和基质细胞分泌部分蛋白酶和炎症因子，揉眼导致局部温度升高，酶和炎症因子的活性增加。MMP13、IL-6 和 TNF-α 等具有细胞、组织毒性，可以进一步引起角膜上皮损伤、变薄及分布不均等角膜微结构变化，从而导致角膜不规则性及非对称性增加。炎症因子的释放又会引起局部炎症细胞浸润、基质细胞凋亡，诱导 MMPs 产生及活化，引起 ECM 降解、角膜组织重塑，破坏角膜正常纤维板层结构，导致角膜透光率降低、光密度增加。角膜微结构的变化及不规则性增加可进一步引起角膜生物力学改变，引起角膜前凸，造成角膜前、后表面高度增加，并最终缓慢发展为圆锥角膜。

Bowman 层断裂、网状瘢痕形成是圆锥角膜的典型特征。Bowman 层瘢痕形成可能是揉眼等外因引起的角膜创伤修复结果。研究报道，1 209 名圆锥角膜患者中，19.7% 患者无角膜接触镜配戴史，其中 15% 患者在基线时出现 Bowman 层瘢痕，提示除了机械创伤，MMPs 等其他炎症介质可能参与了 Bowman 层断裂的形成。

角膜基质胶原纤维间的滑动被认为是圆锥角膜发生的机制之一，胶原纤维板层的缺失可能与胶原束重排及滑动有关。组织蛋白酶 B 和组织蛋白酶 G 可以分解蛋白多糖和胶原蛋白，这些酶在圆锥角膜中上调，表明它们可能参与了角膜变薄。同时，圆锥角膜患者泪液和角膜组织中 MMPs 水平明显升高，导致角膜基质胶原降解，进一步引起角膜变薄和扩张。

（袁 进 汪 倩 杜克磊）

第五节　性相关激素在圆锥角膜中的作用

性激素包括卵泡刺激素（follicle-stimulating hormone，FSH）、黄体生成素（luteinizing hormone，LH）、雌二醇（estradiol，E2）、孕酮（progesterone，PROG）、睾酮（testosterone，TEST）和催乳素（prolactin，PRL）。性激素主要通过特定组织和器官中的性激素受体发挥作用。眼部的性激素受体存在于角膜、结膜、泪腺、睑板腺、晶状体和视网膜色素上皮等组织。Ayan 等通过定量聚合酶链式反应（quantitative polymerase chain reaction，qPCR）实验检测到雌激素 α 受体的 mRNA 表达明显高于对照组（33.17 ± 1.61 vs 31.47 ± 0.93，$P < 0.001$），雄激素受体 mRNA 表达明显高于对照组（32.36 ± 0.83 vs 31.18 ± 1.23，$P < 0.001$），提示圆锥角膜和性类固醇激素之间可能存在联系。

不同的性激素水平与圆锥角膜的关系密切。Zhao 等分析了圆锥角膜患者（12 名女性，50 名男性）和轻度至中度近视散光者（女性 21 例，男性 99 例）接受激光视力矫正（laser vision correction，LVC）治疗组，发现女性患者的睾酮浓度显著低于 LVC 组，且睾酮浓度与中央角膜厚度、最薄角膜厚度呈正相关；男性患者的 E2 浓度高于 LVC 组，且 E2 浓度与 Kmax 呈正相关，而睾酮浓度则明显低于 LVC 组。关于性激素如何影响圆锥角膜的发病，目前尚无确切的结论。

一、雌激素

雌激素以胆固醇为原料在卵巢中合成。作为参与类固醇生成的主要前体，胆固醇可通过原位合成、循环中的细胞摄取或胆固醇酯储存的动员提供给细胞。类固醇生物合成所需的许多酶，如细胞色素 P450scc、铁氧还蛋白还原酶和 3β- 羟基类固醇脱氢酶，位于线粒体中，类固醇的生物合成在线粒体中启动。胆固醇从脂滴的线粒体转运涉及 SNARE 蛋白（可溶性 NSF 附着受体），这是类固醇生成组织中激素合成所必需的。

雌激素主要由雌酮和雌二醇组成，其中雌二醇活性最高。雌激素受体（estrogen receptor，ER）分为 ERα 和 ERβ，睑板腺、泪腺、角膜和结膜上皮均有 ER。雌激素与 ER 结合后，可通过以下途径发挥作用：① ER 的二聚化调控靶基因转录；② ER 的转录调控；③ ER 的信号转导功能。

性激素可以调节角膜厚度，导致圆锥角膜的发生或加重。Yuksel 等发现，3 例圆锥角膜患者在接受体外受精后，6 只眼均发生病情进展，推测体外受精治疗中使用的药物（人绒毛膜促性腺激素、孕酮、促性腺激素释放激素类似物、重组卵泡刺激素和氯米芬）使患者体内雌激素含量升高至 1 000 ~ 4 000pg/mL，从而减弱了角膜的生物力学并导致病情进展。有研究报道了 1 例 49 岁患者，因子宫内膜异位症接受选择性雌激素活性调节剂治疗后，双眼圆锥角膜显著进展。Coco 等同样发现，1 位 51 岁女性在预防性子宫切除术和双侧输卵管切除术激素替代治疗 14 个月后，双眼角膜 Kmax 均显著上升。有学者为研究雌激素对角膜的作用机制，将 12 只新鲜离体猪角膜暴露于 10μmol/L β 雌二醇 7 天，对照组角膜厚度仅增厚 4%，雌二醇组角膜厚度增厚 12%，在 10% 应变下的生物力学应力值差异显著，对照组的应力值为 120.18 ~ 28.93kPa，雌二醇组为 76.87 ~ 34.63kPa（$P=0.002$），即由于雌二醇治疗使角膜硬度降低了 36%，证实了雌激素是角膜生物力学稳定性的调节因子，其水平升高与圆锥角膜的发生发展相关。也有研究显示，圆锥角膜患者血液和唾液中的雌酮和雌三醇显著下调，提示血液检测中雌激素对于圆锥角膜实验室诊断的重要性。已有研究证实，雌激素通过产生 MMPs、降低 TIMPs 的作用和直接或间接（通过前列腺素）激活胶原酶导致角膜胶原网络破坏，增加角膜扩张度。MMPs 是一种胶原纤维酶，与其有相同作用的还有溶酶体酸性磷酸酶、酸性酯酶、组织蛋白酶 B 与组织蛋白酶 G，起降解角膜胶原的作用。TIMPs 是一种胶原酶抑制物，可拮抗 MMPs 的作用。另外，雌激素也可以促进糖胺聚糖与水的结合，这虽增加了角膜厚度，但导致了角膜胶原网络弱化。

二、雄激素

雄激素的生物合成同样发生在卵巢中，由睾丸间质细胞分泌，包括睾酮、雄烯二酮和脱氢表雄酮（dehydroepiandrosterone，DHEA）。睾酮是分泌量最高、活力最强的一种雄激素，可由睾丸和前列腺中的 DHEA 产生，并可作为雌激素的前体。Tachibana 等通过对突变小鼠进行纯系杂交后，分离出易感圆锥角膜的患病小鼠（spontaneous mutant mice with keratoconus-affected corneas，SKC 小鼠），从而制造出遗传性圆锥角膜的动物模型，其中，所有雄性小鼠发病，而雌性小鼠不发病。雄性小鼠在去势后，圆锥角膜的临床表现消失；而注射睾酮的雌性小鼠患圆锥角膜风险增加。这从动物实验层面体现了雄激素与圆锥角膜的相关性。DHEA 是一种类固醇，主要由肾上腺、性腺和脑产生，易于以组织依赖性的方式转化为雄激素或雌激素。硫酸脱氢表雄酮（dehydroepiandrosterone sulfate，DHEA-S）是硫酸化形式的 DHEA。最近的一项研究发现，圆锥角膜患者唾液中 DHEA-S 浓度较正常对照组升高 2.5 倍，从而揭示了雄激素浓度与圆锥角膜的相关性，但未检测到这两种激素浓度的改变与圆锥角膜严重程度的相关性。Sharif 等也发现，圆锥角膜患者唾液和血液中 DHEA-S 较正常对照组更高，且 DHEA-S 升高与 IL-16 和干细胞因子（stem cell factor，SCF）的升高有关，这两种因子可导致圆锥角膜进展。McKay 等发现，外源性 DHEA 可以通过减少胰岛素样生长因子（insulin-like growth factor，IGF）-1 的局部产生和自分泌或旁分泌信号传导途径来改变角膜代谢，从而促进圆锥角膜的发展。

三、孕激素

卵巢排卵后黄体分泌孕激素，并在雌激素的协同作用下对角膜的生物力学改变起重要作用。Hoogewoud 等发现，首次孕 20 周恶化的圆锥角膜患者，在孕 29 周时双侧角膜测量值得到改善，此时血清孕酮高于雌激素，提示孕激素可能对圆锥角膜有抑制作用，但具体作用机制未知。已有研究显示，孕酮可以防止松弛素和雌二醇介导的角膜基质降解。Zhou 等发现，17β 雌二醇和孕酮均以浓度和时间依赖性方式，通过抑制 p38MAPK 和 $I\kappa B\text{-}\alpha$ 通路来抑制兔角膜细胞 IL-1β 诱导的胶原降解，而睾丸激素和 DHEA 则无这种作用。孕激素是否有阻止圆锥角膜进展的作用还应做进一步的研究。

（黄锦海　徐慧霖）

第六节　综合因素引起的角膜扩张

屈光手术前患者存在角膜过薄、近视预矫屈光度偏高（术中需切削更多的角膜基质）、过厚的角膜基质瓣或帽的设计等情况时，不合理的角膜切削（切削比 > 40%），残余基质床处于长期低强度应力疲劳时会产生慢性生物力学损伤，表现为相邻板层纤维间分离和纤维断裂。若患者术前患有顿挫型圆锥角膜，且术后存在过敏、揉眼等危险因素时，在这些综合因素的影响下，术后圆锥角膜发生的可能性较大，目前尚无证据证明其中单一变量是发病的独立危险因素。以下是一例经上皮准分子激光角膜切削术（Trans-PRK）后 5 年，患有过敏性结膜炎病史合并揉眼不良习惯等综合因素，双眼发生圆锥角膜的病例（图 3-6-1）。

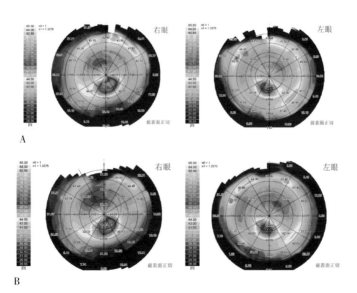

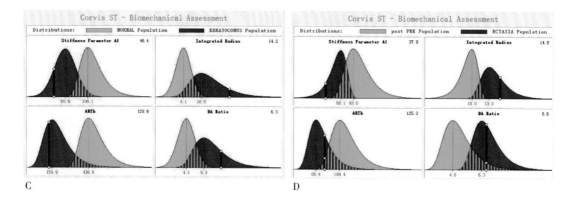

图 3-6-1　Trans-PRK 术后 5 年出现角膜扩张，角膜变薄、前凸，不规则散光增加，生物力学指标下降

A. 双眼 Sirius 角膜地形图：术后角膜扩张，图示角膜交联术前右眼和左眼角膜地形图的前表面正切图（Sirius 三维角膜地形图仪），可见双眼下方角膜曲率增高，Kmax 右眼为 55.03D，左眼为 51.01D，前表面 Baiocchi Calossi Versaci 指数（BCVf）右眼为 3.77D，左眼为 2.43D（BCVf ＞1.1D 为异常）；B. 双眼 Sirius 角膜地形图：经上皮角膜交联术后 6 个月，图示右眼角膜曲率比术前降低 0.58D 和左眼角膜曲率比术前降低 1.52D；C. 双眼 Corvis-ST 角膜生物力学分析：术后角膜扩张，患者双眼经上皮角膜交联术前 Corvis ST 角膜生物力学分析仪检查结果变化，红色曲线下面积为异常人群指标分布范围，绿色区域为健康人群指标分布范围，两区域相交部分为可疑异常人群指标分布范围，曲线下范围内的黑色直线为角膜交联术前右眼和左眼角膜硬度参数（左上小图）、综合半径（右上小图）、水平方向 Ambrósio 相关厚度（左下小图）、形变幅度比值（右下小图）；D. 双眼 Corvis ST 角膜生物力学分析：经上皮角膜交联术后 2 个月，图示右眼和左眼角膜硬度参数（左上小图）、综合半径（右上小图）、水平方向 Ambrósio 相关厚度（左下小图）、形变幅度比值（右下小图），黑色直线位置均向健康人群分布的绿色区域移动，角膜生物力学性能好转。

总结与展望

　　目前这些基因和位点在圆锥角膜发病过程中所发挥的确切作用尚不清楚，仍待进一步探索研究。

　　圆锥角膜的发生是多种因素共同作用的结果，基因、持续性角膜损伤、氧化应激、炎症、激素等对圆锥角膜的发生均有重要影响。目前，圆锥角膜的具体发病机制仍不明确，哪些因素在发病机制中占主导作用尚无定论。随着基因组学技术的发展，单细胞转录组学测序及分析、DNA 甲基化分析等新兴技术有利于细胞和基因图谱的构建，有望为阐明圆锥角膜的遗传机制提供新的线索。此外，对圆锥角膜超微结构、生物力学和生物标志物等多源信息进行整合，采用综合性分析策略，有助于识别关键的作用分子及通路。屈光手术后避免揉眼等机械性刺激，治疗过敏性眼表疾病，在追求术后完美视觉质量的同时有效防范角膜扩张。进一步研究圆锥角膜的病因，积极改善和避免可能导致圆锥角膜发生的危险因素，了解决定圆锥角膜发生发展的潜在病理生理机制，将为该病的早期预防与筛查、制订个性化治疗方案提供理论依据。

（张立军　刘明娜）

参考文献

1. HEON E. *VSX1*: A gene for posterior polymorphous dystrophy and keratoconus. Hum Mol Genet, 2002, 11 (9): 1029-1036.
2. LU Y, VITART V, BURDON K P, et al. Genome-wide association analyses identify multiple loci associated with central corneal thickness and keratoconus. Nat Genet, 2013, 45 (2): 155-163.
3. SHNEOR E, MILLODOT M, BLUMBERG S, et al. Characteristics of 244 patients with keratoconus seen in an optometric contact lens practice. Clin. Exp. Optom, 2013, 96 (2): 219-224.
4. GUAN T, WANG X, ZHENG L B, et al. Analysis of the *VSX1* gene in sporadic keratoconus patients from China. BMC Ophthalmology, 2017, 17 (1): 173.
5. GUAN T, WU H J, ZHANG L J, et al. A novel *VSX1* gene mutation identified in a sporadic keratoconus patient from China. Zhong Hua Yan Ke Za Zhi, 2018, 54 (3): 212-217.
6. LOPES A G, DE ALMEIDA G C J R, MIOLA M P, et al. Absence of significant genetic alterations in the *VSX1*, *SOD1*, *TIMP3*, and *LOX* genes in Brazilian patients with keratoconus. Ophthalmic Genet, 2022, 43 (1): 73-79.
7. GADELHA D N B, FEITOSA A F B, DA SILVA R G, et al. Screening for novel LOX and SOD1 variants in keratoconus patients from Brazil. J Ophthalmic Vis Res, 2020, 15 (2): 138-148.
8. ARCE-GONZÁLEZ R, CHACON-CAMACHO O F, ORDOÑEZ-LABASTIDA V, et al. A novel homozygous ZNF469 variant causing brittle cornea syndrome is associated with corneal ectasias in heterozygous carriers. Int Ophthalmol, 2022, 43 (3): 807-815.
9. MAGALHÃES O A, KOWALSKI T W, WACHHOLZ G E, et al. Whole-exome sequencing in familial keratoconus: The challenges of a genetically complex disorder. Arq Bras Oftalmol, 2019, 82 (6): 453-459.
10. SKORODUMOVA L O, BELODEDOVA A V, SHAROVA E I, et al. Rare single nucleotide variants in COL5A1 promoter do not play a major role in keratoconus susceptibility associated with rs1536482. BMC Ophthalmol, 2021, 21 (1): 357.
11. ABDELGHANY A A, TORAIH E A, ABDELAZIZ E Z, et al. Association of collagen gene (*COL4A3*) rs55703767 variant with response to riboflavin/ultraviolet A-induced collagen cross-linking in female patients with keratoconus. Cornea, 2021, 40 (1): 88-98.
12. WANG Y, WEI W, ZHANG C, et al. Association of interleukin-1 gene single nucleotide polymorphisms with keratoconus in Chinese Han population. Curr Eye Res, 2016, 41 (5): 630-635.
13. STUNF PUKL S. Are miRNAs dynamic biomarkers in keratoconus? A review of the literature. Genes (Basel), 2022, 13 (4): 588.
14. BURDON K P, VINCENT A L. Insights into keratoconus from a genetic perspective. Clin Exp Optom, 2013, 96 (2): 146-154.
15. COLLIN J, QUEEN R, ZERTI D, et al. A single cell atlas of human cornea that defines its development, limbal progenitor cells and their interactions with the immune cells. Ocul Surf, 2021, 21: 279-298.
16. DOU S, WANG Q, ZHANG B, et al. Single-cell atlas of keratoconus corneas revealed aberrant transcriptional signatures and implicated mechanical stretch as a trigger for keratoconus pathogenesis. Cell Discov, 2022, 8 (1): 66.
17. FINI M E, YUE B Y, SUGAR J. Collagenolytic/gelatinolytic metalloproteinases in normal and keratoconus corneas. Curr Eye Res, 1992, 11 (9): 849-862.
18. KAO W W, VERGNES J P, EBERT J, et al. Increased collagenase and gelatinase activities in keratoconus. Biochem Biophys Res Commun, 1982, 107 (3): 929-936.

19. BAWAZEER A M, HODGE W G, LORIMER B. Atopy and keratoconus: A multivariate analysis. Br J Ophthalmol, 2000, 84 (8): 834-836.

20. MOU Y, QIN Q, HUANG X, et al. Risk factors and severity of keratoconus on the east coast of China. Int Ophthalmol, 2022；42 (7): 2133-2140.

21. ZHAO Z, LIANG M, HE H, et al. Ovalbumin-Induced Allergic Inflammation Diminishes Cross-Linked Collagen Structures in an Experimental Rabbit Model of Corneal Cross-Linking. Front Med (Lausanne), 2022, 9: 762730.

22. BELAL A, ELANANY M A, SANTALI E Y, et al. Screening a Panel of Topical Ophthalmic Medications against MMP-2 and MMP-9 to Investigate Their Potential in Keratoconus Management. Molecules. 2022, 27 (11): 3584.

23. JIA H Z, PANG X, PENG X J. Changes of matrix metalloproteinases in the stroma after corneal cross-linking in rabbits. International journal of ophthalmology. 2021, 14 (1): 26-31.

24. YARI D, EHSANBAKHSH Z, VALIDAD M H, et al. Association of TIMP-1 and COL4A4 Gene Polymorphisms with Keratoconus in an Iranian Population. J Ophthalmic Vis Res, 2020, 15 (3): 299-307.

25. SOIBERMAN U S, SHEHATA A E M, LU M X, et al. Small Molecule Modulation of the Integrated Stress Response Governs the Keratoconic Phenotype In Vitro. Invest Ophthalmol Vis Sci, 2019, 60 (10): 3422-3431.

26. WOLF M, CLAY S M, OLDENBURG C E, et al. Overexpression of MMPs in Corneas Requiring Penetrating and Deep Anterior Lamellar Keratoplasty. Invest Ophthalmol Vis Sci, 2019, 60 (5): 1734-1747.

27. RECALDE J I, DURAN J A, RODRIGUEZ-AGIRRETXE I, et al. Changes in tear biomarker levels in keratoconus after corneal collagen crosslinking. Mol Vis, 2019, 25: 12-21.

28. SHARIF R, FOWLER B, KARAMICHOS D. Collagen cross-linking impact on keratoconus extracellular matrix. Plos One, 2018, 13 (7): e0200704.

29. ZHANG J, YANG S, TAN Y, et al. Effects of mechanical compression on cell morphology and function in human corneal fibroblasts. Curr Eye Res, 2021, 46 (10): 1467-1473.

30. NICHANI P A H, SOLOMON B, TRINH T, et al. Investigating the role of inflammation in keratoconus: A retrospective analysis of 551 eyes. European Journal of Ophthalmology, 2023, 33 (1): 35-43.

31. MUTLU M, SARAC O, CAGIL N, et al. Relationship between tear eotaxin-2 and MMP-9 with ocular allergy and corneal topography in keratoconus patients. International Ophthalmology, 2020, 40 (1): 51-57.

32. MAZZOTTA C, TRAVERSI C, MELLACE P, et al. Keratoconus progression in patients with allergy and elevated surface matrix metalloproteinase 9 point-of-care test. Eye & Contact Lens, 2018, 44 Suppl 2: S48-S53.

33. ZILFYAN A, ABOVYAN A. A new approach to keratoconus diagnostics using matrix metalloproteinase-9 marker. Georgian Medical News, 2017 (270): 20-24.

34. MCKAY T B, HJORTDAL J, PRIYADARSINI S, et al. Acute hypoxia influences collagen and matrix metalloproteinase expression by human keratoconus cells in vitro. Plos One, 2017, 12 (4): e0176017.

35. DU G, LIU C, LI X, et al. Induction of matrix metalloproteinase-1 by tumor necrosis factor-alpha is mediated by interleukin-6 in cultured fibroblasts of keratoconus. Experimental Biology and Medicine, 2016, 241 (18): 2033-2041.

36. SHETTY R, GHOSH A, LIM R R, et al. Elevated expression of matrix metalloproteinase-9 and inflammatory cytokines in keratoconus patients is inhibited by cyclosporine A. Investigative Ophthalmology & Visual Science, 2015, 56 (2): 738-750.

37. BALASUBRAMANIAN S A, PYE D C, WILLCOX M D. Effects of eye rubbing on the levels of protease, protease activity and cytokines in tears: Relevance in keratoconus. Clinical & Experimental Optometry, 2013, 96 (2): 214-218.

38. BALASUBRAMANIAN S A, MOHAN S, PYE DC, et al. Proteases, proteolysis and inflammatory molecules in the tears of people with keratoconus. Acta Ophthalmol, 2012, 90 (4): e303-309.

39. BALASUBRAMANIAN S A, PYE D C, WILLCOX M D. Are proteinases the reason for keratoconus? Current eye research. 2010, 35 (3): 185-191.

40. SAEE-RAD S, RAOOFIAN R, MAHBOD M, et al. Analysis of superoxide dismutase 1, dual-specificity phosphatase 1, and transforming growth factor, beta 1 genes expression in keratoconic and non-keratoconic corneas. Molecular Vision, 2013, 19: 2501-2507.

41. SHEN JF, MCMAHON TT, CHENG EL, et al. Lysosomal hydrolase staining of conjunctival impression cytology specimens in keratoconus. Cornea, 2002, 21 (5): 447-452.

42. SAWAGUCHI S, YUE B Y, SUGAR J, et al. Lysosomal enzyme abnormalities in keratoconus. Archives of Ophthalmology, 1989, 107 (10): 1507-1510.

43. ZHANG H, CAO X, LIU Y, et al. Tear levels of inflammatory cytokines in keratoconus: A meta-analysis of case-control and cross-sectional studies. Biomed Res Int, 2021, 2021: 6628923.

44. NABIL K M, ELHADY G M, MORSY H. The association between interleukin 1 beta promoter polymorphisms and keratoconus incidence and severity in an Egyptian population. Clinical Ophthalmology, 2019, 13: 2217-2223.

45. MIKAMI T, MEGURO A, TESHIGAWARA T, et al. Interleukin 1 beta promoter polymorphism is associated with keratoconus in a Japanese population. Molecular Vision, 2013, 19: 845-851.

46. SAGOO P, CHAN G, LARKIN D F, et al. Inflammatory cytokines induce apoptosis of corneal endothelium through nitric oxide. Invest Ophthalmol Vis Sci, 2004 Nov；45 (11): 3964-3973.

47. BUREAU J, FABRE E J, HECQUET C, et al. Modification of prostaglandin E2 and collagen synthesis in keratoconus fibroblasts, associated with an increase of interleukin 1 alpha receptor number. C R Acad Sci Ⅲ, 1993, 316 (4): 425-430.

48. KOLOZSVÁRI B L, PETROVSKI G, GOGOLÁK P, et al. Association between mediators in the tear fluid and the severity of keratoconus. Ophthalmic Research, 2014, 51 (1): 46-51.

49. IONESCU I C, CORBU C G, TANASE C, et al. Overexpression of tear inflammatory cytokines as additional finding in keratoconus patients and their first degree family members. Mediators Inflamm, 2018, 2018: 4285268.

50. LEMA I, SOBRINO T, DURAN J A, et al. Subclinical keratoconus and inflammatory molecules from tears. Br J Ophthalmol, 2009, 93 (6): 820-824.

51. WISSE P, KUIPER J J, GANS R, et al. Cytokine expression in keratoconus and its corneal microenvironment: A systematic review. Ocul Surf, 2015, 13 (4): 272-283.

52. WOJCIK K A, BLASIAK J, SZAFLIK J, et al. Role of biochemical factors in the pathogenesis of keratoconus. Acta Biochim Pol, 2014, 61 (1): 55-62.

53. ENGLER C, CHAKRAVARTI S, DOYLE J, et al. Transforming growth factor-β signaling pathway activation in keratoconus. Am J Ophthalmol, 2011, 151 (5): 752-759.

54. FODOR M, VITÁLYOS G, LOSONCZY G, et al. Tear mediators NGF along with IL-13 predict keratoconus progression. Ocul Immunol Inflamm, 2021, 29 (6): 1090-1101.

55. MCMONNIES C W, ALHARBI A, BONEHAM G C. Epithelial responses to rubbing-related mechanical forces. Cornea, 2010, 29 (11): 1223-1231.

56. WANG Q, DENG Y, LI S, et al. Corneal biomechanical changes in allergic conjunctivitis. Eye Vis (Lond), 2021, 8 (1): 1-9.

57. ZADNIK K, BARR J T, EDRINGTON T B, et al. Baseline findings in the collaborative longitudinal evaluation of keratoconus (CLEK) study. Invest Ophthalmol Vis Sci, 1998, 39 (13): 2537-2546.

58. ZADNIK K, BARR J T, STEGER-MAY K, et al. Comparison of flat and steep rigid contact lens fitting methods in keratoconus. Optom Vis Sci, 2005, 82 (12): 1014-1021.

59. WANG Q, YU F, FENG Z, et al. Changes in anterior and posterior corneal elevation in patients with allergic conjunctivitis. Front Med (Lausanne), 2021, 8: 788302.

60. MANTELLI F, MORETTI C, MACCHI I, et al. Effects of sex hormones on ocular surface epithelia: Lessons learned from polycystic ovary syndrome. J Cell Physiol, 2016, 231 (5): 971-975.

61. AYAN B, YUKSEL N, CARHAN A, et al. Evaluation estrogen, progesteron and androgen receptor expressions in corneal epithelium in keratoconus. Cont Lens Anterior Eye, 2019, 42 (5): 492-496.

62. ZHAO X, YUAN Y, SUN T, et al. Associations between keratoconus and the level of sex hormones: A cross-sectional study. Front Med (Lausanne), 2022, 9: 828233.

63. GWYNNE JT, STRAUSS JF 3RD. The role of lipoproteins in steroidogenesis and cholesterol metabolism in steroidogenic glands. Endocr Rev, 1982, 3 (3): 299-329.

64. BLACK S M, HARIKRISHNA J A, SZKLARZ G D, et al. The mitochondrial environment is required for activity of the cholesterol side-chain cleavage enzyme, cytochrome P450scc. Proc Natl Acad Sci U S A, 1994, 91 (15): 7247-7251.

65. RAUSCHENBERGER K, SCHÖLER K, SASS J O, et al. A non-enzymatic function of 17beta-hydroxysteroid dehydrogenase type 10 is required for mitochondrial integrity and cell survival. EMBO Mol Med, 2010, 2 (2): 51-62.

66. PEDERSEN J I, GODAGER H K. Purification of NADPH-ferredoxin reductase from rat liver mitochondria. Biochim Biophys Acta, 1978, 525 (1): 28-36.

67. SHEN W J, AZHAR S, KRAEMER F B. Lipid droplets and steroidogenic cells. Exp Cell Res, 2016, 340 (2): 209-214.

68. ENRICH C, RENTERO C, HIERRO A, et al. Role of cholesterol in SNARE-mediated trafficking on intracellular membranes. J Cell Sci, 2015, 128 (6): 1071-1081.

69. YÜKSEL B, KULLE A E, GÜRBÜZ F, et al. The novel mutation pTrp147Arg of the steroidogenic acute regulatory protein causes classic lipoid congenital adrenal hyperplasia with adrenal insufficiency and 46XY disorder of sex development. Horm Res Paediatr, 2013, 80 (3): 163-169.

70. YUKSEL E, YALINBAS D, AYDIN B, et al. Keratoconus progression induced by in vitro fertilization treatment. J Refract Surg, 2016, 32 (1): 60-63.

71. FROM THE AMERICAN ASSOCIATION OF NEUROLOGICAL SURGEONS (AANS), AMERICAN SOCIETY OF NEURORADIOLOGY (ASNR), CARDIOVASCULAR AND INTERVENTIONAL RADIOLOGY SOCIETY OF EUROPE (CIRSE), et al. Multisociety consensus quality improvement revised consensus statement for endovascular therapy of acute ischemic stroke. Int J Stroke, 2018, 13 (6): 612-632.

72. COCO G, KHEIRKHAH A, FOULSHAM W, et al. Keratoconus progression associated with hormone replacement therapy. Am J Ophthalmol Case Rep, 2019, 15: 100519.

73. SPOERL E, ZUBATY V, RAISKUP-WOLF F, et al. Oestrogen-induced changes in biomechanics in the cornea as a possible reason for keratectasia. Br J Ophthalmol, 2007, 91 (11): 1547-1550.

74. SHARIF R, BAK-NIELSEN S, SEJERSEN H, et al. Prolactin-induced protein is a novel biomarker for keratoconus. Exp Eye Res, 2019, 179: 55-63.

75. GLICÉRIA J, VALBON B F, SANTOS RT, et al. Pregnancy-induced progression of keratoconus in a 37-year-old patient. Int J Keratoconus Ectatic Corneal Dis, 2013, 2 (2): 84-88.

76. DI MARTINO E, ALI M, INGLEHEARN C F. Matrix metalloproteinases in keratoconus - too much of a good thing? Exp Eye Res, 2019, 182: 137-143.

77. FERRARI G, RAMA P. The keratoconus enigma: A review with emphasis on pathogenesis. Ocul Surf, 2020, 18 (3): 363-373.

78. LOUKOVITIS E, KOZEIS N, GATZIOUFAS Z, et al. The proteins of keratoconus: A literature review exploring their contribution to the pathophysiology of the disease. Adv Ther, 2019, 36 (9): 2205-2222.

79. MA J, WANG Y, WEI P, et al. Biomechanics and structure of the cornea: Implications and association with corneal disorders. Surv Ophthalmol, 2018, 63 (6): 851-861.

80. TACHIBANA M, ADACHI W, KINOSHITA S, et al. Androgen-dependent hereditary mouse keratoconus: Linkage to an MHC region. Invest Ophthalmol Vis Sci, 2002, 43 (1): 51-57.

81. STÁRKA L, DUŠKOVÁ M, HILL M. Dehydroepiandrosterone: A neuroactive steroid. J Steroid Biochem Mol Biol, 2015, 145: 254-260.

82. NIESCHLAG E, LORIAUX D L, RUDER H J, et al. The secretion of dehydroepiandrosterone and dehydroepiandrosterone sulphate in man. J Endocrinol, 1973, 57 (1): 123-134.

83. MCKAY TB, HJORTDAL J, SEJERSEN H, et al. Endocrine and metabolic pathways linked to keratoconus: Implications for the role of hormones in the stromal microenvironment. Sci Rep, 2016, 6: 25534.

84. MCKAY TB, HJORTDAL J, SEJERSEN H, et al. Differential effects of hormones on cellular metabolism in keratoconus in vitro. Sci Rep, 2017, 7: 42896.

85. HOOGEWOUD F, GATZIOUFAS Z, HAFEZI F. Transitory topographical variations in keratoconus during pregnancy. J Refract Surg, 2013, 29 (2): 144-146.

86. ZHOU H, KIMURA K, ORITA T, et al. Inhibition by female sex hormones of collagen degradation by corneal fibroblasts. Mol Vis, 2011, 17: 3415-3422.

87. WALTER E, MATLOV KORMAS R, MARCOVICH A L, et al. The effect of estrogen and progesterone on porcine corneal biomechanical properties. Graefes Arch Clin Exp Ophthalmol, 2019, 257 (12): 2691-2695.

88. SALOMÃO M Q, HOFLING-LIMA A L, GOMES ESPORCATTE L P, et al. Ectatic diseases. Exp Eye Res, 2021, 202: 108347.

89. BOHAC M, KONCAREVIC M, PASALIC A, et al. Incidence and clinical characteristics of post LASIK ectasia: A review of over 30, 000 LASIK cases. Semin Ophthalmol, 2018, 33 (7-8): 869-877.

90. 陈跃国. 应重视准分子激光角膜屈光手术对角膜生物力学结构完整性的影响. 中华眼科杂志, 2011, 47 (7): 577-579.

91. JANI D, MCKELVIE J, MISRA S L. Progressive corneal ectatic disease in pregnancy. Clin Exp Optom, 2021, 104 (8): 815-825.

92. HATCH K M, LING J J, WILEY W F, et al. Diagnosis and management of postrefractive surgery ectasia. J Cataract Refract Surg, 2022, 48 (4): 487-499.

93. 闫春晓, 亓晓琳, 王妙霖, 等. 双眼经上皮准分子激光角膜切削术后圆锥角膜1例. 中华眼科杂志, 2022, 58 (10): 809-814.

第四章 圆锥角膜的诊断工具

导　语

对于圆锥角膜的监测和诊断，临床上有很多标准和方法。角膜地形图和生物力学检查是较为常用的方法，超高频（VHF）数字超声能精确测量角膜上皮，结合角膜地形图能更有效地发现早期圆锥角膜。光学相干弹性成像（OCE）、Brillouin、原子力学显微镜、纳米压痕、生物标志物等新兴技术也有望应用于临床。人工智能的发展有利于圆锥角膜的诊断和多参数的筛选分析。本章将介绍圆锥角膜的诊断工具。

关键词

诊断　角膜地形图　角膜生物力学　OCE　Brillouin　原子力学显微镜　纳米压痕　眼反应分析仪（ORA）　Corvis ST　VHF 高频数字超声　波前像差　对比敏感度　生物标志物　人工智能

第一节　以角膜地形图为基础诊断圆锥角膜

一、角膜地形图的原理及相关设备

（一）角膜曲率计

角膜曲率计是利用角膜对光反射来测量角膜曲率半径。在角膜前某一特定位置放一特定大小的物体，该物体经角膜反射后产生像，测量此像的大小即可计算出角膜前表面的曲率半径和曲率。通过对角膜曲率的测量，确定角膜中心两个相互垂直主经线上的曲率半径，从而判定角膜前表面形态、角膜散光的度数和轴向。角膜前表面过高、散光过大都与圆锥角膜相关联。角膜曲率计单点的曲率检查并不能形成角膜地形图，必须多点曲率"描述"才能够绘制出角膜地形图的轮廓。因此，圆锥角膜真正意义上的角膜地形图诊断，是从 Placido 环原理的角膜地形图开始的。

（二）基于 Placido 环原理

基于 Placido 环的角膜地形图是最早出现的角膜地形图。Placido 环通常有 28 或 34 个同心圆环，将其均匀地投射到被检者角膜表面，形成从中央到周边的环形图像。设备将检测到的图像用数码相机照相或拍摄视频，储存数据并通过专用计算公式和程序分析，把被检角膜前表面的每一个区域的曲率用伪彩图展现在电子显示屏上，数字化分析统计结果也一并显示（图 4-1-1）。该类角膜地形图除了可以直接观察到角膜前表面曲率的最高点，还可以观察到前表面不同区域的曲率分布情况，将正常角膜前表面曲率分布情况统计、分析作为"模版"，并与被检查角膜"对照"，作出是否有圆锥角膜的诊断。例如：下方角膜前表面曲率明显高于上方、中央区角膜曲率异常增高都与圆锥角膜密切关联。

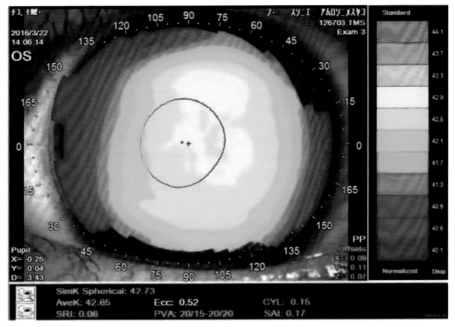

图 4-1-1 基于 Placido 环原理拍摄的角膜地形图

采用裂隙扫描技术与 Placido 环系统相结合诞生的 Orbscan Ⅱ 裂隙扫描角膜地形图，使得该类角膜地形图有了进一步的发展。Orbscan Ⅱ 光学裂隙扫描装置分别从左右两边发射 20 条裂隙光以 45° 角投射并扫描角膜，共获得 40 个裂隙切面，其中每个切面可获得 240 个点的数据，最终产生 9 600 个数据点。计算机根据色彩编码技术制作出角膜前表面高度图、角膜后表面高度图、角膜前表面屈光力地形图和全角膜厚度图（图 4-1-2），为圆锥角膜的早期诊断提供了更为可靠的数据。Scheimpflug 角膜地形图的出现，明显增加了除角膜前表面外其他参数的可重复性，因此 Placido 环的临床应用逐渐减少，但有一些产品将 Placido 环与 Scheimpflug 合二为一，用于同一台角膜地形图，进一步发挥其优势。

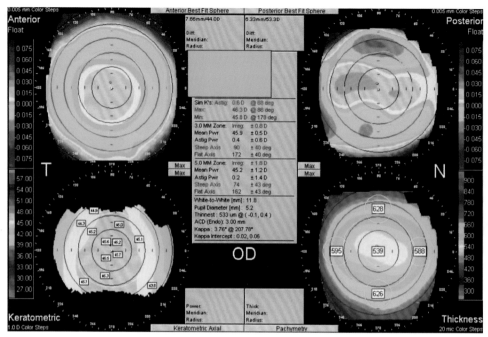

图 4-1-2   Orbscan Ⅱ 裂隙扫描角膜地形图

（三）基于彩色 LED 非对称反射原理

Cassini 是一种多色点反射角膜地形图设备，它使用由投射在角膜上的数百个（可达700 个）发光二极管（light emitting diodes，LED）点光源组成的多色（红色、黄色和绿色）光斑图案，评估它们的反射模式，作为原始数据扩展到角膜直径 8.5mm 区域。这些点分为 7 部分，每部分都有特定的阵列排列，测量角膜前表面、后表面和全角膜散光的陡峭轴、平坦轴和平均屈光度的角膜曲率数据，通过角膜表面不对称指数（surface asymmetry index，SAI）、角膜表面规则指数（surface regularity index，SRI）以及角膜不规则形态等圆锥角膜筛查指数，评估圆锥角膜存在的可能性。与 Scheimpflug 角膜地形图相比，该类角膜地形图目前在国内临床应用量很少。

（四）基于 Scheimpflug 原理的角膜地形图

Scheimpflug 技术在地图测绘、天文等特殊拍摄中得到广泛应用。其特点是让相机能在固定位置拍到更清晰的立体图像，用 Scheimpflug 移轴相机拍摄的图片会比平面相机的照片有立体感、有景深，表现为照片远处与近处的物像同样清晰。基于 Scheimpflug原理的角膜地形图，是应用 Scheimpflug 照相机旋转测量被检眼，并生成三维的眼前节Scheimpflug 图像，不但可以获得整个角膜前表面数据，还可以获得整个角膜后表面的地形图及全角膜厚度数据。最新的资料显示，圆锥角膜最早出现的特征是角膜后表面高度和形态异常，同时伴有角膜厚度分布异常。因此，此类角膜地形图的出现为更早、更准确地诊断圆锥角膜提供了更好的工具，成为目前临床圆锥角膜早期筛查应用最多的设备。

1. Pentacam   Pentacam 是最早也是最具有代表性的一款 Scheimpflug 原理角膜地形图。Pentacam 从多达 138 000 高度点计算眼前节 3D 模型，并将角膜前后表面、虹膜以及晶状体前后表面图像在可移动的模拟眼睛中生成，同时角膜光密度也自动量化生成。Pentacam用红色LED灯自动寻找角膜顶点，用波长475nm的蓝色裂隙光源照明，以角膜顶点为中心，记录光线在角膜组织中的行走路径，重建的数据使得医师可寻找到所需要的各种图片与信息。Pentacam在圆锥角膜筛查、诊断以及疾病发展评估方面有较为突出的特点。

（1）屈光四联图：屈光四联图是断层扫描地形图筛查圆锥角膜最常用的界面，由角膜前表面曲率图、角膜厚度图及角膜前、后表面高度图组成，详见本节后文。

（2）BAD增强扩张分析（Belin/Ambrósio enhanced ectasia display）：BAD增强扩张分析软件是Belin和Ambrósio联合开发的圆锥角膜筛查软件，它采用增强最佳拟合球面（凸显隆起）和厚度变化率（凸显变薄）两组数据，利用大样本数据库快速筛查圆锥可疑改变，并具有较高的灵敏度。其每一个计算数值用平均值标准化，并显示相应的含义和诊断标准。Df：角膜前表面高度差异图的标准偏差。Db：角膜后表面高度差异图的标准偏差。Dp：平均厚度变化率的标准偏差。Dt：最薄点位置角膜厚度的标准偏差。Da：Ambrósio相关厚度的标准偏差。最后综合以上5个D值，根据不同权重获得综合D值（图4-1-3）。不同颜色代表各种D值的范围见表4-1-1。

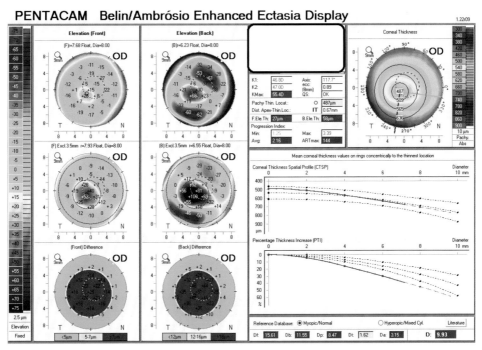

图4-1-3　BAD增强扩张分析报告

表4-1-1　不同颜色代表的各种D值的范围

颜色	含义	单一D值	综合D值
白色	正常	<1.6	<1.6
黄色■	可疑	1.6~2.6	1.6~3
红色■	异常	≥2.6	≥3

（3）Topometric/KC staging 圆锥角膜分级：Pentacam 角膜地形图还装配有圆锥角膜
分级软件（Belin ABCD keratoconus staging），可对圆锥角膜严重程度进行评估，用于随
访或治疗，该分级简称为 Belin ABCD 分级。软件会根据 A、B、C、D 4 项进行单独分
级，4 个参数 A（3mm 区域前表面曲率半径）、B（3mm 区域后表面曲率半径）、C（最
薄点位置角膜厚度）和 D（最佳矫正远视力）依次显示（图 4-1-4），以便于在角膜交联
手术前后检测任何进展趋势。可以看出，该软件重点聚焦于最薄角膜处，由于最薄点区
域是大多数圆锥角膜病变区域，能真实反映扩张区域，所以最薄点区域数据有显著临
床意义。

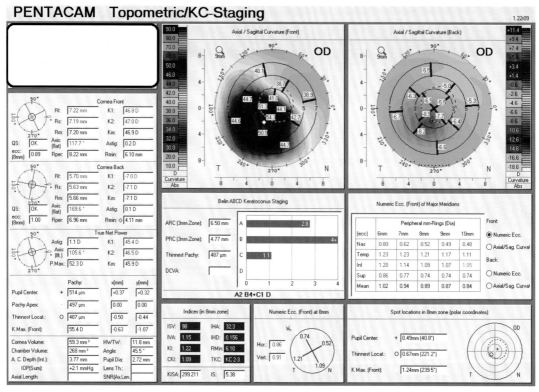

图 4-1-4　Belin ABCD 分级报告

2. Sirius　Sirius 断层扫描联合角膜地形图是采用 Placido 投影结合 Scheimpflug 相机
旋转断层照相，对角膜和眼前节进行综合拍摄，数据重建。可对角膜曲率、高度、屈光
力、前房深度以及角膜厚度等眼前节参数进行精确测量。Placido 技术保证了角膜曲率测
量的精确性。Scheimpflug 相机照相技术保证了角膜高度、厚度及眼前节参数测量的准确
性。Sirius 测量速度较快，有效降低了眼球运动带来的影响，从而获得高精度的测量结果，
并且在圆锥角膜筛查中有其特有之处。

（1）四联图：可清晰显示角膜前后表面和角膜厚度相关参数，并对角膜前后表面的曲
率对称性、高度、BCV（Baiocchi Calossi Versaci）像差和角膜厚度等指标进行多因素综合
分析（support vector machine，SVM），直接将角膜分类为正常、疑似、圆锥、异常和屈
光术后等多种显示方式，方便临床医师使用（图 4-1-5）。

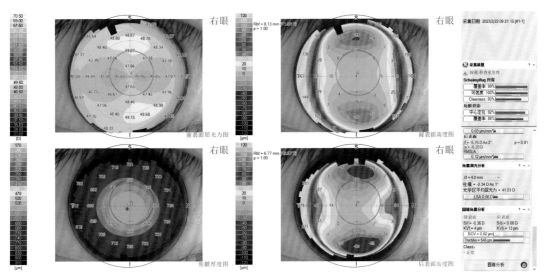

图 4-1-5 四联图

（2）关注点的集中程度（notable points spread，NPS）：也称为值得关注点，包括角膜前表面的曲率最陡处（AKF-apical keratoscope front）、角膜后表面的曲率最陡处（AKB-apical keratoscope back）、角膜前表面扩张最高点（KVF-圆锥角膜 vertex front）、角膜后表面扩张最高点（KVB-圆锥角膜 vertex back）、角膜最薄点（ThkMin-最小厚度）。这5个点所集中的范围、大小的不同可以反映角膜状态，如果这些点比较集中就表示角膜可能会出现膨隆，或者有向圆锥角膜发展的趋势（图 4-1-6）。

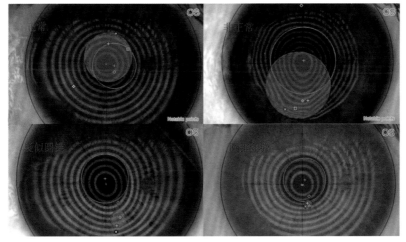

图 4-1-6 Sirius 显示的关注点的集中程度

3．Scansys Scansys 眼前节三维分析仪为临床提供了一套专业的眼前节诊断解决方案。产品采用了 Scheimpflug 成像，1 秒单次拍摄生成 28/60 幅高清角膜前后表面断层图片，采集了 107 520/230 400 个数据点，通过分析计算，生成一系列角膜地形图、角膜厚度图、高度图（图 4-1-7），为眼前节的临床诊断提供了有力的支持。通过圆锥角膜系数（keratoconus possibility，KCP）可直观判断患病可能，同时它还收集大量全球各地数据，

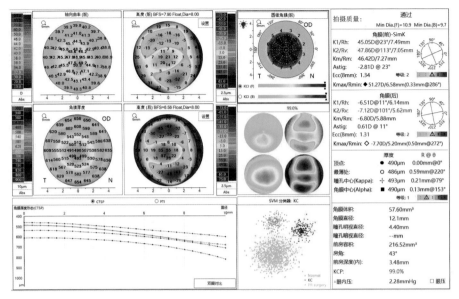

图 4-1-7　Scansys 眼前节三维分析仪分析结果

通过角膜前后表面的严重程度系数（keratoconus index，KCI）、四图的人工智能圆锥识别以及角膜厚度分布图，更加智能准确地判断出当前病例患圆锥角膜的可能性和严重程度。

4．Galilei　Galilei 眼前节分析仪（Galilei Placido-dual Scheimpflug）由两个 Scheimpflug 旋转摄像系统和一个 Placido 环组成，两个 Scheimpflug 摄像机同时旋转 180° 扫描眼球，以避免眼球偏斜引起的测量误差，可产生 122 000 个数据点。同时，使用 Placido 环和 Scheimpflug 相机分析角膜前表面的曲率，用 Scheimpflug 旋转摄像系统获得角膜后表面的数据，用光线追踪的方法计算总角膜屈光力。由于其独特的设计原理，因此具有较好的测量重复性。在圆锥角膜筛查中，Galilei 可精确地查到角膜前、后表面曲率和高度的变化，即使在非常早期的阶段也可以轻松检测角膜后表面膨隆和角膜不对称的迹象。

（五）基于 OCT 原理

基于光学相干断层扫描（optical coherence tomography，OCT）的角膜地形图，是应用眼前节光学相干断层扫描（anterior segment OCT，AS-OCT）成像获取被检眼前节清晰的断层扫描图像，数据在计算机处理后，获得角膜结构、角膜分层的细节图片，并提供了角膜前后表面厚度、高度、曲率和屈光力数据。这些高清图像和数据可以直接或通过公式推算，用于被检眼早期圆锥角膜的筛查和角膜扩张性并发症的评估，通过角膜上皮厚度的分布筛查圆锥角膜，是该类角膜地形图特有的手段。

1．MS-39（**图 4-1-8**）是 SD-OCT 结合 Placido 盘角膜地形图的眼前节 OCT 的高分辨率 AS-OCT，它的扫描光源波长为 840nm，轴向分辨率为 3.5μm，横向分辨率为 35μm，最大深度为 7.5mm，扫描宽度为 16.0mm，角膜前表面的检测数据

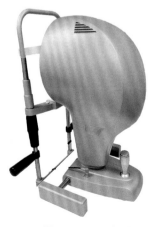

图 4-1-8　MS-39

点为 31 000 点，角膜后表面的检测数据点为 26 000 点，检测时间约为 1 秒。MS-39 能获取许多角膜结构和分层的细节，提供角膜前后表面厚度、高度、曲率和屈光力的数据，用于圆锥角膜的筛查（图 4-1-9）。MS-39 可提供对上皮层和基质层的进一步测量，避免了角膜上皮掩饰而导致角膜表面异常的评估。有研究证实，MS-39 在测量正常眼和屈光手术后眼的重复性极好，角膜后表面球差和全角膜球差的变异系数（coefficient of variance，CoV）均小于 1.0%，组内相关系数（interclass correlation coefficient，ICC）均大于 0.90。

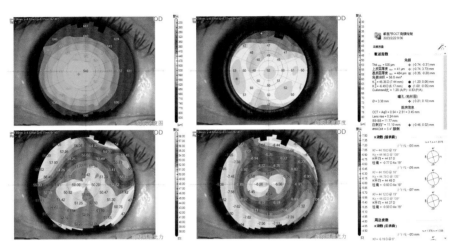

图 4-1-9　MS-39 分析结果

2．ANTERION（图 4-1-10）　是一种新型基于扫频 OCT（SS-OCT）原理的眼前节设备，光源波长为 1 300nm，能提供高分辨率的眼前节图像。每次测量对角膜进行 65 次 B 扫描，每次 B 扫描包含 256 次 A 扫描，其轴向分辨率小于 10μm，扫描长度为 16.5mm，扫描深度为（14±0.5）mm。利用高分辨率扫频光源断层图像，在一个模块化的平台中提供最重要的眼前节检查。图像平台对捕获角膜地形图、角膜断层图像、眼前节测量结果进行分析，给出圆锥角膜可能性的参数（图 4-1-11）。

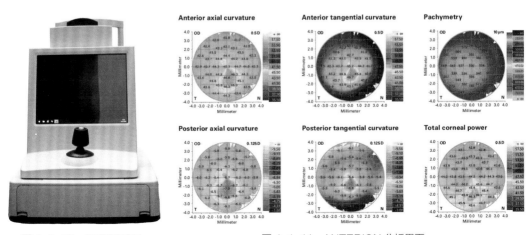

图 4-1-10　ANTERION　　　　　　　图 4-1-11　ANTERION 分析界面

3．Casia 2　Casia 2（图 4-1-12）是一种用于非接触式眼前节成像的设备。Casia 2 采用扫频 OCT（swept source OCT，SS-OCT）原理，使用波长 1 310nm 的扫描激光进行高频轴向扫描，从而实现先进的眼前节成像。与其他 AS-OCT 设备相比，Casia 2 实现了更高的深度灵敏度，可以在一次扫描中测量从角膜前、后表面到晶状体前、后表面清晰图像。扫描宽度和深度分别为 16mm 和 13mm，轴向和横向的图像分辨率分别达到 10μm 和 30μm。其可完成从角膜到晶状体后表面的清晰三维立体成像，获得的角膜前、后表面形态及高度数据以及角膜厚度图可被应用

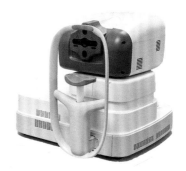

图 4-1-12　Casia 2

于圆锥角膜的评估（图 4-1-13），特别是角膜上皮厚度图有较高的临床参考价值。此外，Casia 2 还可对角膜前、后表面曲率数据进行其独特的定量傅里叶分析，将角膜屈光力矩阵分解为 4 个指数，用以观察高阶不规则散光。不规则散光会随着圆锥角膜的进展而增加。Steinberg 等人使用 Casia SS1000 区分正常眼与顿挫型圆锥角膜发现，Casia 自动生成的傅里叶分析后高阶不规则散光参数的最大的接受者操作特征曲线下面积（area under the receiver operating characteristic curve，AUROC）达 0.8113，认为定量傅里叶分析有望在早期圆锥角膜诊断中显示出高灵敏度与特异度。

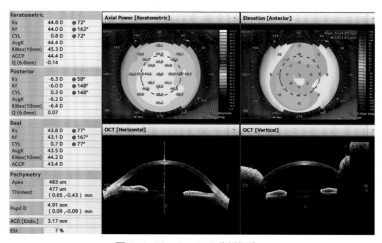

图 4-1-13　Casia 2 分析报告

（白　继）

二、根据屈光四联图诊断圆锥角膜

（一）屈光四联图介绍

屈光四联图（图 4-1-14）：屈光四联图是断层扫描地形图筛查圆锥角膜最常用的界面，可以全面分析角膜形态，用于圆锥角膜筛查中的特异性诊断。整体分为数据部分（图 4-1-14 左）和图像部分（图 4-1-14 右）。

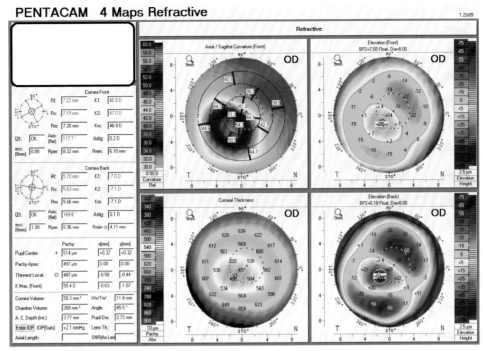

图 4-1-14　屈光四联图：左侧为数据部分，右侧为图像部分

1．数据部分　数据部分包括角膜前表面数据（图 4-1-15）、角膜后表面数据、顶点及偏心数据（图 4-1-16）和眼前节相关数据。数据部分中的角膜前表面数据和后表面数据含义类似，故以前表面数据为例。Pentacam 中平坦轴和陡峭轴的曲率分别用蓝色和红色的数字表示（注意：红色不是表示异常）。曲率和曲率半径是环表面角膜顶点为中心 15° 环范围内的数值，这是一个模拟值（Sim K），显示为曲率半径（mm）或屈光度（D），计算折射率为 1.337 5。

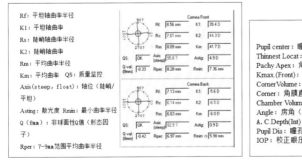

图 4-1-15　角膜前表面参数

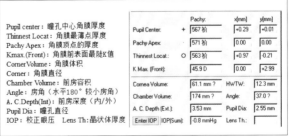

图 4-1-16　顶点及偏心数据

2．图像部分　图像部分包括角膜前表面曲率图、前表面高度图、后表面高度图和角膜厚度图（图 4-1-14 右侧四图，图 4-1-17）。

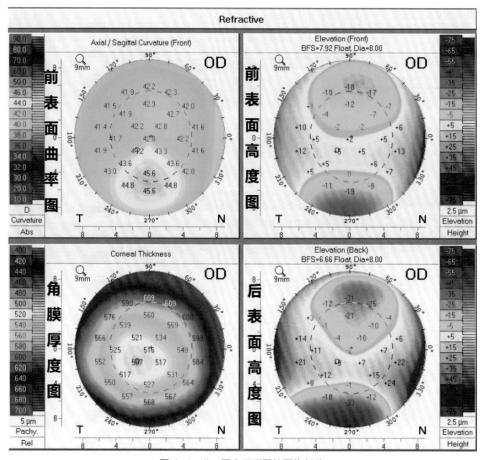

图 4-1-17　屈光四联图的图像部分

（1）角膜前表面曲率图：常见的正常形态分为圆形、椭圆形、对称领结形。通过角膜前表面曲率筛查圆锥角膜，主要关注角膜曲率是否过高、图形是否不对称，特别是"上低下高"的不对称领结，以及"扭曲"领结改变。

（2）角膜厚度图：正常形态为同心圆分布，圆锥角膜更易出现形态异常或偏心分布。数值重点看最薄点厚度。

（3）角膜后表面高度图：角膜后表面形态与数值的异常是判断圆锥角膜的重要指标，角膜后表面形态可象形性分为铜钱形、舌形、岛形、桥形等。典型的圆锥角膜高度图形态为岛形，即高度值从最薄点向四周均下降，中央高的桥形或舌形也倾向于圆锥角膜，后表面最薄点高度值可疑圆锥角膜为 +13 ~ +16μm，典型圆锥角膜为＞+16μm。

（4）角膜前表面高度图：角膜前表面形态异常与后表面相同，角膜最薄点位置的前表面高度值可疑圆锥角膜为 +8 ~ +11μm；圆锥角膜为＞+11μm。

（二）根据曲率图诊断圆锥角膜

1．曲率图的分类和原理　曲率地形图包括轴向曲率图（sagittal curvature map）和切向曲率图（tangential curvature map）。

（1）轴向曲率图：轴向曲率是通过计算角膜上的点与视轴上相关点的曲率半径而求得的（图 4-1-18A）。因角膜中央光学区接近球面，所以轴向曲率图在中央区误差较小，在角膜周边会有明显误差。轴向曲率图是目前常用的曲率图，常被用作评估整体角膜形态，辅助筛查圆锥角膜。

（2）切向曲率图：切向曲率通过计算出角膜上每一点对应的曲率半径得到（图 4-1-18B），能够精确地反映出角膜周边部的形态。切向曲率并不常用，曲率测量跟主轴无关，能更好地反映各点真实的曲率，常用于观察角膜局部的细微形态，适于诊断圆锥角膜和切削偏中心。

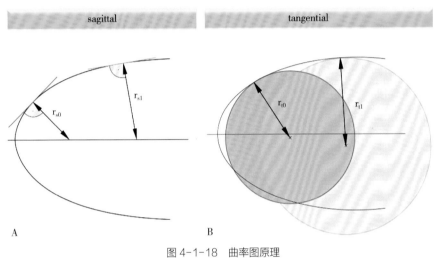

图 4-1-18　曲率图原理

A.轴向曲率图原理；B.切向曲率图原理。

2. 轴向曲率图的形态　一般角膜中央较陡峭，向周边逐渐变扁平，呈非球面特性。可分为以下几种类型。

（1）圆形：占 22.6%，角膜屈光力分布均匀，从中央到周边逐渐递减，近似球形。

（2）椭圆形：占 20.8%，角膜中央屈光力分布较均匀，但周边部存在对称性不均匀屈光力分布，近似椭圆形，表明有周边部散光。

（3）领结形：分为对称领结形和非对称领结形。

1）对称领结形：占 17.5%，提示存在对称性角膜散光，领结所在子午线的角膜屈光力最强。

2）非对称领结形：占 32.1%，提示存在非对称性角膜散光，有圆锥角膜的可能。

（4）不规则形：占 7.1%，角膜屈光力分布不规则，提示角膜表面形状欠佳，为不规则几何图形。

3. 圆锥角膜的曲率图表现和诊断指标　典型圆锥角膜的曲率图表现为局部区域曲率陡峭，形态表现为非对称领结。陡峭位置（即锥顶）多偏离视轴，常位于下方或者颞下方（图 4-1-19）。

圆锥角膜的曲率图诊断指标：角膜中央曲率>47D；角膜下方与上方曲率差值>3D；双眼曲率差值>2.5D。

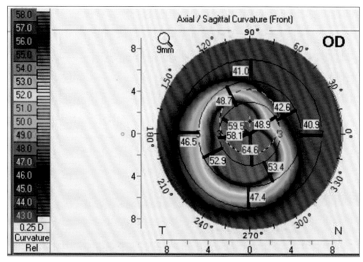

图 4-1-19　典型圆锥角膜的曲率图

　　临床早期圆锥角膜的曲率图诊断指标：角膜中央曲率＞46.40D；角膜 6mm 直径范围下方和上方曲率差值＞1.26D；双眼曲率差值＞0.92D。

（三）根据高度图诊断圆锥角膜

　　1. 简介　根据高度图诊断圆锥角膜是目前临床上公认的一种诊断圆锥角膜的常规手段。《圆锥角膜及扩张性疾病全球共识》中明确提到角膜后表面高度异常为诊断早期或亚临床圆锥角膜必备要点。高度图包括标准高度图、增强高度图以及差异图，其中差异图通过颜色提示角膜高度数据异常。

　　2. 起源　Placido 原理的地形图用于评估角膜表面形态存在一定的局限性，无法得到可靠的中央角膜数据，无法分析角膜后表面数据。从二维算法到三维重建角膜形态，断层成像技术的发展使得可以通过全角膜厚度图和高度图来综合分析角膜形态，在鉴别圆锥角膜的手段上更加丰富和精确。

　　3. 高度图的显示原理和表达　以角膜顶点为原点，创建 X、Y、Z 轴的坐标空间，角膜上任一点都会有对应的 X、Y、Z 轴的数据，即原始高度数。在原始高度数据基础上，计算机重建眼前节三维图像数据模型，角膜顶点为中心 8mm 直径范围内的原始高度数据换算成曲率半径，计算出曲率半径的平均值 r，并以此平均值 r 做一个球面，称为最佳拟合球面（best fit sphere，BFS），作为参考球面。将原始高度数据叠加到 BFS 上，通过相减，得到真实角膜高度与参考球面的差值，即相对高度（图 4-1-20）。

　　高度图显示数值是相对高度值，角膜上的点高于参考球面的用"＋"表示，表现为暖色；低于参考球面的用"－"表示，表现为冷色。

　　4. 增强 BFS　抛去以最薄点为中心的 3.5mm 光学区，用剩余区域的有效高度数据计算得来的

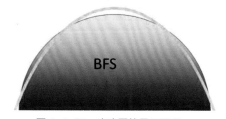

图 4-1-20　高度图的显示原理

蓝色为最佳拟合球面（BFS），黄色曲线为原始高度数据，将原始高度数据叠加到 BFS 上，通过相减，得到真实角膜高度与参考球面的差值，即相对高度。

拟合面，称为增强 BFS（图 4-1-21A）。增强 BFS 是不含锥形或扩张区域在内的更接近个体正常角膜的拟合面，目的在于凸显当前病变。用全角膜 8mm 区域的有效高度数据计算得来的拟合面，称为标准 BFS（图 4-1-21B）。

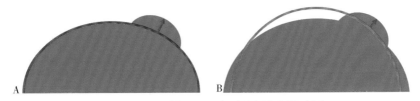

图 4-1-21　增强 BFS（A）和标准 BFS（B）
A. 红线为增强 BFS；B. 黄线为标准 BFS。

标准 BFS 和增强 BFS 相减，就可得到差异图。Pentacam 中的 Belin/Ambrósio Ⅲ 早期圆锥角膜筛查软件中提供了标准高度图（图 4-1-22 上、图 4-1-23 上）、增强高度图（图 4-1-22 下、图 4-1-23 中）和差异图（图 4-1-23 下）。对于正常角膜，由于角膜整体高度均匀，以标准 BFS 和增强 BFS 分别得到的标准高度图和增强高度图数值接近，标准 BFS 和增强 BFS 相差不大（图 4-1-22A）。对于圆锥角膜，增强 BFS 的计算排除了锥顶陡峭位置数据，得到的是一个较平的基于角膜周边数据的最佳拟合球面，增强高度图比标准高度图更能显示出角膜隆起的区域，标准 BFS 和增强 BFS 的中央区数据差异会超出 Pentacam 给出的正常差值范围（前表面>7μm，后表面>16μm）（图 4-1-22B，图 4-1-23）。差异图通过颜色来提示异常（红色表示异常，黄色表示可疑，绿色表示正常）。

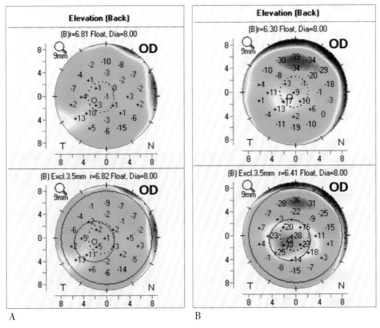

图 4-1-22　正常角膜和圆锥角膜的后表面标准高度图、增强高度图和差异图
A. 对于正常角膜，标准高度图（上）和增强高度图（下）基本没有差别；
B. 对于圆锥角膜，增强高度图（下）比标准高度图（上）更能显示出角膜隆起的区域。

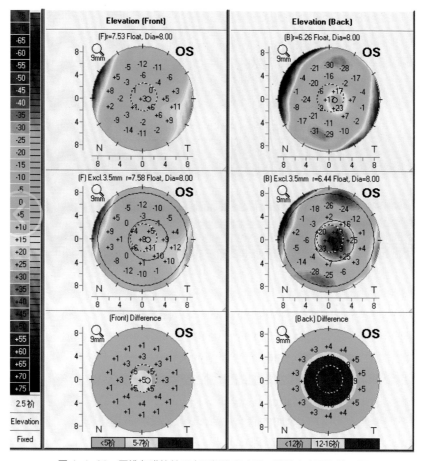

图 4-1-23　圆锥角膜的前后表面标准高度图、增强高度图和差异图

（四）根据厚度图诊断圆锥角膜

1. 角膜厚度图的原理和解读　角膜厚度在屈光手术设计、扩张性角膜病变鉴别上都是一个比较重要的参数。通过角膜厚度图筛查诊断圆锥角膜，主要是从以下三个角度进行分析：全角膜厚度图评估角膜最薄点位置和分布、角膜厚度曲线分布，以及 Ambrósio 相关厚度变量。

（1）角膜厚度图评估：角膜厚度图主要包括色阶图和彩色地形图两部分，其中色阶图中的 Pachy Color Bar 设置成 Abs：Normal 10μm 的步阶，颜色风格设置成 American style 的 61colors。根据色阶的设置，不同颜色代表不同的厚度值。角膜厚度图中，"〇"表示最薄点位置，"+"表示瞳孔中心，黑白虚线表示瞳孔边界（图 4-1-24）。

在厚度图的评估中首先关注的是形态，是同心圆分布还是偏心分布；其次，关注的是角膜最薄点厚度（thinnest corneal thickness，TCT）和最薄点位置是否偏下方或者颞下侧。正常的角膜厚度图形态属于同心圆分布，最薄点位置基本位于角膜中央（图 4-1-24A）。异常的角膜厚度图形态属于偏心分布，最薄点位置偏下方或者颞下方（图 4-1-24B）。

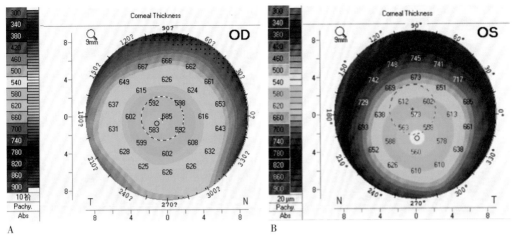

图 4-1-24 角膜厚度图
A.正常；B.异常。

（2）角膜厚度空间分布图（corner thickness spatial profile，CSTP）和厚度增加百分比图（percentage thickness increase，PTI）：角膜厚度空间分布图（图 4-1-25A）中 X 轴是以角膜最薄点为中心半子午线方向每 0.4mm 递增的同心环，图中标示了 2、4、6、8 和 10mm 的同心环，Y 轴是对应同心环上的平均角膜厚度。厚度增加百分比图（图 4-1-25B）中 X 轴是以角膜最薄点为中心半子午线方向每 0.4mm 递增的同心环，Y 轴是角膜最薄点的每一同心环上平均角膜厚度增加的百分比。计算公式如下。

PTI=（同心环上平均角膜厚度 – 最薄点角膜厚度）/ 最薄点角膜厚度

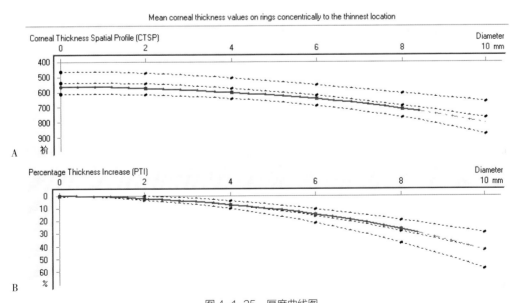

图 4-1-25 厚度曲线图
A.厚度空间分布图；B.厚度增加百分比图。

CTSP 和 PTI 分别描述了角膜从最薄点至周边各同心圆的平均厚度和厚度增长率，在厚度曲线图中以红色实线表示，正常人群的平均增长情况和 95% 置信度区间以三条黑色虚线表示。正常角膜的红色曲线应与黑色虚线重合或平行，不可交叉。最薄点的厚度到最周边的厚度变化越快，红色曲率线下压就越明显，与黑色虚线相交，数值上表现为厚度变化指数（progression index）越大，证明其厚度变化超过正常范围，怀疑有圆锥角膜的倾向。

（3）Ambrósio 相关厚度变量（Ambrósio relational thickness，ART）：Belin/Ambrósio Ⅲ 早期圆锥角膜筛查软件的角膜厚度筛查数值包括厚度变化指数，分别为最小厚度变化率（min）、最大厚度变化率（max）、平均厚度变化率（avg）以及 ART（图 4-1-26）。其中，ART 是一个新的厚度指标，ART 最大值（ART_{max}）是 TCT 和最大厚度变化率（maximum pachymetric progression index，PPI_{max}）的比值（$ART_{max}=T_p/PPI_{max}$）。ART 平均值（ART_{ave}）是 TCT 和平均厚度变化率（average pachymetric progression index，PPI_{ave}）的比值（$ART_{ave}=T_P/PPI_{ave}$）。ART 将圆锥角膜从正常眼中鉴别出来的能力要优于中央角膜厚度（CCT）和角膜最薄点厚度（TCT），并且可以更敏感地发现亚临床型圆锥角膜中的轻度扩张改变。

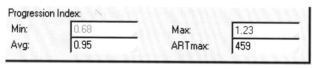

图 4-1-26　厚度变化指数

2．单点测厚与断层成像技术测得的厚度变化在圆锥角膜诊断中的比较　单点测厚主要以超声测厚为代表，超声测厚容易受探头位置和角度影响，测得的 CCT 通常是在角膜顶点或者角膜几何中心测量，该位置往往不是角膜最薄点。10% 以上正常患者的 TCT 与 CCT 相差超过 10μm，而圆锥角膜患者最薄点与角膜几何中心之间的距离明显大于正常人。圆锥角膜患者的 CCT 可能正常，并且在《圆锥角膜及扩张性疾病全球共识》中也提到 CCT（也即单点测厚）是诊断圆锥角膜可靠性最低的指标。

以断层成像技术为原理的设备可以重建角膜三维结构，分析角膜前后表面也可以得到全角膜厚度图。常见设备有 Pentacam（旋转 Scheimpflug 相机）、Orbscan（水平裂隙）。利用断层成像技术获得的全角膜厚度图，可以分析 TCT 和最薄点位置（与角膜顶点的距离），以及角膜厚度分布情况，从而帮助鉴别正常角膜和圆锥角膜。正常的角膜厚度分布应该是中央较薄，向周边逐渐增厚，而圆锥角膜从最薄点向周边变化时会出现厚度突然增加。

3．角膜厚度图诊断圆锥角膜的准确性　角膜厚度指标包括 CCT、TCT 和角膜顶点厚度等。研究表明，角膜厚度随着圆锥角膜的进展而逐渐变薄，且 TCT 诊断圆锥角膜的能力优于 CCT 和角膜顶点厚度，当 TCT<461μm 或 CCT 与 TCT 相差>27μm 时只有 2.5% 为正常角膜。此外，双眼角膜厚度的差异也对圆锥角膜的诊断有帮助，其中双眼的 CCT 和 TCT 差异对于鉴别圆锥角膜有最大的 AUROC。

4．厚度图评估中的新概念　仅从角膜厚度图的基本指标仍不能精准地对早期圆锥角膜进行诊断，因此，通过分析角膜厚度图得到了 CSPT、PTI、PPI 和 ART 等厚度图评估的新概念，其中 CSPT 和 PTI 可较为直观地鉴别正常薄角膜和早期圆锥角膜。研究表明，PPI_{ave}、PPI_{max} 和 PPI_{min} 均可较好地鉴别圆锥角膜，而 ART 的计算结合了 TCT 和 PPI，使得 ART 具有比 TCT 和 CCT 更高的 AUROC。

（五）综合分析诊断圆锥角膜

在实际临床诊断中，应当结合屈光四联图和 Belin/Ambrósio Ⅲ 早期圆锥角膜筛查软件的数据来综合判断圆锥角膜，其中尤其要注意角膜后表面高度图的形态与数值。在圆锥角膜的发展过程中，后表面高度图由马鞍形到半岛形最后到岛形（图 4-1-27），结合最薄点高度值是否＞16μm 来综合判断圆锥角膜。

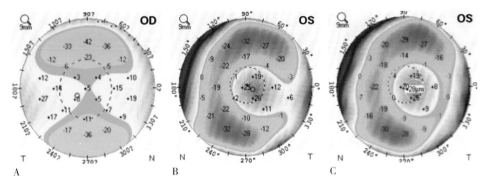

图 4-1-27　圆锥角膜发展过程中的后表面高度图改变
A. 马鞍形；B. 半岛形；C. 岛形。

（六）Pentacam 相关指标的其他影响因素

1．年龄　相比＞40 岁的人群，＜21 岁健康人群的角膜后表面高度显著减少、前表面高度显著增加。

2．角膜直径　中国患者的研究发现，大部分参数与角膜直径显著相关，其中 BAD_D 值在角膜直径≤11mm 的患者组中显著增大，表明角膜直径作为一项重要变量，应当被纳入 BAD 分析中。

（李　莹）

第二节　角膜生物力学在圆锥角膜诊治中的应用

一、角膜生物力学介绍

生物力学（biomechanics）是生物物理学的一门分支学科，其应用力学原理和方法，对生物体中的力学问题定量研究。生物力学的研究重点是与生理学、医学相关的力学问题，根据研究对象不同，可细分为生物流体力学、生物固体力学和运动医学等。生物力学适用于几乎任何测量样本对某种外力的反应的方法。这种力可以很大也可以很小，可以在短时间内或长时间内施加。角膜是一种非均质复合材料，其承受外力时产生的形态变化和反应就是角膜生物力学（corneal biomechanics）的主要研究内容。角膜具有明确的组织分层，各层之间构成成分和组织排列结构差异巨大，这也导致角膜各层生物力学性质差异明显，总体力学性质复杂，具有非线性弹性、黏弹性、各向异性等主要特征。深入研究角膜生物力学，推进临床领域的在体角膜生物力学分析，有助于改进屈光手术，增强对扩张性疾病，尤其是圆锥角膜的早期诊断、量化诊疗，使得治疗方案和手术决策更加个性化。

（一）角膜的生物力学特性

角膜具有 5 层结构，其中基质层占据角膜厚度的 90%，是决定角膜生物力学特性的关键。角膜的生物力学特性确定其形态，从而决定角膜屈光状态。

1. 角膜的生物力学指标　有多种指标可以量化由交联引起的力学改变，在眼生物力学文献中报道了多种宏观力学参数（图 4-2-1）。

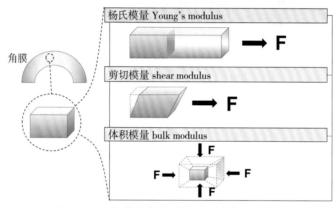

图 4-2-1　评估角膜组织的不同弹性模量示意图

（1）杨氏模量［Young's modulus，也称为单轴弹性模量（elastic modulus）或储存模量］：定义为引起固体材料单位弹性形变所需要的应力，反映了材料对单轴载荷变形的抗力，数值上是应力 - 应变曲线的线性弹性部分的斜率。应力 - 应变关系反映了并取决于材料 / 组织的固有生物力学特性。角膜的杨氏模量主要由细胞外基质的组成和胶原纤维等组织决定。角膜的应力（σ）是所施加载荷的函数，载荷则是眼压（intraocular pressure，IOP）。应变是指角膜在所施加的载荷下的拉伸或变形。引起特定应变所需的应力越大，杨氏模量就越大，角膜就越硬。在正常的角膜模型中，前 40% 的角膜基质具有最大的杨氏模量。Wollensak 和 Jue 等采用离体测量方法，测算出人体角膜弹性模量的测量范围为 1.3～5MPa。

（2）剪切模量：是对剪切载荷引起的变形的抗力。

（3）体积模量：是给定体积压缩的抗变形能力。

（4）切线模量：是给定载荷（应力）下的应力 - 应变曲线不再线性时的瞬时斜率（如果应力 - 应变曲线是线性的，则切线模量与杨氏模量相同）。

角膜的更小尺度力学评估方法（图 4-2-2）包括：①黏附力，缩回嵌入材料中的原子力显微镜（atomic force microscopy，AFM）悬臂梁所需的力。②键合强度，可以用样品被酶消化所需的时间来衡量。具有黏弹性的角膜组织在交联之后通常评估其杨氏模量或者键合强度。③时间去相关，是用动态光散射（dynamic light scattering，DLS）或光学相干断层扫描测量的对材料中随机热能引起的准布朗位移的测量。

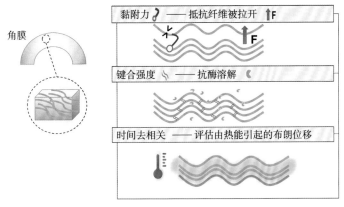

图 4-2-2　评估角膜组织的小尺度力学方法示意图

2．角膜的主要力学特性

（1）黏弹性（viscoelasticity）：指材料在形变过程中同时具有弹性和黏性（图 4-2-3）。黏性是指流体在受剪切力或拉力时，对于形变的抵抗能力。角膜的黏度来自细胞外基质（extracellular matrix，ECM）的非共价重排，例如胶原蛋白与凝胶团之间的静电作用以及水分子的扩散。物体在受力情况下产生形变，撤去外力后能够完全恢复到初始形态，这种能够自主复原的性质就是弹性。Kling 等指出，角膜的弹性产生于胶原蛋白微观结构的拉伸特性。黏性和弹性性质都能抵抗变形，但黏性材料能抵抗随时间施加的力而产生的变形，而弹性材料在施加的力作用下更能立即变形，并在力被移除时恢复到原始状态。角膜的黏弹性表现为滞后、应力松弛与蠕变。

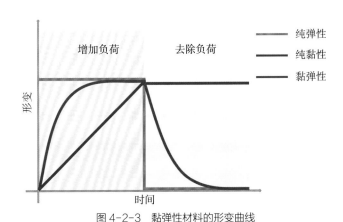

图 4-2-3　黏弹性材料的形变曲线

纯弹性的样品在载荷变时会立即变形，纯黏性的样品将随着时间的推移变形，
黏弹性样品对载荷的变形响应同时具有黏性和弹性成分。

（2）各向异性（anisotropy）：指组织的物理性质和力学性能在各个方向上的测量结果存在差异。角膜由于其不同部位胶原纤维的交联程度、纤维走行方向、纤维板层之间的黏合力不同，具有明显各向异性，而角膜在沿胶原纤维方向的力学性能优于非胶原纤维方向。在正交方向，角膜中心部的弹性模量大于边缘区，故通常认为，角膜中央部的力学性能优于边缘区。但角膜周边部的环形纤维走行具有更好的抗扩张性，在发生圆锥角膜病变时更有利于维持角膜缘周径。角膜的各向异性使测量角膜的力学性质变得复杂。

（3）非线性弹性（nonlinear elasticity）：线性弹性材料的弹性模量恒定。然而，角膜组织为非线性弹性材料，其弹性模量是一应变的函数，随着形变程度增加，应力随应变变化的速率增大，角膜的弹性模量也会增大。其本质在于，角膜胶原纤维较松弛，初始受力阶段，不大的应力便可让纤维产生较大形变，随着纤维逐渐延伸、紧张并接近长度上限，相同的应力便只能让纤维产生相对更小的形变，直到达到纤维延伸的极限，应力不能使纤维继续变长，达到应变钢化（strain-stiffening）。

3. 角膜各层的力学结构特性

（1）上皮细胞层：Elsheikh 等发现，上皮细胞对角膜硬度影响较小，在角膜总体生物力学特性中占比较低，但上皮细胞层能通过调节角膜的水合作用间接影响角膜硬度。

（2）前弹力层：厚度约 12μm，无细胞成分，由蛋白聚糖和密集排列的胶原纤维组成，这些胶原纤维与基质层中的纤维连续，起到稳定角膜曲率的作用，与后弹力层联合约占角膜弯曲刚度的 20%。Seiler 等的研究指出，前弹力层对于角膜总体弹性模量无显著影响，但该层受损与角膜扩张性疾病密切相关。

（3）基质层：约占角膜厚度的 90%，主要由角膜基质细胞、Ⅰ型胶原纤维、Ⅳ型胶原纤维和蛋白聚糖构成，是角膜力学特性的构成主体。角膜前 1/3 部的纤维分支密度约为后 1/3 部的 4 倍，前部基质的弹性模量为后部基质的 2 ~ 3 倍。

X 射线衍射分析证实，角膜前 1/3 的胶原纤维排列紊乱，无统一走行，无优势走向。Jester 和 Winkler 等使用非线性光学高分辨率显微镜研究发现，从前弹力层延伸而来的胶原纤维在前部基质互相缠绕，后又延伸插入前弹力层，形成了弓形弹簧状结构（图 4-2-4），极大提升了前部基质的力学结构稳定性及弹性模量。随着基质深度的增加，纤维的密度变低，胶原束直径逐渐增加，纤维束的交织程度变低，排列更加整齐，弹性模量呈非线性下降。角膜中 1/3 和后 1/3 处，胶原纤维走行具有规律排列与优势走行。Meek 等使用离体角膜组织进行研究发现，人体角膜胶原纤维在角膜中心部位主要呈正交方向（鼻颞水平方向与垂直方向）排列走行，边缘呈圆周方向排列（图 4-2-5）。

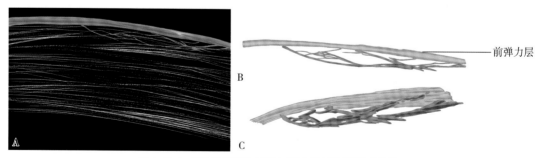

图 4-2-4　胶原纤维插入前弹力层形成的弓形弹簧状结构

A. 使用非线性光学显微镜捕捉，经 Amria 软件重建后的人类角膜中央区 1mm 范围内纤维板层 3D 缝合图；Bowman 层渲染为蓝色，表面薄层胶原纤维渲染为橘红色；B、C. 胶原纤维呈现不同的螺旋结构。

（4）后弹力层：厚度为 8～10μm，为内皮细胞基底膜。后弹力层的胶原纤维与基质层中的胶原纤维并不连续，但其紧贴附着于基质层后表面，能够反映基质层的形状变化。后弹力层具有较高的延展性和较低的弹性模量，有助于缓冲眼压变化引起的角膜形变。

（5）内皮细胞层：厚度约 5μm，单纯由内皮细胞构成，可通过调节角膜水化作用间接影响角膜硬度。角膜内皮细胞受损将导致角膜基质水合性增加，从而使角膜弹性模量降低。

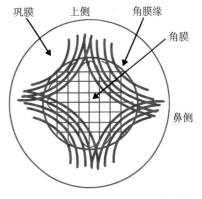

图 4-2-5　人体角膜胶原纤维在角膜的排列

4. 影响角膜生物力学特性的主要因素　角膜的力学性能主要来源于胶原纤维的组织结构、蛋白聚糖与胶原纤维的黏附、ECM 组分的生成与降解，受到年龄、激素水平等多种因素影响。

（1）ECM：胶原纤维隙间 ECM 的成分主要为角膜基质细胞和蛋白聚糖。Michelacci 等的研究指出，蛋白聚糖中的角聚糖硫酸盐蛋白聚糖调节胶原纤维的直径，而皮聚糖硫酸盐蛋白聚糖决定纤维间距和板层黏附性能。

（2）水合 / 渗透压：角膜水合程度不仅影响角膜的透明度，还能够影响角膜的黏弹性。随着角膜含水量的增加，其弹性模量将会降低。

（3）激素水平：激素水平变化也会对角膜生物力学特性产生影响。Goldich 等指出，月经周期中，雌激素水平升高时，会导致角膜厚度增加，角膜滞后量（corneal hysteresis，CH）减少，角膜硬度、弹性模量降低。妊娠、甲状腺激素水平降低时，会导致角膜扩张。此外，胰岛素和糖皮质激素等也与角膜生物力学特性相关。

（4）环境：环境中能致角膜 ECM 受损的理化因素，便可能导致角膜基质层变薄、扩张，从而导致角膜力学性质改变。目前公认，揉眼时角膜受外力所导致的慢性损伤，会诱导炎症反应，损害基质层细胞和细胞间质，从而降低角膜的力学性能。紫外光照射也可引起角膜组织中白介素 -1（IL-1）和基质金属蛋白酶（matrix metalloproteinase，MMPs）表达增多，诱导成纤维细胞凋亡。此外，长期配戴硬性透气性角膜接触镜（rigid gas permeable contact lens，RGP）导致的角膜上皮机械性磨损和透氧性降低，也可导致泪液中 IL-6 升高。与此相反，长期吸烟时，香烟中含有的醛类物质可导致胶原蛋白分子间的非酶交联，使角膜硬度升高。

（5）年龄：在不同年龄阶段，角膜成分和结构都有变化。Blackburn 等指出，随着年龄增长，角膜总体细胞密度变低，胶原蛋白糖化增加，纤维交联程度增高，水合作用稳定性下降，细胞外间质中糖胺聚糖减少。在基质层，胶原蛋白分子总数增多，胶原纤维平均直径增大，纤维间隔减小。整体而言，角膜硬度、刚度等力学特性会随着年龄增长而增加，角膜滞后会随之减少。

（二）角膜生物力学与圆锥角膜的发生

圆锥角膜发病机制尚不明确，病理表现为角膜蛋白水解酶异常增多，导致角膜的根本力学结构出现异常，纤维交联紊乱，结构排列异常，胶原板层总数减少。角膜生物力学性能的改变能够反映圆锥角膜疾病进展，近年来，角膜的生物力学检测方法正不断发展。

1．圆锥角膜的生物力学结构变化   角膜的生物力学性能由胶原纤维、ECM 以及细胞成分决定，圆锥角膜对这三者都会产生影响，导致角膜力学性能改变。

圆锥角膜发生时，角膜上皮细胞基底层发生病理改变，上皮基底细胞数量减少。然而，上皮细胞仅通过水合作用间接影响角膜硬度，其减少对于角膜弹性模量几乎无直接影响。同时，上皮基底细胞变性，异常释放蛋白水解酶，致使胶原纤维酶解。在疾病早期，Bowman 层出现断裂、局灶性缺失，缺失处可有上皮基底细胞填充及来自前部基质的胶原纤维板层插入。

在基质层，各胶原纤维板层的厚度并未改变，但与正常角膜相比，纤维板层的层数明显减少。圆锥锥体区域的部分胶原纤维走向改变，胶原纤维的正交排列被打破，纤维间交联减少，板层结构的完整性受损。在以上因素的综合作用下，胶原纤维板层间产生滑移，角膜渐进性变薄、扩张，导致生物力学性能受损，角膜扩张性增加，弹性模量减小。

ECM 中主要为角膜基质细胞和蛋白聚糖，维持角膜基质的稳定性和黏弹性。角膜基质细胞对角膜生物力学特性的直接影响尚不明确，但能调节胶原蛋白和细胞外基质的产生，维持胶原板层的形态结构稳定，间接影响角膜的力学性能。圆锥角膜发生时，角膜基质细胞慢性凋亡，密度变低，蛋白水解酶释放增加，导致胶原纤维酶解的同时蛋白聚糖组分变化，角膜基质丢失。力学方面体现为黏弹性发生改变，在相同应力下，角膜形变程度增加，回弹力减弱，对永久形变的抵抗力下降。

Roberts 等提出了圆锥角膜发展过程中的生物力学模型。该理论指出，圆锥角膜发生时，位于圆锥锥体处的局部角膜组织弹性模量首先降低，在升高的 IOP 影响下蠕变，角膜形变后无法回弹，突向前方，产生永久性圆锥形形变。随后，角膜应力发生重新分布，导致曲率从受病变影响较小的区域转移到锥体区。

生物力学性能下降是圆锥角膜的重要特征，胶原纤维生物力学性能减弱，角膜弹性模量下降，黏弹性降低，在受到外力时，更易产生形变，并且形变用时缩短、形变幅度增加，抵抗外力的能力下降。角膜中央或旁中央区域基质层逐渐变薄，呈圆锥形前突，Bowman 层破裂，角膜基质层变薄，最终导致角膜形态改变，出现不规则散光。

2．圆锥角膜的生物力学改变与角膜变薄和变陡的关系   圆锥角膜是一种影响基质和上皮的角膜扩张症，圆锥胶原纤维网络紊乱且缺乏均匀的定向，基质中胶原纤维的排列和密度是影响角膜生物力学硬度的主要因素。与正常角膜相比，圆锥角膜的弹性模量降低了 50%～60%。角膜生物力学的局部弱化改变了应力分布，导致局部应变和变薄，以致重新分布应力。随后曲率增加，重新分配应力，产生生物力学失代偿循环。人们经常错误地认为，圆锥角膜最薄的部位承受着最大的应力，然而，在较高应力下的最薄点也是最陡的，这是一种补偿应力降低反应。因此，当圆锥角膜的弹性模量局部降低时，应变局部增加，角膜在该区域变薄，从而产生应力降低陡化以进行补偿。圆锥角膜的原发性角膜改变可能是生物力学特性的局部减弱，随后的不对称变薄和变陡是次要变化，是对角膜生物力学特性局部弱化的反映。

3．圆锥角膜的主要病因所导致的力学性能改变   圆锥角膜的具体发病机制尚不明确，可能受多种因素影响。炎症损伤、氧化应激、激素水平、环境因素、遗传因素，都可对角膜力学结构产生影响，或为圆锥角膜病因。

（1）炎症因素：过去 KC 被定义为非炎症性疾病。近来许多研究表明，角膜慢性损伤导致的炎症或为其发病因素之一。Balasubramanian 等使用酶联免疫吸附法，测定了长时间揉眼前后泪液成分中部分炎性成分的含量变化。经常揉眼时，角膜上皮细胞及角膜基质细胞所分泌的 TNF-α、IL-6 和 MMPs 含量将会上升。TNF-α 为促炎细胞因子，可诱导 IL-1、IL-6 和 MMPs 的产生。IL-1α 和 IL-1β 都能诱导角膜内皮细胞凋亡，并与细胞因子如 TNF-α 通过诱导活性氮类物质（reactive nitrogen species，RNS）损伤线粒体 DNA，导致圆锥角膜中角膜基质细胞密度降低。

MMPs 在 ECM 蛋白降解以及细胞增殖和凋亡中起决定作用，MMP1、MMP3、MMP9 过度表达将会使角膜基质中 Ⅰ、Ⅲ、Ⅳ 型胶原纤维酶解异常增加，破坏基质层结构，降低角膜力学性能。IL-6 作为炎症因子中的一种，目前在角膜生物力学结构改变中的具体作用机制尚不明确。

（2）氧化应激：受紫外光照射时，角膜组织中将产生大量活性氧（reactive oxygen species，ROS）和活性氮（reactive nitrogen species，RNS）。相比于健康角膜，圆锥角膜缓冲氧化应激反应的能力受损，超氧化物歧化酶（superoxide dismutase，SOD）和醛脱氢酶 3（aldehyde dehydrogenase class 3，ALDH3）活性降低，难以清除 ROS 和 RNS。ROS 和 RNS 能诱导角膜基质细胞的线粒体 DNA 损伤，致使胶原蛋白合成和 ECM 组分失调，使得角膜弹性模量降低，扩张性增加。

（3）激素水平：激素水平可影响角膜硬度和中央角膜厚度。研究表明，圆锥角膜患者泪液、房水和角膜基质细胞中的甲状腺激素受体水平上升，并且出现甲状腺功能障碍的概率上升。性激素，尤其是雌激素，或可通过刺激 MMPs 和前列腺素的释放，致使角膜胶原纤维酶解，降低角膜生物力学性能。

（4）其他：除此以外，揉眼、睡姿不当引起的眼球压迫等力学刺激也可通过升高氧化应激水平和炎症因子浓度而损伤角膜基质结构，引起角膜力学特性改变。

（田　磊　文皓男）

二、圆锥角膜生物力学的研究工具

目前，角膜生物力学的研究工具有很多，根据样本测量状态的不同，可分为离体和在体测量两大类。角膜多成分及多层交错排列的组织结构，使得其生物力学特征表现得较为复杂，测量时应尽可能地接近角膜的生理状态。由于取材、保存、试件制作、设备、实验环境等多种因素的影响，角膜的本构参量测量值波动较大，尚无一种方法能够全面反映角膜的生物力学特征。

（一）圆锥角膜生物力学的离体研究工具

1. 角膜条带拉伸试验　拉伸试验是离体测量角膜生物力学方法中经典和常用的方法之一。Sato 首次将单轴拉伸应用于角膜的生物力学测量。Elsheikh 采用拉伸试验描述了猪角膜的应力 - 应变关系。

（1）测量过程：将离体的角膜切割为宽度一致的长条状测量样本，在拉伸实验前输入角膜条带厚度，用机械夹将其固定于轴向拉伸仪上（图 4-2-6）。先对条带进行预加载以消除角膜内部的黏性干扰，

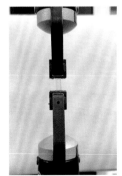

图 4-2-6　将角膜条带固定在单轴拉伸仪上

接着以恒定的速度对条带进行拉伸。

（2）测量原理：通过对角膜条带施加一定力后，根据角膜条带以一定的速度发生的形变程度，绘制应力 - 应变曲线（图 4-2-7）。由于角膜是非线性材料，获得的应力 - 应变曲线为非线性关系。根据曲线斜率求得角膜条带的杨氏模量，代表角膜的力学性能（包括弹性模量和黏性量）。以图 4-2-8 为例，用 OA 和 BC 段的实验数据计算了杨氏模量（E）。根据应力和应变的线弹性本构关系（式 4-2-1 和式 4-2-2），分别提取 OA 和 BC 段的拉伸实验数据，然后使用最小二乘法拟合弹性模量 E_{OA} 和 E_{BC}。

$$\sigma = E_{OA}\varepsilon \qquad\qquad 式\ 4\text{-}2\text{-}1$$
$$\sigma = E_{OB}\varepsilon + d \qquad\qquad 式\ 4\text{-}2\text{-}2$$

E. 杨氏模量；d. 线性关系的截距；σ. 标称应力；ε. 标称应变。

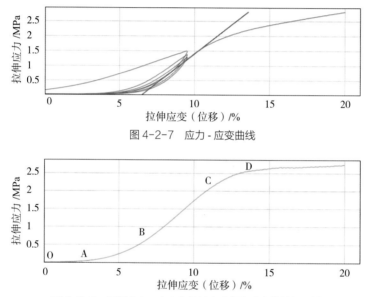

图 4-2-7　应力 - 应变曲线

图 4-2-8　根据应力 - 应变曲线斜率求得角膜条带的杨氏模量

（3）影响因素

1）角膜条带的水肿程度：角膜条带水肿越严重，测得的实验结果越低。反之，若角膜条带未及时测量，导致其水分蒸发过多，角膜条带因此变得干硬，则测得实验结果偏高，也会失去角膜应力 - 应变曲线原有的特点。

2）角膜条带的形态：测量前，角膜应被切成长方体的形状，如果角膜被切成不规则形状，则将很难精准测得角膜的杨氏模量。

（4）优势与不足：相比其他离体生物力学检测方法，拉伸试验具有以下优势。

1）检测速度快：每检测一个离体角膜条带约 5 分钟，尽可能使离体角膜的力学性能接近生理状态。

2）高灵敏度：角膜条带位移可精确到 10^{-4}mm，应力可精确到 0.1N，从而可精确检测出角膜条带的杨氏模量。

但其也存在以下不足之处。

1）拉伸试验是一种有创的测量方法，破坏了角膜胶原纤维原本的走行和角膜弯曲形态，并且忽略了角膜中央与周边的厚度差异。

2）测量结果易受角膜条带的水肿程度影响。由于角膜基质中水分的力学性能与胶原纤维不同，水分过多时，测量结果偏低。

（5）双轴拉伸实验

与常用的单轴拉伸实验相比，双轴拉伸实验的设备要求更高，目前较少应用于实验室研究。2012 年，Kling 等人研发了一种 2D 皮瓣伸展设备，可以保持角膜瓣生理状态下的应力分布，并且维持所有样本的角膜水合作用相等。另外，角膜瓣的刚性圆形固定允许对角膜扩张进行精确分析，类似于条带扩张，但保留了更真实的几何形状和胶原纤维的实际方向。这些优点使得它能够在某一层的单个角膜瓣之间进行精确的比较，以及对不同角膜层面的治疗效果进行精确分析。

（黄锦海　陈　铭）

2. 膨胀实验（inflation test）　膨胀实验是先检测角膜组织的几何形态，再通过生理实验测定该组织的力学性能参数，进而求解其本构关系方程，评估角膜生物力学性能。眼生物组织的本构方程往往不能提供解析解，需要采用数值求解的方式计算方程系数，多借助数学建模加以实现，比如有限元模拟等方式。本构方程内包含的参量即为本构参量（constitutive parameter），包括应力（stress）、应变（strain）、弹性模量（elastic modulus）和正切模量（tangent modulus）等。

（1）角膜膨胀实验（corneal inflation test）：将完整角膜分离制成试件，固定在前房模拟装置上，装置内注入液体或气体模拟眼压（图 4-2-9），用激光测位仪、光纤位移探针、数码相机等在施压过程中监测角膜的形变，分析眼压与角膜组织形变的关系。之后，根据薄壳理论、逆向求解、超声散斑成像跟踪技术、超声剪切波弹性成像技术等方式，计算角膜本构参量。利用膨胀实验平台，有研究者分析了角膜各向异性（anisotropy）和区域差异性（regional variation）特征：角膜中央区域的弹性模量在经线方向最大，而边缘区域的弹性模量则在子午线方向最大；角膜上皮的刚度（stiffness）远远小于角膜基质。还有一些研究分析影响角膜生物力学性能的因素发现，随着年龄的增长，人眼角膜的弹性模量

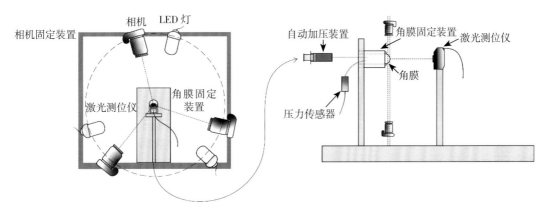

图 4-2-9　角膜膨胀实验平台示意图

自动加压装置改变角膜固定装置内的压力，激光测位仪实时监测角膜顶点在加压过程中的位移变化，相机实时拍摄角膜轮廓变化。

也逐渐升高。由于圆锥角膜样本稀少以及动物模型不成熟，当前鲜有利用离体膨胀实验评估圆锥角膜生物力学性能的研究。

（2）全眼球膨胀实验（whole globle inflation test）：全眼球膨胀实验维持角巩膜组织的解剖完整性，从眼球后极部注入液体模拟眼压升高（图4-2-10），用相机、超声技术、超声弹性显微镜、全息干涉和 Scheimpflug 成像等方法测量角巩膜组织的形变。基于该平台，研究者分析了不同因素对角巩膜生物力学性能的影响发现，水肿可使角膜刚度降低，滞后量升高。角膜交联术的作用则相反，可提高角膜弹性模量，降低滞后量。此外，还有研究者对角巩膜生物力学区域差异性和各向异性进行分析，结果显示，角膜前基质层组织的应变较后基质层小，在水肿情况下两者的差异呈扩大趋势。在角膜中央区、周边区和角巩膜缘也表现出不同的力学性能：角巩膜缘＞角膜中央区＞角膜周边区。

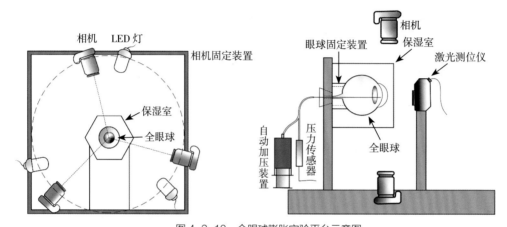

图4-2-10　全眼球膨胀实验平台示意图

自动加压装置改变全眼球固定装置内的压力，激光测位仪实时监测角膜顶点在加压过程中的位移变化，相机实时拍摄全眼球轮廓变化。

（3）优势与不足：离体角膜膨胀实验通过灌注液体模拟眼压，较轴向拉伸实验更接近角膜的生理受力情况，但该实验仍存在破坏角巩膜连续解剖结构、采用机械固定方式导致应力集中等缺点。离体全眼球膨胀实验延续了角巩膜完整的曲面形状，采取接近眼球生理的受力方式，是相对最接近角膜和巩膜生理状态的一种测量方法，可以测量不同区域角巩膜的弹性模量和动静态下应力、应变和弹性模量，但也仍存在不足——其采用的机械固定方式仍须改进（如硬性明胶固定、机械模具固定等）。

目前，大部分角巩膜生物力学性能测量研究主要集中在非线弹性分析，受实验依托平台与分析方法所限，仅有少数眼生物力学研究涉及角巩膜的区域差异和年龄相关性分析，黏弹性和各向异性的定量测量方法尚未成熟。综合目前所进行的离体测量法，全眼球膨胀实验具备维持角膜结构完整、接近正常的生理环境和精确测量角膜形变等优点，可一体化测量分析角巩膜组织的生物力学性能，实现对区域差异性、各向异性和黏弹性等生物力学特征的定量测量，具有非常广阔的应用前景。

（包芳军）

3. 光学相干弹性成像（optical coherence elastography，OCE）技术　OCE 是以光

学相干断层扫描（OCT）成像技术为基础的非损伤生物力学弹性成像技术。OCE技术最早提出于1998年，通过对被测样品施加应力，利用OCT测量样品中的微小应变，从而获取杨氏模量。

（1）OCE的测量过程：包含3个步骤。

1）在组织上施加作用力诱导形变或振动。

2）OCT测量应力作用下的组织位移。

3）基于一定的物理模型，计算被测组织的弹性参数（一般为杨氏模量）。

（2）OCE的测量原理和分类（图4-2-11）：根据施加应力的方式以及测量原理的不同，OCE分为压缩OCE（compression OCE）、谐波OCE（harmonic OCE）和弹性波OCE（wave-based OCE）3种技术类型。

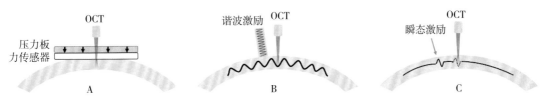

图4-2-11　OCE工作原理示意图
A. 压缩OCE；B. 谐波OCE；C. 弹性波OCE。

1）压缩OCE（图4-2-11A）：压缩OCE利用最基本的应力-应变弹性测量原理，准静态应力以接触式方式稳定地施加在组织表面，利用OCT的扫描成像测量组织在应力作用下的应变量。对于线性、各向同性的均一材料，杨氏模量E表示为应力、应变之比。

$$E = \frac{\sigma}{\varepsilon} = \frac{F}{A} \frac{L}{\Delta L} \qquad \text{式 4-2-3}$$

式中应力σ等于作用力F除以截面积A，应变ε等于作用力方向上的长度变化量ΔL除以初始长度L。应力可以通过接触式的力传感器测量得到。当OCE采用相位分辨OCT时，组织承受的应力和相应的应变都很小（应变在1%量级）。因此，压缩OCE测量的杨氏模量是组织应力-应变曲线上某点的斜率。由于角膜属于非线性弹性组织，实际测量时必须考虑眼压的作用，即OCE应力是在眼压基础上额外增加的微小作用力，这使得压缩OCE测量区域大致处于角膜的应力-应变线性区。

2）谐波OCE（图4-2-11B）：对弹性组织施加稳态低频振动激励，当外部激励频率和组织固有频率一致时，组织将发生共振现象，此时振动幅度最大。将弹性组织简化为弹簧模型，并忽略黏性特性，材料的固有频率f和弹簧常数k之间存在以下关系。

$$f = \frac{1}{2\pi} \sqrt{\frac{k}{m}} \qquad \text{式 4-2-4}$$

式中m为材料的质量。作用力$F = k \times \Delta L$代入式4-2-3可得：

$$E = k \frac{L}{A} \qquad \text{式 4-2-5}$$

即弹簧常数k正比于材料的杨氏模量。综合式4-2-4、式4-2-5，可知杨氏模量正比于固有频率的平方。

$$E \propto f^2 \qquad \text{式 4-2-6}$$

在谐波 OCE 测量时，对被测组织施加不同频率的稳态激励，同时用 OCT 检测组织形变的振幅，振幅最大时的外部激励频率即组织的固有频率，再根据式 4-2-4 获取弹性参数。需要注意的是，该方法一般不计算杨氏模量绝对值，而仅仅获得组织相对弹性特性的空间分布，鉴别局部位置的弹性差异。谐波 OCE 一般使用超声辐射的外部激励方式。

3）弹性波 OCE（图 4-2-11C，图 4-2-12）：弹性波 OCE 属于瞬态激励 OCE 模式。在弹性体材料上施加短促的脉冲激励，在体材料表面和内部诱发弹性波传播，包含振动方向和传播方向一致的压缩波（纵波），和振动方向垂直于传播方向的剪切波（横波）。其中，压缩波的速度达到几千米每秒（km/s），很难直接测量，但是剪切波传播速度要慢得多（m/s 量级），可以利用 OCT 扫描进行测量。材料的杨氏模量 E 和剪切波速度 C_s 的平方成正比，满足以下关系式。

$$E = 2\rho(1+\nu) \times C_s^2 \qquad \text{式 4-2-7}$$

式中，ρ 是被测材料的密度，ν 为材料的泊松比，对于各向同性的组织，$\nu \approx 0.49$。由于 OCT 属于点扫描成像技术，当 OCT 光点追踪动态的弹性波传播时，需要采用 M-B 扫描模式，即在样品扫描路径上的每一位置施加重复的瞬态激励，同时 OCT 做重复采集。这在一定程度上降低了 OCE 的测量速度。

对于角膜这种薄层结构的组织，其厚度与剪切波的波长相当，此时在传播过程中弹性波在角膜上、下表面发生反射，叠加后形成兰姆波（Lamb wave）传播模式。兰姆波的特点是其传播速度不仅取决于组织弹性，而且存在色散特性，即波的相速度与外部激励的频率相关。同时，兰姆波的传播速度还与薄层组织的厚度，以及组织上、下表面的环境媒介相关。因此，角膜上的弹性波传播模式远比块状的体材料复杂，一般需要通过数值计算方法确定杨氏模量。

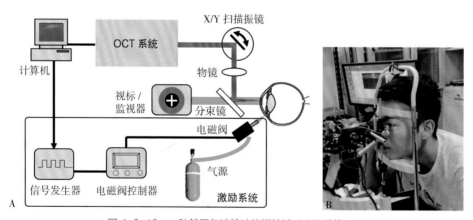

图 4-2-12　一种基于气流脉冲的弹性波 OCE 系统

A. 系统原理图，方框内为激励系统，由信号发生器控制电磁阀的通断，产生空气脉冲作用于眼球，OCT 扫描光路经物镜在角膜上做扫描成像，并通过分束镜与视标 / 监视光路耦合，计算机处理 OCT 采集信号并计算杨氏模量；B. 人眼实测照片。

（3）OCE 的激励方式：OCE 系统的应力施加方式主要有压电陶瓷（锆钛酸铅，$PbZrO_3$-$PbTiO_3$，PZT）、超声辐射力（acoustic radiation force，ARF）、气流喷射（air puff）和激光热

作用等形式。其中，PZT 属于接触式作用方式，主要用于压缩 OCE 系统，在眼科上应用较少。普通 ARF 的超声传导需要使用耦合剂，以减小超声在空气 - 组织界面的阻抗，因此，仍然属于接触式方法。近年来，空气耦合超声换能器的出现，使 ARF 可以以非接触的方式在角膜上施加准静态或瞬态激励。使用激光激励存在能量安全阈值的问题，容易造成组织损伤，因此，也很难应用于在体角膜的 OCE 测量。在眼科领域，气流喷射方式已经应用于非接触式眼压计和角膜生物力学分析仪（Corvis ST），以产生角膜压陷。基于微气流脉冲的弹性波 OCE，可以非接触、无损地实现在体角膜的 OCE 测量，具有较好的临床应用前景。

（4）优势：相比其他弹性成像技术，OCE 技术的优势体现在以下方面。

1）测量尺度和空间分辨率：OCE 可以实现微米到毫米量级横向范围、毫米级深度内组织的 2D 和 3D 弹性成像，其测量尺度和空间分辨率弥补了超声弹性成像、MRI 和 AFM 之间的空白。

2）高灵敏度：随着 OCT 技术的发展，特别是第二代傅里叶域 OCT 的出现，基于相位分辨 OCT 技术的 OCE 实现了纳米量级的组织位移探测，这意味着对活体组织的应变可以更轻微。

3）采集速度快：一幅 OCE 二维图像的采集时间只需要 1 ~ 10 秒，使在体测量过程中组织移动对成像的影响更小。

4）OCE 可以定量计算组织的杨氏模量。

5）OCE 具有无损测量，甚至非接触测量的优势。

以上特点使 OCE 适合应用于角膜的生物力学成像，特别是对圆锥角膜的诊断和治疗评估。

（5）OCE 的临床应用

OCE 的在体、定量生物力学测量能力，使其在眼科领域具有广泛应用前景，特别是针对圆锥角膜这类角膜生物力学异常疾病。OCE 在圆锥角膜的应用聚焦在两个方面：一是圆锥角膜的早期诊断；二是角膜交联手术的治疗效果评估（图 4-2-13）。对在体角膜的 OCE 测量，有望为角膜交联手术提供个性化的手术方案，以及对术后角膜生物力学的进展进行长期检测。

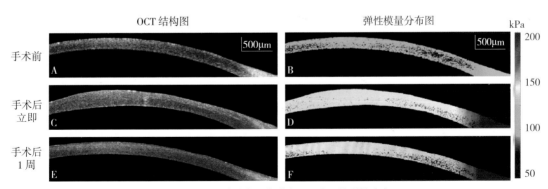

图 4-2-13 在体兔眼角膜交联手术后的弹性改变

A、C、E. 分别为角膜交联术前、术后立即和术后 1 周的 OCT 结构图；B、D、F. 分别为角膜交联手术前、
手术后立即和手术后 1 周的角膜杨氏模量分布。

当前，OCE 技术仍然处于发展阶段，主要应用于离体或在体的动物实验研究，只有少数研究直接用于人眼角膜弹性测量，还缺乏大规模的临床研究和非正常角膜的数据。鉴于在体角膜测量的复杂性，OCE 技术在真正临床应用之前仍然需要解决一些难题：①需要更加精准的角膜生物力学计算模型，角膜厚度、曲率、眼压等因素对 OCE 的影响需要进一步明确；②OCE 技术的空间分辨率、灵敏度和成像速度有待进一步提升；③除了角膜的弹性测量，基于 OCE 技术的角膜黏性测量同样不可忽视。随着 OCT 技术、激励方式的不断创新和理论模型的优化，OCE 有望成为角膜生物力学在体测量的一种强有力的技术手段。

（朱德喜　沈梅晓）

4. 原子力显微镜（atomic force microscopy，AFM） AFM 是一种可以在生理条件下原位测量组织表面结构和机械性能的扫描探针显微镜，具有高分辨率、三维成像等优势。AFM 自 1986 年开发至今，已广泛用于物理科学等领域。近 20 年来，AFM 在视觉科学领域中的应用逐渐增加。

（1）AFM 的原理和结构：传统的 AFM 由悬臂探针、激光系统、压电扫描器 3 个子系统构成（图 4-2-14）。悬臂探针主要由探针和悬臂梁组成。探针通常用硅、二氧化硅或氮化硅等材料通过纳米工艺制成。探针一端固定于悬臂梁，另一端与组织样本接触并进行扫描。探针尖端和样本间的相互作用力会引起悬臂梁弯曲，因而悬臂梁需要有足够高的力反应能力和共振频率。激光发射器将激光射至悬臂梁背面，位置敏感的光电二极管探测器会感知因悬臂梁弯曲导致的反射光线偏移，进而获得悬臂梁弯曲信息，并输出相应的电信号。压电扫描器由压电陶瓷材料制成，可以将机械信号与电信号相互转化，它能使探针或样本在扫描平面（X-Y 平面）内精确扫描，感知样本和探针之间的相互作用，记录压电陶瓷在 Z 轴上的伸缩量。另外，压电扫描器可以反馈从激光系统获取的电信号，并转化成机械位移，进而灵敏地控制样品和探针间的距离和作用力。

在圆锥角膜的应用中，主要使用 AFM 的力谱模式进行生物力学特性的评估。力谱模式测量下可以获取 AFM 力曲线（the AFM force curve，图 4-2-15）。该曲线横坐标表示压电陶瓷的伸缩量（z），纵坐标表示悬臂梁的弯曲量（d）。每次测量前，需要获得悬臂梁弹性系数和悬臂梁光学灵敏度。通过这两个关键参数，可以将力曲线纵坐标转化为以牛顿为单位的作用力值，还可以将横坐标转化为针尖与样本间的距离，以获得力 / 弯曲量 - 针

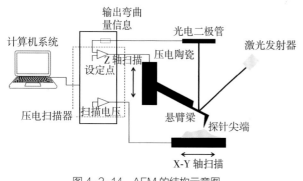

图 4-2-14　AFM 的结构示意图

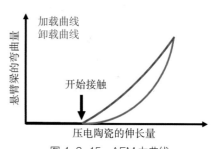

图 4-2-15　AFM 力曲线

尖 - 样本距离曲线。其中，悬臂梁弹性系数直接决定了悬臂梁的测力精度和所能施加力的大小，需要根据实验要求选择合适的悬臂梁。该参数可以通过 Sader 法或热调谐方法获取。悬臂梁光学灵敏度须在坚硬基底（玻璃、硅片等）上进行力曲线实验获取。此时，当探针与样品相互作用时，可近似认为样品无形变，悬臂梁弯曲量即压电陶瓷伸缩量，力曲线表现为一段直线，直线斜率即悬臂梁光学灵敏度。悬臂梁光学灵敏度用以将原始悬臂梁的弯曲数据（以伏特为单位）转化为以微米为单位的弯曲数据。实际测量时，角膜是柔软的生物组织，探针与角膜接触时不仅会弯曲，还会压入角膜组织。压痕深度（δ）可根据 $\delta=(z-z_0)-(d-d_0)$ 计算而来，其中 z_0 和 d_0 表示探针与样本初次接触时的伸缩量和弯曲量。赫兹方程描述了加载力和压痕深度之间的关系，可以此计算出生物样品的弹性模量。具体公式依探针尖端形状而异，其中最常用的探针尖端为锥形和球形，相应公式如下。

$$F = \frac{2}{\pi} \frac{E\delta^2}{1-v^2} \tan\alpha \quad（锥形）$$ 　　　　式 4-2-8

$$F = \frac{4}{3} \frac{E\sqrt{R}\delta^{3/2}}{1-v^2} \quad（球形）$$ 　　　　式 4-2-9

F 是加载力，$F=k(d-d_0)$，v 是泊松比（一般取 0.5），E 是杨氏模量，α 是锥体顶角的一半，R 是球体半径。z_0 和 d_0 可从 AFM 力曲线中获取，赫兹方程需要精确的 z_0，但在力曲线中很难精确确定 z_0 的大小，因而，在实际操作中可使用实验数据拟合赫兹方程，并获取杨氏模量值。另外，计算 AFM 力曲线中加载曲线和卸载曲线围成的面积可获得迟滞量（H），以反映角膜的黏弹性。

使用 AFM 准确有效地评估角膜的生物力学特性，需要选择合适的成像模式以及与之匹配的悬臂探针类型。在力谱模式下，主要采用接触模式和敲击模式。接触模式即在扫描过程中探针与样本始终保持作用。因此，为了减少样本的损伤，需要使用低弹性系数（<0.2N/m）的悬臂梁。在敲击模式下，探针与样本以一定的频率间歇接触，对样本的损伤较小，在对角膜等柔软组织进行力学评估时更常使用。探针尖端的尺寸与形态也因测量需求不同而不同。常见的探针形态是锥形，探针尖端半径越小，测量精度越高，但是探针尖端越精细，在扫描中更容易被污染和钝化，也容易导致样本损伤。球形探针尖端的分辨率较差，但可以包含更大的测量区域。两种探针各有用处，如精细的锥形探针可以测量相对微观水平（如胶原纤维水平）的角膜生物力学特性，而球形探针可以在相对宏观的水平（如角膜基质水平）上进行测量。

（2）AFM 测量的影响因素：在实际测量过程中，各方面的因素均会影响 AFM 力曲线的获取。

1）合适的硬件：当测量特定样本时，需要个性化选择设备硬件（如悬臂梁的材料、尺寸、表面镀层、弹性系数，探针的大小、镀层、样式，压电陶瓷的精度），只有在合适的硬件加持下才能准确获得 AFM 力曲线。

2）热振动噪声：悬臂探针针尖的热振动噪声亦会影响 AFM 力曲线的生成。当悬臂探针的弹性系数一定时，热振动噪声大小仅与温度密切相关。因此，在测量过程中需要保持环境温度相对稳定。

3）组织含水量：特别是在离体测量时，组织离体时间的差异会导致含水量不同，进而导致测量误差。在 AFM 力曲线测量前，通常将被测角膜组织浸泡于 15% 右旋糖酐溶液中，以模拟角膜组织生理含水量水平。

（3）AFM 对正常角膜力学特性的评估：在使用 AFM 评估圆锥角膜生物力学特性之前，需要了解正常角膜的生物力学特性。Lombardo 等使用 AFM（使用尖端半径为 10nm 的球体探针）对新鲜人类供体角膜（$n=4$，平均年龄为 68.5 岁 ± 6.0 岁）的前基质（测量部位在 Bowman 层下的最前部基质）进行力学特性评估。所有角膜均在不同加载速度（3 ~ 95μm/s）下进行扫描。研究发现，角膜迟滞高度依赖于加载速度，即在 3 ~ 39μm/s 范围内，角膜迟滞随加载速度增加而增加，在 40μm/s 以上，角膜迟滞随之降低，这些现象充分反映了角膜前基质的非线性和黏弹性特性。缓慢加载时，角膜形变后可以恢复更多，因而迟滞量较小。加载速度过大时，角膜迟滞量减少可能与前基质微观结构和局部施加的形变速度间的非线性适应相关。作者认为，在较慢的加载速度下（<9μm/s），压痕效应主要与组织的弹性相关，为了更准确合理地测量角膜的弹性，需要在较慢的加载速度下进行。Labate 等人使用 AFM 在基质水平（使用直径为 38μm 的微球状探针）和胶原纤维水平（使用半径为 10nm 的锥形探针）研究了 11 例人类离体角膜不同深度区域的生物力学特性。在基质水平下，加载速度为 15μm/s 时，弹性模量在前 140μm 的基质中保持稳定（平均为 0.80MPa ± 0.0MPa），而在 >140μm 的后部基质急剧下降（平均为 0.33MPa ± 0.03MPa）；当加载速度为 2μm/s 时，角膜基质的弹性模量随基质深度的变化略有不同，在 80μm 和 140μm 深度处显著降低（前 80μm 基质平均杨氏模量为 0.55MPa ± 0.04MPa；>140μm 基质平均杨氏模量为 0.20MPa ± 0.03MPa），总体角膜基质的杨氏模量降低 39% ~ 69%。在胶原纤维水平下，杨氏模量在不同加载速度情况下无显著差异，杨氏模量均随基质深度增加而降低（2.23 ~ 3.99MPa），但相比于基质水平，其深度依赖性相对不明显。基质水平和胶原纤维水平上测量的差异主要是细胞外基质的非弹性因素导致的。Last 等研究发现，角膜前基底膜（$n=6$，年龄：58 ~ 67 岁）的杨氏模量为（7.5 ± 4.2）kPa（范围：2 ~ 15kPa），后弹力层（$n=5$，年龄：53 ~ 68 岁）的杨氏模量为（50 ± 17.8）kPa（范围：20 ~ 80kPa）。后弹力层的杨氏模量明显高于前弹力层，这可能是两者的微观结构差异所致的，后弹力层的平均孔径为 38nm，而前基底膜的平均孔径为 92nm，更小的孔径表示后弹力层结构更致密，因而具有更高的弹性模量。此外，压痕深度 - 杨氏模量关系图表明，对于前弹力层，压痕深度为 50 ~ 100nm 范围时，杨氏模量不变，当压痕深度大于 100nm 时，深度越深，杨氏模量越高。衬底效应可能会影响杨氏模量的测量，前基底膜的衬底是角膜基质，其杨氏模量高于前基底膜，可能会提高杨氏模量的测量值，因而需要在较小的压痕深度下进行测量，以最小化衬底效应的影响。对于后弹力层，亦有相似的趋势，压痕深度大于 200nm 时，杨氏模量才有轻微增加趋势。后弹力层厚度大于前基底膜（5μm vs 500nm），且后弹力层的衬底是内皮细胞，因而后弹力层衬底效应的影响不如前基底膜明显。

（4）AFM 在圆锥角膜中的应用：AFM 目前尚未用于临床，其在圆锥角膜中的应用主要集中在角膜交联术疗效的离体评估领域。Dia 等人将 12 对人类尸眼的右眼行标准角膜交联方案治疗，左眼作为对照组（未行核黄素浸泡和紫外光照射），并使用 AFM（直径为 59 ~ 74μm 的微球形探针，加载速度为 15μm/s）对交联前后，角膜前部基质和后部基质的生物力学特性进行评估，发现角膜交联后前基质（约前 50μm）的杨氏模量显著增加（245.9kPa±209.1kPa vs 467.8kPa±373.2kPa，*P*=0.024），而后基质（后50%的基质）杨氏模量无明显变化（100.2kPa±61.9kPa vs 66.0kPa±31.8kPa，*P*=0.170），角膜交联的治疗效应是深度依赖性的。Seifert 等使用 AFM（使用尖端半径为 980nm 的球形探针）分析标准方案核黄素角膜交联离体猪眼杨氏模量的深度依赖性分布，发现交联的有效深度为（219±67）μm。与后部非有效交联基质相比，表面基质、0~50μm、50~100μm、100~150μm、150~200μm、200~250μm 区域角膜基质杨氏模量分别增加8.1、7.6、5.4、3.0、1.6、1.5 倍（49kPa±18kPa、46kPa±17kPa、33kPa±11kPa、17kPa±5kPa、10kPa±4kPa、10kPa±4kPa）。Labate 等使用核黄素溶液［0.1% 核黄素 +2.6% 2- 羟丙基 -β- 环糊精纳米颗粒 +0.2% 乙二胺四乙酸（EDTA）+0.268% 氨基丁三醇］对人类供体角膜（*n*=4）进行跨上皮交联，并使用 AFM（探针尖端半径为 10nm，加载速度为 1.7~12.3μm/s）比较其与未交联角膜（*n*=4）、标准去上皮交联方案角膜（*n*=4）的差异。在不同加载速度下，跨上皮方案和标准方案交联后角膜前基质（前 3μm 基质，即 Bowman 层下的角膜基质）的平均杨氏模量是未处理角膜的 2.5 倍和 1.7 倍（跨上皮方案、标准方案、未处理：4.10kPa±1.15kPa~5.48kPa±1.65kPa、2.76kPa±0.98kPa~3.84kPa±1.05kPa、1.32kPa±0.10kPa~2.92kPa±0.81kPa），并且杨氏模量随着加载速度的增加而增加。Labate 等人使用 AFM（探针尖端半径 10nm，加载速度：1.7~12.3μm/s）研究了核黄素角膜交联和 2.5% 戊二醛化学交联诱导的人眼角膜（*n*=7）黏弹性的变化，核黄素交联后角膜杨氏模量为未交联角膜的 1.1~1.5 倍，化学交联后角膜杨氏模量为未交联角膜的 1.5~2.6 倍。在加载速度较慢时，角膜前基质的杨氏模量增加更多。正如前文所述，此时压痕效应主要与胶原纤维的弹性特性相关。

AFM 在评估角膜生物力学方面的潜能逐渐显现，可以在无须特殊处理的状态下以较高的分辨率展现角膜三维空间内的生物力学特性分布。AFM 测量的是角膜表面的局部模量，这有利于对角膜的各向异性特性进行评估，然而 AFM 尚未应用于临床。未来需要更深入的研究来进一步了解 AFM，并发掘其潜在的临床运用价值。

（任阅诚 孙 玲 高蓉蓉）

5. 纳米压痕（nanoindentation）

（1）纳米压痕的原理和结构：压痕实验是利用一个压头探针对角膜局部进行压入行为，致其发生形变，通过分析对应的力 - 位移曲线来获得力学性能参数，从而计算硬度值。生物材料的力学描述包括强度和韧性指标。强度（或弹性模量）代表材料抵抗不可回复形变（如塑性形变）的能力。韧性表示材料抵抗断裂的能力，以引起断裂所需的能量来进行测量。弹性模量（或杨氏模量）是物体抵抗弹性形变能力大小的一种衡量标准，如弹性模量越高，说明材料越不容易发生弹性形变。传统压痕力学测试有一定的局限性和缺点，所测量的压痕面积是压头卸载后的残余压痕面积，该过程并没有考虑到材料回弹对硬度值的影响。而实际的测试过程中，在受到压头加载时，材料与压头的接触面积不仅包含了弹性形变部分，还包含了塑性形变部分。因此，对于测试深度较小的材料来说，回弹因素会大大影响测试结果。纳米压痕力学测量技术是通过一个敏感的力测量传感器，将探针垂直推进到样品表面，收集此过程中的力 - 位移曲线，从而获得样品的弹性力学性质（图 4-2-16）。

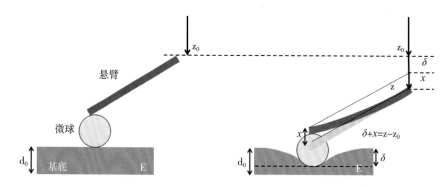

图 4-2-16   纳米压痕实验示意图

悬臂梁上附着半径为 R 的球形探针，使用球形探针在样本上进行纳米压痕实验，获取杨氏模量。

（2）优点：由于其较高的分辨率、重复性高、较小的压入尺寸、样品制备方便、操作简单、无须建立力学分析模型等特点，已成为材料微观结构力学性能表征的必备手段，并广泛应用于微 / 纳米压入深度测试、低载荷测试以及角膜等生物组织的力学性能研究中。由于其无损的特点，甚至可以用于活体生物样本力学性能的检测。

（3）缺点：用纳米压痕测量角膜生物力学时，假定角膜的力学行为是线性黏弹性，这与真实的角膜生物力学行为不一致。另外，在测量角膜生物力学的二维分布时，需要对压痕数量（压痕数量越多，分辨率越高）和测量时间（测量时间过长将导致含水量变化，从而准确度下降）进行权衡。

（4）纳米压痕对正常角膜力学特性的评估：通过采用配有探针的纳米压痕仪，可以直接测量角膜内部的生物力学，检测角膜局部的生物力学改变。有多项研究探讨了小鼠角膜的组织硬度。Kristen 等使用纳米压痕技术测量不同年龄 C57BI6 小鼠角膜的力学特性，27 周龄小鼠的平均上皮和基质硬度均大于 9 周龄小鼠（平均上皮分别为 62.508kPa、30.736kPa；基质硬度分别为 244.06kPa、67.9kPa，P 均 <0.001），但不同年龄小鼠的基底膜硬度无统计学差异（$P>0.05$），另外，不论何种年龄段，中央和周边角膜硬度无统计学差异（$P>0.05$）。Xu 等也发现高龄（15 周龄）C57BI6 小鼠的角膜上皮硬度大于低龄（8 周龄）C57BI6 小鼠（$P<0.01$）。

（5）纳米压痕在圆锥角膜中的应用：Kazaili 等通过纳米压痕结合膨胀实验的方法，在不同眼压作用下探索猪眼角膜的力学性能，角膜弹性模量随眼压的增加而增加。该研究还绘制了二维角膜生物力学分布图，发现角膜膨胀后弹性模量从中央向周边呈递减趋势（15mmHg 时角膜中央弹性模量为 228.314kPa ± 10.7kPa，周边角膜弹性模量下降 11.5%；60mmHg 时角膜中央弹性模量为 842.94kPa ± 11.5kPa，周边角膜弹性模量下降 15.5%），但这种现象在未膨胀角膜（0mmHg）时并不明显（角膜中央弹性模量为 23.7kPa ± 5.7kPa，周边角膜弹性模量下降 5%）。这一结果为圆锥角膜等局部角膜力学性能改变的检测提供了基础。Alenezi 等对离体尸眼施行去上皮快速角膜交联手术（0.1% 核黄素 - 右旋糖酐溶液，$10mW/cm^2$UVA 照射 9 分钟），通过纳米压痕观察其交联后角膜基质不同深度的组织硬度，进一步证实了交联效果主要集中于前部基质层（前部基质杨氏模量增加 105.23%，$P=0.000\,02$；中部基质杨氏模量增加 31.42%，$P=0.001$；后部基质杨氏模量无增加，$P>0.05$），并且年轻组术后的角膜弹性增强比高龄组更明显，26 ～ 41

岁、42～57 岁和 58～71 岁组交联前后前部基质弹性模量分别增加 178.44%、119.7% 和 50.73%，中部基质弹性模量分别增加 47.35%、25% 和 24.56%。

围绕生物纳米压痕仪对圆锥角膜检测的相关研究仍较少，目前仅限于在离体条件下进行纳米压痕测量。角膜含水量、环境温度等因素均会影响角膜生物力学的测量，因而难以使用纳米压痕技术完全模拟真实状态下圆锥角膜的生物力学特性。未来需要更深入的研究探索纳米压痕技术在圆锥角膜的病因学以及疗效评估方面的应用。

（张晓宇　任阅诚）

（二）圆锥角膜生物力学的活体研究工具

1. 眼反应分析仪（ocular response analyzer, ORA，图 4-2-17） ORA 作为一种在体非接触性测量角膜生物力学的仪器，通过动态双向压平作用得到反映角膜生物力学特性的指标，并可校正角膜厚度等对眼压测量结果的影响。ORA 不仅有助于角膜屈光手术的患者术前评估，探讨不同病理情况下的角膜生物力学特征，同时也为观察不同类型角膜手术后生物力学特性的变化规律、术后眼压监测随访等提供有力依据。

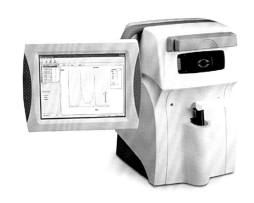

图 4-2-17　ORA

（1）ORA 的原理和结构：ORA 是一种新型非接触喷气式"眼压计"，也是最早应用于临床的在体测量角膜生物力学的仪器。ORA 由一个空气泵和一个光电系统构成。其中，空气泵可发射经精确计量的平行空气脉冲，光电系统则包括一个红外线发射器、一个光密度测量仪和一个压力传感器。在测量时，红外线发射器向角膜投射红外线，光密度测量仪则测量经角膜反射的光线密度。

在不与活体眼角膜接触的前提下，ORA 通过自身产生的快速脉冲气流，对角膜产生动态双向压平过程，利用电子光学系统监测角膜形变，记录压力结果，从而计算眼压（intraocular pressure，IOP）和角膜生物力学参数。ORA 的光学系统会在 20 毫秒的迅速测量期间记录来自红外线探测器的 400 个角膜压平变化的数据样本。测试时，ORA 的脉冲气流对准角膜中央喷气，使角膜由凸向内移位并压平，系统记录此时的眼压值为 P1，即第一次压平时的眼压，此时反射光密度达到最大值。第一次压平数秒后，角膜继续内陷，脉冲气流关闭，压力衰减，作用于角膜的压力下降，角膜从最大凹陷状态逐渐恢复形变并到达第二次压平状态，此时系统测得的眼压值为 P2，直至最后角膜恢复到自然状态（图 4-2-18）。ORA 测试信号示意图见图 4-2-19。

（2）ORA 测量的参数指标：由于角膜自身的黏滞性，在 ORA 测量并向外运动过程中第二次压平的时间发生滞后，导致前后两次压平状态的压力值不相等。ORA 通过内部软件计算出 4 个数值，即角膜滞后量（corneal hysteresis，CH）、角膜阻力因子（corneal resistance factor，CRF）、Goldmann 相关眼压值（Goldmann correlated IOP value，IOPg）和角膜补偿眼压（corneal compensated intraocular pressure，IOPcc），其中前两个为角膜生物力

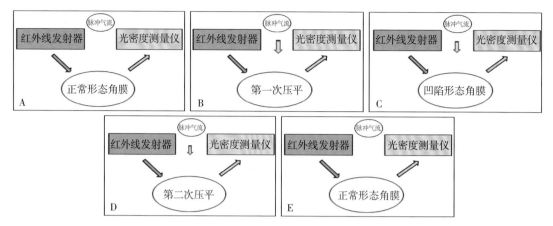

图 4-2-18　ORA 工作原理模式图

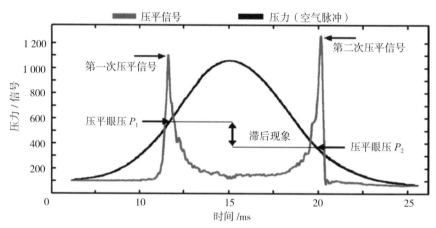

图 4-2-19　ORA 测试信号示意图

学相关指标。

1）角膜生物力学相关指标

① CH：角膜作为黏弹性材料，具有黏性和弹性两种特性，受到应力时可以通过应力 - 拉伸循环使能量消散，产生滞后现象。CH 由角膜对抗压力时弹性反射产生，与角膜的组织构成相关，它表示材料抵抗切向应变的能力。CH 值在正常人群中存在个体差异，与年龄成负相关，但在同一个体 CH 值基本恒定不变。

CH 反映角膜黏性阻力，即吸收或损耗能量的能力。CH=P_1-P_2，其值越大表明角膜的黏滞性越强，即角膜组织衰减外力的能力越强。CH 与中央角膜厚度（central corneal thickness，CCT）、等效球镜度（spherical equivalent，SE）、眼轴长度（axial length，AL）显著相关，与角膜直径、散光量、视力等无关，且双眼具有很高的一致性和重复性。CH 值和角膜组织的弹性模量成正相关，正常角膜厚度越厚其黏弹性越高，滞后性也越大；反之，角膜越僵硬其弹性越差，滞后性也越小。CH 作为一个动态、实时的测量指标，可以帮助我们更好地理解角膜特性，对临床评价角膜性质具有重要意义。

② CRF：CRF 是角膜整体硬度，它反映角膜受气流压迫产生形变时的阻力累积效应，即黏性阻力和弹性阻力，主要由角膜的弹性和硬度所决定，反映角膜总体抵抗外力的能

力，是角膜整体"阻力"的指标。

有研究者指出，CRF=P_1–k×P_2，其中 k 作为经验常数，通过对 P_1、P_2 和 CCT 之间关系的经验性分析得出，k=0.7；也有部分学者认为，公式应修改为 CRF=k_1×（P_1–0.7×P_2）+k_2。CRF 主要反映角膜组织的弹性特征，体现角膜的刚度，与 CCT、IOPg 和 IOPcc 均存在一定相关性，代表角膜组织对施加外力的抵抗力之和。

CH 和 CRF 反映角膜的生物力学特性。Fontes 等提出，在 CCT≥520μm 的圆锥角膜眼和正常眼中，前者 CH 和 CRF 明显低于后者，圆锥角膜组 CH 为 9.22±1.44，对照组 CH 为 10.58±1.91；圆锥角膜组 CRF 为 8.62±1.52，对照组 CRF 为 10.30±1.92。曲线分析显示，CH 的截断点、灵敏度和特异度分别为 9.90、78.9% 和 63.2%；CRF 的截断点、灵敏度和特异度分别为 8.90、68.4% 和 78.9%。汪晓瑜等的研究发现，亚临床期圆锥角膜患者的 CH 和 CRF 较正常组下降，而明确诊断患有圆锥角膜者的 CH 和 CRF 明显下降，与上述结果一致。对 CH、CRF 与角膜各参数之间的相关分析显示，正常角膜的 CH 和 CRF 与 CCT 成正相关，在圆锥角膜与亚临床期圆锥角膜中，CH 和 CRF 与各项角膜参数均不相关。

2）眼压相关指标

① IOPg：IOPg=（P_1+P_2）/2，为重复的模拟 Goldmann 眼压值，并根据 Goldmann 压平眼压计的结果与压平气流压力间的线性校正系数对眼压数据进行校正，临床上已经被证明其与 Goldmann 压平式眼压计有很高的一致性。相比之下，Goldmann 眼压计是"静态"测量，所得到的 IOP 代表了稳定状态下角膜应对外力的状态，而 ORA 是"动态"的测量，可以监测在快速的空气冲击下角膜的反应运动。

② IOPcc：IOPcc 是根据 CH 的相关数据对 IOP 进行校正后所得到的眼压值，与 Goldmann 压平式眼压计测量相关，但不受角膜特性的影响，在正常眼与 CCT 基本零相关。IOPcc=P_2–k×P_1，k=0.43，P_2 在准分子激光原位角膜磨镶术（laser in situ keratomileusis，LASIK）术后的改变较 P_1 大，进一步表明 P_2 较少受到角膜组织特性的影响。由于 IOPcc 较其他测量方法如 IOPg 较少受到角膜属性影响，因此在屈光手术后保持相对稳定，比 IOPg 能更好地反映真实眼压。但对于固视不良的患者，ORA 所测眼压的准确性将受到影响。且 ORA 测试结果只有中度可靠性，在眼压较高和眼压波动较大的患者中，多次重复测量是必要的。

（3）ORA 的临床应用：医源性角膜扩张是屈光手术的并发症之一，多发生在有潜在圆锥角膜倾向的术眼。术前角膜的生物力学特性和手术切削深度都是术后角膜扩张发生的重要因素。在圆锥角膜和 Fuchs 角膜内皮营养不良早期，即使角膜厚度和角膜曲率正常，角膜生物力学特性可能已有变化。

在确诊的圆锥角膜患者中 CH 和 CRF 明显下降，而亚临床期圆锥角膜患者的 CH 与 CRF 也出现轻度下降，其中 CH 灵敏度较好，CRF 特异度较高，二者不仅对圆锥角膜有诊断意义，对亚临床期圆锥角膜的筛查也具有一定的提示作用。因此，术前对拟行屈光手术的患者进行角膜生物力学测量有助于提高亚临床期圆锥角膜检出率，减少术后角膜膨隆和继发性圆锥角膜的发生率。

但对于可疑的圆锥角膜，仅凭 CH 和 CRF 两项指标确诊远远不够，因此，ORA 制造商通过分析测量过程中的应答曲线波形，提出了一些新的测量参数，如应答曲线的曲线下面积、上升和下降斜率、顶点纵横比等，但并未对这些参数进行明确解释。Erol 等通过对比进展期和非进展期圆锥角膜患者所测 ORA 数据，发现第二次压平曲线下面积与是否进展高度相关，且进展期患者第一次压平时间出现较早、第二次压平时间恢复较晚，并且两次压平曲线波峰高度都偏低。Goebels 等则界定了一些新参数的阈值，用于圆锥角膜分级。

（4）ORA 的不足：ORA 在比较圆锥角膜和正常眼方面仍存在一定局限性。由于 ORA 的数据分析主要集中在角膜中央 3~4mm 范围，因此其数据测量难以充分考虑角膜的不规则性。另外，ORA 须通过镜面反射测量压平压力，当中央角膜表面不规则、角膜瘢痕或上皮溃疡时角膜表面可产生光散射，从而干扰 ORA 红外镜面反射光束，进而影响波形信号质量。基于这些限制，仍须根据经验辩证分析 ORA 数据的可靠性。

另外，角膜屈光手术改变了角膜几何和力学特性，因此，术后 Goldmann 眼压计所测数值可能较真实眼压存在一定偏差。ORA 中的 IOPcc 补偿眼压则不受角膜厚度和切削导致的角膜生物力学状态改变的影响，可真实地反映术后眼压，为角膜屈光手术提供更准确有效的眼压监测手段。但角膜屈光手术后的角膜与圆锥角膜的压平信号形态非常相似，目前尚无对 ORA 信号的形态特征进行量化处理的可靠方法，这些仍需要后续的研究者给予关注。

综上所述，ORA 作为一款非接触、多参数的在体角膜生物力学测量仪，能为临床提供一定的角膜生物力学数据和眼压参考，可在屈光手术术前评估、禁忌证筛查、并发症预测及术后眼压、生物力学监测方面发挥一定作用。但在一些特殊情况下，对 ORA 测量数据的可靠性仍须慎重分析。

（翟长斌　付彩云）

2．角膜生物力学分析仪（corneal visualization Scheimpflug technology，Corvis ST）

（1）原理：Corvis ST 自 2010 年问世，是一种集高速 Scheimpflug 成像技术和非接触式眼压计为一体的角膜生物力学评估的设备（图 4-2-20）。非接触式眼压计可以产生固定高强度的空气脉冲引起角膜形变，高速 Scheimpflug 相机可以在 33 毫秒内记录 140 帧角膜水平子午线 8mm 区域的图像（速度：4 330 帧 /s）。计算机使用所获得的图像对被测角膜的生物力学进行分析。

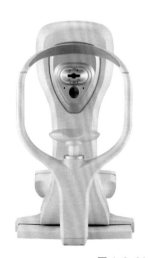
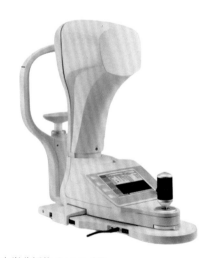

图 4-2-20　角膜生物力学分析仪 Corvis ST

不同于拉伸试验，Corvis ST 可以非侵入性地评估角膜的生物力学特性。Corvis ST 发出无损的空气脉冲作用于角膜，角膜随即向内发生形变，当角膜形变至极限而空气脉冲仍未达到峰值，从而导致整个眼球向后移动（图 4-2-21）。当空气脉冲由峰值开始减弱时，形变的角膜开始恢复，此时眼球仍向后运动。当角膜恢复至初始状态时，整个眼球开始向前位移。Corvis ST 使用 Scheimpflug 相机记录该过程并生成一系列参数。

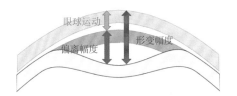

图 4-2-21 空气脉冲作用下的
角膜和眼球运动

（2）Corvis ST 的参数及其在圆锥角膜中的应用

1）动态角膜反应（dynamic corneal response, DCR）参数：主要包括第一次（向内）压平、最大形变、第二次（向外）压平阶段的 DCR 参数（图 4-2-22）（表 4-2-1）。这一系列参数并不能直接代表角膜固有的生物力学特性（如弹性模量等），但却允许我们对角膜的动态形变进行定量分析，以此在一定程度上反映角膜的生物力学特性。DCR 参数有助于对角膜扩张性疾病的诊断，较大的形变/偏离幅度、较大的角膜凹面半径与圆锥角膜密切相关。

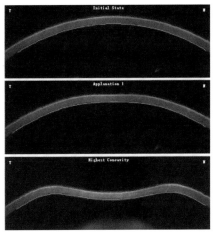

图 4-2-22 角膜形变的三个阶段

DCR 参数对圆锥角膜的诊断效能一般，AUROC 为 0.7 ~ 0.8，对亚临床/顿挫型圆锥角膜的诊断效能更弱，AUROC 为 0.6 ~ 0.7。眼压和角膜厚度是影响 DCR 参数的两个重要的混杂因素，在使用 DCR 参数诊断圆锥角膜时，不能忽视这两个因素的影响。

表 4-2-1 动态角膜反应参数

DCR 参数		参数含义
第一次压平参数	第一次压平时间（a1 time）	角膜从初始状态到第一次压平阶段所需的时间
	第一次压平长度（a1 length）	第一次压平阶段角膜压平区域的直线长度
	第一次压平速度（a1 velocity）	第一次压平阶段角膜顶点速度
	最大形变参数	
	最大形变时间（hc time）	角膜从初始状态到最大形变阶段所需的时间
	峰间距离（peak distance）	最大形变阶段角膜顶点前表面两个最高点间的距离
	角膜凹面半径（radius）	最大形变阶段角膜凹面的曲率半径
	偏离幅度（deformation amplitude）	去除眼球运动的角膜顶点最大垂直位移距离
	形变幅度（deflection amplitude）	包含眼球运动的角膜顶点最大垂直位移距离
第二次压平参数	第二次压平时间（a2 time）	角膜从初始状态到第二次压平阶段所需时间
	第二次压平长度（a2 length）	第二次压平阶段角膜压平区域的直线长度
	第二次压平速度（a2 velocity）	第二次压平阶段角膜顶点速度

2）Vinciguerra 筛查报告：基于原始的 DCR 参数，Vinciguerra 筛查报告（图 4-2-23）应运而生，该系列参数丰富了对角膜生物力学特性的评估，有助于对不同力学特性的角膜进行筛查，包括以下参数。

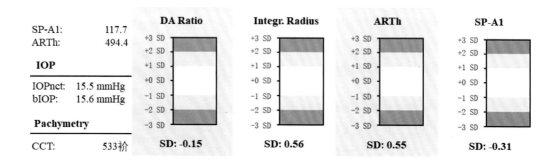

图 4-2-23　Vinciguerra 筛查报告

① deformation/deflection amplitude at 1/2mm（DA radio at 1/2mm）：指中央角膜形变 / 偏离量除以中央左右 1/2mm 处角膜 deformation/deflection amplitude 的平均值。对于低硬度角膜，中央的形变会大于周边的形变，因此较高的 DA radio at 1/2mm 代表较低的角膜硬度。

② Ambrósio relational thickness（ARTh）：反映鼻颞侧方向角膜厚度的变化率，数值越低表示角膜越薄和 / 或向周边厚度增长越快。

③ SP-A1/SP-HC：是较直接反映角膜硬度的参数，通过将负载（角膜表面空气脉冲压力——bIOP，bIOP 指经过生物力学参数校正过的眼压，更接近真实的眼压）除以直接形变（A1 或 HC 偏离幅度）获得。

④ integrated inverse radius（IR）：代表反向凹陷半径 1/radius- 时间曲线的曲线下面积，IR 越大，角膜硬度越小。相比于正常角膜，圆锥角膜具有较低的 ARTh 和 SP-A1，较高的 DA radio at 1/2mm 和 IR。

Vinciguerra 筛查参数对于诊断圆锥角膜的 AUROC 在 0.810 ~ 0.992 之间，表现出较好的效能，但在区分健康角膜与亚临床 / 顿挫型圆锥角膜时的 AUROC（0.668 ~ 0.851）较低。

3）Corvis 生物力学参数（Corvis biomechanical index，CBI）：Vinciguerra 团队应用步进线性回归模型结合了 A1 velocity、DA ratio at 1mm、DA radio at 2mm、deflection amplitude、IR、SP-A1 和 ARTh 等 Corvis ST 参数，开发了归一化的 CBI，用于早期诊断圆锥角膜。他们的研究表明，CBI 对圆锥角膜具有良好的诊断效率，AUROC 为 0.983，相应的诊断阈值为 0.5（灵敏度为 94.1%，特异度为 98.2%）。不同的研究进一步证明了 CBI 是良好的、可区分健康和圆锥角膜的在体生物力学参数（AUROC：0.967 ~ 0.999）。在区分亚临床 / 顿挫型圆锥角膜和健康角膜方面，不同研究获得的 AUROC 存在差异（0.55 ~ 0.992）。在临床应用中，当 CBI≤0.25 时，提示无明显的角膜扩张风险；当 0.25<CBI≤0.50 时，提示轻微的角膜扩张风险；当 CBI>0.5 时，提示较高的角膜扩张风险（图 4-2-24）。

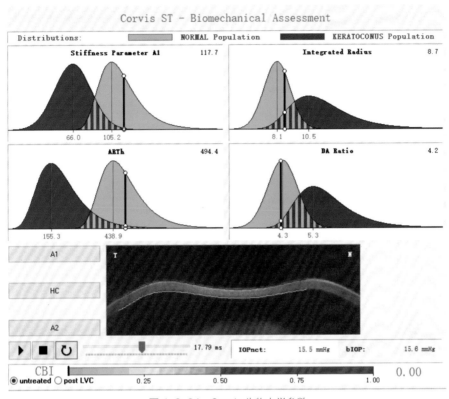

图 4-2-24　Corvis 生物力学参数

4）断层扫描生物力学指数（tomographic biomechanical index，TBI）：2017 年，Ambrósio 团队应用随机森林人工智能算法结合基于 Scheimpflug 的角膜断层扫描和生物力学测量参数，开发出 TBI。该团队的研究表明，TBI 诊断临床圆锥角膜时的 AUROC 为 1，相应的阈值为 0.79（灵敏度为 100%，特异度为 100%）；在诊断顿挫型圆锥角膜时的 AUROC 为 0.985，相应的阈值为 0.29（灵敏度为 98.5%，特异度为 90.4%）。不同的研究发现，TBI 在诊断圆锥角膜或亚临床 / 顿挫型圆锥角膜的 AUROC 分别为 0.976 ~ 1 和 0.824 ~ 0.985。相对于 CBI，TBI 在诊断圆锥角膜特别是亚临床 / 顿挫型圆锥角膜方面更具优势。有研究表明，不同于其他角膜生物力学参数，TBI 对各期圆锥角膜的诊断效能是相同的。临床实践中，需要同时获得 Corvis ST 和 Pentacam HR 中的 Belin/Ambrósio 图参数以生成 TBI 参数。当 TBI 接近于 0 时，提示无明显角膜扩张风险；当 TBI>0.3 时提示略高的角膜扩张风险；当 TBI>0.5 时，提示高角膜扩张风险；当 TBI 接近于 1 时，提示圆锥角膜（图 4-2-25）。值得注意的是，CBI 和 TBI 均是用于诊断圆锥角膜，而非监测圆锥角膜进展和治疗效果的指标。

5）应力 - 应变指数（stress-stain index，SSI）：由 Eliasy 等人基于有限元模型，使用 CCT、bIOP 和 SP-HC 等参数进行数值模拟开发而来。SSI 是第一个通过在体测量获得的标准生物力学指标。由于角膜是非线性黏弹性组织，其弹性模量并不是一个常量，而随应力的变化而变化，因此，DCR 参数只能反映某一特定应力条件下的角膜硬度。SSI 被认为是一个简单的拉伸系数，可以代表角膜整体的应力 - 应变行为，而不仅仅局限于某一应力水平（图 4-2-26）。另外，SSI 是与年龄密切相关而相对独立于眼压和角膜厚度的角膜生

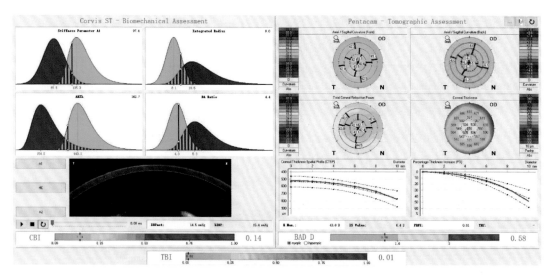

图 4-2-25   断层扫描生物力学指数

物力学参数，因此，在评估角膜生物力学特性方面更具优势。然而，相比于 CBI 和 TBI，SSI 在圆锥角膜诊断方面并不具有优势。在区分健康角膜和圆锥角膜时，SSI 的 AUROC 为 0.756，相应的阈值为 0.70（灵敏度为 89.9%，特异度为 60.9%），在诊断亚临床期圆锥角膜时 AUROC 接近于 0.5。圆锥角膜的主要特征是角膜局部膨出和不规则散光，以往的 Corvis ST 参数大多反映角膜整体的生物力学特性，而无法早期敏感地反映角膜局部的变化。基于 SSI 参数绘制的角膜 SSI 分布图（图 4-2-27），可以在二维平面反映角膜硬度的区域性变化，更符合圆锥角膜区域性力学特性减弱的特点。其在圆锥角膜的临床应用中具有相当的潜力。

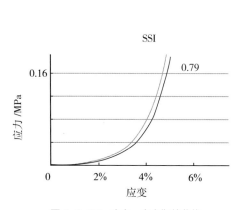

图 4-2-26   应力 - 应变指数曲线

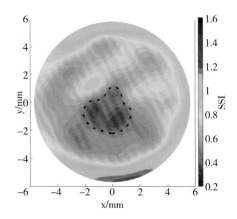

图 4-2-27   角膜应力 - 应变指数二维分布图

（3）不足：通过 ORA 或 Corvis ST 进行的生物力学评估，是分析角膜对喷气响应的向内和向外运动的某些特征，这些方法并不直接测量机械性能，测量的是刚度、黏弹性、角膜厚度和个人眼压的函数，每种参数的相对贡献很难区分。此外，使用的喷气刺激迫使角膜向内，超出其正常运动范围，评价也局限于给定时间的单个横截面，且不包括角膜缘和邻近的巩膜，仅提供水平角膜形变的图像，无法反映垂直方向不同基质深度的角膜生物力学差异。

（4）总结展望：Corvis ST 作为在体测量角膜生物力学特性的设备已广泛应用于临床，在圆锥角膜的诊断、进展监测、疗效评估方面发挥了重要作用。Vinciguerra 筛查参数和 TBI 是早期诊断圆锥角膜，甚至是亚临床 / 顿挫型圆锥角膜的敏感指标。Padmanabhan 等的研究发现，随着圆锥角膜的进展（根据 ABCD 分级确定），Corvis ST 参数也随之改变，如 SSI 和 SP-A1 降低，IR 和 DA radio 升高，其中 SSI 和 IR 具有最大的变化幅度及较小的置信区间重叠（进展前后）。DA radio、IR、SP-A1 等参数与圆锥角膜的分级密切相关，这些发现支持发展全新的基于角膜生物力学的圆锥角膜分级系统。另外，DA radio 和 a2 length 的降低，SP-A1、a2 velocity 的增高与角膜生物力学强度提高密切相关，或许可以成为反映角膜交联术疗效的敏感指标。不同参数间可以相互弥补，为临床医师提供了更多有意义的信息。

（黄锦海　任阅诚）

3．Brillouin 显微镜

（1）Brillouin 显微镜的原理和结构：Brillouin 显微镜是一种无接触式、在体测量三维空间内角膜生物力学分布的新型设备，于 2007 年首次用于眼生物力学测量，测量过程通过探测 Brillouin 光散射实现。Brillouin 光散射是由光和组织固有声波相互作用产生（图 4-2-28）。

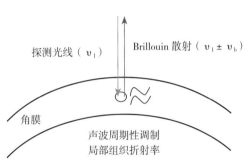

图 4-2-28　Brillouin 光散射原理
υ_1. 探测光频率；υ_b. Brillouin 频率改变量。

声波自然存在于组织内，由分子的布朗运动产生，声速与组织的纵向模量的平方成正比。声波可以周期性地改变组织的折射率，当光线从组织中散射时会产生多普勒频移，称为 Brillouin 频移，该频移与光焦点处组织的声速成比例，因而可以通过探测 Brillouin 频移来反映组织的纵向模量，具体关系式如下。

$$M' = \frac{\rho \Omega^2 \lambda^2}{4n^2 \sin^2(\theta / 2)}$$ 式 4-2-10

式中 M' 是纵向模量；ρ 是组织密度；Ω 是 Brillouin 频移；λ 是探测光波长；n 是组织的折射率；θ 是探测光与散射光的夹角，一般取 180°。

角膜组织的折射率和密度之间遵循 Gladstone-Dale 关系，即 $n-1=K\rho$。K 为常数。在角膜组织中 $\frac{\rho}{n^2}$ 的变化小于 0.3%，可以近似认为是常数。值得注意的是，Brillouin 显微镜所测得的纵向模量（M'）与杨氏模量（E'）是 2 个独立的弹性指标，二者无法直接比较，但在角膜组织中二者随病理生理变化的方向是一致的。以下经验公式可用于二者间的数值转换。

$$\log M'=a\log E'+b$$ 式 4-2-11

式中 a 和 b 是常数，在不同组织中数值不同，如猪眼中 a=0.093，b=9.29；牛眼中 a=0.034，b=9.50。

Brillouin 显微镜由光源系统、共聚焦平台、光谱仪、计算机系统和运动跟踪矫正系统组成（图 4-2-29）。光源系统和共聚焦平台将探测光线聚焦至需要测量的角膜组织部位。目前的设备主要采用波长为 532nm 和 780nm 的激光束，其中近红外激光（波长为 780nm）对组织的损伤较小，是在体生物测量的主选。Brillouin 显微镜的激光束功率较低（0.7～10mW/cm²），照射时间较短（0.2～0.7 秒），测量过程中的总能量小于眼部最大允许暴露量（根据国际非电离辐射防护委员会标准，标准为 400～1 050nm 的连续波光源，照射时间在 10 秒以内，角膜的暴露极限在 4W/cm²），其安全性可以保证。双重虚拟成像阵列（virtually imaginary phased array，VIPA）光谱仪具有光谱采集速度快、吞吐量大等优势，可以很好地采集较弱的 Brillouin 散射。随后，通过计算机系统分析获得组织 Brillouin 频移值，由此计算纵向模量。为了减少测量过程中因头位移动造成的伪影，新型的 Brillouin 显微镜引入基于瞳孔的眼球平面跟踪摄像系统。未来更先进的运动跟踪矫正系统，如基于频域 OCT 的轴向跟踪矫正系统、基于偏振敏感 OCT 的角度测量矫正系统将整合于 Brillouin 显微镜，以提高测量精准度。

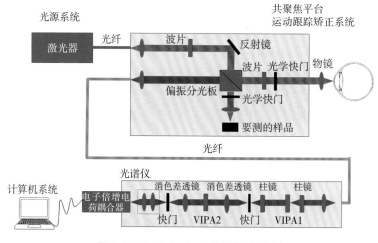

图 4-2-29　Brillouin 显微镜简易结构图

使用 Brillouin 显微镜进行测量时，被测者需要保持稳定良好的头位，将探测光线聚焦于角膜表面某点，设备会进行自动轴向扫描以获得该点不同深度水平 Brillouin 频移值。在角膜表面不同范围进行多次轴向扫描（20～40 次）可以此绘制角膜 Brillouin 频移 3D 分布图，以评估角膜生物力学的分布。

（2）Brillouin 显微镜测量的影响因素

1）角膜含水量：声速与组织含水量间存在密切关系，因此，Brillouin 显微镜结果会随着角膜含水量的变化而变化。动物体外实验已经证明，Brillouin 频移随着角膜含水量的增加而降低。如 Seiler 等人将兔去上皮角膜浸泡于不同浓度的右旋糖酐溶液以形成不同含水量的兔角膜，并进行 Brillouin 显微镜测量。经 5%、10%、15% 和 20% 右旋糖酐溶液处理过的角膜 Brillouin 频移分别为（5.33±0.01）GHz、（5.49±0.01）GHz、（5.63±0.01）GHz 和（5.79±0.03）GHz，各组间均有显著的统计学差异（$P<0.05$）。角膜厚度通常可间接反映角膜含水量，该研究发现，角膜组织纵向模量与角膜厚度成显著负相关（$r=-0.965$，$P=0.017$）。

一项在体试验研究了健康受试者 8 点到 18 点期间，Brillouin 频移随角膜含水量的变化，发现受试者醒后 2 小时内角膜厚度逐渐减小，Brillouin 频移随之增加，而醒后 3 ~ 9 小时角膜厚度和 Brillouin 频移趋于稳定。从受试者醒来至稳定阶段，Brillouin 频移的变化量为（-25±12）GHz，该变化量与轻度病变角膜和正常角膜 Brillouin 频移值差异相仿。因此，在临床实践中，建议在患者醒后至少 2 小时进行 Brillouin 显微镜测量，以减少组织含水量差异造成的影响。

2）温度：有研究表明，在室温（20 ~ 30℃）环境下，温度每增加 1℃，水的 Brillouin 频移增大 7.4MHz。因此，需要根据不同的环境温度确定参考物质相应的 Brillouin 频移来校正结果。眼表温度与周围环境温度、体温、年龄等因素密切相关。为了精确地在体测量，需要根据患者眼表温度进行校正。然而，目前尚无眼表温度与 Brillouin 显微镜测量间关系的研究报道，需要更深入的研究帮助减小眼表温度对测量结果的影响。

3）探测光的入射角度：角膜是各向异性组织，即沿角膜组织中某一点不同方向所测得的角膜硬度参数是不同的。Webb 等人使用不同角度入射的探测光测量猪离体角膜 Brillouin 频移，当探测光线与角膜顶点法线呈 0°、15° 和 30° 时测得的频移差异具有统计学意义（分别为 6.44GHz±0.04GHz、6.49GHz±0.03GHz、6.53GHz±0.03GHz，P<0.05）。在临床应用中，不同患者角膜自然弧度的差异会影响测量的结果，尤其是对于圆锥角膜患者，局部角膜自然弧度（曲率）有较大的变异（图 4-2-30）。未来，如基于偏振敏感 OCT 等设备可以精确测量扫描角度并加以校正。

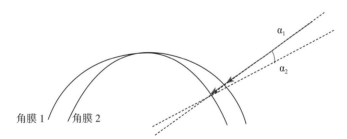

图 4-2-30　恒定方向光线入射至不同曲率角膜示意图

恒定方向探测光线入射至不同曲率角膜表面时，入射角 α₁ 和 α₂ 不同，导致 Brillouin 频移测量误差。

（3）Brillouin 显微镜对正常角膜力学特性的评估：在使用 Brillouin 显微镜进行疾病诊断前，需要了解正常人 Brillouin 频移的基线数值。Seiler 等人对 47 位健康受试者（平均年龄 39 岁，范围 18 ~ 82 岁）进行 Brillouin 显微镜测量，发现角膜中央平均 Brillouin 频移为（5.72±0.016）GHz（范围：5.70 ~ 5.76GHz）。年龄与 Brillouin 频移之间具有显著相关性（r=0.369，P=0.011），每 10 年角膜中央 Brillouin 频移增加约 0.07%。Shao 等人的研究显示，47 位健康受试者（平均年龄：39 岁 ±13 岁）的角膜中央 Brillouin 频移在 5.69 ~ 5.76GHz 之间，标准差为 0.015GHz，与 Seiler 等人的研究相似，然而该研究并未发现年龄与 Brillouin 频移间的相关性。Scarcelli 等人研究了依赖于角膜深度的 Brillouin 频移变化，发现在角膜前 100 ~ 400μm 的区域内，Brillouin 频移从 5.6GHz 缓慢减少至 5.5GHz，而从角膜后部 200μm 处开始，Brillouin 频移从 5.5GHz 快速下降至 5.2GHz（图 4-2-31），该现象可能与角膜不同深度微观结构差异相关。目前尚缺乏基于大样本的正常人群 Brillouin 频移基线以及角膜不同区域、不同深度 Brillouin 频移基线的研究。

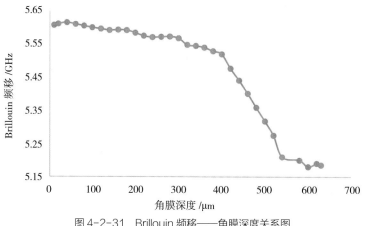

图 4-2-31　Brillouin 频移——角膜深度关系图

（4）Brillouin 显微镜在圆锥角膜中的应用：Brillouin 显微镜可以在体评估角膜三维空间内的角膜生物力学特性，因而在圆锥角膜的诊疗评估体系中极具潜力。Scarcelli 等人使用 10 个离体圆锥角膜和 8 个离体健康角膜进行研究发现，圆锥角膜前 200μm 的平均 Brillouin 频移显著低于健康角膜（分别为 7.99GHz ± 0.10GHz、8.17GHz ± 0.06GHz，$P<0.001$）。Seiler 等人在体比较了 47 例健康眼和 36 例不同 Amsler-Krumeich 分期的圆锥角膜眼，也发现圆锥角膜患者角膜最薄点 Brillouin 频移弱于健康人群角膜（分别为 5.707 2GHz ± 0.021 4GHz、5.724 2GHz ± 0.016 0GHz）。随着圆锥角膜严重程度的增加，Brillouin 频移进行性降低［正常最薄点、AK1 ~ 2 期（详见第五章第二节）后表面最高点、AK>2 期后表面最高点分别为 5.724 2GHz ± 0.016 0GHz、5.711 3GHz ± 0.021 0GHz、5.697 0GHz ± 0.019 0Ghz］。此外，角膜后表面最高点的 Brillouin 频移与 Kmax（$r=-0.43$，$P=0.039$）、角膜最薄点厚度（$r=0.53$，$P=0.010$）等参数相关，而与角膜厚度最薄点的 Brillouin 频移无关（P 均>0.05），但角膜后表面最高点的 Brillouin 频移诊断圆锥角膜的效能弱于 Kmax 和角膜最薄点厚度等参数。Shao 等人比较了 47 位正常人和 46 位不同 AK 分期（详见第五章第二节）圆锥角膜患者的 Brillouin 频移，发现仅 3、4 期角膜的中央 Brillouin 频移小于正常。当评估区域差异性时，不同分期圆锥角膜 Brillouin 频移差异（圆锥区与锥外区域差异）均大于正常，且差异值随着圆锥角膜分期增加而增大［正常，5.738GHz ± 0.010GHz（中央）、5.737GHz ± 0.011GHz（周边），$P>0.05$；AK1 ~ 2 期，5.716GHz ± 0.020GHz（锥内）、5.726GHz ± 0.020GHz（锥外），$P<0.001$；AK3 ~ 4 期，5.677GHz ± 0.024GHz（锥内）、5.728GHz ± 0.032GHz（锥外），$P<0.001$］。此外，圆锥角膜双眼间 Brillouin 频移差异也大于正常眼（中央角膜差异，正常、AK1 期分别为 0.006GHz ± 0.004GHz、0.013GHz ± 0.007GHz；角膜最薄点差异，正常、AK1 期分别为 0.006GHz ± 0.004GHz、0.024GHz ± 0.004GHz，P 均<0.01）。

角膜交联术通过光化学方法增强角膜生物力学特性，是治疗圆锥角膜的主要方法之一。一些体外动物实验已引入 Brillouin 显微镜对角膜交联术的治疗效果进行更深入的评估。Brillouin 显微镜可以在交联手术前后描绘深度依赖的角膜生物力学分布，能够准确地确定交联区域和交联效果。Scarcelli 等人比较了核黄素角膜交联术前后牛角膜的生物力学变化，并绘制了 Brillouin 频移深度图，发现角膜交联后 Brillouin 频移明显升高，角膜交联效应主要存在于角膜前部基质。此外，该研究使用 Brillouin 显微镜发现了不同交联方案（不同核黄素浸泡时间、不同照射时间、是否去除角膜上皮）之间交联效果的差异在角膜前部基质最大，中部基质次之，但后部基质区基本无差异。Webb 等人在固定总照射能量不变的情况下，改变紫外光功率和照射时间发现，猪角膜的交联效应随紫外光功率增加而降低，$3mW/cm^2$ 和 $9mW/cm^2$ 的功率之间交联效果的差异存在于中部和后部基质，这可能是由于角膜基质中深度依赖性的氧气扩散。Zhang 等人使用猪眼比较了 LASIK 制作角膜瓣后在瓣下进行核黄素浸泡、传统的去上皮核黄素浸泡这两种不同交联方式的疗效，发现在角膜瓣区域传统方式的交联效果较好。

（5）优点和展望：相比其他角膜生物力学测量设备，Brillouin 显微镜可提供区域性和深度依赖性的角膜纵向模量的信息。由于圆锥角膜病变具有区域性和不对称性，Brillouin 显微镜在圆锥角膜的早期诊断、疾病监测以及角膜交联术的治疗评估方面可能更具优势。此外，Brillouin 显微镜对角膜生物力学特性进行全体积成像的特点为圆锥角膜个性化诊疗提供了更多信息，临床医师有望以此设计个性化治疗方案以获得更好的疗效。Brillouin 显微镜尚未广泛用于临床诊疗实践，未来需要更多的研究评估其在圆锥角膜诊疗中的应用价值。此外，仍需要更深入的研究对 Brillouin 显微镜进行优化，使其可以更精准、更快速、更稳定地进行角膜生物力学的在体测量。

（任阅诚　高蓉蓉）

三、不同治疗方法对圆锥角膜生物力学的影响

（一）配戴角膜接触镜对圆锥角膜生物力学的影响

圆锥角膜呈现出中央或旁中央区域发生机械弱化，生物力学参数的结果预期低于正常眼，该处角膜呈圆锥形凸起。圆锥角膜锥形凸起越严重，角膜生物力学性能越差。探究角膜接触镜对圆锥角膜生物力学的影响，对研究病程进展有重要意义。

1. 配戴 RGP 对圆锥角膜生物力学的影响　谢培英教授团队选择中、重度圆锥角膜患者 15 例（30 只眼），观察患眼配戴 RGP 前后的角膜形态、角膜厚度和角膜生物力学性能变化，采用配对 t 检验比较初诊和戴镜 1 年后球镜度、散光度、角膜最小屈光力数值（Kf 或 K1）、角膜最大屈光力数值（Ks 或 K2）、角膜厚度、CH 值和 CRF 值的差异。戴镜治疗 1 年后，角膜散光度明显降低，Kf 无明显变化，Ks 明显下降，即角膜散光减小；SRI 和 SAI 较戴镜前明显降低，且具有统计学意义，因此反映出角膜呈规则化改变趋势。戴镜后角膜生物力学性能指标明显提高，CH 的平均值从初诊的（8.26±0.39）mmHg 提高到（10.23±0.49）mmHg，CRF 的平均值从初诊的（7.53±0.56）mmHg 提高到（9.05±0.58）mmHg，且均存在统计学意义。

配戴 RGP 顶端接触配适的圆锥角膜患者，可能会矫正因生物力学应力引起的角膜后表面的改变。Shizuka 等人对圆锥角膜患者角膜后表面测量数据的定量傅里叶分析表明，圆锥角膜的角膜生物力学特性与配戴 RGP 导致的后角膜表面变平相关。角膜的生物力学越弱，RGP 对其的影响越明显。对角膜后表面测量数据的定量傅里叶分析表明，RGP 的顶端接触或三点接触配适导致球镜、规则散光和不对称散光成分发生显著变化。角膜

后表面的球镜和散光成分变化可能有助于提高视力。研究发现，配戴和不配戴 RGP 患者相比，角膜后表面的角膜生物力学参数，包括 2mm 以内的变形幅度比（deformation amplitude ratio within 2mm，DAR 2mm），第一次压平刚性参数（stiffness parameter at the first applanation，SP-A1）以及 CBI 等存在统计学差异。在生物力学弱化的角膜中，RGP 对角膜后表面的球镜成分的矫正作用更大，即在圆锥角膜严重的阶段，RGP 配戴过程中对角膜后表面的改善更明显。目前的研究显示，配戴 RGP 能对患者眼角膜产生良好的塑形效果以显著提高视力，同时也具有提高角膜生物力学性能的潜在价值，但 RGP 对圆锥角膜生物力学特性的影响仍需要长期观察和进一步研究。

2. 配戴巩膜镜对圆锥角膜生物力学的影响   Dhallu 等人使用 ORA 研究巩膜镜片和软性角膜接触镜对健康眼角膜生物力学的影响，在配戴 8 小时后未观察到显著变化。在戴巩膜镜 8 小时后，使用 Corvis ST 评估角膜生物力学参数与戴镜前未见显著改变。但与正常人相比，配戴巩膜镜的圆锥角膜眼有较低的 CH 和 CRF，提示可能其更容易受到外部变形力量的影响。

3. 配戴角巩膜接触镜对圆锥角膜生物力学的影响   角巩膜接触镜（corneoscleral contact lens）可用于圆锥角膜的治疗，但并非主流选择，主要问题可能在于机械压力会损伤角膜顶端、外周角膜或角膜缘（干细胞所在的位置）。Montalt 等人使用 ORA 研究了 27 只患有 LASIK 术后角膜形态不规则的眼在角巩膜接触镜配戴 1 年后的角膜生物力学变化，尽管观察到 CCT 和眼压稳定、CRH 显著增加，但并未对此情况进行合理的解释。这些 LASIK 术后角膜形态不规则的患者在验配角巩膜镜后显示视力显著提高，主观舒适度等级高，且每天可以连续配戴（12.67±1.98）小时。随后，Esteban 等人评估了圆锥角膜眼配戴角巩膜接触镜后 1 年的角膜生物力学参数的变化，发现角膜的黏弹性无显著变化，也未出现明显的角膜水肿和角膜点染。Porcar 等人使用 ORA 研究发现，无论是正常组、圆锥角膜组还是植入角膜基质环的圆锥角膜组，配戴角巩膜接触镜 1 年后角膜生物力学没有显著变化。由此证明，角巩膜镜对于圆锥角膜患者可能是安全的。

4. 不足和展望   目前的研究都是摘镜后测量的眼部参数，但是尚无可用于评估镜片配戴期间角膜生物力学或眼压的方法，配戴接触镜的同时是否会影响测量得到的角膜生物力学参数也未知。未来的研究可以开发新技术以测量戴镜时眼部的角膜生物力学动态变化，同时使用更多新的指标量化角膜生物力学，以揭示角膜接触镜对圆锥角膜生物力学的潜在影响。

（王　凯）

（二）角膜交联术对圆锥角膜生物力学的影响

1. 角膜交联术（cornea crosslinking，CXL）后角膜生物力学增加的原理   核黄素与紫外光共同作用促进了胶原分子和蛋白聚糖核心蛋白之间的连结。交联后胶原直径、纤维间距、胶原密度的增加以及胶原分子间附加酰胺键的形成导致了切线模量和抗拉强度提高。交联后基质板层内分子连结减少导致了黏度降低。胶原纤维和蛋白聚糖核心蛋白的多尺度形态，以及原纤维和板层的复合结构，导致交联后角膜的宏观超黏弹性生物力学特性改变，即强度和刚度增加，最大拉伸和黏度降低。解析交联后的力学变化，选择合适的解析力学性能的方法，对检测交联后的力学变化具有重要意义。由于角膜具有复杂的生物力学特性，因此难以总结交联的生物力学效应。交联对于各力学参数改变不同。例如，交联可以显著增加抗拉强度，而不增加黏稠度。

2．角膜交联与角膜生物力学的影响因素　交联引起的角膜生物力学最终取决于交联位点的总数量和交联的位置。

（1）交联方案：不同的交联方案形成的交联位点和交联位置可能不同。例如，研究表明核黄素/紫外光和钯菌绿素 13′-（2-磺乙基）酰胺二钾盐（WST11）/近红外光在胶原中形成的交联位点不同，单线态氧介导的核黄素/紫外光交联后可以检测到 405nm 处的二酪氨酸键荧光，但近红外光照射 WST11 水溶液后产物为超氧化物和羟自由基，没有检测到单线态氧，也未检测到 405nm 处的二酪氨酸键荧光。不同类型的交联改变的机械性也不同，这与角膜中胶原和板层的结构组成有关。化学交联可以在胶原分子中的氨基酸残基之间、微纤维三螺旋之间、一级结构 α 链之间，以及在包围胶原纤维的细胞外基质成分（主要是蛋白聚糖）内或之间形成。酶诱导交联一般是在原胶原之间形成的，角膜将更好地承受拉伸应力，但由于缺乏板层中的交联，可能容易相对滑动，导致剪切模量相对不变。相反，如果化学交联增加了围绕胶原纤维的蛋白聚糖之间的结合，增加了凝胶化，剪切模量可能显著增加，但拉伸强度可能相对不变。因此，当选择生物力学测量来评估交联效率时，应同时考虑预期的机械变化和预期的结果。例如，如果期望的临床结果是抑制圆锥角膜的进展，酶消化可能是最合适的指标。然而，如果期望的结果是降低术后扩张的风险，预计在原胶原之间发生交联形成，测量角膜的抗拉伸强度可能是最好的指标。如果预期交联形成发生在蛋白聚糖之间，剪切模量可能是最合适的指标。

（2）胶原纤维的卷曲和张力：在交联过程中胶原纤维的张力可能影响交联的效果。胶原蛋白在自然状态下呈"卷曲"状态，离体条件下则没有张力。降解是一种耗能的过程，卷曲的纤维承受所施加负载后以固有的速率降解，而拉直纤维的降解过程则相对缓慢。对于相同的应力水平，更少卷曲和更细长的纤维更能抵抗酶促降解，即在组织水平上观察到抗酶促溶解的性能主要由纤维卷曲决定。如果交联是在体外组织中诱导的，则没有张力，这是一个重要的考虑因素。

（3）交联发生的部位：即使均匀地交联处理，交联也可能不均匀地在组织上发生。例如，交联主要作用在角膜基质的前基质部。其原因考虑与渗透至不同组织深度的光敏剂以及氧含量差异有关。此外，采用相同方案通过核黄素/紫外光进行的巩膜胶原交联，在外侧和赤道部巩膜中杨氏模量增加更明显。其原因可能与受处理部位的巩膜厚度差异以及天花板效应（未处理组织的杨氏模量越低，其相对增加就越大）有关。

（4）环境因素：生物组织具有高度依赖环境因素的力学特性，如组织的水化状态和其他预处理条件影响。因此，即使对于使用相同的实验方案和报告相同的力学参数的研究，结果也可能不同。

3．交联后角膜生物力学的改变

（1）离体评估：多项离体拉伸测试研究表明，圆锥角膜患者的杨氏模量和角膜硬度降低，交联后角膜硬度增加。考虑到交联方案以及实验设备的差异，不同实验室测量的弹性模量存在差异。最早在 2003 年，Wollensak 等人用 Dresden 方案处理离体的猪角膜和人角膜后，拉伸测量猪和人角膜组织的杨氏模量分别增加了 71.9% 和 328.9%。在 Abrishamchi 等人的实验中，将离体猪眼去上皮后，用 0.1% 等渗核黄素溶液浸泡 20 分钟。标准照射方案组（3mW/cm^2，

30 分钟，10J/cm²）硬化效果为 133%，而加速去上皮交联方案（18mW/cm²，9 分 15 秒，10J/cm²）显示明显硬化效果，5% 应变下的弹性模量为 1.92E±0.52E，硬化效果达到 149%。

（2）活体评估：CXL 术后角膜生物力学在体内评估的可能性在过去 10 年中一直存在争议。研究表明，圆锥角膜患者的 CH 和 CRF 显著降低。采用 ORA 评估 CXL 术后随访 6 个月、1 年、4 年的结果显示，CH 和 CRF 无明显变化，可能归因于生物力学变化可能太小，无法用 CRF 和 CH 测量来检测。其次，CH 可能无法体现黏度也发生变化时角膜生物力学特性的纯弹性变化，即 CXL 在胶原链末端与细胞外基质之间提供共价键黏性性质的改变可能掩盖了弹性性质的改变。此外，这些扩张性角膜的表面光学不规则性可能会给 ORA 信号带来误差和变异性，从而导致读数变异。有研究表明，供氧加速交联组的 CRF 由显著增加。Corvis ST 测得的标准 DCR 参数显示，DAR 2mm、综合半径（integrated radius，IR）、最大压陷状态时角膜两个峰之间的距离（peak distance，PD）、达到最大压陷状态时角膜反向曲率半径（highest concavity radius，HC radius）与术前相比均有所改善。

（黄锦海　黄玉颜）

（三）角膜移植术对角膜生物力学的影响

1. 角膜移植术对非圆锥角膜患者角膜生物力学的影响　深板层角膜移植术（DALK）和穿透性角膜移植（PK）后，角膜应力分布发生改变，最大等效应力的位置从中央角膜基质表面的前 40% 转移到外周角膜切口的前表面，外周的角膜切口生物力学相对较弱，这也可以解释为什么角膜移植术相关的创伤中，角膜破裂通常发生在角膜切口处。PK 和 DALK 后的角膜在受体 - 供体界面可能会发生一些愈合反应，可能会影响移植角膜的整体生物力学特性。

角膜的刚性受到移植角膜的厚度及其杨氏模量的影响。如果角膜更薄或更有弹性，将降低角膜的刚性；相反，如果角膜较厚或较硬，会增加角膜的刚性。相同眼压下，较高眼刚性角膜与较低的应力相关联。在 20～100 岁之间，人类角膜的刚性可以增加大约 2 倍。供体角膜的杨氏模量可根据供体的年龄而变化。一项长期随访的纵向研究表明，PK 术后第 15～20 年间角膜厚度稳定，但术后 20 年的角膜厚度比术后 2 年更厚，作者认为可能与术后早期蛋白聚糖损失增加有关。术后 1 年角膜厚度＞600μm 可看作移植失败的预测因素，此时较易发生角膜内皮功能失代偿且视力下降。与保存在器官培养基中的角膜相比，保存在 McCarey-Kaufman 培养基中的角膜在术后厚度增加更高。

一组异质性非圆锥角膜患者（疱疹性角膜瘢痕、角膜基质营养不良、Fuchs 角膜内皮营养不良、创伤性和化学性角膜混浊）PK 后 2 年的随访显示，移植物的生物力学尚未恢复到正常角膜的平均值。2017 年，Jiang 等人使用 ORA 对 PK 或 DALK 术后患者的角膜生物力学特性进行了荟萃分析：进行 DALK 移植术后，CH 和 CRF 的恢复情况要比 PK 好，可能是因为 PK 后弹力层的不连续性。后弹力层的硬度比前弹力层的硬度大，厚度随着年龄的增长而增加，出生时约 3μm，老年时＞10μm。Maeda 等人通过 Corvis ST 测量了 PK 和 DALK 术后眼睛相对正常眼的变形幅度（deformation amplitude，DA）和最大凹陷半径（radius at the highest concavity，Rhc）的变化，发现 PK 和 DALK 术后的平均 DA 值（PK：1.20mm ± 0.13mm；DALK：1.18mm ± 0.18mm）显著高于对照眼（1.07mm ± 0.09mm），Rhc 值（PK：6.34mm ± 0.37mm；DALK：6.04mm ± 1.22mm）均显著低于对照眼（7.57mm ± 0.78mm）。

后弹力层自动剥离角膜内皮移植术（DSAEK）移植的角膜组织厚度为 $100\sim200\mu m$，相当于供体角膜的 $20\%\sim30\%$，而后弹力层角膜内皮移植术（DMEK）只移植了供体角膜的 5% 内皮层 / 后弹力层（$10\sim15\mu m$）。与 DMEK 相比，DSAEK 导致角膜厚度总体增加，从而眼球刚性更大，CH 与 CFR 增加。一项研究显示，DSAEK 术后半年患者的受体角膜厚度为（482 ± 27）μm，3 年后增加至（505 ± 23）μm。Feizi 等人比较了 DSAEK、PK 和 DALK 术后的角膜生物力学变化后发现，与接受 PK（分别为 10.23mmHg ± 2.07mmHg、10.13mmHg ± 2.22mmHg）和 DALK（分别为 9.64mmHg ± 2.07mmHg、9.36mmHg ± 2.09mmHg）的圆锥角膜患者的 CH 和 CRF 相比，接受 DSAEK 治疗大泡性角膜病变的患者显著降低（分别为 7.79mmHg ± 2.0mmHg、7.88mmHg ± 1.74mmHg），认为这一现象是由于 DSAEK 切除了受体角膜起到后部支撑作用的后弹力层所致。此外，作者还认为角膜供体、剩余角膜受体的生物力学特性以及角膜供受体之间的愈合反应也会对移植后角膜的生物力学特性产生影响。DMEK 因其移植物厚度影响较小，因而对角膜生物力学影响不明显。一项关于 Fuchs 角膜内皮营养不良患者 DMEK 术后的相关研究表明，DMEK 术前、术后 CH、CRF 和 CCT 均未发现统计学意义。Shilova 等人的研究也表明，DMEK 术后的角膜 CH 和 CRF 值与正常角膜无显著差异，DMEK 术后角膜可恢复正常的生物力学特性。

2. 角膜移植术对圆锥角膜患者角膜生物力学的影响　一些研究使用 Corvis ST 和 ORA 比较了 PK 和 DALK 后的角膜生物力学变化。大多数研究认为，DALK 后的角膜生物力学强度较 PK 更稳定。Li 等人建立了 2 个 DALK 模型，研究理论上 PK 和 DALK 术后的等效应力和残余基质厚度（residual stromal thickness，RST）对角膜生物力学的影响：理想型确保术后中央角膜厚度恒定在 560μm，角膜供体厚度（500μm、450μm、400μm、350μm 和 300μm）随 RST（0μm、50μm、100μm、150μm 和 200μm）的变化而变化；临床型 DALK 角膜供体厚度均为 500μm，总厚度随 RST（0μm、50μm、100μm、150μm 和 200μm）变化而变化。分析 10mmHg、15mmHg、20mmHg 和 25mmHg 眼压下 DALK 和 PK 模型的角膜位移和等效应力，结果显示，DALK 模型的角膜位移和等效应力低于 PK 模型。在理想型 DALK 模型中，除了 0μm 的 RST，RST 的增加与愈合区的变形程度增大和等效应力降低有关，而临床型 DALK 模型中，愈合区的变形和等效应力随着 RST 的增加而减少。Li 等人认为，应力分布与不同角膜层的生物力学特性以及各角膜层的本构参数设置相关，最大变形发生在角膜后表面，而最大等效应力发生在前 40% 的角膜基质表面。Hosny 和 Abdelkader 等人用 ORA 评估了 PK 和 DALK 术后的角膜生物力学，PK 组的 CH 和 CRF 低于 DALK 组，PK 术后角膜生物力学特性较正常角膜减弱，而 DALK 术后的角膜生物力学强度几乎保持在正常范围。另有 Ziaei 等人经 Corvis ST 测量后发现虽然 DALK 结果优于 PK，但 DALK 和 PK 都无法将角膜生物力学特性恢复到正常。目前关于角膜移植术后对生物力学的影响还在研究中，普遍看法是 PK 术后 CH 和 CRF 值降低，角膜生物力学特性减弱，而 DALK 的影响则优于 PK。在角膜内皮移植术中，DMEK 较 DSAEK 移植组织少，对角膜生物力学的影响也较轻。

（郑钦象　陆天昊）

第三节　圆锥角膜的其他诊断技术

一、超高频数字超声生物显微镜

角膜上皮是角膜的第一层细胞和屈光介质，上皮厚度分布直接影响角膜总屈光力，可通过改变其厚度轮廓或上皮重塑，来维持光滑的角膜表面，以保持角膜的屈光力。了解正常角膜的上皮厚度分布有助于角膜屈光手术的设计和随访观察，提高诊断角膜扩张性疾病的能力。超高频（very high-frequency，VHF）数字超声生物显微镜是一种用于眼部生物结构测量的精密超声设备，可精确测量角膜上皮等眼前节参数。

（一）原理和结构

VHF 数字超声扫描系统（图 4-3-1）是基于 VHF 数字超声技术原理，使用 50MHz 高精度超声传感器（带宽 10～60MHz），以反向弧线运动的方式进行 B 扫描，可以拍摄从角膜上皮至晶状体后囊的完整眼前节结构，并实现精确测量。

测量时，患者为坐位，将下颌置于颌托上，同时将眼睛置于软边眼罩中（图 4-3-2）。将无菌生理盐水（33℃）注入眼罩内，作为被测眼和传感器之间的声学耦合介质。患者注视固视灯，检查者调整扫描系统的旋转中心，直到扫描中心与角膜顶点同轴。完成一只眼睛的三维扫描需要 2～3 分钟。

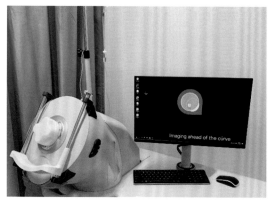

图 4-3-1　VHF 数字超声扫描系统

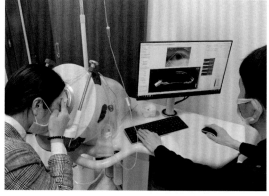

图 4-3-2　VHF 数字超声生物显微镜检查

三维角膜扫描集的扫描序列由 4 条以 45°为间隔的子午线 B 扫描组成。每次扫描耗时约 0.25 秒，由 128 条扫描线或脉冲回波矢量组成。在每次扫描的采集过程中，数据实时地转换为计算机屏幕上显示的 B 扫描。每次 B 扫描都会显示扫描过程中可能出现的有关中心、范围和眼球运动的信息。超声数据被数字化并存储，使用获得专利的数字信号处理技术对超声数据进行转换和计算，得到最终测量结果。

（二）优点

1. 与光学方法相比，VHF 数字超声不限于光学透明介质，并且具有更好的信号穿透能力。

2．与传统的超声测厚法相比，它具有可以在特定扫描平面上的任何位置进行测量的优势，能清晰成像和精准测量角膜上皮、瘢痕深度等各角膜组织层，其轴向分辨率为35μm，横向分辨率为65μm；可改变探头频率测量眼前节不同部位：角膜频率为60MHz，前房频率为50MHz，晶状体频率为50MHz；最大弧线扫描范围高达70°，线性扫描范围29mm。

3．VHF数字超声在测量过程中使用一次性眼罩，不直接接触眼球，比传统超声生物显微镜（ultrasound biomicroscopy，UBM）的侵入性更小，舒适度更好。

（三）正常角膜的上皮厚度分布

正常人的角膜上皮并非均匀分布，下方厚于上方，鼻侧略厚于颞侧。上、下方厚度差异大于鼻、颞侧差异（图4-3-3）。在角膜3mm区内，下方比上方厚5.7μm，鼻侧比颞侧厚1.2μm。上方角膜上皮比下方薄的原因可能与眨眼时造成的眼睑摩擦角膜上皮有关。眨眼时，上眼睑的下降速度大约在穿过视轴时达到最大，眼睑可能会有力地摩擦角膜上皮，在上方施加的力大于下方，导致上方上皮较薄。

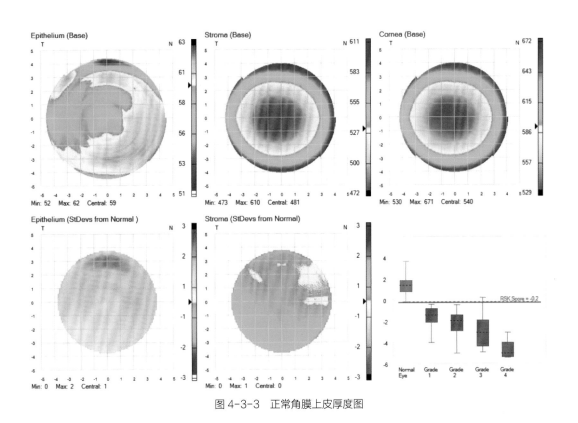

图 4-3-3　正常角膜上皮厚度图

对角膜屈光手术前后角膜上皮变化的分析，可以帮助临床医师确定屈光回退的程度。区分上皮增生导致的回退和生物力学原因对防止二次手术引起的角膜结构不稳定（角膜扩张）非常重要。

（四）圆锥角膜的上皮厚度分布

角膜上皮能够通过改变角膜前表面厚度轮廓，以维持光滑、对称的光学表面。少量的基质前表面扩张，上皮改变可能会完全补偿基质表面的不规则性，掩盖其异常扩张。使用VHF数字超声得到的上皮厚度剖面图可以了解前基质表面的形状。基于对正常上皮厚度剖面模式的分析，任何局部异常上皮变化都可以作为局部基质表面不规则的标识。在地形图表征不明显的情况下，可提高诊断早期圆锥角膜的精确性。

圆锥角膜的上皮厚度剖面与正常角膜有明显不同的模式。在圆锥角膜中，由于圆锥突出，顶点与眼睑接触，导致摩擦增加，因此锥顶的上皮变薄。圆锥角膜的典型特征是角膜顶点处的上皮变薄，顶点周围环绕的上皮增厚，且最薄的上皮与角膜后部最佳拟合球面（BFS）上的疑似锥体重合，因此上皮厚度图呈"甜甜圈"模式（图4-3-4）。圆锥角膜早期，前基质表面锥体可能被上皮代偿完全掩盖，无法通过角膜前表面地形图检测到，早期较小的后表面异常通常不是诊断圆锥角膜的敏感标志。上皮厚度剖面可用于确认或排除地形图上提示但不能确诊圆锥角膜的病例。在前表面地形尚正常的情况下，与后部BFS偏心顶点位置一致的上皮圆环，表示角膜前表面下基质的膨隆完全被掩蔽或已被上皮代偿，并预示着后表面抬高，即圆锥角膜。随着疾病进展，锥体凸出更明显，角膜上皮通过锥顶变薄和锥周围增厚使角膜前表面规则，晚期患者的上皮"甜甜圈"更为明显。相反，地形图上变陡区域或后表面膨隆点，缺乏上皮圆环图，则可以排除圆锥角膜。与目前传统的角膜地形图筛查相比，应用角膜上皮厚度剖面图可提高圆锥角膜筛查的灵敏度和特异度，将减少并可能消除扩张的风险，从而提高角膜屈光术的安全性。上皮厚度测量值与不同程度

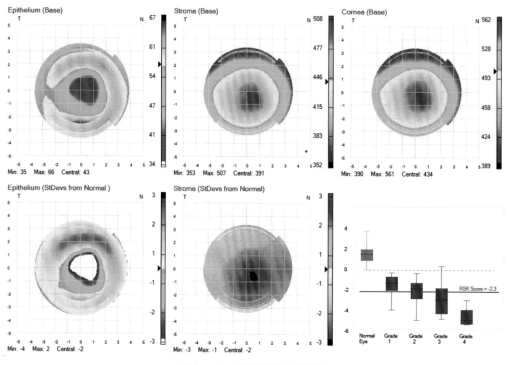

图4-3-4　圆锥角膜上皮厚度图

的圆锥角膜之间的关系可能间接反映了疾病的演变，也可以作为评估圆锥角膜进展的辅助变量。

（五）角膜上皮分类的自动算法

使用 VHF 数字超声系统获得角膜上皮数据，用 Matlab 软件进行特征提取。利用已知分类（正常与圆锥角膜）和所有变量的值作为输入进行逐步线性判别分析。然后，根据判别函数输出和 AUROC 进行受试者工作特征（receiver operating characteristic，ROC）分析。分析包括 leave-one-out 验证程序，以评估分类器的预期性能。接下来进行神经网络分析，以评估非线性分类器的相对有效性。采用径向基核多层感知器，用逐步线性判别分析选择的相同变量作为输入，诊断作为输出。变量值在输入到神经网络之前通过减去平均值并除以标准差（standard deviation，SD）进行标准化。神经网络分析将数据库分为训练集和测试集，分别由随机选择的 70% 和 30% 的病例组成，测定 2 组的灵敏度和特异度。虽然训练集分类精度可能会受到过度拟合的影响，但测试集性能反映了分类器在未知情况下的性能。重复该分析（包括 ROC 分析）10 次，每次使用不同的随机测试和训练集以及不同的随机初始链接权重。最后，对训练集中包含的所有病例进行分析。该程序将基于所有可用数据生成分类器。

通过使用仅基于上皮厚度的 VHF 数字超声的自动算法，可以发现地形图表现"正常"的眼睛中有 50% 患有圆锥角膜。Silverman 等人从 VHF 数字超声获得的上皮和基质图分析中开发了一种自动多元分类器，使用该自动分类器可完全区分正常角膜和圆锥角膜。未来与上皮厚度分布相关的改进指标可能会产生更好的灵敏度。

（黄锦海　万　婷　黄小敏）

二、波前像差

眼球并非理想的光学成像系统，在视网膜成像的实际波面和理想波面存在偏离。像差是理想波面和实际球面波的差值，其测量和正确评估能较全面、客观地反映人眼实际光学质量和视觉质量情况。了解人眼的光学特性、成像能力和不规则成像造成的高阶像差具有重要的意义。圆锥角膜患者角膜形态的不规则造成了成像高阶像差，总波前像差和角膜波前像差的整合提高了圆锥角膜的诊断准确性。

（一）常用测量波前像差的检查原理和设备

1. Hartmann-Shack 原理　Hartmann-Shack 原理属于出射型波前像差测量设备，使一条细窄光束进入眼球聚焦于视网膜上，光线从视网膜上反射穿过一个微型透镜组进行成像，测量眼底通过点光源反射出眼球的视网膜像来测量波阵面像差。如受检眼无像差，则反射的平面波聚成一个整齐的点阵格子图，每一个点的图像准确地落在相应透镜组的光轴上（图 4-3-5A）。当受检眼有像差时，则生成扭曲的波阵面，呈现扭曲的点图像（图 4-3-5B）。通过测量每一个点与其相应透镜组光轴的偏离，就可计算出相应的波阵面像差。

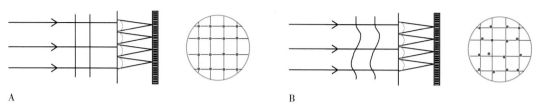

图 4-3-5　Hartmann-Shack 原理

A. 受检眼无像差，则反射的平面波聚成一个整齐的点阵格子图，每一个点的图像准确地落在相应透镜组的光轴上；
B. 受检眼有像差，则生成扭曲的波阵面，呈现扭曲的点图像。

Hartmann-Shack 原理是目前应用最广泛的全眼像差测量原理，在正常人眼中测量重复性佳，但存在测量范围有限、采样密度受到单个透镜大小限制及无法实时测量计算数据等问题。基于此原理的像差设备包括 WASCA 像差分析仪、KR-1W 和 iDesign 等。

2．Tscherning 原理　Tscherning 原理属于入射型视网膜成像原理，通过将进入人眼之前的入射光线划分为许多平行的细光束，再计算分析这些细光束在视网膜上的投射光线与理想状态下的偏移，从而得出实际人眼波前像差的大小（图 4-3-6）。

基于 Tscherning 原理的波前像差测量仪主要有 iTrace（图 4-3-7）和 Allegretto 像差分析仪等。其中，iTrace 通过搭载 26 环的 Placido 盘，可以采集角膜前表面 9 360 个点。iTrace 测量角膜和全眼像差的重复性好，但再现性较差。Xu 等人报道了 iTrace 在测量角膜及全眼像差时重复性较好，但再现性较差，重测信度（test-retest repeatability，TRT）均<0.105μm，内部一致性系数（internal consistency coefficient，ICC）均>0.805。

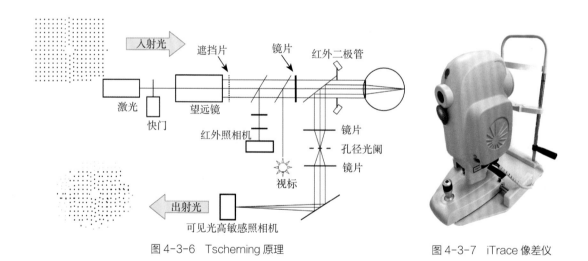

图 4-3-6　Tscherning 原理　　　　图 4-3-7　iTrace 像差仪

3．Sminov-Scheiner 原理　Sminov-Scheiner 原理属于入射可调式屈光计型，通过对一束射入眼内的光线进行补偿像差调整，完善其视网膜成像，来计算波前像差（图 4-3-8）。Sminov-Scheiner 原理与临床应用的屈光计、检影镜很相似，所有进入视网膜的光线都向中央一点汇聚，通过在各轴向上对瞳孔的快速裂隙扫描而实现。

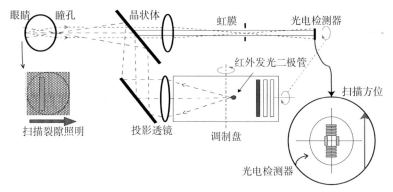

图 4-3-8 Sminov-Scheiner 原理

基于 Sminov-Scheiner 原理的波前像差仪包括 OPD-Scan Ⅲ（图 4-3-9）和 Emory 视觉矫正系统等。其中，OPD-Scan Ⅲ 是该原理的代表性商用设备，测量区域为直径 9.5mm，像差测量点数为 2 520 点，其使用的蓝色测量光，能够减少虹膜纹理和角巩膜缘的影响，功率小，对眼底更安全。CXL 术后 1 年，在轻度病例中，OPD-Scan Ⅲ 在测量角膜地形参数和像差的重复性可以接受（总高阶像差、彗差、三叶草像差和球差的 TRT 分别为 1.17μm、0.70μm、0.69μm 和 0.48μm）。

4. 光路追迹（ray-tracing）原理 光路追迹原理是将多个入射光束依照特定的顺序连续地投射到视网膜上，连接计算机的高敏感度电荷耦合器件（charge

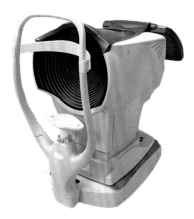

图 4-3-9 OPD-Scan Ⅲ

coupled device，CCD）相机采集视网膜上的图像，分析到达视网膜上光线发生的偏移，通过比较视网膜图像上每个点的实际成像点和理想成像点之间的差距，从而推算出波前像差。由于光源是连续投射的，因此该技术可以有一个非常大的动态范围，而且可应用于整个瞳孔，但是图像捕获的连续特性也带来了处理速度较慢的缺点，使得成像对眼球运动非常敏感。因此，在临床使用时，需要增加一个位置传感器，进行快速扫描。

Pentacam 和 Scansys（图 4-3-10）均为 Scheimpflug 摄像技术与基于 Snell 定律光线追迹原理相结合的三维眼前节分析系统，可以同时测量角膜前、后表面和全角膜像差，并以 Zernike 多项式来表示。Pentacam 采用波长为 475nm 的光源，可以获取角膜 138 000 个点的数据。Scansys 最多可以采集角膜 230 400 个数据点。研究已经证实了 Pentacam HR 测量正常人眼 6mm 瞳孔直径下角膜前、后表面和全角膜高阶像差的准确性，显示所有参数的重复性极佳。在角膜前表面和全角膜测量高阶像差方面也具有很好的再现性，具有很好的临床应用价值。近期，角膜地形图联合 Hartmann-Shack 原理的新型设备 Pentacam AXL wave（图 4-3-11）上市，其由一个 180° 旋转 Scheimpflug 相机、一个波长 470nm 的蓝色 LED 和一个 1.45 万像素的像差检测仪组成，可在 2 秒内记录角膜表面的 138 000 个真实点，能够生成眼前段的高分辨率 3D 重建，可以测量像差、角膜断层扫描图像和眼轴长度。以往有学者评估了 Pentacam 在正常人、亚临床期圆锥角膜、轻度圆锥角膜和中度圆

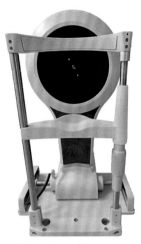

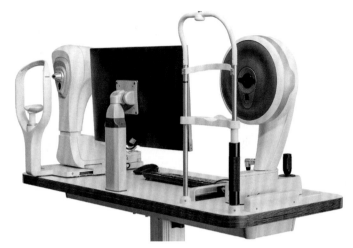

图 4-3-10　Scansys

图 4-3-11　Pentacam AXL wave

锥角膜眼中测量的重复性，角膜前表面高阶像差的 TRT 依次为 0.29μm、2.36μm、2.23μm 和 5.41μm，Z（3，1）的 TRT 依次为 0.38μm、3.21μm、1.18μm 和 3.33μm；Z（3，–1）的 TRT 依次为 0.33μm、2.02μm、2.09μm 和 2.04μm，角膜后表面高阶像差的 TRT 依次为 0.85μm、5.37μm、4.16μm 和 14μm，Z（3，1）的 TRT 依次为 0.89μm、7.12μm、2.81μm 和 5.34μm，Z（3，–1）的 TRT 依次为 0.54μm、4.27μm、3.33μm 和 6.76μm。由此认为，其测量波前像差在正常眼和圆锥角膜组中重复性较好。另外有研究评估了 Pentacam AXL 在正常人、圆锥角膜和 CXL 术后眼中测量全眼像差的重复性，ICC 在三组中的范围分别为 0.88 ~ 0.95、0.86 ~ 0.92 和 0.72 ~ 0.82，与圆锥角膜和正常组相比，CXL 组像差测量的重复性较差。该研究还认为，角膜上皮下雾状混浊（haze）会引起光线散射从而降低测量重复性，随着 Haze 的变化，重复性较差。

　　Sirius（图 4-3-12）和 Galilei 均搭载了一个旋转 Scheimpflug 相机和 21 环的 Placido 盘，与光线追踪原理相结合来计算角膜前、后表面和全角膜像差，结果也以 Zernike 多项式呈现。Sirius 采用波长为 475nm 的发光二极管光源，一次拍摄可获取角膜前表面 35 732 个点数据以及后表面 30 000 个点数据，而 Galilei 则采用 470nm 的光源来获得角膜前表面 122 000 个点的数据。已有研究证实，Sirius 在测量小切口基质透镜取出术后患者的角膜前表面和全角膜像差的可重复性很高，但在后角膜像差测量相对有限（角膜前、后表面像差和总角膜像差的所有 TRT 均分别≤0.12μm、0.05μm 和 0.11μm，ICC 范围分别为 0.875 ~ 0.989、0.686 ~ 0.976 和＞0.834）。另外，有研究评估了 Sirius 在正常人和圆锥角膜眼像差测量的重复性，得到了相似的结论（角膜前表面

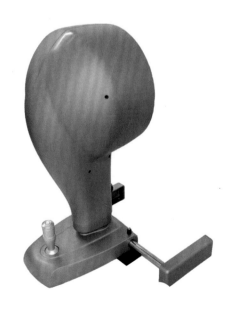

图 4-3-12　Sirius

测量在圆锥角膜眼和正常人眼的 ICC 范围分别为 0.607 ~ 0.988 和 0.568 ~ 0.856，角膜后表面测量在圆锥角膜眼和正常人眼的 ICC 范围为 0.656 ~ 0.873 和 0.592 ~ 0.824）。

　　Cassini 基于光学追迹原理，采用 672 个彩色 LED（绿色、黄色和红色）以及 7 个蓝色的"锚定"LED，通过对角膜表面反光信号的接收，处理获得角膜的全部特征。每个 LED 点光源由邻近的 4 个点光源来定位，形成类似"GPS"的坐标定位方式。这种测量技术没有使用边缘侦测法，因此，即使投射在角膜上的 LED 光点不清楚，也不会影响测量结果。对后表面角膜的测量，Cassini 使用了 Purkinje 成像技术，计算第一和第四 Purkinje 像来对后表面进行测量。这些特点使 Cassini 可以同时提供角膜前、后表面以及全角膜曲率、角膜像差等数据。Cassini 可以提供重复性较好的健康眼前表面的角膜曲率、像差数值、非球面性以及全角膜散光。其中，测量角膜前表面像差的重复性较好，ICC>0.816。

　　5. 扫频光源的光学相干断层扫描技术　光学相干断层扫描（OCT）技术是一种非接触、高分辨率的成像技术。OCT 以超发光二极管（superluminescent diode，SLD）为光源，一束光线通过屈光介质进入眼内，另一束光线进入参照系统，然后将从眼内组织和参照系统反射回来的光线信号进行处理，从而得到眼内组织的信息。

　　（1）OCT 技术的分类：目前 OCT 技术分为两大类，时域 OCT（time domain OCT，TD-OCT）和傅里叶域 OCT（Fourier domain OCT，FD-OCT），而 FD-OCT 又分为频域 OCT（spectral domain OCT，SD-OCT）和扫频 OCT（swept source OCT，SS-OCT）。两者的区别在于，TD-OCT 通过参考臂的移动实现从反射光线与参考系统光线的叠加、干涉，最后成像；而 FD-OCT 的参考臂固定不动，通过傅里叶转化对参考光和反射光信号进行处理获得图像信息。

　　（2）眼前节 OCT 设备

　　1）MS-39（见图 4-1-8）：见本章第一节。

　　2）ANTERION（见图 4-1-10）：见本章第一节。Tañá-Rivero 等评估了用 ANTERION 测量正常人眼在瞳孔直径为 3mm 下的角膜前、后表面高阶像差和球差，重复性高。

　　3）Casia 2：见本章第一节。

　　6. 基于傅科刀口检验原理的金字塔波前传感器　1858 年，傅科（Foucault）提出了一种名为刀口阴影法的面形检测方法，也称为傅科刀口法。傅科刀口法所需设备简单，只要把点光源置于被检球面镜曲率中心一侧，将刀口放在像点附近观察，若被检球面镜无像差时，在焦点以内放刀口则阴影图明显地分为明区和暗区，且明区和暗区是均匀分布的。若被检球面镜存在波前像差，则会看到明暗不均匀的区域，根据不同明暗分布即可判断出光线的波前像差，进而可以得出被检球面镜缺陷的位置和大小，是测量光学系统的波前像差非常灵敏的方法。

　　近期有研究报道了一种新型的基于傅科刀口检验原理的金字塔波前传感器（pyramid wave-front sensor，PWS）技术。在该方法中，位于仪器焦平面的四段棱锥棱镜在探测器平面上生成瞳孔的四个图像（"亚瞳孔"），这些图像之间的强度差异是由于波阵面离开眼睛时的局部斜率造成的，有效采样密度由探测器中的像素大小决定，在 4 个子瞳孔（点 A、B、C 和 D）中的每个方向上引导不同百分比的光（图 4-3-13）。这项新技术可以避免 Hartmann-Shack 原理像差仪在测量不规则散光时光斑成像交叉的问题，故在理论上对于不规则散光眼的测量会更有优势。

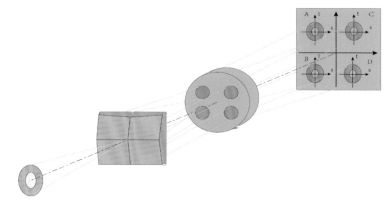

图 4-3-13　金字塔波前传感器

基于 PWS 技术的波前像差仪主要有 Osiris 和最新版本 Osiris-T（图 4-3-14）。Osiris-T
测量过程中的采样点数为 45 000 个，空间分辨率为 41μm，均远远高于传统的 Hartmann-
Shack 原理像差仪。Osiris-T 测量时，从人眼出射的光线形成四幅"亚瞳孔"图像，再
将"亚瞳孔"图像数字合成，实现实时计算像差，测量速度有了较大的提升。Osiris-T 同
时搭配了 Placido 盘，能够实现对角膜前后表面、眼内和全眼像差的测量，已有研究证实
了 Osiris 测量的准确性，在 4mm 和 6mm 瞳孔直径下，高阶像差测量重复性的 ICC 分别
≥0.798 和≥0.850。

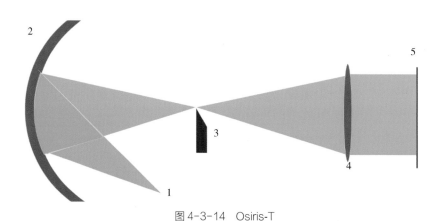

图 4-3-14　Osiris-T

1. 光源；2. 凹面镜；3. 刀口测试仪；4. 透镜；5. 探测器。

7. 裂隙光扫描技术　裂隙光扫描技术使用 40 条平行裂隙光带相继扫描角膜，同时
结合了 Placido 盘生物测量仪，通过 Placido 盘收集裂隙光带在角膜前、后表面反射得到的
角膜形态数据。基于裂隙光扫描技术和 Placido 盘生物测量仪的设备主要为 Orbscan Ⅱz，
有学者将其与 Pentacam HR 和 Galilei G2 进行比较，评估测量 5.5mm 瞳孔直径下的角膜
后表面像差的重复性，结果表明，Orbscan Ⅱz 测量角膜后表面像差的重复性远不如基于
Scheimpflug 技术和光线追迹的角膜地形图。因其重复性较差，临床上已逐渐减少 Orbscan
Ⅱz 测量波前像差的应用。

（二）不同设备测量结果的比较

随着诊疗目标向着个性化和精准性转变，需要考虑不同设备对不同人群测量结果的准确性和可靠性。有研究比较了 iTrace（Tscherning）和 KR-1W（Hartmann-Shack）在 4mm 瞳孔直径下测量正常人眼角膜像差的准确性和一致性，得到的结论为除了球差，两者在其他参数上重复性良好，但一致性差（总角膜高阶像差、球差、彗差、二次散光和三叶草像差的 95%LoA 分别为 −0.29 ~ 0.17μm、−0.09 ~ 0.1μm、−0.14 ~ 0.09μm 和 −0.06 ~ 0.04μm，−0.11 ~ 0.07μm），因此两者的数据在临床应用中不能互换使用。但另一项国内学者发表的类似研究表示，iTrace 和 KR-1W 在 4mm 瞳孔直径下测量正常人眼的角膜高阶像差并无统计学差异。

有研究比较了 OPD-Scan（Sminov-Scheiner）、Keratron（Hartmann-Shack）和 iTrace（ray-tracing）和 Irx3（Hartmann-Shack）4 种仪器测量 5mm 瞳孔直径下全眼像差的重复性，评估 6 次测量结果的平均值，不同像差测量的重复性结果差异较大，在测量全眼像差中，Irx3 具有最高的重复性，其次是 Keratron、OPD-Scan，最差的是 iTrace；而在测量角膜像差中，重复性最好的是 iTrace，最差的是 OPD-Scan，但差异不具有临床意义。

（三）波前像差在圆锥角膜诊治中的应用

目前在临床上认为使用 Zernike 多项式描述像差是比较好的方式，低阶像差包括近视或散光等，第三阶开始为高阶像差，表示不规则散光。第三阶（彗差和三叶草像差）和第四阶像差（球差）是最重要的高阶像差，对角膜不规则患者如圆锥角膜患者或其他角膜扩张性疾病患者的视觉质量产生更多的影响。

1. 圆锥角膜的波前像差改变　圆锥角膜患者由于角膜变形或角膜瘢痕形成造成角膜形态发生改变，可能诱导角膜表面的像差增加，是诊断圆锥角膜及疾病分期参考的良好指标（图 4-3-15 ~ 图 4-3-18）。Gordon-Shaag 等的研究显示，圆锥角膜组眼球高阶像差为 1.641μm，正常组为 0.200μm，二者的差异主要来源于角膜像差，角膜高阶像差为 1.980μm，正常组为

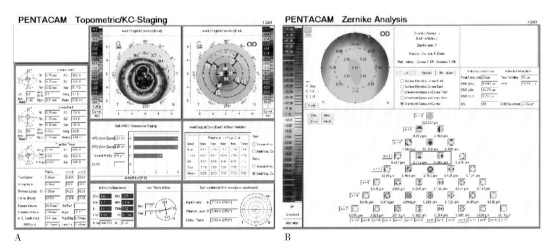

图 4-3-15　Pentacam 测量圆锥角膜像差，Kmax=63.5D，
TCT=420μm，HOA RMS=3.757μm，vertical coma=−2.735μm
A. 曲率和 TKC 界面；B. 角膜像差。

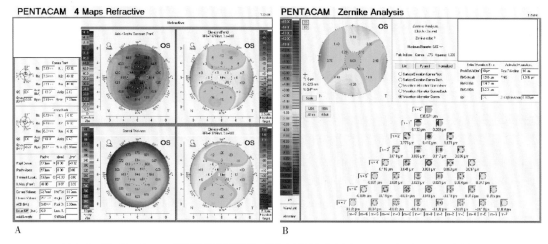

图 4-3-16　Pentacam 测量正常角膜像差，HOA RMS=0.231μm，vertical coma=0.005μm

A. 曲率和角膜厚度；B. 角膜像差。

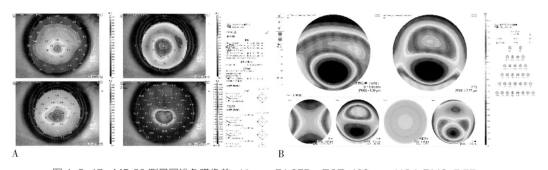

图 4-3-17　MS-39 测量圆锥角膜像差，Kmax=71.87D，TCT=402μm，HOA RMS=7.77μm，
vertical coma=1.08μm

A. 曲率和角膜厚度；B. 角膜像差。

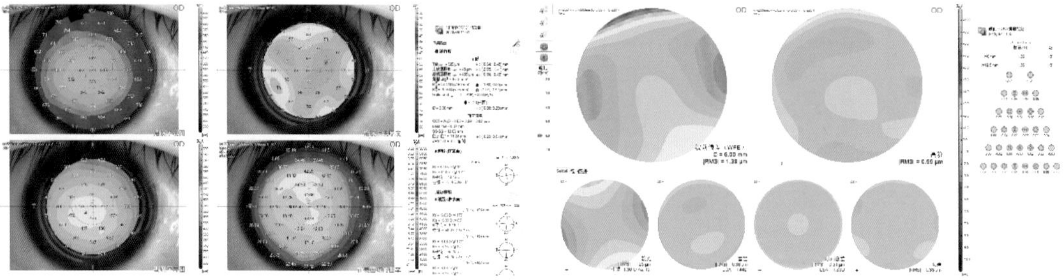

图 4-3-18　MS-39 测量正常角膜像差，HOA RMS=0.59μm，vertical coma=0.06μm

A. 曲率和角膜厚度；B. 角膜像差。

0.390μm。其中，以彗差值差别最大（正常组为 0.171μm，圆锥角膜组为 1.656μm）。Reddy 的研究证实，总角膜像差在正常人眼为 1.25μm，圆锥角膜眼为 7.19μm。在角膜像差的构成中，圆锥角膜眼的特征性表现是由于角膜成分引起的垂直彗差明显增加。在使用角膜

地形图仪 Sirius 的研究中，在角膜前表面、角膜后表面、总角膜像差中，彗差、三叶草像差、球差、第三阶和第四阶高阶像差值相比正常人都有差异。Maeda 的结果显示，圆锥角膜患者角膜前、后表面的像差值为 4.50μm 和 1.19μm，正常人眼角膜前、后表面的像差值为 0.52μm 和 0.17μm。此外，角膜像差值可作为圆锥角膜分期的参考值，Alio-Shabayek 等提出的圆锥角膜分期系统考虑了角膜前表面像差：彗差在 1.50～2.50μm 为圆锥角膜 1 期，在 2.50～3.50μm 为 2 期，在 3.50～4.50μm 为 3 期，在 4.50μm 以上为 4 期。

CXL 术后患者的角膜地形图指标、最佳矫正视力等都有一定程度的改变，解释角膜交联后角膜高阶像差的变化有助于确定干预措施对光学功能和视觉结果的影响。有研究证实，CXL 术后患者的彗差发生改变和最佳矫正视力相关。

2. 像差诊断圆锥角膜的效能　圆锥角膜的早期诊断一直是研究的热点。对于早期圆锥角膜而言，角膜形态变化小，可能在角膜地形图上难以识别。结合波前像差的角膜地形图技术对于圆锥角膜的早期诊断具有重要的意义，对诊断圆锥角膜具有较好的灵敏度和特异度。在区分正常人和亚临床期圆锥角膜的能力上，不同设备的像差参数，例如 Sirius 上的 front Baiocchi-Calossi-Versaci（BCV）指数（灵敏度 87.7%，特异度 83%，AUROC=0.887），Pentacam HR 上的角膜前表面垂直彗差（灵敏度 75%，特异度 100%，AUROC=0.857）和 OPD-Scan Ⅲ 上的彗差（灵敏度 100%，特异度 78.6%，AUROC=0.857），对诊断亚临床期圆锥角膜有较高的有效性。Sirius 上的 BCV 指数是 Z_5^{-1}、$Z_3^{\pm1}$、Z_3^{-3} 和 Z_4^0 的组合，可以通过向量分析，从两个角膜表面进行分析。在不同等级的圆锥角膜中，彗差、三叶草像差、球差均有差异，其中彗差和三阶像差对圆锥角膜的诊断有价值。基于 Sminov-Scheiner 像差理论和 Placido 盘结合的全眼像差测量设备测量角膜垂直彗差、水平彗差和二次散光，联合角膜地形图参数诊断圆锥角膜，AUROC 为 0.901，对顿挫型圆锥角膜的灵敏度为 63%、特异度为 82%，对圆锥角膜的灵敏度为 100%、特异度为 82%，提示角膜像差有比较好的诊断意义。

3. 不同程度圆锥角膜对像差测量的影响　在不规则角膜中，像差测量的准确性可能受到影响。圆锥角膜是一种进展性疾病，在疾病长期的随访及管理过程中，为了准确地检测进展，需要知道不同严重程度患者的测量可重复性。以往研究发现，角膜像差的重复性可能因圆锥角膜的分期而不同，散光、彗差和三叶草像差与角膜平均曲率值成正相关。圆锥角膜患者的分期可能会改变角膜像差测量的重复性。Pentacam HR 和 Sirius 在测量圆锥角膜的像差时，重复性良好，但随着病变程度的加重，前、后表面像差的重复性下降。研究表明，在病变程度轻到中等的圆锥角膜患者中，iDesign2.0 测量三阶和四阶 Zernike 多项式的重复性良好，甚至相当于正常人眼的测量重复性。有学者评估了 OPD-Scan Ⅲ 测量不同严重程度圆锥角膜眼接受 CXL 后角膜前表面像差的重复性，得到的结论为病变越严重，测量的重复性越差，特别是彗差。随着技术的不断进展和设备的更新，圆锥角膜测量的准确性和可靠性都有所提高，但在晚期的圆锥角膜患者中像差测量技术的精准性依然需要更深入的研究和提高。

（黄锦海　宁　睿　王亦然）

三、对比敏感度

（一）对比敏感度的定义

视力是眼科临床检查中最基础的功能性评价，其测量工具视力表采用的是具有高对比度、边界清晰的方波视标。对比敏感度（contrast sensitivity，CS）是对比度阈值的倒数。对比度阈值是指在一定空间频率上，被检者刚好分辨正弦黑白条栅存在所需的最低对比度，每种空间频率的条栅均有与之对应的对比度阈值。对比度阈值越低，对比敏感度越高，越容易分辨低对比度的条栅，反之亦然。日常生活中的物体对比度多样，明暗也并非截然变化。因此，CS 检查比常规视力表检查更能反映实用视力。CS 与视力共同作为评估视觉质量的方法，被广泛用于各种眼科疾病研究，如白内障、屈光不正、青光眼、视神经疾病等。

（二）圆锥角膜患者对比敏感度的特点

CS 的变化对病变的诊断与治疗效果等有一定提示作用，能够用于发现视觉异常，然而并非特异性，无法明确鉴别诊断。CS 或许可与角膜密度、形态学参数和生物力学参数共同探究，达到对圆锥角膜联合诊断的目的。

1. 圆锥角膜眼与正常眼 CS 的区别　研究发现，圆锥角膜受试者 CS 的下降早于高对比度视力的下降，且 CS 比高对比度视力降低得更快。患者抱怨视觉质量与视力之间无相关性，即使视力尚可，视觉质量仍然不高。Liduma 等人分析圆锥角膜受试者和正常受试者，并根据 Amsler-Krumeich 分级将圆锥角膜眼分为轻、中、重三个亚组，测定有无视力矫正两种状态下在 1、3、5、7、9、11、13 和 15cpd 这八种空间频率下的 CS，将 CS 进行对数化转换。研究表明，圆锥角膜受试者在所有空间频率上的 CS 均低于没有眼部病变的受试者。与配戴眼镜矫正的受试者相比，未经矫正的受试者 CS 较低，并且二者都随着空间频率的增加而降低。圆锥角膜患者的最大 CS 的空间频率在 3cpd，与正常人一致。Okamoto 等人也发现圆锥角膜患者（22 只眼）的 CS 显著低于正常对照组（26 只眼），且患者的 CS 与高阶像差显著相关，尤其是第三阶像差（$r=-0.736$，$P<0.001$）。

2. 不同严重程度圆锥角膜眼之间的 CS 区别　圆锥角膜 CS 的变化与疾病的严重程度显著相关，因此 CS 检测可以作为评估圆锥角膜视觉质量和严重程度的可行方法。与传统的 CS 检查相比，快速 CS 检查通过计算机算法可实现更快的测试速度、良好的准确性和较高的重测可靠性。Xian 等人首次将快速 CS 检查应用于研究圆锥角膜，共纳入 120 名圆锥角膜患者的 215 只眼，分为 1 组（Kmax≤48D，74 只眼）、2 组（48D<Kmax≤55D，64 只眼）和 3 组（Kmax>55D，77 只眼），结果表明，空间频率为 1、1.5、3、6、12 和 18cpd 的对数 CS 曲线下面积、截止空间频率和对数 CS 均随圆锥角膜程度的加重而降低，各组的对数 CS 均随着空间频率的增加而下降。通过分析年龄、屈光度、最佳矫正远视力（BCVA）、角膜地形图参数与 CS 之间的相关性和多元回归分析，除了年龄，其他参数均与 CS 相关，且散光度、BCVA 和表面方差指数（the index of surface variance，ISV）对 CS 有较强的预测价值。

3. 不同锥体位置圆锥角膜眼 CS 区别　Sanita 等人比较了不同锥体位置的圆锥角膜眼在 CS 方面的差异，角膜曲率最大的位置认为是圆锥角膜顶点。以角膜中心为原点，半径为 1.5mm 画圆。若圆锥角膜顶点在圆内，则锥体位置在中心；若圆锥角膜顶点在圆外，则锥体位置在周边。该研究共纳入 45 名圆锥角膜患者的 78 只眼，有 33 只眼锥体位置在中心，46 只眼锥体位置在周边。通过分析两组在 1~15cpd 空间频率下的 CS 发现，中心锥体组的 CS 显著低于周边锥体组，且两组在所有空间频率之间的差异相同，即锥体位置对 CS 的影响不依赖于空间频率。

（三）对比敏感度在圆锥角膜治疗方面的应用

角膜接触镜、CXL 和角膜移植对圆锥角膜患者的 CS 均有改善作用，CS 可作为评估圆锥角膜的指标，是评估圆锥角膜视觉质量、严重程度和治疗效果的可行工具。

1. CS 在角膜接触镜方面的应用　Kumar 等人比较了框架眼镜与 4 种接触镜（传统 RGP、Rose K2 接触镜、Kerasoft IC 软性接触镜和巩膜接触镜）对圆锥角膜患者的视觉表现和光学质量改善是否存在差异。与配戴框架眼镜相比，圆锥角膜患者的 CS 随着接触镜的配戴而显著改善，但均未达到正常水平。在 4 种接触镜之间，使用 Kerasoft IC 软性接触镜的疗效略逊于其他 3 种接触镜（$P<0.05$），其他 3 种接触镜之间无统计学差异（$P>0.13$）。当分为轻、中和晚期疾病组时，也观察到了相同的趋势，但晚期组中 Rose K2 接触镜和巩膜接触镜优于传统 RGP（$P<0.02$）。

2. CS 在 CXL 方面的应用　CXL 作为延缓圆锥角膜进展的有效干预措施，首要目标是稳定圆锥角膜。Ghanavati 等人评估了 22 只圆锥角膜眼进行 CXL 术后 1 个月、3 个月、6 个月、8 个月的视力、CS 和像差变化，观察到 CS 在术后 1 个月显著下降，但在术后 3 个月、6 个月和 8 个月显著改善，均高于术前。CXL 对 CS 的积极作用在术后早期不明显，这可能是由于角膜水肿所致的早期暂时性前基质混浊的结果。Lamy 等人也在对 34 只圆锥角膜眼的 CXL 术后 40 天、3 个月、6 个月、1 年、2 年的随访中观察到相同的趋势，术后 40 天较术前 CS 降低，随后逐渐升高至优于术前的水平，而未手术组的圆锥角膜眼 CS 在 2 年内的变化无统计学差异。Asgari 等人比较不同交联方案的快速角膜交联术在弱光条件下的 CS、视力、角膜像差差异，交联方案分别为 5 分钟、$18mW/cm^2$ 和 10 分钟、$9mW/cm^2$，术后 6 个月和术后 1 年，在 0.5cpd、1.1cpd、2.2cpd 下两组间的 CS 有统计学差异（$P<0.05$），其余空间频率下的 CS 无统计学差异，但线性回归分析发现差异来自两组的基线值不同，而不是交联方案。视力与角膜像差改变在两组间也无统计学差异。

3. CS 在角膜移植方面的应用　Brahma 等人分析了 18 位接受穿透性角膜移植的圆锥角膜患者，CS 在术后较术前好转且逐渐上升，在术后 9 个月趋于平稳。Mannis 等人研究了 7 名双眼视力相当（差异小于 2 行）的圆锥角膜患者，其中一眼在 9~30 个月前行穿透性角膜移植术，结果显示非术眼的 CS 异常，而术眼 CS 正常，也证实了圆锥角膜患者 CS 的下降早于高对比度视力的下降。Akdemir 等人分析了 30 名行深板层角膜移植和 30 名行穿透性角膜移植的圆锥角膜患者，在不同的空间频率下，两组的术后 CS 较术前均明显提高，且两组之间无统计学差异。Söğütlü 等人通过对比在明视与中视两种环境照度下，99 只行深板层角膜移植术与 75 只行穿透性角膜移植术的圆锥角膜眼在 3、6、12 和 18cpd 四种空间频率下的 CS 差异，在明视条件下，两种术式之间没有统计学差异，在中视条件下，除在 3cpd 的 CS 深板层角膜移植组略高于穿透性角膜移植组（$P=0.01$）外，其余空间频率的 CS 无统计学差异。

（黄锦海　李　越）

四、生物标志物

（一）生物标志物的定义和应用

生物标志物是指可以标记系统、器官、组织、细胞及亚细胞结构或功能的改变或可能发生的改变的生化指标。生物标志物可用于疾病诊断、判断疾病分期、疾病预后以及治疗的有效性和安全性等。

（二）圆锥角膜生物标志物的提取

1. 泪液的提取 泪液的化学成分复杂，除水和电解质外，还包含许多其他物质，如蛋白质、糖类、激素、脂质等。在正常人眼的泪液中，这些物质的量和构成比的稳定，有助于维持泪膜的结构和功能的稳定。当眼部因外伤、感染、全身性疾病、物理化学等致病因素的影响，泪液中的化学成分会有所变化，这种变化可能在眼部出现病理改变之前，也可能与疾病的发展程度相关，这些变化的成分可作为生物标志物。通过监测泪液标志物的变化，可以对眼部疾病早期诊断、早干预、早治疗。在圆锥角膜患者中，由于角膜 ECM 重塑，泪液中的许多生化因子发生改变，如细胞内稳态介质、炎症因子、激素、代谢产物和化学元素等。对圆锥角膜患者泪液中生化因子监测，在了解圆锥角膜发病机制以及圆锥角膜的发生发展和预后方面起重要作用。

目前，各项研究中所采用的泪液提取方法主要包括以下三种：Schirmer 试纸条、毛细微管法、无菌生理盐水冲洗结膜囊。Schirmer 试纸条是将试纸条弯折，置于下结膜穹窿5 分钟，浸润长度大约 15mm，其间患者眼睛尽量保持在中位。收集结束后将试纸条放入EP（eppendorf）管中，进行随后的泪液提取以及标志物的检测。毛细微管法是采用毛细微管，下拉下眼睑，在下结膜穹窿中外 1/3 处采取泪液，嘱患者不要眨眼，采集结束后用移液管从毛细管中将泪液吹进 EP 管中。一些圆锥角膜患者患有干眼或泪液很少，以至于泪液量不足以用于标志物的检测，为了提取该部分患者的泪液标志物，应采取无菌生理盐水冲洗结膜囊，采用无菌移液管将 100μL 的无菌生理盐水移至下穹窿，嘱患者动眼以混合生理盐水及泪液，收集混合液，进行检测。

2. 其他标本的提取 除泪液常被用作圆锥角膜生物标志物的检测样本外，其他样本如角膜上皮细胞、结膜细胞、房水、角膜基质细胞等也被用于圆锥角膜生物标志物的检测样本，角膜上皮细胞和结膜细胞在应用表面麻醉药物后，用手术眼科刮刀刮取细胞。房水、角膜基质细胞的采集，则需要在手术过程中完成，例如患者在进行角膜移植或其他眼科手术过程中进行房水采集。以上采集方式均为有创操作，须征得患者签字授权同意后，才可进行。

（三）圆锥角膜生物标志物的检测方法

生物标志物的检测方法多种多样，目前临床上并没有统一标准的、快速地检测生物标志物的方法，不同人群、不同样本、不同生物标志物均会影响生物标志物的检测。目前实验室常采用免疫测定、台盼蓝染色、免疫染色、免疫印迹、酶联免疫吸附试验、流式细胞术等方法。生物标志物的具体检测方法须根据研究目的进行选择。

（四）圆锥角膜生物标志物的种类

角膜细胞外基质（ECM）重塑是圆锥角膜发生发展的原因之一。当眼部因外伤、磨损、接触过敏原等导致眼部稳态受到破坏，导致炎症因子和 MMPs 在内的各种活化因子分泌，进一步诱导角膜上皮屏障功能和细胞代谢的变化。上皮细胞产生生物活性因子可共同作用于基质细胞，使其功能状态和密度改变，进而影响 ECM 重塑过程，异常的胶原合成、排列和降解，导致圆锥角膜的发生发展。圆锥角膜生物标志物主要包括 ECM 相关因子、氧化应激相关因子、化学元素、炎症因子、性激素等。某些标志物与圆锥角膜发生发展之间的相关研究较多，相关性较高，但在一些过敏性角结膜炎和干眼等其他眼病患者的角膜和泪液中也检测到这些酶类水平的类似变化，故须排除其他眼病的影响，结合其他临床测量指标综合考虑（图 4-3-19）。

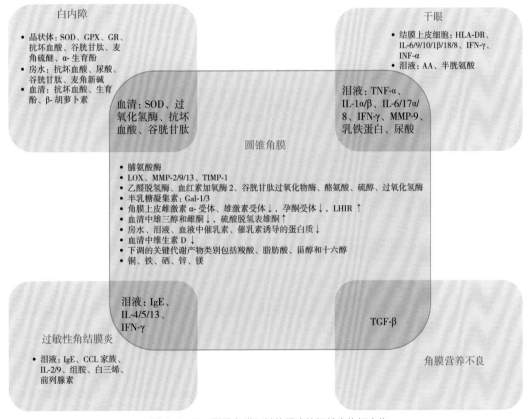

图 4-3-19　圆锥角膜和其他眼病的相关生物标志物
GPX：谷胱甘肽过氧化物酶；GR：谷胱甘肽还原酶；HLA-DR：抗组织相容性抗原 -DR 抗体；
LHIR：促黄体素释放激素；CCL：CC 基序趋化因子配体。

1. ECM 相关因子　ECM 重塑导致圆锥角膜的发生发展，重塑过程中，ECM 的成分发生改变，胶原蛋白含量或胶原蛋白修饰酶可能发生了变化。

（1）赖氨酰氧化酶（LOX）：圆锥角膜中最主要的交叉连接类型赖氨酸或亮氨酸减少。LOX 是一种铜依赖的胺氧化酶，负责在 ECM 蛋白（如胶原蛋白和弹性蛋白）中产生赖氨酸衍生的交联。LOX 将肽基赖氨酸的 ε-氨基氧化为活性醛，生成的醛基与未反应的 ε-氨基或邻近的醛基发生自发缩合，将胶原蛋白或弹性蛋白单体转化为不溶性纤维。LOX 是胶原蛋白交联的关键酶，其损伤可能参与了圆锥角膜的发病和进展。Dudakova 等人通过间接荧光免疫法检测正常角膜和圆锥角膜中 LOX 的定位和 LOX 总活性，结果显示 LOX 在角膜中的位置分布发生变化，且圆锥角膜荧光信号较正常角膜低，圆锥角膜成纤维细胞中 LOX 总活性较正常角膜下降。Shetty 等人通过免疫组化法发现，圆锥角膜中 LOX mRNA 的表达下降，且 LOX 活性值与圆锥角膜的临床严重程度成正相关，LOX 活性值对照组：2.122 ± 0.385；1 期圆锥角膜：1.248 ± 0.268；2 期圆锥角膜：0.888 ± 0.199；3 期圆锥角膜：0.602 ± 0.105。圆锥角膜患者泪液中 LOX 的浓度也降低。Pahuja 等人的研究结果显示，圆锥角膜患者角膜扩张区域的 LOX 浓度明显低于非扩张区即角膜周边 LOX 的浓度。

（2）蛋白水解酶：蛋白水解酶在 ECM 重塑的过程中发挥关键作用，蛋白水解酶包括胶原酶、明胶酶、肽酶和乙酰肝素酶的活性在圆锥角膜中增加。MMPs 是一种依赖 Ca^{2+}、Zn^{2+} 等金属离子发挥作用的酶类，能降解 ECM 中的各种蛋白成分，其浓度在圆锥角膜患者的角膜、泪液、血清和角膜成纤维细胞中也有所增加。基质金属蛋白酶组织抑制剂（TIMPs）是抑制一类组成结构中含有一个或一个以上金属离子的蛋白酶又不使酶蛋白变性的物质，其可以抑制 MMPs 的活性，在正常角膜中二者保持动态平衡。当某些外部因素，例如眼部摩擦、炎症等，破坏二者之间的平衡，导致 MMPs 的表达和活性增高、TIMPs 的表达和活性降低，可能会导致圆锥角膜的发生发展。MMPs 包含多种类型，其中 MMP-2、MMP-9、MMP-13 与圆锥角膜的发生发展有较为密切的关系。相较于健康人角膜，圆锥角膜患者角膜中 MMP-2、MMP-9 升高，泪液中 MMP-9、MMP-13 升高，角膜成纤维细胞中的 MMP-9 升高。Smith 等人的研究通过蛋白免疫印迹分析培养的透明圆锥角膜基质细胞和正常角膜中 MMP-2 和 TIPM-1 或 TIMP-2 的水平，结果提示 MMP-2 在早期透明圆锥角膜基质细胞中过表达，而不伴随 TIMP-1 或 TIMP-2 水平上升。Shetty 等人通过实时荧光定量聚合酶链反应（PCR）检测出圆锥角膜和正常角膜中 MMP-9 的 mRNA 分别为 5.16 ± 0.95、2.47 ± 0.98，有明显统计学差异。通过酶联免疫吸附测定（ELISA）法检测出圆锥角膜和健康人群泪液中 MMP-9 的浓度分别为（45.56 ± 0.67）ng/mL 和（3.66 ± 1.56）ng/mL，MMP-9 的浓度也随着圆锥角膜分期的进展而上升。此外，圆锥角膜患者角膜扩张区的 MMP-9 水平明显高于外周区域，并且随着圆锥角膜病情的进展其表达下降，可能是由于扩张区域炎症程度较高，并且外周区域也表达一定量的 MMP-9，从而导致比例下降。揉眼或眼部摩擦是圆锥角膜发生发展的独立危险因素。采集健康人揉眼前后 60 秒的泪液，用 ELISA 法测定出泪液中的 MMP9 浓度由揉眼前的（51.9 ± 34.3）pg/mL 上升至揉眼后的（63 ± 36.8）pg/mL，有统计学差异。

但也有结果相反的研究报道，Fini 等人通过免疫荧光法检测角膜中 MMPs 与 TIMPs 水平，研究表明，正常角膜和圆锥角膜中 MMPs 活性并没有统计学差异，其认为可能是因为 MMPs 与 TIPMs 之间的平衡改变，从而导致内源性 MMPs 的活性变化，导致圆锥角膜的发生发展。单纯的 MMPs 活性上升或 TIMPs 活性下降可能并不会导致圆锥角膜的发生发展，二者之间的平衡被打破可能是圆锥角膜发生的原因。

2. 氧化应激相关因子　氧化应激也参与圆锥角膜的发生发展。紫外光照射导致光氧化和线粒体电子传递链损伤，进而产生活性氧片段，这些生成的活性氧片段作用于眼球的各个部位，造成 DNA 损伤、蛋白质变性、脂质过氧化，进而产生氧化应激损伤，导致眼球各部位的功能受损。在生理状态下，活性氧和抗氧化物质处于动态平衡，当外界环境改变、自身内环境变化等因素打破这一平衡，活性氧生成增多和抗氧化物质减少，产生眼部氧化损伤，导致圆锥角膜等一系列眼部疾病的发生。对角膜、泪液和血清中抗氧化物质的检测对圆锥角膜的早期诊断起到一定的辅助作用，在圆锥角膜患者的角膜、泪液、血液中检测到抗氧化生物标志物的浓度下降。角膜中超氧化物歧化酶、谷胱甘肽、醛脱氢酶、过氧化氢酶的浓度下降。泪液中超氧化物歧化酶、谷胱甘肽、酪氨酸、乳铁蛋白下降。血清中超氧化物歧化酶、过氧化氢酶、谷胱甘肽、硫醇以及金属元素铜和锌浓度下降。从氧化应激导致圆锥角膜的发生来看，圆锥角膜可能不单是眼部病理的改变，而可能是全身情况改变的眼部表现，需要关注患者的全身健康状况和相关标志物的变化，对圆锥角膜早期诊断，进行干预治疗。

3．化学元素　化学元素参与体内许多酶的构成，从而参与体内一系列的生理生化反应，维持内环境的稳定，但化学元素的检测对早期诊断圆锥角膜特异性不高。在圆锥角膜患者的角膜和泪液中可检测到铜、锌、硒的浓度下降，但也有研究认为，在圆锥角膜患者的角膜和泪液中，这些元素浓度与健康人并无统计学差异。乳铁蛋白是一种铁结合蛋白，在抗氧化应激有一定作用。有研究显示，其在圆锥角膜患者角膜上皮和泪液中浓度下降，但也有结果相反的报道。

4．炎症因子　越来越多的研究表明，在圆锥角膜的发生发展过程中，经常与炎症因子如白细胞介素-1α/β（IL-1α/β）、IL-6 和肿瘤坏死因子 α（TNF-α）增加相关。圆锥角膜患者的角膜、泪液和血清中 IL-1α/β 升高。Ionescu 等人分析 33 位圆锥角膜患者、15 位健康人，检测出圆锥角膜患者及其一级亲属泪液中炎症因子〔IL-1β、IL-4、IL-6、IL-10、γ 干扰素（IFN-γ）和 TNF-α〕数值较健康人明显升高。此外，Balasubramanian 等人的研究结果提示，眼睛摩擦也可增加泪液中的 IL-6 水平。IL-17 还参与调节 MMP-9，进而促进角膜 ECM 的重塑过程。圆锥角膜患者泪液和唾液中 IL-8 的浓度也较高。Zhou 等人通过免疫过氧化物酶染色检测圆锥角膜患者、正常人和其他角膜病变患者角膜中的细胞因子、热休克蛋白和泛素水平，结果显示，转化生长因子、IL-1、热休克蛋白和泛素在圆锥角膜和其他角膜病变患者中的表达增强，且二者无明显差别。这说明虽然以上 4 种炎症因子在圆锥角膜患者中水平升高，但不具有特异性，若想检测炎症因子辅助诊断圆锥角膜须排除其他眼病。Pahuja 等人检测圆锥角膜患者和非扩张屈光手术患者角膜上皮细胞，结果显示，圆锥角膜组较对照组 TNF-a、IL-6 和 MMP-9 水平升高，LOX 水平降低。圆锥角膜患者泪液、血清、角膜组织和上皮细胞中的 TNF-a 升高，与最薄角膜厚度成负相关。在前弹力层缺陷的圆锥角膜患者中 TNF-a 的表达高于前弹力层完好的患者。此外，圆锥角膜患者泪液中 IFN-γ 水平升高与疾病进展直接相关，与中央角膜厚度呈成相关。这些研究结果表明，炎性介质可能是圆锥角膜病理生物学的关键因素。

5．性激素　许多研究表明，圆锥角膜多见于男性，而性激素水平的不同是男性与女性差异最大的特征之一。有研究提出下丘脑 - 垂体 - 性腺 - 眼轴，女性的角膜厚度会随着月经周期产生变化。角膜上皮可检测到雌激素受体 α/β、孕酮受体。检测卵泡刺激素、黄体生成素、卵泡刺激素受体和黄体生成素受体在人角膜上皮细胞中的表达，仅检测到卵泡刺激素受体。角膜激素受体的表达和圆锥角膜发生的性别偏差，提示圆锥角膜的发生可能与性激素相关，但机制尚不明确，详见第三章第五节。

（五）不足和展望

虽然已经发现 IL-1、IL-6、MMPs、TIMPs 和 LOX 等一些圆锥角膜常见的标志物与圆锥角膜病情程度和病变部位有相关性，但对于患圆锥角膜的风险增加的生物标志物的具体数值尚无统一认识，并且圆锥角膜相关标志物的种类繁多，样本不同，检测方法也不同，各研究组所得出的数值也有较大的差距。同一疾病的不同阶段所涉及的泪液标志物有差异。此外，圆锥角膜患者可能同时患有干眼、结膜炎等眼部疾病，标志物缺乏疾病特异性且存在干扰因素，所以欲通过泪液标志物监测疾病的发生发展须多个标志物综合考量，以期对眼部疾病的发生发展有更准确的判断。

（黄锦海　陈世豪　丁胜楠）

第四节　人工智能诊断圆锥角膜

一、人工智能概述

（一）人工智能

人工智能（artificial intelligence）是一门以计算机科学为基础，由数学、物理学、心理学、统计学、脑神经学和社会科学融合的新兴交叉学科。人工智能的研究根据智能行为种类和方法论的不同，可细分为机器学习、计算机视觉、自然语言处理、知识工程和机器人学等子领域，它们的目标都是研究、开发用于模拟、延伸和拓展人类智能的理论、方法、技术及应用系统，使机器可以完成需要人类智能才能完成的复杂任务。

人工智能这一概念最早在 1956 年的达特茅斯会议中被提出，发展至今的 60 多年中，人工智能经历过几次高潮和寒冬，逐渐由理论走向成熟。在最近 10 年，得益于人工智能算法、数据信息化以及高性能计算机的突破性进展，人工智能正处于飞速发展的时期。

在医学领域，人工智能研究致力于让机器通过医疗大数据和机器学习吸收医疗人员的知识和经验，使机器可以对疾病进行诊断、分级甚至预测，提高医师和医院的工作效率，解放医疗人员的双手和大脑，让他们发挥更大的价值，同时让高质量的医疗资源惠及更多地方。

（二）机器学习

1. 机器学习的核心思想　机器学习（machine learning）的核心思想是使用机器模拟人类学习活动，从经验中学习并获得新的知识或技能。经验在不同领域可有不同的形式，最常见的是数值和图像，亦可统称为数据。机器学习是目前人工智能的核心，是使机器具备人类智能的根本途径。

2．机器学习的分类　基于学习方式，机器学习可分为以下三大类。

（1）有监督学习（supervised learning）：是指已有的数据包含明确的自变量（特征）和因变量（结果），其目的是建立一个特定的函数，使得可以根据新数据的自变量有效地预测其因变量。

（2）无监督学习（unsupervised learning）：是指已有的数据不包含因变量，目的往往是学习数据集自变量的自有特征，以达到聚类的效果。

（3）强化学习（reinforcement learning）：无须预先给定数据，而是通过接收环境对动作的实时反馈作为数据，其目的是通过动态规划的方法寻找解决问题的最优策略。

不同的机器学习方法适用于不同的医疗场景，需要根据实际情况合理选择。

二、常用的人工智能算法

（一）支持向量机

支持向量机（support vector machine，SVM）是一类按监督学习方式对数据进行二分类的算法，其在人像识别、文本分类、基于基因组数据的癌症分类等方面有着广泛的应用。其核心思想是根据已知类别的样本（数据）构建超平面，使得两类样本被完全分开，并且两类样本点与超平面的距离之和达到最大，确定超平面后可对新的样本进行分类。超平面在一维空间是一个点，在二维空间里是一条直线，在三维空间里就是一个平面。

SVM 的核心过程是求目标函数的最优解，这个目标函数就是两类样本点与超平面的距离之和，但只有当两类样本线性可分时目标函数才具有最优解，这极大地限制了算法的适用范围。为此，支持向量机的研究人员创新性地引入了核函数的概念。核函数的作用是原始样本映射到更高维度的空间，使得非线性可分样本在更高维的空间上线性可分（图 4-4-1）。

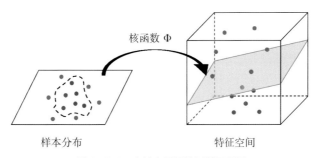

核函数 Φ

样本分布　　　　　特征空间

图 4-4-1　支持向量机核函数原理图

（二）决策树

决策树（decision tree）是依据从数据中学习到的树形结构进行决策的机器学习算法。决策树中每个内部节点表示一个属性上的判断，每个分支代表一个判断结果的输出，最后每个叶节点代表一种分类结果。用决策树进行分类可以分为学习和预测两个过程：第一步是学习，先通过对训练样本的分析来确定划分属性，建立决策树模型；第二步是预测，利用生成完毕的决策树对输入的数据进行分类。在树的内部节点根据划分属性进行判断，根据判断结果决定进入哪个分支节点，直到到达叶节点处，得到分类结果。

我们通过一个高度简化的案例来熟悉决策树的实现过程：医师如何对患者进行治疗？这个问题的分类和决策简要的流程如图4-4-2所示。医师可以通过一系列的判断来进行决策：首先看患者的体温是否超过38℃，倘若是，就立即采取治疗方式1；倘若不是，就要接着判断是否有肌肉酸痛；如果是，则采取治疗方式2；如果不是，则采取治疗方式3。决策树的判断也是从内部开始逐渐判断至叶节点，因此决策树的分类逻辑非常符合人类的直观思维，它易于实现，可解释性强，有着广泛的应用。

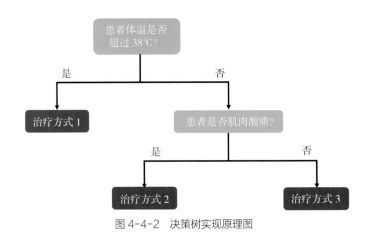

图 4-4-2　决策树实现原理图

（三）随机森林

随机森林（random forest）是由多棵决策树构成的机器学习算法。决策树算法是从训练样本中学习到树形结构，最终生成一棵决策树。随机森林是利用了自助采样技术，从训练样本重复多次随机抽取样本，每次均生成一个新的样本用来训练一棵决策树，从而实现生成多棵决策树并组成随机森林。最后，所有决策树的分类结果中哪一个分类最多，那么随机森林就会把这个结果作为最终的结果。随机森林是对决策树算法的优化，将多棵决策树合并在一起，可以确保有更多的群组和决策，从而获得更准确的结果。

随机森林的重要特点是将来自不同决策树的预测结果进行整合，以确保更准确的预测。但需要注意的是，随机森林和决策树各有优劣：随机森林算法通过使用多棵决策树来避免和防止过拟合，但是由于模型更加复杂，可视化难度更大，且计算消耗也将更大；而单棵决策树虽然准确性可能劣于随机森林，但往往更易于解释，可以进行直观的可视化，同时对计算资源的依赖小，运算速度快。因此，模型的选择需要综合多方面因素进行考虑。

（四）神经网络

神经网络（neural networks）是一种模仿生物神经网络的结构和功能而设计的数学模型，同时也是实现深度学习的重要方式。在生物神经系统中，每一个神经元均与多个神经元紧密相连，当一个神经元被刺激后产生"兴奋"时，就会刺激与它相连的所有的神经元。刺激改变了神经元内部的生物电位，如果产生的生物电位超过一定的值，该神经元就会被激活，从而向其他神经元发送信号。心理学家 Warren McCulloch 和数学家 Walter Pitts 基于上述生物神经系统中神经元的结构即信息传递模式，提出了一个可以通过计算机实现的模型——M-P 神经元模型。这一理论指出，单个"神经元"会被其他多个"神经元"刺激，即接收它们传递过来的信号。同时，"神经元"也会处理接收到的信号并传递出去。在生物体内，神经元之间的连接往往有强有弱，信号也有促进和抑制之分；而在计算机模型中可以通过权重来协调和模拟上述过程。权重表征不同单元之间连接的强度，决定着输入对输出的影响力。如果输入的权重有较大量级，即代表有较大的影响力。最终，计算机模型中的"神经元"会将接收到的总信号与阈值进行对比，再通过特定的激活函数处理，得到输出结果。神经网络正是由大量"人工神经元"相互连结从而实现数据计算。

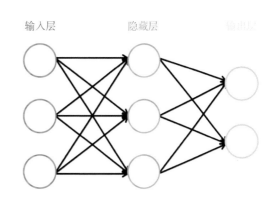

图 4-4-3　神经网络示意图

神经网络包含三个不同的层，图 4-4-3是简单的神经网络示意图。

1．输入层（input layer） 神经网络的第一层，接收输入值并将其传递至下一层，但不对输入值执行任何运算。

2．隐藏层（hidden layer） 神经网络中处理来自输入层接收的输入值，并通过不同方式处理数据。最后一个隐藏层把值传递给输出层。

3．输出层（output layer） 神经网络的最后一层，接收来自最后一个隐藏层的输入值，并产生模型的结果。

（五）集成学习

集成学习（ensemble learning）是将多个机器学习分类器组合起来，然后通过对它们的预测结果进行组合，从而实现一个预测效果更好的集成分类器。如果把单个分类器比作一个决策者的话，集成学习的方法就相当于多个决策者共同进行一项决策，从而降低错误，提升预测效果。集成学习可以缩小单个模型的缺陷，并将各个模型的优点体现出来，共同取长补短地完成学习任务。集成学习属于机器学习，但它是一种训练思路，并不是某种具体的方法或者算法。借助集成学习人们将更容易发现数据之间的隐含关系，实现不同维度数据间的预测。比如，通过视网膜结构预测视功能预后，通过角膜的形态与结构预测角膜的生物力学特性等，这将有助于实现精准医疗，最大化医疗数据的效益。

集成学习方法可简单分为两大类：一是机器学习分类器通过串行的方式将数据依次传递，每个学习器之间有比较强的依赖关系，如 Boosting 方法；二是机器学习分类器彼此并行，每个学习器间不存在强依赖关系，如 Bagging 方法。图 4-4-4 是二者对比的示意图。

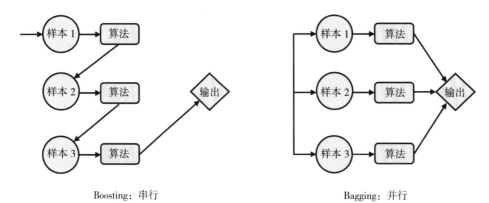

Boosting：串行   Bagging：并行

图 4-4-4 集成学习对比示意图

此外，还有 Stacking 方法，首先训练多个不同的模型，然后把之前训练的各个模型的输出为输入来训练一个新的模型，由这个新的模型得到最终的输出结果。

（林浩添 李龙辉 陈 羲）

三、人工智能诊断圆锥角膜的现状

圆锥角膜精准筛排与诊断有两大目的和意义：①及时、有效地筛查出临床期、亚临床期圆锥角膜和顿挫型圆锥角膜（FFKC）（图 4-4-5），以便及早采取角膜交联等干预措施，延缓或阻止圆锥角膜的进展，从而延后或避免角膜穿孔等致盲性并发症的发生；②在角膜屈光手术前精准筛查出角膜形态与生物力学特性异常的早期圆锥角膜和尚未达到圆锥角膜诊断标准，但已存在圆锥角膜部分特征（如角膜地形图屈光力分布异常、角膜地形图前后表面高度或形态异常，以及双眼地形图非对称性增加与角膜生物力学稳定性减弱等）在角膜屈光手术切削角膜后，可能发生角膜扩张的高风险角膜（图 4-4-6、图 4-4-7）。

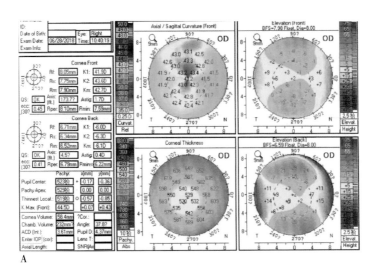

A

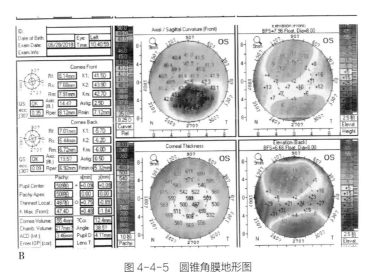

B

图 4-4-5 圆锥角膜地形图

A. 右眼（OD）角膜地形图形态无明显异常，为 FFKC；

B. 左眼（OS）为临床期圆锥角膜。

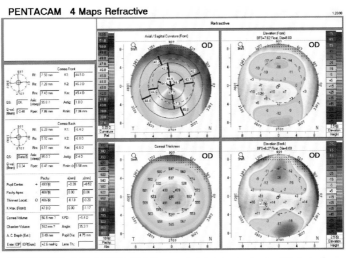

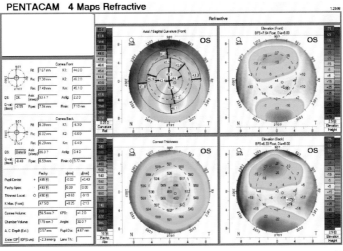

图 4-4-6 仅有圆锥角膜部分特征（前表面曲率下方陡峭，不对称"领结"）

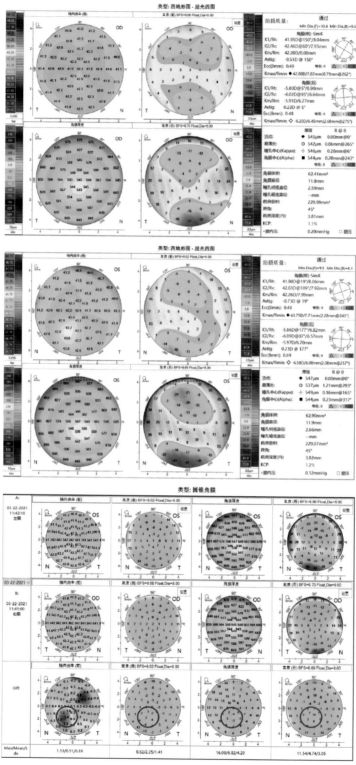

图 4-4-7　Scansys 角膜地形图双眼差异图

双眼均未达到圆锥角膜诊断标准，但双眼角膜地形图形态差异较大，左眼前表面曲率较右眼有显著增陡区域，与前后表面较右眼增高处和角膜较右眼变薄处较重合，提示左眼角膜形态可能异常，角膜屈光手术后出现扩张的概率可能增大。

　　临床期圆锥角膜的形态和生物力学特征明确，人工智能诊断模型也已较为成熟。现有的圆锥角膜各类人工智能辅助诊断模型主要包括基于角膜地形图关键参数的机器学习模型、基于角膜地形图图形特征的深度学习模型、基于角膜生物力学特征关键参数的机器学习模型，以及基于角膜地形图形态关键参数联合生物力学特征关键参数的机器学习模型。机器学习方法可采用有监督学习和无监督学习。在有监督学习模型中，神经网络（图 4-4-8）、支持向量机（图 4-4-9）、随机森林、贝叶斯网络、XGBoost 等分类器是较为常用的经典模型。

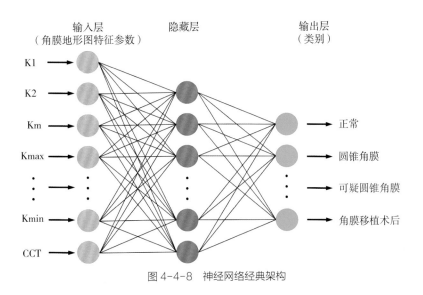

图 4-4-8　神经网络经典架构

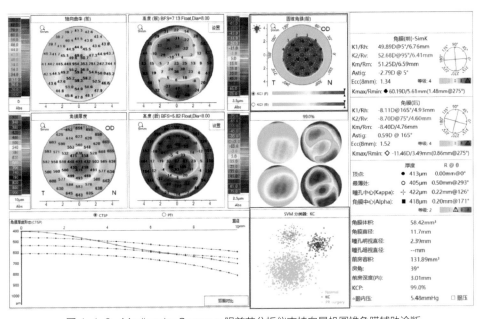

图 4-4-9　Mediworks Scansys 眼前节分析仪支持向量机圆锥角膜辅助诊断

神经网络是较早用于圆锥角膜诊断的人工智能模型，可追溯到 1994 年 Maeda 采用神经网络对计算机辅助的角膜地形图模型系统 TMS-1 进行训练，实验中鉴别诊断圆锥角膜与正常角膜的灵敏度达 89%，特异度达 99%。鉴别不同严重程度的圆锥角膜、角膜屈光手术后及角膜移植术后角膜的灵敏度为 44%~100%，特异度在 90% 以上。Kovacs 等针对 Scheimpflug 原理的角膜地形图仪 Pentacam 的角膜地形图采用神经网络模型建模，以鉴别圆锥角膜与正常角膜、正常角膜与 FFKC。实验中前者 AUROC 可达 0.99，灵敏度为 100%，特异度为 95%；后者 AUROC 为 0.97，灵敏度与特异度均为 90%，但该研究纳入的样本量较少，圆锥角膜和 FFKC 患者分别仅有 30 人和 15 人。

在 SVM、多层感知机（multilayer perceptron，MLP）、径向基函数神经网络（radial basis function neural network，RBFNN）、随机森林、贝叶斯网络 Naïve Bayes、XGBoost 等机器学习模型用于鉴别圆锥角膜与正常角膜的研究中，准确性表现各异。在基于 Orbscan Ⅱ、Pentacam 等角膜地形图仪训练的圆锥角膜诊断模型灵敏度从 80%~100% 不等，特异度可达 95% 以上。Souza 尝试采用 RBFNN、SVM、MLP 机器学习模型鉴别 318 张角膜地形图，诊断圆锥角膜与正常角膜 AUROC 均可达 0.98 以上，RBFNN、SVM 的灵敏度在 100%，MLP 的灵敏度为 98%，未报告诊断特异度。Smadja 等针对 372 张角膜地形图的后表面非对称指数与角膜容量等参数采用决策树分类，鉴别圆锥角膜与正常角膜的灵敏度与特异度分别为 100% 和 99.5%，鉴别 FFKC 与正常角膜的灵敏度和特异度分别为 93.6% 和 97.2%。

目前最大样本量的机器学习圆锥角膜诊断研究由 Lopes 于 2018 年报道，该多中心研究纳入了 3 600 余张包括圆锥角膜、FFKC 和角膜屈光手术后角膜扩张的 Pentacam 角膜地形图，训练了随机森林、神经网络、Naïve Bayes、判别式分析 Discriminate analysis 等模型。其中，随机森林的曲线下面积（area under curve，AUC）最高，达到 0.992；Naïve Bayes 为 0.961（P=0.01）；神经网络为 0.959；SVM 为 0.94；判别式分析最低，为 0.886。Silverman 基于 OCT 角膜上皮与角膜基质层地形图，采用神经网络与判别式分析鉴别圆锥角膜与正常角膜，灵敏度分别为 94.6% 和 98.9%，特异度分别为 99.2% 和 99.5%。

神经网络在医疗领域应用十分广泛，以圆锥角膜的筛查为例，2020 年，Xie 采用 1 000 余名正常人和圆锥角膜患者的 5 000 余张 Pentacam HR 眼前节分析系统的屈光四联图训练卷积神经网络（图 4-4-10），基于该网络建立的角膜屈光手术术前智能筛查系统（Pentacam inception Res Net V screening system，PIRSS），用于角膜屈光手术前高风险角膜筛排，准确率可达到 95%。虽然对于可疑圆锥角膜其准确率显著下降，仅为 80.0%，但与高年资角

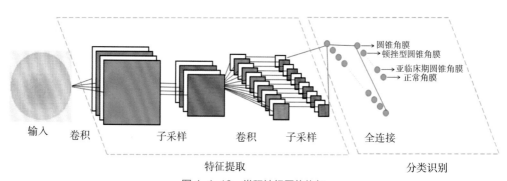

图 4-4-10　卷积神经网络构架

膜屈光手术医师的诊断正确率（83.0%）相比无显著差异。

　　角膜生物力学稳定性下降是圆锥角膜发生和发展的核心因素。学术界普遍认为，圆锥角膜或角膜扩张在角膜地形图形态出现改变前，其生物力学特性已发生变化。基于角膜生物力学分析仪 Corvis ST 角膜各项形变参数（如形变时间、幅度、长度、速率、角膜硬度、角膜形变比例等），建立的 Corvis 角膜生物力学指数（Corvis biomechanical index，CBI）模型，在鉴别圆锥角膜与非圆锥角膜的灵敏度可达 98.4%，特异度可达100%。在结合 Pentacam 角膜地形图后又建立了角膜地形图生物力学指数（tomography and biomechanical index，TBI）模型，其诊断圆锥角膜灵敏度可提高至 96.7%，特异度可达 100%。但在鉴别 FFKC 与正常角膜的诊断试验中，CBI 与 TBI 的灵敏度与特异度均显著下降至 90% 以下。Tian 等采用反向传播神经网络进一步训练，其鉴别 FFKC 的 AUC也仅为 0.877。CBI 与 TBI 模型训练时采用的患者多为高加索人种，少有亚洲人种，其角膜形态和生物力学特征与中国人差异较大，尤其在角膜直径较小（尤其是角膜水平直径 <11.2mm）的人群，假阳性增高。目前采用中国人样本训练和改良的更适合中国人群的 CBI 模型已开始临床应用。其诊断早期圆锥角膜的灵敏度和特异度有待进一步研究。

　　Lu 等采用随机森林与神经网络对 Pentacam 角膜地形图形态参数、Corvis ST 角膜生物力学参数与 OCT 角膜形态参数进行随机森林和神经网络模型训练，建立的 Pentacam 随机森林指数鉴别圆锥角膜与正常角膜的 AUC 可达 0.958，TBI 指数 AUC 可达 0.925，BAD 指数可达 0.922；而 OCT 与 Corvis ST 参数建立的随机森林鉴别 FFKC 与正常角膜的 AUC可达 0.99，灵敏度仅有 75%，特异度为 94.7%。

　　现有人工智能圆锥角膜诊断模型在鉴别 FFKC 与正常角膜时，由于顿挫眼角膜地形图形态与生物力学变化不典型，完全依赖对侧较严重眼已进入临床期才得以诊断。目前对顿挫眼的诊断效能仍然有待提高。

　　现有人工智能圆锥角膜早期诊断与角膜屈光手术高风险角膜筛排模型的局限性在于仅对单眼的检查结果即作出判断，忽略了圆锥角膜双眼非对称性发病的重要特征。在 FFKC 较严重眼发展成临床期、亚临床期，甚至更早期的圆锥角膜时，角膜地形图和角膜生物力学特性双眼差异异常增加已经显现，对双眼的角膜形态及生物力学特性的非对称性进行人工智能模型的定量评估是进一步提高早期 FFKC 诊断效能的新思路。

总结与展望

　　圆锥角膜的早期诊断是临床的难点和重点。目前的诊断仍以角膜形态和生物力学为主，存在一定局限性。随着技术的发展和疾病多因素发病机制认识的深入，未来需要探索更加精确、敏感、相关性更高的圆锥角膜诊断方式，结合大数据和人工智能实现多模态、多参数的快速筛查，达到早期诊断、精准干预和联合治疗的目的。

（沈　阳　冼艺勇　韩小松）

参考文献

1. JAFARINASAB M R, SHIRZADEH E, FEIZI S, et al. Sensitivity and specificity of posterior and anterior corneal elevation measured by Orbscan in diagnosis of clinical and subclinical keratoconus. J Ophthalmic Vis Res, 2015, 10 (1): 10-15.

2. TUNÇ U, AKBAŞ Y B, YILDIRIM Y, et al. Repeatability and reliability of measurements obtained by the combined Scheimpflug and Placido-disk tomography in different stages of keratoconus. Eye (Lond), 2021, 35 (8): 2213-2220.

3. BAYHAN H A, BAYHAN S A, MUHAFIZ E, et al. Repeatability of aberrometric measurements in normal and keratoconus eyes using a new Scheimpflug-Placido topographer. J Cataract Refract Surg, 2014, 40 (2): 269-275.

4. JIA Y, ZHU H, ZHOU J. Pentacam Scheimpflug tomography findings in topographically normal patients and subclinical keratoconus cases. Am J Ophthalmol, 2015, 159 (1): 209.

5. MIRZAJANI A, ASHARLOUS A, KIANPOOR P, et al. Repeatability of curvature measurements in central and paracentral corneal areas of keratoconus patients using Orbscan and Pentacam. J Curr Ophthalmol, 2019, 31 (4): 382-386.

6. HEIDARI Z, MOHAMMADPOUR M, HASHEMI H, et al. Early diagnosis of subclinical keratoconus by wavefront parameters using Scheimpflug, Placido and Hartmann-Shack based devices. Int Ophthalmol, 2020, 40 (7): 1659-1671.

7. GHARIEB H M, OTHMAN I S, OREABA A H, et al. Topographic, elevation, and keratoconus indices for diagnosis of keratoconus by a combined Placido and Scheimpflug topography system. Eur J Ophthalmol, 2021, 31 (4): 1553-1562.

8. FEIZI S, YASERI M, KHEIRI B. Predictive ability of Galilei to distinguish subclinical keratoconus and keratoconus from normal corneas. J Ophthalmic Vis Res, 2016, 11 (1): 8-16.

9. YANG Y, PAVLATOS E, CHAMBERLAIN W, et al. Keratoconus detection using OCT corneal and epithelial thickness map parameters and patterns. J Cataract Refr Surg, 2021, 47 (6): 759-766.

10. SEILER T G, MUELLER M, MENDES BAIAO T. Repeatability and comparison of corneal tomography in mild to severe keratoconus between the anterior segment OCT MS-39 and Pentacam HR. J Refract Surg, 2022, 38 (4): 250-255.

11. PIÑERO D P, ALIÓ J L, ALESÓNA, et al. Corneal volume, pachymetry, and correlation of anterior and posterior corneal shape in subclinical and different stages of clinical keratoconus. J Cataract Refract Surg, 2010, 36 (5): 814-825.

12. PRAKASH G, AGARWAL A, MAZHARI A I, et al. A new, pachymetry-based approach for diagnostic cutoffs for normal, suspect and keratoconic cornea. Eye (Lond), 2012, 26 (5): 650-657.

13. DIENES L, KRáNITZ K, JUHáSZ E, et al. Evaluation of intereye corneal asymmetry in patients with keratoconus. A scheimpflug imaging study. PLoS One, 2014, 9 (10): e108882.

14. GUEDES J, DA COSTA NETO A B, FERNANDES B F, et al. Corneal-thickness spatial profile and corneal-volume distribution: tomographic indices to detect keratoconus. J Cataract Refract Surg, 2006, 32 (11): 1851-1859.

15. AMBRóSIO R, JR., CAIADO A L, GUERRA F P, et al. Novel pachymetric parameters based on corneal tomography for diagnosing keratoconus. J Refract Surg, 2011, 27 (10): 753-758.

16. ROSHDY M M S, WAHBA S S, ELKITKAT R S, et al. Effect of Age on Pentacam Keratoconus Indices. J Ophthalmol, 2018, 2018: 2016564.

17. DING L, WANG J, NIU L, et al. Pentacam Scheimpflug Tomography Findings in Chinese Patients With Different Corneal Diameters. J Refract Surg, 2020, 36 (10): 688-695.

18. DAVIDSON A E, HAYES S, HARDCASTLE A J, et al. The pathogenesis of keratoconus. Eye (Lond), 2014, 28 (2): 189-195.

19. KLING S, HAFEZI F. Corneal biomechanics - a review. Ophthalmic Physiol Opt, 2017, 37 (3): 240-252.

20. 包芳军, 邓曼丽, 王勤美. 角巩膜生物力学性能测量技术的研究进展. 中华眼科杂志, 2015, 51 (11): 875-880.

21. WOLLENSAK G, SPOERL E, SEILER T. Stress-strain measurements of human and porcine corneas after riboflavin-ultraviolet-A-induced cross-linking. Journal of Cataract and Refractive Surgery, 2003, 29 (9): 1780-1785.

22. JUE B, MAURICE D M. The mechanical properties of the rabbit and human cornea. Journal of biomechanics, 1986, 19 (10): 847-853.

23. ELSHEIKH A, ALHASSO D, RAMA P. Assessment of the epithelium's contribution to corneal biomechanics. Exp Eye Res, 2008, 86 (2): 445-451.

24. SHIH P J, WANG I J, CAI W F, et al. Biomechanical simulation of stress concentration and intraocular pressure in corneas subjected to myopic refractive surgical procedures. Scientific reports, 2017, 7 (1): 13906.

25. SEILER T, MATALLANA M, SENDLER S, et al. Does Bowman's layer determine the biomechanical properties of the cornea? Refractive & Corneal Surgery, 1992, 8 (2): 139-142.

26. MA J, WANG Y, WEI P, et al. Biomechanics and structure of the cornea: Implications and association with corneal disorders. Surv Ophthalmol, 2018, 63 (6): 851-861.

27. JESTER J V, WINKLER M, JESTER B E, et al. Evaluating corneal collagen organization using high-resolution nonlinear optical macroscopy. Eye & Contact Lens, 2010, 36 (5): 260-264.

28. MEEK K M, BOOTE C. The use of X-ray scattering techniques to quantify the orientation and distribution of collagen in the corneal stroma. Progress in Retinal and Eye Research, 2009, 28 (5): 369-392.

29. 王雁, 宋一, 牟博琨. 角膜生物力学基础. 中华眼科杂志, 2021, 57 (02): 156-160.

30. MICHELACCI Y M. Collagens and proteoglycans of the corneal extracellular matrix. Braz J Med Biol Res, 2003, 36 (8): 1037-1046.

31. GOLDICH Y, BARKANA Y, PRAS E, et al. Variations in corneal biomechanical parameters and central corneal thickness during the menstrual cycle. Journal of Cataract and Refractive Surgery, 2011, 37 (8): 1507-1511.

32. 何柳余, 曹倩, 李兰. 圆锥角膜的病因学研究进展. 重庆医学, 2021, 50 (24): 4266-4269.

33. BLACKBURN B J, JENKINS M W, ROLLINS A M, et al. A review of structural and biomechanical changes in the cornea in aging, disease, and photochemical crosslinking. Frontiers in Bioengineering and Biotechnology, 2019, 7: 66.

34. SOMODI S, HAHNEL C, SLOWIK C, et al. Confocal in vivo microscopy and confocal laser-scanning fluorescence microscopy in keratoconus. German Journal of Ophthalmology, 1996, 5 (6): 518-525.

35. 赵桂秋, 李艳, 姜孝志, 等. 圆锥角膜组织结构和酸性黏多糖分布的研究. 眼科新进展, 2003, 23 (01): 24-26.

36. DAXER A, FRATZL P. Collagen fibril orientation in the human corneal stroma and its implication in keratoconus. Invest Ophthalmol Vis Sci, 1997, 38 (1): 121-129.

37. VELLARA H R, PATEL D V. Biomechanical properties of the keratoconic cornea: A review. Clin Exp Optom, 2015, 98 (1): 31-38.

38. ROBERTS C. Biomechanics in keratoconus//ADELB. Textbook on keratoconus: New insights. London: Jaypee Brothers Medical Publishers, 2012: 29-32.

39. FERRARI G, RAMA P. The keratoconus enigma: A review with emphasis on pathogenesis. Ocul Surf, 2020, 18 (3): 363-373.

40. BALASUBRAMANIAN S A, PYE D C, WILLCOX M D. Effects of eye rubbing on the levels of protease, protease activity and cytokines in tears: Relevance in keratoconus. Clin Exp Optom, 2013, 96 (2): 214-218.

41. 李孟婷, 何书喜, 王华. 炎症因子在圆锥角膜中的研究进展. 山东大学耳鼻喉眼学报, 2023, 37（2）: 151-158.

42. CRISTINA KENNEY M, BROWN D J. The cascade hypothesis of keratoconus. Contact Lens Anterio, 2003, 26 (3): 139-146.

43. THANOS S, OELLERS P, MEYER ZU HÖRSTE M, et al. Role of thyroxine in the development of keratoconus. Cornea, 2016, 35 (10): 1338-1346.

44. KOLLAR J, FRECER V. Diarylcyclopropane hydroxamic acid inhibitors of histone deacetylase 4 designed by combinatorial approach and QM/MM calculations. J Mol Graph Model, 2018, 85: 97-110.

45. 李玉萍, 曾庆延. 圆锥角膜发病的力学因素及其机制. 国际眼科杂志, 2022, 22（07）: 1118-1122.

46. 汪倩, 王琳琳, 张研. 角膜生物力学特性的测量方法研究现状. 国际眼科杂志, 2016, 16（10）: 1840-1846.

47. ELSHEIKH A, WANG D, PYE D. Determination of the modulus of elasticity of the human cornea. J Refract Surg, 2007, 23 (8): 808-818.

48. BRYANT M R, MCDONNELL P J. Constitutive laws for biomechanical modeling of refractive surgery. J Biomech Eng, 1996, 118 (4): 473-481.

49. MYERS K M, COUDRILLIER B, BOYCE B L, et al. The inflation response of the posterior bovine sclera. Acta Biomater, 2010, 6 (11): 4327-4335.

50. COUDRILLIER B, TIAN J, ALEXANDER S, et al. Biomechanics of the human posterior sclera: age- and glaucoma-related changes measured using inflation testing. Invest Ophthalmol Vis Sci, 2012, 53 (4): 1714-1728.

51. ELSHEIKH A, WANG D, BROWN M, et al. Assessment of corneal biomechanical properties and their variation with age. Curr Eye Res, 2007, 32 (1): 11-19.

52. MATTEOLI S, VIRGA A, PALADINI I, et al. Investigation into the elastic properties of ex vivo porcine corneas subjected to inflation test after cross-linking treatment. J Appl Biomater Funct Mater, 2016, 14 (2): e163-170.

53. BOSCHETTI F, CONTI D, SORIANO E M, et al. Experimental in-vitro investigation on Epi-Off-Crosslinking on porcine corneas. PLoS One, 2021, 16 (4): e0249949.

54. BAO F, CHEN W, ZHENG X, et al. Changes in corneal biomechanical properties in PRK followed by two accelerated CXL energy doses in rabbit eyes. J Refract Surg, 2021, 37 (12): 853-860.

55. PALKO J R, TANG J, CRUZ PEREZ B, et al. Spatially heterogeneous corneal mechanical responses before and after riboflavin-ultraviolet-A crosslinking. J Cataract Refract Surg, 2014, 40 (6): 1021-1031.

56. TOUBOUL D, GENNISSON J L, NGUYEN T M, et al. Supersonic shear wave elastography for the in vivo evaluation of transepithelial corneal collagen cross-linking. Invest Ophthalmol Vis Sci, 2014, 55 (3): 1976-1984.

57. HJORTDAL J O. Regional elastic performance of the human cornea. J Biomech, 1996, 29 (7): 931-942.

58. MATTSON M S, HUYNH J, WISEMAN M, et al. An in vitro intact globe expansion method for evaluation of cross-linking treatments. Invest Ophthalmol Vis Sci, 2010, 51 (6): 3120-3128.

59. WANG H, PRENDIVILLE P L, MCDONNELl P J, et al. An ultrasonic technique for the measurement of the elastic moduli of human cornea. J Biomech, 1996, 29 (12): 1633-1636.

60. HOLLMAN K W, TRIPATHY S, KIM K. Three-dimensional mapping of strain in ex vivo porcine cornea with an ultrasound elasticity microscope. Conf Proc IEEE Eng Med Biol Soc, 2011, 2011: 8503-8506.

61. FORSTER W, STUPP T, KASPRZAK H. Holographic interferometry of excimer-laser-ablated bovine eyes: first results. Ophthalmologica, 2003, 217 (1): 62-67.

62. SERRAO S, LOMBARDO G, DUCOLI P, et al. Evaluation of femtosecond laser clear corneal incision: an experimental study. J Refract Surg, 2013, 29 (6): 418-424.

63. KLING S, MARCOS S. Effect of hydration state and storage media on corneal biomechanical response from in vitro inflation tests. J Refract Surg, 2013, 29 (7): 490-497.

64. KLING S, REMON L, PEREZ-ESCUDERO A, et al. Corneal biomechanical changes after collagen cross-linking from porcine eye inflation experiments. Invest Ophthalmol Vis Sci, 2010, 51 (8): 3961-3968.

65. HENNIGHAUSEN H, FELDMAN S T, BILLE J F, et al. Anterior-posterior strain variation in normally hydrated and swollen rabbit cornea. Invest Ophthalmol Vis Sci, 1998, 39 (2): 253-262.

66. WHITFORD C, JODA A, JONES S, et al. Ex vivo testing of intact eye globes under inflation conditions to determine regional variation of mechanical stiffness. Eye Vis (Lond), 2016, 3: 21.

67. HOLLMAN K W, EMELIANOV S Y, NEISS J H, et al. Strain imaging of corneal tissue with an ultrasound elasticity microscope. Cornea, 2002, 21 (1): 68-73.

68. ZHOU Y, WANG Y, SHEN M, et al. In vivo evaluation of corneal biomechanical properties by optical coherence elastography at different cross-linking irradiances. J Biomed Opt, 2019, 24 (10): 1-7.

69. FERNANDO Z, KIRILL V L. Wave-based optical coherence elastography: The 10-year perspective. Prog Biomed Eng, 2022, 4 (1): 012007.

70. KIRBY M, PELIVANOV I, Song S, et al. Optical coherence elastography in ophthalmology. J Biomed Opt, 2017, 22 (12): 121720.

71. JIN Z, CHEN S, DAI Y, et al. In vivo noninvasive measurement of spatially resolved corneal elasticity in human eyes using Lamb wave optical coherence elastography. J Biophotonics, 2020, 13 (8): e202000104.

72. 王艺澄，李雯杰，黄燕平，等. 光学相干弹性成像方法及研究进展. 激光与光电子学进展，2021，58（14）：1400003.

73. CHOI S, LEE S C, LEE H J, et al. Structural response of human corneal and scleral tissues to collagen cross-linking treatment with riboflavin and ultraviolet A light. Lasers Med Sci, 2013, 28 (5): 1289-1296.

74. DIAS J, DIAKONIS V F, KANKARIYA V P, et al. Anterior and posterior corneal stroma elasticity after corneal collagen crosslinking treatment. Exp Eye Res, 2013, 116: 58-62.

75. LABATE C, DE SANTO M P, LOMBARDO G, et al. Understanding of the viscoelastic response of the human corneal stroma induced by riboflavin/UV-a cross-linking at the nano level. PLoS One, 2015, 10 (4): e0122868.

76. LABATE C, LOMBARDO M, DE SANTO M P, et al. Multiscale investigation of the depth-dependent mechanical anisotropy of the human corneal stroma. Invest Ophthalmol Vis Sci, 2015, 56 (6): 4053-4060.

77. LABATE C, LOMBARDO M, LOMBARDO G, et al. Biomechanical strengthening of the human cornea induced by Nanoplatform-based transepithelial riboflavin/UV-A corneal cross-linking. Invest Ophthalmol Vis Sci, 2017, 58 (1): 179-184.

78. LAST J A, LILIENSIEK S J, NEALEY P F, et al. Determining the mechanical properties of human corneal basement membranes with atomic force microscopy. J Struct Biol, 2009, 167 (1): 19-24.

79. LAST J A, RUSSELL P, NEALEY P F, et al. The applications of atomic force microscopy to vision science. Invest Ophthalmol Vis Sci, 2010, 51 (12): 6083-6094.

80. LOMBARDO M, LOMBARDO G, CARBONE G, et al. Biomechanics of the anterior human corneal tissue investigated with atomic force microscopy. Invest Ophthalmol Vis Sci, 2012, 53 (2): 1050-1057.

81. XIA F, YOUCEF-TOUMI K. Review: Advanced atomic force microscopy modes for biomedical research. biosensors (Basel), 2022, 12 (12): 1116.

82. ZHANG X, MUNIR S Z, SAMI KARIM S A, et al. A review of imaging modalities for detecting early keratoconus. Eye (Lond), 2021, 35 (1): 173-187.

83. SEIFERT J, HAMMER C M, RHEINLAENDER J, et al. Distribution of Young's modulus in porcine corneas after riboflavin/UVA-induced collagen cross-linking as measured by atomic force microscopy. PLoS One, 2014, 9 (1): e88186.

84. ZADPOOR A A. Mechanics of biological tissues and biomaterials: Current trends. Materials (Basel), 2015, 8: 4505-4511.

85. LUCHTEFELD I, BARTOLOZZI A, MEJIA MORALES J, et al. Elasticity spectra as a tool to investigate actin cortex mechanics. J Nanobiotechnology, 2020, 18 (1): 147.

86. DIAS J M, ZIEBARTH N M. Anterior and posterior corneal stroma elasticity assessed using nanoindentation. Exp Eye Res, 2013, 115: 41-46.

87. SEGARS K L, AZZARI N A, GOMEZ S, et al. Age dependent changes in corneal epithelial cell signaling. Front Cell Dev Biol, 2022, 10: 886721.

88. XU P, LONDREGAN A, RICH C, et al. Changes in epithelial and stromal corneal stiffness occur with age and obesity. Bioengineering (Basel), 2020, 7 (1): 14.

89. KAZAILI A, GERAGHTY B, AKHTAR R. Microscale assessment of corneal viscoelastic properties under physiological pressures. J Mech Behav Biomed Mater, 2019, 100: 103375.

90. ALENEZI B, KAZAILI A, AKHTAR R, et al. Corneal biomechanical properties following corneal cross-linking: Does age have an effect? Exp Eye Res, 2022, 214: 108839.

91. LUCE D A. Determining in vivo biomechanical properties of the cornea with an ocular response analyzer. J Cataract Refract Surg, 2005, 31 (1): 156-162.

92. EL MASSRY A, SAID A A, OSMAN I M, et al. Corneal biomechanics in different age groups. Int Ophthalmol, 2020, 40 (4): 967-974.

93. BUENO-GIMENO I, ESPAÑA-GREGORI E, GENE-SAMPEDRO A, et al. Relationship among corneal biomechanics, refractive error, and axial length. Optom Vis Sci, 2014, 91 (5): 507-513.

94. ELSHEIKH A, BROWN M, ALHASSO D, et al. Experimental assessment of corneal anisotropy. J Refract Surg, 2008, 24 (2): 178-187.

95. LAM A, CHEN D, CHIU R, et al. Comparison of IOP measurements between ORA and GAT in normal Chinese. Optom Vis Sci, 2007, 84 (9): 909-914.

96. LAU W, PYE D. A clinical description of ocular response analyzer measurements. Invest Ophthalmol Vis Sci, 2011, 52 (6): 2911-2916.

97. ONCEL B, DINC U A, GORGUN E, et al. Diurnal variation of corneal biomechanics and intraocular pressure in normal subjects. Eur J Ophthalmol, 2009, 19 (5): 798-803.

98. FONTES B M, AMBRÓSIO R J R, VELARDE G C, et al. Ocular response analyzer measurements in keratoconus with normal central corneal thickness compared with matched normal control eyes. J Refract Surg, 2011, 27 (3): 209-215.

99. 汪晓瑜, 陈世豪, 王勤美, 等. 正常角膜、亚临床圆锥角膜及圆锥角膜生物力学的临床研究. 医学研究杂志, 2010, 39（08）: 82-85.

100. 罗保根, 张晓峰, 钱一峰. 角膜补偿眼压（IOPcc）和5种眼压校正公式所得校正眼压的一致性及IOPcc、模拟 Goldmann 眼压与眼球各参数的相关性分析. 眼科新进展, 2018, 38（05）: 457-460.

101. XU G, LAM D S, LEUNG C K. Influence of ocular pulse amplitude on ocular response analyzer measurements. J Glaucoma, 2011, 20 (6): 344-349.

102. EROL M A, ATALAY E, ÖZALP O, et al. Superiority of baseline biomechanical properties over corneal tomography in predicting keratoconus progression. Turk J Ophthalmol, 2021, 51 (5): 257-264.

103. GOEBELS S, EPPIG T, WAGENPFEIL S, et al. Staging of keratoconus indices regarding tomography, topography, and biomechanical measurements. Am J Ophthalmol, 2015, 159 (4): 733-738.

104. MOSHIRFAR M, EDMONDS J N, BEHUNIN N L, et al. Corneal biomechanics in iatrogenic ectasia and keratoconus: A review of the literature. Oman J Ophthalmol, 2013, 6 (1): 12-17.

105. BAPTISTA P M, AMBROSIO R, OLIVEIRA L, et al. Corneal biomechanical assessment with ultra-high-speed Scheimpflug imaging during non-contact tonometry: A prospective review. Clin Ophthalmol, 2021, 15: 1409-1423.

106. CHONG J, DUPPS W J. Corneal biomechanics: Measurement and structural correlations. Exp Eye Res, 2021, 205: 108508.

107. ESPORCATTE L P G, SALOMAO M Q, LOPES B T, et al. Biomechanical diagnostics of the cornea. Eye Vis, 2020, 7: 9.

108. HAN S B, LIU Y C, MOHAMED-NORIEGA K, et al. Advances in imaging technology of anterior segment of the eye. J Ophthalmol, 2021, 2021: 9539765.

109. LIU G, RONG H, ZHANG P, et al. The effect of axial length elongation on corneal biomechanical property. Front Bioeng Biotechnol, 2021, 9: 777239.

110. LIU Y, ZHANG Y, CHEN Y G. Application of a Scheimpflug-based biomechanical analyser and tomography in the early detection of subclinical keratoconus in Chinese patients. BMC Ophthalmol, 2021, 21 (1): 339.

111. LOPES B, ELSHEIKH A. In vivo corneal stiffness mapping by the stress-strain index maps and Brillouin microscopy. Curr Eye Res, 2022, 48 (2): 114-120.

112. LOPES B, PADMANABHAN P, ELIASY A, et al. In vivo assessment of localised corneal biomechanical deterioration with keratoconus progression. Front Bioeng Biotechnol, 2022, 10: 812507.

113. PADMANABHAN P, LOPES B, ELIASY A, et al. In vivo biomechanical changes associated with keratoconus progression. Curr Eye Res, 2022, 47 (7): 982-986.

114. PADMANABHAN P, LOPES B, ELIASY A, et al. Evaluation of corneal biomechanical behavior in-vivo for healthy and keratoconic eyes using the stress-strain index. J Cataract Refract Surg, 2022, 48 (10): 1162-1167.

115. ELIASY A, CHEN K J, VINCIGUERRA R, et al. Determination of corneal biomechanical behavior in-vivo for healthy eyes using CorVis ST tonometry: Stress-strain index. Front Bioeng Biotechnol, 2019, 7: 105.

116. ZHANG H, ELIASY A, LOPES B, et al. Stress-strain index map: A new way to represent corneal material stiffness. Front Bioeng Biotechnol, 2021, 9: 640434.

117. AMBROSIO R, LOPES B T, FARIA-CORREIA F, et al. Integration of Scheimpflug-based corneal tomography and biomechanical assessments for enhancing ectasia detection. J Refract Surg, 2017, 33 (7): 434-443.

118. CHAN T C Y, WANG Y M, YU M, et al. Comparison of corneal tomography and a new combined tomographic biomechanical index in subclinical keratoconus. J Refract Surg, 2018, 34 (9): 616-621.

119. FRAENKEL D, HAMON L, DAAS L, et al. Tomographically normal partner eye in very asymmetrical corneal ectasia: biomechanical analysis. J Cataract Refract Surg, 2021, 47 (3): 366-372.

120. HEIDARI Z, HASHEMI H, MOHAMMADPOUR M, et al. Evaluation of corneal topographic, tomographic and biomechanical indices for detecting clinical and subclinical keratoconus: A comprehensive three-device study. Int J Ophthalmol, 2021, 14 (2): 228-239.

121. REN S, XU L, FAN Q, et al. Accuracy of new Corvis ST parameters for detecting subclinical and clinical keratoconus eyes in a Chinese population. Sci Rep, 2021, 11 (1): 4962.

122. SALOMAO M Q, HOFLING-LIMA A L, GOMES ESPORCATTE L P, et al. The role of corneal biomechanics for the evaluation of Ectasia patients. Int J Environ Res Public Health, 2020, 17 (6): 2113.

123. SEDAGHAT M R, MOMENI-MOGHADDAM H, AMBROSIO R, et al. Diagnostic ability of corneal shape and biomechanical parameters for detecting Frank keratoconus. Cornea, 2018, 37 (8): 1025-1034.

124. VINCIGUERRA R, AMBRÓSIO R, ELSHEIKH A, et al. Detection of keratoconus with a new biomechanical index. J Refract Surg, 2016, 32 (12): 803-810.

125. ZHANG M, ZHANG F, LI Y, et al. Early diagnosis of keratoconus in Chinese myopic eyes by combining Corvis ST with Pentacam. Curr Eye Res, 2020, 45 (2): 118-123.

126. ELTONY A M, SHAO P, YUN S H. Measuring mechanical anisotropy of the cornea with Brillouin microscopy. Nat Commun, 2022, 13 (1): 1354.

127. SCARCELLI G, BESNER S, PINEDA R, et al. Biomechanical characterization of keratoconus corneas ex vivo with Brillouin microscopy. Invest Ophthalmol Vis Sci, 2014, 55 (7): 4490-4495.

128. SCARCELLI G, KLING S, QUIJANO E, et al. Brillouin microscopy of collagen crosslinking: Noncontact depth-dependent analysis of corneal elastic modulus. Invest Ophthalmol Vis Sci, 2013, 54 (2): 1418-1425.

129. SCARCELLI G, PINEDA R, YUN S H. Brillouin optical microscopy for corneal biomechanics. Invest Ophthalmol Vis Sci, 2012, 53 (1): 185-190.

130. SCARCELLI G, YUN S H. In vivo Brillouin optical microscopy of the human eye. Opt Express, 2012, 20 (8): 9197-9202.

131. SEILER T G, SHAO P, ELTONY A, et al. Brillouin spectroscopy of normal and keratoconus corneas. Am J Ophthalmol, 2019, 202: 118-125.

132. SEILER T G, SHAO P, FRUEH B E, et al. The influence of hydration on different mechanical moduli of the cornea. Graefes Arch Clin Exp Ophthalmol, 2018, 256 (9): 1653-1660.

133. SHAO P, ELTONY A M, SEILER T G, et al. Spatially-resolved Brillouin spectroscopy reveals biomechanical abnormalities in mild to advanced keratoconus in vivo. Sci Rep, 2019, 9 (1): 7467.

134. SHAO P, SEILER T G, ELTONY A M, et al. Effects of corneal hydration on Brillouin microscopy in vivo. Invest Ophthalmol Vis Sci, 2018, 59 (7): 3020-3027.

135. WEBB J N, SU J P, SCARCELLI G. Mechanical outcome of accelerated corneal crosslinking evaluated by Brillouin microscopy. J Cataract Refract Surg, 2017, 43 (11): 1458-1463.

136. WEBB J N, ZHANG H, SINHA ROY A, et al. Detecting mechanical anisotropy of the cornea using Brillouin microscopy. Transl Vis Sci Technol, 2020, 9 (7): 26.

137. YUN S H, CHERNYAK D. Brillouin microscopy: assessing ocular tissue biomechanics. Curr Opin Ophthalmol, 2018, 29 (4): 299-305.

138. ZHANG H, ASROUI L, RANDLEMAN J B, et al. Motion-tracking Brillouin microscopy for in-vivo corneal biomechanics mapping. Biomed Opt Express, 2022, 13 (12): 6196-6210.

139. ZHANG H, ROOZBAHANI M, PICCININI A L, et al. Brillouin microscopic depth-dependent analysis of corneal crosslinking performed over or under the LASIK flap. J Cataract Refract Surg, 2020, 46 (11): 1543-1547.

140. ORTIZ D, PINERO D, SHABAYEK M H, et al. Corneal biomechanical properties in normal, post-laser in situ keratomileusis, and keratoconic eyes. J Cataract Refract Surg, 2007, 33 (8): 1371-1375.

141. 郭曦, 杨丽娜, 谢培英, 等. 圆锥角膜配戴 RGPCL 后角膜生物力学性能改变. 中华眼视光学与视觉科学杂志, 2015, 17 (1): 14-17.

142. KOH S, INOUE R, MAEDA N, et al. Corneal tomographic changes during corneal rigid gas-permeable contact lens wear in keratoconic eyes. Br J Ophthalmol, 2022, 106 (2): 197-202.

143. KOH S, INOUE R, AMBRÓSIO R J R, et al. Correlation between corneal biomechanical indices and the severity of keratoconus. Cornea, 2020, 39 (2): 215-221.

144. DHALLU S K, HUARTE S T, BILKHU P S, et al. Effect of scleral lens oxygen permeability on corneal physiology. Optom Vis Sci, 2020, 97 (9): 669-675.

145. KUMAR M, SHETTY R, LALGUDI V G, et al. Corneal biomechanics and intraocular pressure following scleral lens wear in penetrating keratoplasty and keratoconus. Eye Contact Lens, 2022, 48 (5): 206-209.

146. FERREIRA-MENDES J, LOPES B T, FARIA-CORREIA F, et al. Enhanced ectasia detection using corneal tomography and biomechanics. Am J Ophthalmol, 2019, 197: 7-16.

147. JIANG M S, ZHU J Y, LI X, et al. Corneal biomechanical properties after penetrating keratoplasty or deep anterior lamellar keratoplasty using the ocular response analyzer: A meta-analysis. Cornea, 2017, 36 (3): 310-316.

148. MONTALT J C, PORCAR E, ESPANA-GREGORI E, et al. Corneal Biomechanical Parameters With Corneoscleral Contact Lenses in Post-Laser In Situ Keratomileusis Eyes. Eye Contact Lens, 2018, 44 Suppl 2: S65-S69.

149. PORCAR E, MONTALT J C, ESPANA-GREGORI E, et al. Impact of Corneoscleral Contact Lens Usage on Corneal Biomechanical Parameters in Keratoconic Eyes. Eye Contact Lens, 2019, 45 (5): 318-323.

150. HU Y, HUANG Y, CHEN Y, et al. Study on patterned photodynamic cross-linking for keratoconus. Exp Eye Res, 2021, 204: 108450.

151. DE BERNARDO M, CAPASSO L, LANZA M, et al. Long-term results of corneal collagen crosslinking for progressive keratoconus. J Optom, 2015, 8 (3): 180-186.

152. SEDAGHAT M R, MOMENI-MOGHADDAM H, AMBRÓSIO R J R, et al. Long-term Evaluation of Corneal Biomechanical Properties After Corneal Cross-linking for Keratoconus: A 4-Year Longitudinal Study. J Refract Surg, 2018, 34 (12): 849-856.

153. WILSON A, JONES J, MARSHALL J. Interferometric Ex Vivo Evaluation of the Spatial Changes to Corneal Biomechanics Introduced by Topographic CXL: A Pilot Study. J Refract Surg, 2021, 37 (4): 263-273.

154. VINCIGUERRA R, ROMANO V, ARBABI E M, et al. In vivo early corneal biomechanical changes after corneal cross-linking in patients with progressive keratoconus. J Refract Surg, 2017, 33 (12): 840-846.

155. GKIKA M, LABIRIS G, GIARMOUKAKIS A, et al. Evaluation of corneal hysteresis and corneal resistance factor after corneal cross-linking for keratoconus. Graefes Arch Clin Exp Ophthalmol, 2012, 250 (4): 565-573.

156. HALLAHAN K M, ROCHA K, ROY A S, et al. Effects of corneal cross-linking on ocular response analyzer waveform-derived variables in keratoconus and postrefractive surgery ectasia. Eye Contact Lens, 2014, 40 (6): 339-344.

157. UZEL M M, KOC M, CAN C, et al. Effect of accelerated corneal crosslinking on ocular response analyzer waveform-derived parameters in progressive keratoconus. Arq Bras Oftalmol, 2019, 82 (1): 18-24.

158. FERGUSON T J, SINGURI S, JALAJ S, et al. Depth-resolved corneal biomechanical changes measured via optical coherence elastography following corneal crosslinking. Transl Vis Sci Technol, 2021, 10 (5): 7.

159. PAHUJA N, KUMAR N R, FRANCIS M, et al. Correlation of clinical and biomechanical outcomes of accelerated crosslinking ($9mW/cm^2$ in 10 minutes) in keratoconus with molecular expression of ectasia-related genes. Curr Eye Res, 2016, 41 (11): 1419-1423.

160. GOLDICH Y, BARKANA Y, WUSSUKU LIOR O, et al. Corneal collagen cross-linking for the treatment of progressive keratoconus: 3-year prospective outcome. Can J Ophthalmol, 2014, 49 (1): 54-59.

161. JABBARVAND M, MORAVVEJ Z, SHAHRAKI K, et al. Corneal biomechanical outcome of collagen cross-linking in keratoconic patients evaluated by Corvis ST. Eur J Ophthalmol, 2021, 31 (4): 1577-1583.

162. SHAJARI M, KOLB C M, AGHA B, et al. Comparison of standard and accelerated corneal cross-linking for the treatment of keratoconus: A meta-analysis. Acta Ophthalmol, 2019, 97 (1): e22-e35.

163. NISHIDA T, KOJIMA T, KATAOKA T, et al. Comparison of corneal biomechanical properties and corneal tomography between customized and accelerated corneal crosslinking in eyes with keratoconus. Cornea, 2021, 40 (7): 851-858.

164. GOLDICH Y, MARCOVICH AL, BARKANA Y, et al. Clinical and corneal biomechanical changes after collagen cross-linking with riboflavin and UV irradiation in patients with progressive keratoconus: results after 2 years of follow-up. Cornea, 2012, 31 (6): 609-614.

165. LIU T, SHEN M, LI H, et al. Changes and quantitative characterization of hyper-viscoelastic biomechanical properties for young corneal stroma after standard corneal cross-linking treatment with different ultraviolet-A energies. Acta Biomater, 2020, 113: 438-451.

166. BLACKBURN B J, ROLLINS A M, DUPPS W J J R. Biomechanics of ophthalmic crosslinking. Transl Vis Sci Technol, 2021, 10 (5): 8.

167. SALOUTI R, KHALILI M R, ZAMANI M, et al. Assessment of the changes in corneal biomechanical properties after collagen cross-linking in patients with keratoconus. J Curr Ophthalmol, 2019, 31 (3): 262-267.

168. VINCIGUERRA R, TZAMALIS A, ROMANO V, et al. Assessment of the association between in vivo corneal biomechanical changes after corneal cross-linking and depth of demarcation line. J Refract Surg, 2019, 35 (3): 202-206.

169. WILSON A, MARSHALL J. A review of corneal biomechanics: Mechanisms for measurement and the implications for refractive surgery. Indian J Ophthalmol, 2020, 68 (12): 2679-2690.

170. TONGE T K, RUBERTI J W, NGUYEN T D. Micromechanical modeling study of mechanical inhibition of enzymatic degradation of collagen tissues. Biophys J, 2015, 109 (12): 2689-2700.

171. GAWARGIOUS B A, LE A, LESGART M, et al. Differential regional stiffening of sclera by collagen cross-linking. Curr Eye Res, 2020, 45 (6): 718-725.

172. ABRISHAMCHI R, ABDSHAHZADEH H, HILLEN M, et al. High-fluence accelerated epithelium-off corneal cross-linking protocol provides Dresden protocol–like corneal strengthening. Transl Vis Sci Technol, 2021, 10 (5): 10.

173. ARENAS E, ESQUENAZI S, ANWAR M, et al. Lamellar corneal transplantation. Surv Ophthalmol, 2012, 57 (6): 510-529.

174. XIAO J, CHEN J, LI M, et al. Design and experiment of an ultrasound-assisted corneal trephination system. Micromachines (Basel), 2023, 14 (2): 438.

175. SHIMMURA S, TSUBOTA K. Deep anterior lamellar keratoplasty. Curr Opin Ophthalmol, 2006, 17 (4): 349-355.

176. JAFARINASAB M R, FEIZI S, JAVADI M A, et al. Graft biomechanical properties after penetrating keratoplasty versus deep anterior lamellar keratoplasty. Curr Eye Res, 2011, 36 (5): 417-421.

177. ABDELKADER A. Influence of different keratoplasty techniques on the biomechanical properties of the cornea. Acta Ophthalmol, 2013, 91 (7): e567-572.

178. MUSA M, ZEPPIERI M, ENAHOLO E S, et al. An overview of corneal transplantation in the past decade. Clin Pract, 2023, 13 (1): 264-279.

179. MOSKWA R, BLOCH F, VERMION JC, et al. Postoperative, but not preoperative, central corneal thickness correlates with the postoperative visual outcomes of Descemet membrane endothelial keratoplasty. PLoS One, 2023, 18 (3): e0282594.

180. KITAZAWA K, TODA M, UENO M, et al. The biologic character of donor corneal endothelial cells influences endothelial cell density post successful corneal transplantation. Ophthalmol Sci, 2023, 3 (2): 100239.

181. LI H, CHEN M, ZHOU Q, et al. Biomechanical effects of deep anterior lamellar keratoplasty and penetrating keratoplasty for keratoconus: A finite element analysis. Transl Vis Sci Technol, 2021, 10 (9): 15.

182. MEEK K M, QUANTOCK A J. The use of X-ray scattering techniques to determine corneal ultrastructure. Prog Retin Eye Res, 2001, 20 (1): 95-137.

183. ANDREASSEN T T, SIMONSEN A H, OXLUND H. Biomechanical properties of keratoconus and normal corneas. Exp Eye Res, 1980, 31 (4): 435-441.

184. MEEK K M, TUFT S J, HUANG Y, et al. Changes in collagen orientation and distribution in keratoconus corneas. Invest Ophthalmol Vis Sci, 2005, 46 (6): 1948-1956.

185. KNOX CARTWRIGHT N E, TYRER J R, MARSHALL J. Age-related differences in the elasticity of the human cornea. Invest Ophthalmol Vis Sci, 2011, 52 (7): 4324-4329.

186. PATEL S V, DIEHL N N, HODGE D O, et al. Donor risk factors for graft failure in a 20-year study of penetrating keratoplasty. Arch Ophthalmol, 2010, 128 (4): 418-425.

187. ABD ELAZIZ M S, ELSOBKY H M, ZAKY A G, et al. Corneal biomechanics and intraocular pressure assessment after penetrating keratoplasty for non keratoconic patients, long term results. BMC Ophthalmol, 2019, 19 (1): 172.

188. IVARSEN A, HJORTDAL J. Recipient corneal thickness and visual outcome after Descemet's stripping automated endothelial keratoplasty. Br J Ophthalmol, 2014, 98 (1): 30-34.

189. FEIZI S, MONTAHAI T, MOEIN H. Graft biomechanics following three corneal transplantation techniques. J Ophthalmic Vis Res, 2015, 10 (3): 238-242.

190. SIGGEL R, CHRISTOFI E, GIASOUMI F, et al. Changes in corneal biomechanical properties after Descemet membrane endothelial keratoplasty. Cornea, 2019, 38 (8): 964-969.

191. SHILOVA N F, NAHUM Y, ADLER A, et al. Comparative analysis of biomechanical parameters of the corneas following Descemet membrane endothelial keratoplasty and contralateral healthy corneas. Graefes Arch Clin Exp Ophthalmol, 2019, 257 (9): 1925-1929.

192. ZADOK D, SCHWARTS S, MARCOVICH A, et al. Penetrating keratoplasty for keratoconus: long-term results. Cornea, 2005, 24 (8): 959-961.

193. ESPANDAR L, MEYER J. Keratoconus: Overview and update on treatment. Middle East Afr J Ophthalmol, 2010, 17 (1): 15-20.

194. HOSNY M, HASSABALLA M A, SHALABy A. Changes in corneal biomechanics following different keratoplasty techniques. Clin Ophthalmol, 2011, 5: 767-770.

195. ZIAEI M, VELLARA H R, GOKUL A, et al. Comparison of corneal biomechanical properties following penetrating keratoplasty and deep anterior lamellar keratoplasty for keratoconus. Clin Exp Ophthalmol, 2020, 48 (2): 174-182.

196. ADEL B. Controversies in the management of keratoconus. Berlin: Springer International Publishing, 2019.

197. IOANNIS P, MILTIADIS K, ANNA I, et al. Ocular rigidity, biomechanics and hydrodynamics of the eye. Berlin: Springer International Publishing, 2021.

198. MAEDA N, UEKI R, FUCHIHATA M, et al. Corneal biomechanical properties in 3 corneal transplantation techniques with a dynamic Scheimpflug analyzer. Jpn J Ophthalmol, 2014, 58 (6): 483-489.

199. REINSTEIN D Z, COUCH D G, ARCHER T. Direct residual stromal thickness measurement for assessing suitability for LASIK enhancement by Artemis 3D very high-frequency digital ultrasound arc scanning. J Cataract Refract Surg, 2006, 32 (11): 1884-1888.

200. SILVERMAN R H, URS R, ROYCHOUDHURY A, et al. Combined tomography and epithelial thickness mapping for diagnosis of keratoconus. Eur J Ophthalmol, 2017, 27 (2): 129-134.

201. PAUL T, LIM M, STARR C E, et al. Central corneal thickness measured by the Orbscan Ⅱ system, contact ultrasound pachymetry, and the Artemis 2 system. J Cataract Refract Surg, 2008, 34 (11): 1906-1912.

202. URS R, LLOYD H O, REINSTEIN D Z, et al. Comparison of very-high-frequency ultrasound and spectral-domain optical coherence tomography corneal and epithelial thickness maps. J Cataract Refract Surg, 2016, 42 (1): 95-101.

203. LI X, CHANG P, LI Z, et al. Agreement between anterior segment parameters obtained by a new ultrasound biomicroscopy and a swept-source fourier-domain anterior segment optical coherence tomography. Expert Rev Med Devices, 2020, 17 (12): 1333-1340.

204. REINSTEIN D Z, SILVERMAN R H, RONDEAU M J, et al. Epithelial and corneal thickness measurements by high-frequency ultrasound digital signal processing. Ophthalmology, 1994, 101 (1): 140-146.

205. REINSTEIN D Z, ARCHER T J, SILVERMAN R H, et al. Accuracy, repeatability, and reproducibility of Artemis very high-frequency digital ultrasound arc-scan lateral dimension measurements. J Cataract Refract Surg, 2006, 32 (11): 1799-1802.

206. REINSTEIN D Z, ARCHER T J, GOBBE M, et al. Repeatability of layered corneal pachymetry with the artemis very high-frequency digital ultrasound arc-scanner. J Refract Surg, 2010, 26 (9): 646-659.

207. DOANE M. Interactions of eyelids and tears in corneal wetting and the dynamics of the normal human eyeblink. Am J Ophthalmol, 1980, 89 (4): 507-516.

208. REINSTEIN D Z, ARCHER T J, GOBBE M. Corneal epithelial thickness profile in the diagnosis of keratoconus. J Refract Surg, 2009, 25 (7): 604-610.

209. SILVERMAN R H, URS R, ROYCHOUDHURY A, et al. Epithelial remodeling as basis for machine-based identification of keratoconus. Invest Ophthalmol Vis Sci, 2014, 55 (3): 1580-1587.

210. REINSTEIN D Z, ARCHER T J, URS R, et al. Detection of keratoconus in clinically and algorithmically topographically normal fellow eyes using epithelial thickness analysis. J Refract Surg, 2015, 31 (11): 736-744.

211. REINSTEIN D Z, ARCHER T J, GOBBE M. Stability of LASIK in topographically suspect keratoconus confirmed non-keratoconic by Artemis VHF digital ultrasound epithelial thickness mapping: 1-year follow-up. J Refract Surg, 2009, 25 (7): 569-577.

212. THIBOS L N. Principles of Hartmann-Shack aberrometry. J Refract Surg, 2000, 16 (5): S563-565.

213. HOLZER M P, SASSENROTH M, AUFFARTH G U. Reliability of corneal and total wavefront aberration measurements with the SCHWIND corneal and ocular wavefront analyzers. J Refract Surg, 2006, 22 (9): 917-920.

214. XU Z, HUA Y, QIU W, et al. Precision and agreement of higher order aberrations measured with ray tracing and Hartmann-Shack aberrometers. BMC Ophthalmol, 2018, 18 (1): 18.

215. MOLEBNY V V, PANAGOPOULOU S I, MOLEBNY S V, et al. Principles of ray tracing aberrometry. J Refract Surg, 2000, 16 (5): S572-575.

216. ASGARI S, HASHEMI H. OPD scan Ⅲ accuracy: Topographic and aberrometric indices after accelerated corneal cross-linking. J Curr Ophthalmol, 2018, 30 (1): 58-62.

217. GARZON N, GARCIA-MONTERO M, LOPEZ-ARTERO E, et al. Influence of trifocal intraocular lenses on standard autorefraction and aberrometer-based autorefraction. J Cataract Refract Surg, 2019, 45 (9): 1265-1274.

218. ZHU X, YE H, HE W, et al. Objective functional visual outcomes of cataract surgery in patients with good preoperative visual acuity. Eye (Lond), 2017, 31 (3): 452-459.

219. WU W, WANG Y, XU L. Meta-analysis of Pentacam vs. ultrasound pachymetry in central corneal thickness measurement in normal, post-LASIK or PRK, and keratoconic or keratoconus-suspect eyes. Graefes Arch Clin Exp Ophthalmol, 2014, 252 (1): 91-99.

220. MCALINDEN C, SCHWIEGERLING J, KHADKA J, et al. Corneal aberrations measured with a high-resolution Scheimpflug tomographer: Repeatability and reproducibility. J Cataract Refract Surg, 2020, 46 (4): 581-590.
221. SHETTY R, TRIVEDI D, RANADE R, et al. Repeatability and agreement of wavefront aberrations of a new hybrid topographer and aberrometer in healthy eyes. J Cataract Refract Surg, 2022, 48 (4): 408-416.
222. KUNDU G, SHETTY R, RANADE R, et al. Repeatability and agreement of a new Scheimpflug device and a Hartmann-Shack aberrometer with a ray-tracing aberrometer in normal, keratoconus, and CXL groups. J Refract Surg, 2022, 38 (3): 201-208.
223. NING R, GAO R, PINERO D P, et al. Repeatability and reproducibility of corneal higher-order aberrations measurements after small incision lenticule extraction using the Scheimpflug-Placido topographer. Eye Vis (Lond), 2022, 9 (1): 1.
224. PINERO D P, MOLINA-MARTIN A, CAMPS V J, et al. Validation of corneal topographic and aberrometric measurements obtained by color light-emitting diode reflection topography in healthy eyes. Graefes Arch Clin Exp Ophthalmol, 2019, 257 (11): 2437-2447.
225. ANG M, BASKARAN M, WERKMEISTER R M, et al. Anterior segment optical coherence tomography. Prog Retin Eye Res, 2018, 66: 132-156.
226. SAVINI G, SCHIANO-LOMORIELLO D, HOFFER K J. Repeatability of automatic measurements by a new anterior segment optical coherence tomographer combined with Placido topography and agreement with 2 Scheimpflug cameras. J Cataract Refract Surg, 2018, 44 (4): 471-478.
227. TANA-RIVERO P, AGUILAR-CORCOLES S, RUIZ-MESA R, et al. Repeatability of whole-cornea measurements using a new swept-source optical coherence tomographer. Eur J Ophthalmol, 2021, 31 (4): 1709-1719.
228. PLAZA-PUCHE A B, SALERNO L C, VERSACI F, et al. Clinical evaluation of the repeatability of ocular aberrometry obtained with a new pyramid wavefront sensor. Eur J Ophthalmol, 2019, 29 (6): 585-592.
229. DE JONG T, SHEEHAN M T, KOOPMANS S A, et al. Posterior corneal shape: Comparison of height data from 3 corneal topographers. J Cataract Refract Surg, 2017, 43 (4): 518-524.
230. HAO J, LI L, TIAN F, et al. Comparison of two types of visual quality analyzer for the measurement of high order aberrations. Int J Ophthalmol, 2016, 9 (2): 292-297.
231. VISSER N, BERENDSCHOT T T, VERBAKEL F, et al. Evaluation of the comparability and repeatability of four wavefront aberrometers. Invest Ophthalmol Vis Sci, 2011, 52 (3): 1302-1311.
232. GORDON-SHAAG A, MILLODOT M, IFRAH R, et al. Aberrations and topography in normal, keratoconus-suspect, and keratoconic eyes. Optom Vis Sci, 2012, 89 (4): 411-418.
233. REDDY J C, RAPUANO C J, CATER J R, et al. Comparative evaluation of dual Scheimpflug imaging parameters in keratoconus, early keratoconus, and normal eyes. J Cataract Refract Surg, 2014, 40 (4): 582-592.
234. MAEDA N, FUJIKADO T, KURODA T, et al. Wavefront aberrations measured with Hartmann-Shack sensor in patients with keratoconus. Ophthalmology, 2002, 109 (11): 1996-2003.
235. ALIO J L, SHABAYEK M H. Corneal higher order aberrations: A method to grade keratoconus. J Refract Surg, 2006, 22 (6): 539-545.
236. SHNEOR E, PINERO DP, DORON R. Contrast sensitivity and higher-order aberrations in keratoconus subjects. Sci Rep, 2021, 11 (1): 12971.
237. SALMAN A, GHABRA M, DARWISH T R, et al. Corneal higher-order aberration changes after accelerated cross-linking for keratoconus. BMC Ophthalmol, 2022, 22 (1): 225.
238. LI J, XUE C, ZHANG Y, et al. Diagnostic value of corneal higher-order aberrations in keratoconic eyes. Int Ophthalmol, 2023, 43 (4): 1195-1206.

239. PINERO D P, SOTO-NEGRO R, RUIZ-FORTES P, et al. Analysis of intrasession repeatability of ocular aberrometric measurements and validation of keratometry provided by a new integrated system in mild to moderate keratoconus. Cornea, 2019, 38 (9): 1097-1104.

240. DAVIS L J, SCHECHTMAN K B, WILSON B S, et al. Longitudinal changes in visual acuity in keratoconus. Invest Ophthalmol Vis Sci, 2006, 47 (2): 489-500.

241. LIDUMA S, LUGUZIS A, KRUMINA G, et al. Keratoconus stage impact on visual acuity and contrast sensitivity. BMC Ophthalmol, 2020, 20 (1): 466.

242. OKAMOTO C, OKAMOTO F, SAMEJIMA T, et al. Higher-order wavefront aberration and letter-contrast sensitivity in keratoconus. Eye (Lond), 2008, 22 (12): 1488-1492.

243. XIAN Y, SUN L, YE Y, et al. The Characteristics of quick contrast sensitivity function in keratoconus and its correlation with corneal topography. Ophthalmol Ther, 2023, 12 (1): 293-305.

244. 毕宏生. 对比敏感度在眼科的临床应用. 中华眼科杂志, 2004, 40 (9): 71-74.

245. KUMAR P, BANDELA P K, BHARADWAJ S R. Do visual performance and optical quality vary across different contact lens correction modalities in keratoconus? Cont Lens Anterior Eye, 2020, 43 (6): 568-576.

246. ZAREI-GHANAVATI S, KHAKSHOUR H, VEJDANI M, et al. Evaluation of changes in visual acuity, contrast sensitivity and aberrations in patients with keratoconus after corneal collagen cross-linking. J Ophthalmic Vis Res, 2017, 12 (3): 260-264.

247. LAMY R, NETTO C F, REIS R G, et al. Effects of corneal cross-linking on contrast sensitivity, visual acuity, and corneal topography in patients with keratoconus. Cornea, 2013, 32 (5): 591-596.

248. ASGARI S, HASHEMI H, JAFARZADEHPUR E, et al. Low light visual function after accelerated corneal cross-linking protocols: 18mW/cm^2 vs. 9mW/cm^2. Romanian Journal of Ophthalmology, 2018, 62 (4): 270-276.

249. BRAHMA A, ENNIS F, HARPER R, et al. Visual function after penetrating keratoplasty for keratoconus: a prospective longitudinal evaluation. Br J Ophthalmol, 2000, 84 (1): 60-66.

250. MANNIS M J, ZADNIK K, JOHNSON C A. The effect of penetrating keratoplasty on contrast sensitivity in keratoconus. Arch Ophthalmol, 1984, 102 (10): 1513-1516.

251. AKDEMIR M O, KANDEMIR B, SAYMAN I B, et al. Comparison of contrast sensitivity and visual acuity between deep anterior lamellar keratoplasty and penetrating keratoplasty in patients with keratoconus. Int J Ophthalmol, 2012, 5 (6): 737-741.

252. SÖĞÜTLÜ SARI E, KUBALOĞLU A, ÜNAL M, et al. Penetrating keratoplasty versus deep anterior lamellar keratoplasty: comparison of optical and visual quality outcomes. Br J Ophthalmol, 2012, 96 (8): 1063-1067.

253. WOJAKOWSKA A, PIETROWSKA M, WIDLAK P, et al. Metabolomic signature discriminates normal human cornea from keratoconus-A pilot GC/MS study. Molecules, 2020, 25 (12): 2933.

254. FODOR M, VITÁLYOS G, LOSONCZY G, et al. Tear mediators NGF along with IL-13 predict keratoconus progression. Ocul Immunol Inflamm, 2021, 29 (6): 1090-1101.

255. BALMUS I M, ALEXA A I, CIUNTU R E, et al. Oxidative stress markers dynamics in keratoconus patients' tears before and after corneal collagen crosslinking procedure. Exp Eye Res, 2020, 190: 107897.

256. ZAREI-GHANAVATI S, YAHAGHI B, HASSANZADEH S, et al. Serum 25-hydroxyvitamin D, selenium, zinc and copper in patients with keratoconus. J Curr Ophthalmol, 2020, 32 (1): 26-31.

257. BAMDAD S, OWJI N, BOLKHEIR A. Association between advanced keratoconus and serum levels of zinc, calcium, magnesium, iron, copper, and selenium. Cornea, 2018, 37 (10): 1306-1310.

258. MAZZOTTA C, TRAVERSI C, MELLACE P, et al. Keratoconus progression in patients with allergy and elevated surface matrix metalloproteinase 9 point-of-care test. Eye Contact Lens, 2018, 44 (2): S48-S53.

259. GULPAMUK B, KOÇ M, KARATEPE M S, et al. Novel assay assessment of oxidative stress biomarkers in patients with keratoconus: Thiol-disulfide homeostasis. Curr Eye Res, 2017, 42 (9): 1215-1219.

260. MCKAY T B, HJORTDAL J, SEJERSEN H, et al. Differential effects of hormones on cellular metabolism in keratoconus in vitro. Sci Rep, 2017, 7: 42896.

261. PAHUJA N, KUMAR N R, SHROFF R, et al. Differential molecular expression of extracellular matrix and inflammatory genes at the corneal cone apex drives focal weakening in keratoconus. Invest Ophthalmol Vis Sci, 2016, 57 (13): 5372-5382.

262. IONESCU C, CORBU C G, TANASE C, et al. Inflammatory biomarkers profile as microenvironmental expression in keratoconus. Dis Markers, 2016, 2016: 1243819.

263. GÖNCÜ T, AKAL A, ADIBELLI F M, et al. Tear film and serum Prolidase activity and oxidative stress in patients with keratoconus. Cornea, 2015, 34 (9): 1019-1023.

264. SHETTY R, SATHYANARAYANAMOORTHY A, RAMACHANDRA R A, et al. Attenuation of lysyl oxidase and collagen gene expression in keratoconus patient corneal epithelium corresponds to disease severity. Mol Vis, 2015, 21: 12-25.

265. KOLOZSVÁRI B L, BERTA A, PETROVSKI G, et al. Alterations of tear mediators in patients with keratoconus after corneal crosslinking associate with corneal changes. PLoS One, 2013, 8 (10): e76333.

266. DUDAKOVA L, LISKOVA P, TROJEK T, et al. Changes in lysyl oxidase (LOX) distribution and its decreased activity in keratoconus corneas. Exp Eye Res, 2012, 104: 74-81.

267. SAIJYOTHI A V, FOWJANA J, MADHUMATHI S, et al. Tear fluid small molecular antioxidants profiling shows lowered glutathione in keratoconus. Exp Eye Res, 2012, 103: 41-46.

268. BALASUBRAMANIAN S A, MOHAN S, PYE D C, et al. Proteases, proteolysis and inflammatory molecules in the tears of people with keratoconus. Acta Ophthalmol, 2012, 90 (4): e303-309.

269. LEMA I, DURÁN J A. Inflammatory molecules in the tears of patients with keratoconus. Ophthalmology, 2005, 112 (4): 654-659.

270. KENNEY M C, CHWA M, ATILANO S R, et al. Increased levels of catalase and cathepsin V/L2 but decreased TIMP-1 in keratoconus corneas: Evidence that oxidative stress plays a role in this disorder. Invest Ophthalmol Vis Sci, 2005, 46 (3): 823-832.

271. BUDDI R, LIN B, ATILANO S R, et al. Evidence of oxidative stress in human corneal diseases. J Histochem Cytochem, 2002, 50 (3): 341-351.

272. ABALAIN J H, DOSSOU H, COLIN J, et al. Levels of collagen degradation products (telopeptides) in the tear film of patients with keratoconus. Cornea, 2000, 19 (4): 474-476.

273. KAWAGUCHI Y, TANAKA H, OKADA T, et al. The effects of ultraviolet A and reactive oxygen species on the mRNA expression of 72-kDa type IV collagenase and its tissue inhibitor in cultured human dermal fibroblasts. Arch Dermatol Res, 1996, 288 (1): 39-44.

274. KARAMICHOS D, ESCANDON P, VASINI B, et al. Anterior pituitary, sex hormones, and keratoconus: Beyond traditional targets. Prog Retin Res, 2022, 88: 101016.

275. NAVEL V, MALECAZE J, PEREIRA B, et al. Oxidative and antioxidative stress markers in keratoconus: A systematic review and meta-analysis. Acta Ophthalmol, 2021, 99 (6): e777-e794.

276. SHETTY R, D'SOUZA S, KHAMAR P, et al. Biochemical markers and alterations in keratoconus. Asia Pac J Ophthalmol (Phila), 2020, 9 (6): 533-540.

277. ANDRADE F E C, COVRE J L, RAMOS L, et al. Evaluation of galectin-1 and galectin-3 as prospective biomarkers in keratoconus. Br J Ophthalmol, 2018, 102 (5): 700-707.

278. KOLOZSVÁRI B L, PETROVSKI G, GOGOLÁK P, et al. Association between mediators in the tear fluid and the severity of keratoconus. Ophthalmic Res, 2014, 51 (1): 46-51.

279. MUTLU M, SARAC O, CAĞIL N, et al. Relationship between tear eotaxin-2 and MMP-9 with ocular allergy and corneal topography in keratoconus patients. Int Ophthalmol, 2020, 40 (1): 51-57.

280. PÁSZTOR D, KOLOZSVÁRI B L, CSUTAK A, et al. Tear mediators in corneal Ectatic disorders. PLoS One, 2016, 11 (4): e0153186.

281. SHETTY R, GHOSH A, LIM R R, et al. Elevated expression of matrix metalloproteinase-9 and inflammatory cytokines in keratoconus patients is inhibited by cyclosporine A. Invest Ophthalmol Vis Sci, 2015, 56 (2): 738-750.

282. SMITH V A, MATTHEWS F J, MAJID M A, et al. Keratoconus: Matrix metalloproteinase-2 activation and TIMP modulation. Biochim Biophys Acta, 2006, 1762 (4): 431-439.

283. SOBRINO T, REGUEIRO U, MALFEITO M, et al. Higher expression of Toll-like receptors 2 and 4 in blood cells of keratoconus patients. Sci Rep, 2017, 7 (1): 12975.

284. SOIBERMAN U S, SHEHATA A E M, LU M X, et al. Small molecule modulation of the integrated stress response governs the keratoconic phenotype in vitro. Invest Ophthalmol Vis Sci, 2019, 60 (10): 3422-3431.

285. ARBAB M, TAHIR S, NIAZI M K, et al. TNF-α genetic predisposition and higher expression of inflammatory pathway components in keratoconus. Invest Ophthalmol Vis Sci, 2017, 58 (9): 3481-3487.

286. DU G, LIU C, LI X, et al. Induction of matrix metalloproteinase-1 by tumor necrosis factor-α is mediated by interleukin-6 in cultured fibroblasts of keratoconus. Exp Biol Med (Maywood), 2016, 241 (18): 2033-2041.

287. IONESCU I C, CORBU C G, TANASE C, et al. Overexpression of tear inflammatory cytokines as additional finding in keratoconus patients and their first degree family members. Mediators Inflamm, 2018, 2018: 4285268.

288. JUN A S, COPE L, SPECK C, et al. Subnormal cytokine profile in the tear fluid of keratoconus patients. PLoS One, 2011, 6 (1): e16437.

289. SORKHABI R, GHORBANIHAGHJO A, TAHERI N, et al. Tear film inflammatory mediators in patients with keratoconus. Int Ophthalmol, 2015, 35 (4): 467-472.

290. ZHOU L, YUE BY, TWINING S S, et al. Expression of wound healing and stress-related proteins in keratoconus corneas. Curr Eye Res, 1996, 15 (11): 1124-1131.

291. BROWN D J, CHWA M, OPBROEK A J, et al. Altered gelatinolytic activities in an apparent unilateral keratoconus patient. A case report. Cornea, 1994, 13 (2): 108-113.

292. FINI M E, YUE B Y, SUGAR J. Collagenolytic/gelatinolytic metalloproteinases in normal and keratoconus corneas. Curr Eye Res, 1992, 11 (9): 849-862.

293. KENNEY M C, CHWA M, OPBROEK A J, ET AL. Increased gelatinolytic activity in keratoconus keratocyte cultures. A correlation to an altered matrix metalloproteinase-2/tissue inhibitor of metalloproteinase ratio. Cornea, 1994, 13 (2): 114-124.

294. SILVER D, HUANG A, MADDISON CJ, et al. Mastering the game of go with deep neural networks and tree search. Nature, 2016, 529 (7587): 484-489.

295. SILVER D, SCHRITTWIESER J, SIMONYAN K, et al. Mastering the game of go without human knowledge. Nature, 2017, 550 (7676): 354-359.

296. COUDRAY N, OCAMPO P S, SAKELLAROPOULOS T, et al. Classification and mutation prediction from non–small cell lung cancer histopathology images using deep learning. Nature Medicine, 2018, 24 (10): 1559-1567.

297. CORTES C, VAPNIK V. Support-vector networks. Machine Learning, 1995, 20 (3): 273-297.

298. QUINLAN J R. Induction of decision trees. Machine Learning, 1986, 1 (1): 81-106.

299. BIAU G, SCORNET E. A random forest guided tour. Test, 2016, 25 (2): 197-227.

300. KROSE B, SMAGT P. An introduction to neural networks. 8th ed. Winnipeg: Signal & Data Computer Laboratory, 2011.

301. XIE Y, ZHAO L, YANG X, et al. Screening candidates for refractive surgery with corneal tomographic-based deep learning. JAMA Ophthalmology, 2020, 138 (5): 519-526.

302. DIETTERICH T G. Ensemble methods in machine learning//Multiple Classifier Systems. MCS 2000. Lecture Notes in Computer Science. vol 1857. Berlin: Springer, 2000.

303. BAUER E, KOHAVI R. An empirical comparison of voting classification algorithms: Bagging, boosting, and variants. Machine learning, 1999, 36 (1): 105-139.

304. KIHARA Y, MONTESANO G, Chen A, et al. Policy-driven, multimodal deep learning for predicting visual fields from the optic disc and OCT imaging. Ophthalmology, 2022, 129 (7): 781-791.

305. SAAD A, GATINEL D. Combining Placido and corneal wavefront data for the detection of forme fruste keratoconus. J Refract Surg, 2016, 32 (8): 510-516.

306. GOBBE M GUILLON M. Corneal wavefront aberration measurements to detect keratoconus patients. Cont Lens Anterior Eye, 2005, 28 (2): 57-66.

307. BELIN M W, KUNDU G, SHETTY N, et al. ABCD: A new classification for keratoconus. Indian J Ophthalmol, 2020, 68 (12): 2831-2834.

308. BELIN M W, KHACHIKIAN S S. Keratoconus: Ectasia detection with the oculus Pentacam. Belin: Ambrósio Enhanced Ectasia Display, 2008.

309. HWANG E S, PEREZ-STRAZIOTA C E, KIM S W, et al. Distinguishing highly asymmetric keratoconus eyes using combined Scheimpflug and spectral-domain OCT analysis. Ophthalmology, 2018, 125 (12): 1862-1871.

310. HERBER R, VINCIGUERRA R, LOPES B, et al. Repeatability and reproducibility of corneal deformation response parameters of dynamic ultra-high-speed Scheimpflug imaging in keratoconus. J Cataract Refract Surg, 2020, 46 (1): 86-94.

311. YOUSEFI S, YOUSEFI E, TAKAHASHI H, et al. Keratoconus severity identification using unsupervised machine learning. PLoS One, 2018, 13 (11): e0205998.

312. MAEDA N, KLYCE S D, SMOLEK M K, et al. Automated keratoconus screening with corneal topography analysis. Invest Ophthalmol Vis Sci, 1994, 35 (6): 2749-2757.

313. MAEDA N, KLYCE S D, SMOLEK M K. Neural network classification of corneal topography. Preliminary demonstration. Invest Ophthalmol Vis Sci, 1995, 36 (7): 1327-1335.

314. SOUZA M B, MEDEIROS F W, SOUZA D B, et al. Evaluation of machine learning classifiers in keratoconus detection from Orbscan II examinations. Clinics (Sao), 2010, 65 (12): 1223-1228.

315. SMADJA D, TOUBOUL D, COHEN A, et al. Detection of subclinical keratoconus using an automated decision tree classification. Am J Ophthalmol, 2013, 156 (2): 237-246.

316. TIAN L, QIN X, ZHANG H, et al. A potential screening index of corneal biomechanics in healthy subjects, forme fruste keratoconus patients and clinical keratoconus patients. Front Bioeng Biotechnol, 2021, 9: 766605.

317. LOPES B T, RAMOS I C, SALOMÃO M Q, et al. Enhanced tomographic assessment to detect corneal ectasia based on artificial intelligence. Am J Ophthalmol, 2018, 195: 223-232.

318. VINCIGUERRA R, HERBER R, WANG Y, et al. Corneal biomechanics differences between Chinese and Caucasian healthy subjects. Front Med (Lausanne), 2022, 9: 834663.

319. LU N J, ELSHEIKH A, ROZEMA J J, et al. Combining spectral-domain OCT and air-puff tonometry analysis to diagnose keratoconus. J Refract Surg, 2022, 38 (6): 374-380.

320. SHEN Y, XIAN Y, HAN T, et al. Bilateral differential topography-A novel topographic algorithm for keratoconus and Ectatic disease screening. Front Bioeng Biotechnol, 2021, 9: 772982.

第五章 圆锥角膜的临床特征

导 语

圆锥角膜的临床特征具有多变性，角膜变薄、Munson 征、Vogt 线和 Fleischer 环等是圆锥角膜普遍的临床体征，其临床症状和角膜地形图表现与其他扩张性角膜病变有相似之处，但预后与治疗有较大区别，有必要进行鉴别。本章将介绍圆锥角膜的临床表现和鉴别诊断，以及患者的生活质量评估。圆锥角膜的检查指标包括诸多方面，临床上有多种基于不同原理和指标的圆锥角膜分期系统，适用于不同的情况。本章还将介绍各类圆锥角膜分期系统的特点，及其在临床诊疗中的应用。

关键词

症状 体征 生活质量 量表 Amsler-Krumeich 分期 TKC 分期 ABCD 分期 Alio-Shabayek 分期 鉴别诊断 透明边缘性角膜变性 扩张性角膜病变

第一节 圆锥角膜的临床表现

一、临床症状

圆锥角膜多在青春期或成人早期发病，好发于 15～20 岁的青年人，女性发病略高于男性，表现为视物模糊或视力突然下降。一般认为发病年龄越小，病程进展越快。随着症状持续进展，患者的不规则散光可能逐渐增加，需要角膜接触镜来进行屈光矫正。圆锥角膜的临床特征具有多变性，可以逐渐增加的中、重度的散光为主，也可以是严重的视力受损和最佳矫正视力下降。单眼复视或者多个重影也是常见的症状。以上症状缺乏特异性。

二、临床体征

1. 中央和下方旁中央角膜变薄　圆锥角膜的早期表现为中央和下方旁中央角膜变薄，伴轻度圆锥形成和突出（图 5-1-1 ）。

2. Munson 征　进展期患者通常有 Munson 征（图 5-1-2 ）。患者向下看时，看不到下睑正常平滑的弧度，而是大的凸起，圆锥形角膜会在下睑形成 V 形压痕，称为下睑角膜成角。此外，当手电筒从颞侧照射时，在鼻侧角膜可以看到锥样反光，被称为 "Rizzuti 征"。

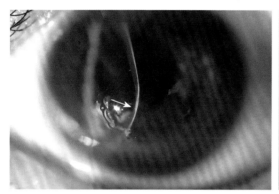
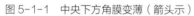

图 5-1-1　中央下方角膜变薄（箭头示）

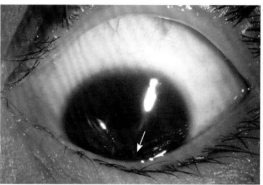

图 5-1-2　圆锥角膜患者 Munson 征（箭头示）

3. Vogt 线　可以单侧或双侧同时出现。Vogt 线是一条垂直的应力线，呈明暗相间的条纹，位于后基质层（Descemet 膜）和后弹力层平面的角膜细小的垂直褶皱（图 5-1-3 ）。此外，有研究表明，Vogt 条带的宽度与屈光不正、散光成正相关，并与中基质和后基质角质细胞密度成负相关。与 Haab 条纹和角膜水肿所致的位于 Bowman 层水平的更前方的浅表线性瘢痕不同，Vogt 条纹在外部压力下消失，因此轻轻压迫角膜时，Vogt 线会消失。

4. Fleisher 环　被认为是不规则泪膜覆盖在该角膜区域所致。由泪膜中氧化的含铁血黄素沉积在上皮中，铁会随着泪膜在圆锥基底周围流动，环绕锥部呈线状或环状，可观察到角膜圆锥基底部的棕色环。进行裂隙灯检查时，使用宽的斜光束和钴蓝滤光片最容易观察到 Fleisher 环（图 5-1-4 ）。在电子显微镜下，可以看到含铁蛋白的空泡见于上皮细胞层周围，铁蛋白颗粒也散布在角膜上皮上。

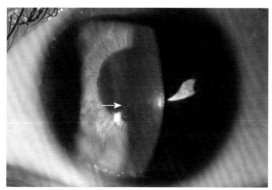

图 5-1-3　圆锥角膜患者 Vogt 线（箭头示）

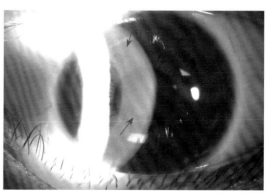

图 5-1-4　圆锥角膜患者 Fleisher 环（箭头示）

5. 角膜水肿（corneal hydrops） 随着圆锥角膜的进展，部分患者会发生急性角膜水肿，导致畏光和突发疼痛性视力下降。急性角膜水肿是圆锥角膜的常见并发症，可能导致角膜穿孔和眼内感染。出现这些症状的原因是后弹力层破裂和内皮功能丧失导致，角膜基质通过破裂处吸收过多的水分，导致严重角膜水肿（图 5-1-5）。水肿持续数周或数月后逐渐减少，大部分急性病例在 2~4 个月内自发消退，最终，角膜水肿消失，但会遗留后基质瘢痕。过敏和揉眼是水肿发展的危险因素。在某些情况下，水肿消退的瘢痕范围和位置可能导致角膜的锥形轮廓变平，因此，一些患者在水肿消退后视力得到改善。然而，水肿累及的角膜面积越大，水肿持续时间越长，消退后新生血管形成的风险增加，最终的视觉结果越差。急性水肿的其他并发症包括感染、假性囊肿形成、恶性青光眼和角膜穿孔。水肿病史也可能使患者在穿透性角膜移植术后发生内皮移植排斥反应的可能性更大。局部抗生素、局部高渗盐水、角膜热成形术等可以帮助减轻基质水肿。

6. 角膜瘢痕 随着角膜变薄，后弹力层自发性破裂以及角膜基质水肿可导致角膜瘢痕（图 5-1-6）。据估计，20% 的圆锥角膜患者会出现角膜瘢痕。瘢痕可使邻近的内皮细胞增大并迁移以覆盖缺陷。角膜瘢痕后导致角膜锥形扁平化，这可能有助于角膜接触镜的配戴，但中央角膜瘢痕形成通常需要角膜移植以恢复视觉功能。

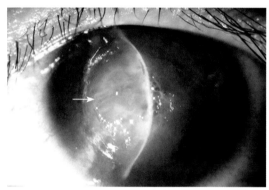

图 5-1-5 圆锥角膜患者急性角膜水肿（箭头示）

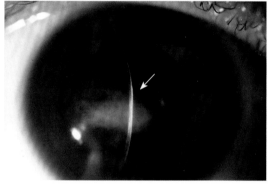

图 5-1-6 圆锥角膜患者水肿消退后残留角膜瘢痕（箭头示）

7. 角膜穿孔 圆锥角膜自发性穿孔极为罕见。然而，在病程后期，后弹力层可能出现破裂，大的基质裂隙可导致角膜穿孔。

三、临床分期

1. 潜伏期 早期视力可能正常，逐渐出现进行性视觉模糊和失真。畏光、眩光、单眼复视和眼部刺激可能伴随出现。

2. 初期 虽然圆锥角膜通常双眼发病，但患者可能因一只眼的病情比另一只眼更严重而出现双眼视力不同的症状。随着疾病进展，患者会发现框架眼镜很难矫正视力，并且很难配到合适的角膜接触镜。由于进行性近视和散光，患者可能需要频繁更换眼镜。

3. 完成期 视力极差，各种典型体征出现，光学眼镜均很难矫正视力。

4. 瘢痕期 视力极差，急性角膜水肿也是该疾病常见的晚期并发症，发生在大约 3%

的圆锥角膜病例中，由后弹力层（Descemet 膜）破裂和内皮丧失引起。房水可进入角膜基质和上皮并引起角膜水肿，导致视力明显下降，伴有剧烈疼痛、畏光、流泪。由于角膜持续变薄及急性角膜水肿消退，最终出现角膜瘢痕，光学眼镜无法矫正视力，往往需要角膜移植。

四、圆锥角膜患者的生活质量

圆锥角膜通常在青春期发病，以非特异性、矫正视力下降为特征。总的来说，圆锥角膜具有起病早、进行性、慢性进展等特点。如果不加以干预治疗，部分圆锥角膜将会迅速进展。许多圆锥角膜患者并不了解疾病本身，因此常常会漏诊，也往往因屈光不正的表象忽视了临床就诊的重要性，延误了治疗。随着角膜的不可逆变形和变薄，视力下降变得越来越难以纠正，屈光处方频繁变化，矫正视力逐渐下降。此外，即使良好的矫正视力也可能无法确保患者具有最佳的视觉质量和生活质量，最终部分患者会因双侧或不对称视力障碍极大影响生活。

圆锥角膜的各种治疗手段价格不菲，屈光处方和眼镜的频繁更换对患者和家庭是较大的经济丧失，角膜交联术可以延缓疾病的进展，但价格也相对较高，角膜移植更是费用昂贵、供体难求。因此，圆锥角膜是一种代价高昂的疾病，可能会对患者、家庭和社会造成较大的经济负担和生活困扰。

一项有关眼科视觉功能和生活质量问卷发现，较差的最佳矫正视力与情绪量表得分的相关性最强。例如，配戴角膜接触镜（尤其是 RGP）的圆锥角膜患者眼部疼痛和不适明显更多，许多患者可能因疼痛等不适无法适应长期戴角膜接触镜，从而无法同时获得最佳的视觉质量和生活质量。急性角膜水肿的患者会出现剧烈的角膜刺激症状，虽然大多数急性圆锥角膜水肿会在 2～4 个月自发消退，但是在如此长的持续时间内，患者的眼表症状缓解也很重要。前房注气术等方式可以减轻角膜水肿，除此之外也有研究报道，热角膜移植术不仅可以缓解角膜急性水肿，还可有效缓解疼痛，降低视觉模拟量表（visual analogue scale，VAS）的疼痛评分，并且可在 1 周内有效缓解患者的不适症状。因此，在保证患者视觉质量提高的同时，评估和提高患者的生活质量也尤为重要。

在临床工作中，眼科医师们可以运用多种手段来评估圆锥角膜患者的生活质量，通过问卷、定期复查和随访等方式了解患者的近况和情绪状态，从而获得较为全面的结果，对于结果不满意的方面加以干预，以改善患者的生活质量。圆锥角膜患者生活质量的评估量表包括圆锥角膜结局研究问卷（keratoconus outcomes research questionnaire，KORQ）、圆锥角膜症状和严重程度问卷（keratoconus severity score questionnaire，KSSQ）、美国国家眼科研究所屈光不正生活质量问卷（national eye institute refractive error quality of life questionnaire，NEI-RQL）、视力障碍的影响（impact of vision impairment，IVI）问卷等，其中 KORQ 和 KSSQ 是圆锥角膜特异性问卷。KORQ 有 29 个条目，主要集中在活动限制和症状方面，具有出色的心理测量特性，是目前评估圆锥角膜生活质量的推荐问卷，但不包括社会心理健康、行动方面等的条目。有研究表明，圆锥角膜可能会导致患者的不良心理健康状况，因此，医师也需要对患者的情绪健康加以关注，因为疾病的进行性和角膜移植术的不确定性可能会引起患者焦虑。在非圆锥角膜特异性问卷中，视功能相关生命质量量表（national eye institute visual function questionnaire，NEI-VFQ）最为常用，但 Rasch 分析表明其测量性能较差。有报道表明，角膜交联术后，患者 NEI-VFQ 的一般健康评分有所改善，但无显著差异，这表明该量表健康方面内容的敏感性可能有待提高。

（冯　云）

第二节　圆锥角膜的分期和等级

　　圆锥角膜的分期和等级对于圆锥角膜的筛查、病情进展的评估、角膜接触镜的验配、手术指征的判断、疾病的预后等方面具有重要作用。圆锥角膜的分期方式众多。本节将介绍各类分期系统的特点，及其在圆锥角膜临床诊疗中的应用。

一、Amsler-Krumeich 分期（AK 分期）

　　为了对圆锥角膜患者的病情进行评估和分期，Amsler 和 Krumeich 共同研发了 Amsler-Krumeich 分期。该分期系统利用屈光度、中央角膜曲率、最薄点角膜厚度以及有无瘢痕将圆锥角膜分为四期（表 5-2-1，图 5-2-1 ~ 图 5-2-4）。

表 5-2-1　Amsler-Krumeich 分期

分期	判断标准
1 期	角膜地形图偏心陡峭 诱导的近视和 / 或散光<5.00D 平均中央 K 值 *<48D 裂隙灯下可见 Vogt 条纹，角膜透明
2 期	诱导的近视和 / 或散光 5.00 ~ 8.00D 平均中央 K 值 48 ~ 53D 最薄点角膜厚度>400μm 角膜无瘢痕
3 期	诱导的近视和 / 或散光 8.00 ~ 12.00D 平均中央 K 值 53 ~ 55D 最薄点角膜厚度 200 ~ 400μm 角膜无瘢痕
4 期	屈光度不可测量 平均中央 K 值>55D 最薄点角膜厚度<200μm 中央角膜瘢痕

* 平均中央 K 值是角膜前表面中央 3mm 直径的平均曲率。

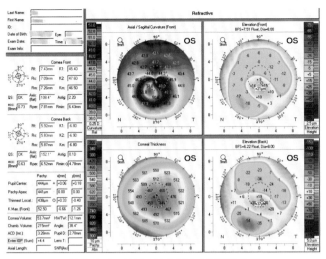

图 5-2-1　基于 AK 分期的 1 期圆锥角膜

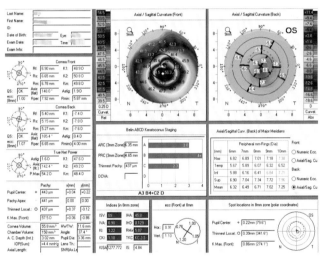

图 5-2-2　基于 AK 分期的 2 期圆锥角膜

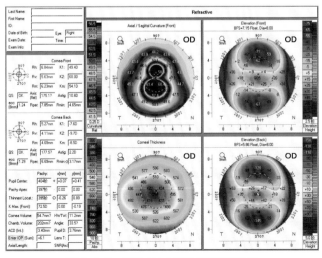

图 5-2-3　基于 AK 分期的 3 期圆锥角膜

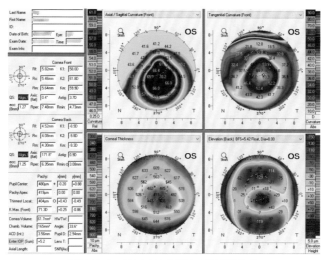

图 5-2-4　基于 AK 分期的 4 期圆锥角膜

　　Amsler-Krumeich 分期在临床和科研上应用广泛。一方面，该系统所纳入的参数获取方式简单，仅需要简单的测量设备，如角膜地形图、角膜曲率计、裂隙灯显微镜等即可得到；另一方面，该系统利用较为明确的界限将疾病分为四个阶段，清晰明确，适合临床医师和研究者进行简单、基础的分期。

　　随着圆锥角膜研究的不断深入，临床上对分期的精度要求也不断提高。Amsler-Krumeich 分期历史悠久，尚存在许多不足之处。

　　（1）未考虑角膜后表面形态变化：角膜后表面的形态变化对圆锥角膜的早期诊断有着至关重要的作用。Amsler-Krumeich 分期仅纳入了角膜前表面的测量参数，没有考虑后表面参数的影响，可能会漏诊部分早期患者。

　　（2）难以明确"诱导"的近视和散光：使用患者基础的屈光度数，很有可能因患者自身原有的屈光不正对分期造成影响。

　　（3）未考虑角膜最陡点的相关参数：纳入的是平均中央 K 值，未考虑 Kmax。

　　（4）容易误判：不同参数可能分处不同分期，仅以最严重的参数数值判断病情分期可能会导致误判。

　　（5）未考虑视力对分期的影响：所进行的疾病进展判断可能会产生脱离临床症状的情况。

二、TKC 分期

　　随着新型眼前节测量设备的不断研发，角膜形态学测量的精确性逐渐提高。早期角膜地形图的测量设备主要是基于 Placido 盘原理，仅能测量角膜前表面参数，无法测量角膜的高度，甚至可能丢失角膜中央的测量结果。为克服这些不足，多种基于 Scheimpflug 成像技术的角膜地形图测量设备相继出现。其中，Pentacam 目前应用最为广泛。随着测量设备的更新，Pentacam 软件内置了人工智能程序可以分析角膜地形图，得到一系列相关指数（图 5-2-5，表 5-2-2）。

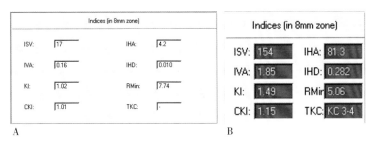

图 5-2-5　Pentacam 指数界面
A. 正常人；B. 圆锥角膜患者。

表 5-2-2　Pentacam 指数标准值

指数	临界值（黄色）	异常值（红色）
ISV	≥37	≥41
IVA	≥0.28	≥0.32
KI	>1.07	>1.07
CKI	≥1.03	≥1.03
Rmin	<6.71mm	<6.71mm
IHA	≥19	>21
IHD	≥0.014	>0.016

注：ISV（index of surface variance）：表面变异指数；IVA（index of vertical asymmetry）：垂直不对称指数；KI（keratoconus index）：中心圆锥角膜指数；CKI（center keratoconus index）：中心圆锥角膜指数；Rmin（smallest radius）：最小曲率半径；IHA（index of height asymmetry）：高度不对称指数；IHD（index of height decentration）：高度偏心指数。

以上参数均反映了角膜前表面的形态，与角膜非球面参数（Q 值）、偏心度等密切相关。基于角膜前表面的形态，Pentacam 内置了 TKC（topographical keratoconus classification）分期系统。该系统根据患者框架眼镜矫正视力、角膜接触镜矫正视力、ISV、KI、偏心度（e）、Rmin、检影影动特征和角膜体征等指标将圆锥角膜的严重程度分为早期、1 期、2 期、3 期、4 期（表 5-2-3，图 5-2-6 ~ 图 5-2-9）。

TKC 分期可直接在 Pentacam 设备中的 TKC Grating 模块显示，直观、快速地对初诊患者的角膜扩张情况进行评估。

TKC 分期存在以下局限性：①分期的相关参数如 ISV 和 KI 等仅能在 Pentacam 中计算获得，无法在其他设备获得，且仅分析了角膜前表面；②该分期具有 8 个等级，且相关参数较多，无法像 Amsler-Krumeich 分期一样对患者进行界限清晰的分期；③在 Pentacam 设备中操作时，没有手动输入视力及裂隙灯、检眼镜的检查结果（特别是在初发病例中），得出的结论可能不准确；④固视问题、泪膜的不规则、长期配戴角膜接触镜、角膜形态的不规则都可以导致与圆锥角膜相似的图像，这时可能要与患者沟通后再重新拍摄，增加了临床诊疗的时间。

表 5-2-3　TKC 分期

分期	戴镜视力	接触镜视力	ISV	KI	30° 偏心	Rmin/mm	检影	角膜
早期	20/20 ~ 20/15	20/20 ~ 20/15	<30	1.04 ~ 1.07	4 个值均正常	7.8 ~ 6.7	光带或影动不清晰；可能有剪动	角膜透明，不突出；直接检眼镜下可见水平椭圆或圆形的阴影位于角膜中央或稍偏心部位
1 期	20/25 ~ 20/15	20/20	30 ~ 55	1.07 ~ 1.15	有时 1 个不正常	7.5 ~ 6.5	异常影动；剪动	角膜透明；顶端可见 Fleischer 环；裂隙灯下可见圆锥；角膜厚度可见减少不可见但可测
2 期	20/60 ~ 20/20	20/30 ~ 20/20	55 ~ 90	1.10 ~ 1.25	有 1 个经常不正常	6.9 ~ 5.3	清晰的剪动；难以检影	大多数角膜透明，顶端角膜轻度变薄、偏心；局部或环形 Fleischer 环可见 Vogt 条纹
3 期	20/125 ~ 20/30	20/40 ~ 20/20	90 ~ 150	1.15 ~ 1.45	至少 1 个不正常	6.6 ~ 4.8	不同的剪动；几乎不能检影	顶端角膜更加变薄、偏心、可能伴有轻度混浊；Fleischer 环清晰，多为环形；Vogt 条纹清晰可见；出现 Munson 征
4 期	<20/400 ~ 20/100	20/100 ~ 20/40	>150	>1.50	至少 1 个不正常	<5 或测不出	不能检影	角膜顶端不透明且常伴有瘢痕；Munson 征明显

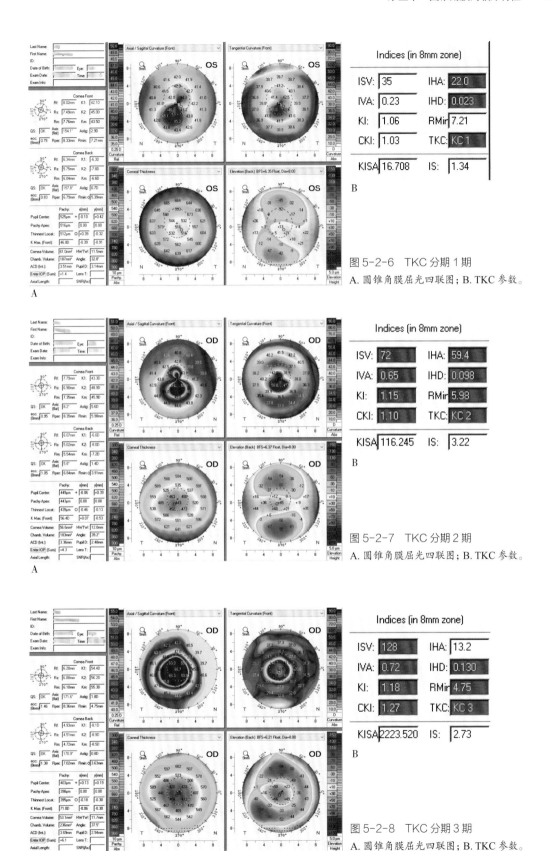

图 5-2-6 TKC 分期 1 期
A. 圆锥角膜屈光四联图；B. TKC 参数。

图 5-2-7 TKC 分期 2 期
A. 圆锥角膜屈光四联图；B. TKC 参数。

图 5-2-8 TKC 分期 3 期
A. 圆锥角膜屈光四联图；B. TKC 参数。

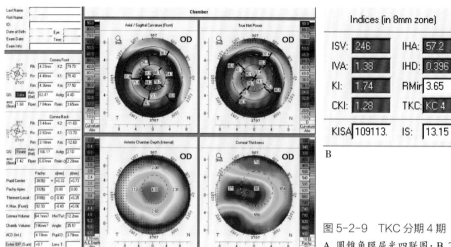

图 5-2-9   TKC 分期 4 期
A. 圆锥角膜屈光四联图；B. TKC 参数。

三、ABCD 分期

为了弥补 Amsler-Krumeich 分期的一些缺陷，同时继承 TKC 分期系统的可视化特点，2015 年 Belin 团队研发了 ABCD 分期。该分期利用角膜中央 3mm 范围内的角膜前表面曲率半径（anterior radius of curvature，ARC，A）、角膜后表面曲率半径（posterior radius of curvature，PRC，B）、最薄点角膜厚度（corneal pachymetry at thinnest，C）、最佳远矫正视力（distance best corrected vision，BDVA，D）4 个指标对圆锥角膜进行分期，并可将每个指标进行独立的分期评估（表 5-2-4）。

表 5-2-4   ABCD 分期

分期	A	B	C	D	瘢痕 *
0	>7.25mm	>5.90mm	>490μm	≥1.0	–
1	>7.05mm	>5.70mm	>450μm	<1.0	–、+、++
2	>6.35mm	>5.15mm	>400μm	<0.5	–、+、++
3	>6.15mm	>4.95mm	>300μm	<0.2	–、+、++
4	<6.15mm	<4.95mm	≤300μm	<0.05	–、+、++

* 瘢痕等级：角膜透明（–）；有瘢痕，可见虹膜细节（+）；有瘢痕，虹膜细节窥不清（++）。

ABCD 分期最大的特点是能够独立地对各个指标进行分期，从而帮助医师更好地早期诊断亚临床期圆锥角膜，多角度分析患者的角膜情况，并添加 0 级，便于排除一些非圆锥角膜情况导致的部分参数的变化。同时，该分期弥补了 Amsler-Krumeich 分期和 TKC 分期没有纳入角膜后表面参数这一缺陷，并继承了 TKC 分期系统良好的可视化特点，每个指标的测量结果均以图形化方式显示。该系统已内置于 Pentacam 中，可以通过

Pentacam 的测量结果直接对 A、B、C 的数值进行分期评估，而 D 的数值需要测量者手动输入（图 5-2-10）。

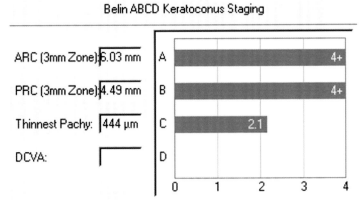

图 5-2-10　圆锥角膜患者 ABCD 分期界面
（D 值需手动输入，该图分期为 $A_4B_4C_2$）

　　然而，ABCD 分期仅能独立对各指标进行分期，难以对圆锥角膜严重程度进行整体评估，因此对患者的分组造成不便。此外，该分期也依赖于 Pentacam 设备。Shetty 等比较了 Pentacam、Galilei 和 Sirius 这三种设备在圆锥角膜分期中的一致性，其结果表明三种设备之间是无法相互替代的，因此该分期方式对测量设备具有一定的依赖性。

四、我国专家共识

　　《中国圆锥角膜诊断和治疗专家共识（2019 年）》基于我国圆锥角膜的临床特点，借鉴国外的圆锥角膜分级方法，并结合谢立信和史伟云对圆锥角膜的分期方法，制定了我国的圆锥角膜分期。根据临床症状、角膜地形图和裂隙灯检查把圆锥角膜分成四期（表 5-2-5）。

表 5-2-5　基于圆锥角膜严重程度的体征和症状

阶段	临床症状和体征	角膜地形图
1. 潜伏期	单眼确诊为圆锥角膜的对侧眼，具有正常角膜地形图和正常视力，UDVA≥1.0，裂隙灯检查结果正常	角膜曲率<48D
2. 初发期	以屈光不正为主，开始表现为进展性近视，逐渐发展成为散光或不规则散光，难以用框架眼镜矫正。确诊为圆锥角膜，BSCVA≥0.8	角膜的前后表面曲率差异增加（角膜曲率 48～50D 之间）角膜中央基质可变薄

阶段	临床症状和体征	角膜地形图
3．完成期	BSCDVA<0.8，伴有圆锥角膜典型临床体征，Munson 征、Vogt 线、Fleischer 环、角膜前凸呈锥状等	1 级：平均中央 K 值<53D，TCT >400μm，0.3≤BSCVA<0.8 2 级：平均中央 K 值<55D，TCT >300μm，0.05≤BSCVA<0.3 3 级：平均中央 K 值>55D，TCT ≤300μm，BSCVA<0.05
4．瘢痕期	特指急性圆锥角膜水肿消退后，角膜全层残留瘢痕。出现严重的视力下降，各种眼镜均不能矫正 除完成期的临床体征，还可出现角膜瘢痕、Rizzuti 征、角膜混浊、角膜水肿	严重的角膜变薄凸出和曲率增加（角膜曲率>55D）

注．UDVA：uncorrected distant visual acuity，裸眼远视力；BSCDVA：best spectacle corrected distant visual acuity，框架眼镜最佳矫正远视力；TCT：thinnest corneal thickness，最薄点角膜厚度；平均中央 K 值：角膜前表面中央 3mm 直径的平均曲率。

五、圆锥角膜的其他分期方法

除了上述 3 种目前临床和科研工作中应用较为广泛的分期系统，还有其他许多基于不同原理的分期系统。

（一）基于形态学和症状的分期方法

圆锥角膜的进展主要表现为角膜厚度变薄、角膜曲率变陡，以及角膜形态的变化，因此形态学的分期方式长期以来一直被广泛应用。

1．圆锥角膜的形态学分期　根据圆锥的形状和位置将该病分为 3 种不同的类型。
（1）卵圆形：圆锥扩张累及 1～2 个象限（主要为下象限）。
（2）乳头状：圆锥直径≤5mm，位于中心或旁中心。
（3）球形：圆锥影响范围>75%。
2．Hom's 形态学分期　根据圆锥角膜患者的眼部体征和症状将疾病分为 4 个阶段。
（1）临床前阶段：未发现症状。
（2）轻度：无瘢痕，良好的眼镜矫正视力，轻度角膜变薄，检影光带呈剪刀样影动。
（3）中度：视力下降，角膜变薄，无瘢痕。
（4）严重：瘢痕、屈光度无法测量、严重角膜变薄。

（二）基于角膜光学特征改变的分期方法

圆锥角膜进展的表现不仅限于角膜形态学的改变，角膜像差的变化和透明度的下降均可能导致角膜光学质量下降。基于光学和视觉功能的分期系统主要有以下几种。

1. Alio-Shabayek 分期 基于 Amsler-Krumeich 分期加入像差参数对圆锥角膜严重程度进行分期（表 5-2-6）。

表 5-2-6　Alio-Shabayek 分期

分期	判断标准	分期	判断标准
Ⅰ 期	平均中央 K 值≤48D 类彗差均方根 2.5～3.5μm* 角膜无瘢痕或条纹	Ⅲ 期	平均中央 K 值 53～55D 类彗差均方根 2.5～3.5μm 最薄点角膜厚度 300～400μm 无瘢痕或条纹
Ⅱ 期	平均中央 K 值 48～53D 类彗差均方根 1.5～2.5μm 最薄点角膜厚度≥400μm 无瘢痕或条纹	Ⅳ 期	平均中央 K 值＞55D 类彗差均方根＞4.5D 最薄点角膜厚度 200～300μm 有瘢痕或条纹

* 类彗差均方根使用的是 6mm 瞳孔直径下的 Z_3、Z_5、Z_7 像差。

2. 圆锥角膜严重程度评分（keratoconus severity score，KSS） 该分期结合角膜地形图特征、平均中央 K 值（average central K value，ACP）和前表面高阶像差对圆锥角膜进行分期，共分为 0 期（正常）、1 期（不典型）、2 期（可疑）、3 期（轻度）、4 期（中度）、5 期（重度）（表 5-2-7、表 5-2-8）。

表 5-2-7　KSS 分期

分期	判断标准	附加标准
0 期	无瘢痕 无裂隙灯表现 正常轴向图 平均角膜曲率≤47.75D 高阶像差均方根≤0.65μm	—
1 期	无瘢痕 无裂隙灯表现 非典型轴向图（不规则不对称上领结、不对称下领结、上方或下方陡峭度与平均角膜屈光力差值＜3D） 平均角膜曲率≤48.00D 高阶像差均方根≤1.00μm	—
2 期	无瘢痕 无裂隙灯表现 局部扩张的轴向图（上方或下方或中央）	ACP≤49D 或高阶像差均方根 1.0～1.5μm

续表

分期	判断标准	附加标准
3 期	无瘢痕 阳性裂隙灯表现 轴向图 KC 表现	ACP≤52D 或高阶像差均方根 1.5 ~ 3.5μm
4 期	阳性裂隙灯表现 轴向图 KC 表现	ACP52 ~ 56D 或高阶像差均方根 3.5 ~ 5.75μm 或 3 级以下瘢痕 *
5 期	阳性裂隙灯表现 轴向图 KC 表现	ACP＞56D 或高阶像差均方根 ＞5.75μm 3 级以上瘢痕

* 角膜瘢痕分期基于 Gastalt 分期方式。

表 5-2-8　Gastalt 瘢痕分期

分期	判断标准
Ⅰ 期	不在视轴上且大小＜1.5mm
Ⅱ 期	明显且接近视轴，大小为 1.5 ~ 2.5mm
Ⅲ 期	致密、半透明，与视轴相连，＞2.5mm
Ⅳ期	不透明，在视轴上，＞2.5mm

（三）基于眼前节测量指数的分期方法

目前已有许多不同的眼前节测量设备的测量指数被研究者作为区分正常角膜、亚临床期圆锥角膜、顿挫型圆锥角膜和圆锥角膜的指标，例如 KISA%、IS 值、BAD-D 等指数，但这些指数往往只能在特定的设备中以非开源的程序计算获得。此外，在临床研究过程中，由于亚临床期圆锥角膜、顿挫型圆锥角膜和正常角膜间的角膜形态变化比较细微，这些指数的界限往往不清，甚至在不同研究中常常出现相互矛盾的情况，因此这些指数在圆锥角膜分期中的使用还需要更大样本的研究支持。

（黄锦海　林暄乔　郑钦象）

第三节　圆锥角膜的鉴别诊断

一、透明边缘性角膜变性

（一）透明边缘性角膜变性的临床特征

透明边缘性角膜变性（pellucid marginal corneal degeneration，PMD）是一种罕见的非炎症性角膜扩张疾病，常凭借其特征性的新月形变薄区域与其他角膜扩张性疾病相区别。术语"透明"指 PMD 虽然是一种角膜扩张性疾病，但患病眼未受累的边缘角膜区域依旧清晰透明，没有瘢痕、脂质沉积或是血管化出现。

PMD 是一种累及双眼的疾病，少数被报道的单侧病例的对侧眼通常也存在患有 PMD 的角膜地形图证据，或被证明患有其他扩张性疾病。一般认为 PMD 的发病率与性别没有关联，但近年来的一些研究认为男性的患病率更高。该疾病同时被认为是一种进展相对缓慢的扩张性疾病，患者通常在 20～50 周岁才会确诊。

PMD 患者最典型的临床症状是由不规则的大面积逆规散光导致的长期视力不佳，或视力进行性下降。较为严重的患者会出现角膜水肿，并可观察到后弹力层断裂。在角膜急性水肿的恢复过程中，患者会出现角膜血管化和角膜瘢痕。PMD 通常不伴有疼痛，但若发生急性角膜积液和 / 或自发性角膜穿孔，则会引发急性疼痛、视力突然下降甚至丧失和畏光。

PMD 的特点是宽度为 1～2mm 的角膜变薄窄带，该窄带往往从 4：00 位延伸至 8：00 位。虽然角膜变薄通常发生于角膜下侧，但是近期也出现了累及角膜上侧，甚至鼻侧、颞侧的病例报道。在变薄的带状区域与角膜边缘之间，通常存在 1～2mm 宽的正常角膜区域，此区域未受累及，往往是透明的。与圆锥角膜等其他角膜扩张性疾病一样，PMD 的角膜也存在突起，其突起最明显的位置一般位于变薄区域的上方，且该区域的角膜中央厚度通常是正常的。

通过裂隙灯从侧面观察 PMD 患眼时，可以看到中下部角膜呈现出"啤酒肚"的轮廓。通过裂隙灯观察，患有 PMD 的角膜通常没有 Fleischer 环、Vogt 条纹、角膜瘢痕或血管化的迹象，也没有 Munson 征或 Rizutti 现象。PMD 可能会出现后弹力层褶皱，但当对角膜施加压力时，这种褶皱会消失。

和圆锥角膜相同，角膜地形图也是诊断 PMD 的金标准。PMD 在角膜地形图中表现为角膜变薄区上方异常，垂直子午线方向的角膜明显变平，且存在明显的逆规散光。在PMD 严重的患者中，由于扩张区突然变陡，地形图的前表面曲率图可表现为典型的"蟹爪""蝴蝶"或"接吻鸽"外观（图 5-3-1）。需要注意的是，仅凭"蟹爪"样图案并不能诊断 PMD，因为这种图案也可能在圆锥角膜患者中出现。

（二）圆锥角膜与 PMD 进行鉴别的重要性和意义

下方圆锥角膜和 PMD 都是角膜变薄的扩张性角膜疾病，二者的临床表现可能非常相似，但二者的预后与治疗有较大区别。圆锥角膜进展在患者生命更早期出现，到达

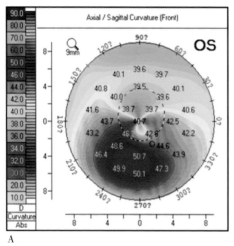
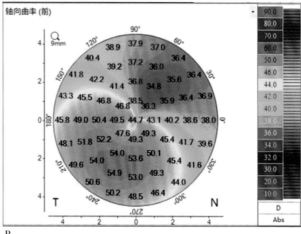

图 5-3-1 PMD 典型的"蟹爪"样表现

A. Pentacam 检查结果；B. Scansys 检查结果。

30~40 岁后进展逐渐延缓或停止。PMD 虽然病情发展较为缓慢，但恶化进展可能一直存在。这种差异对患者，尤其是较为高龄的患者治疗方案的选择非常重要。且由于 PMD 累及更为边缘的角膜，各类角膜移植术的治疗效果有限，术后视觉质量不佳，临床治疗往往尽量将手术治疗延后。考虑到上述预后和治疗差异，有必要将两种疾病进行鉴别。

（三）圆锥角膜与 PMD 的鉴别方法

由于 PMD 不存在圆锥角膜的典型体征如 Fleischer 环、Vogt 条纹等时，典型的 PMD 可以较好地与圆锥角膜区分鉴别。但在 PMD 早期，角膜除散光增加外可能无其他异常。严重的 PMD 病例，角膜变薄可能累及大部分或全部角膜下部。以上两种情况，PMD 与圆锥角膜较难鉴别，需要多种仪器辅助。另外，PMD 在角膜地形图上的经典"蟹爪"征象，也有可能出现在圆锥角膜患者。这类圆锥角膜在一些分类系统中被称为透明样圆锥角膜（pellucid-like keratoconus，PLK），在临床实践中容易被误诊为 PMD。因此，为了更好地对 PMD 和圆锥角膜进行鉴别诊断，使用其他工具辅助是必要的。

1. 裂隙灯检查 中晚期圆锥角膜的 Fleischer 环、Vogt 条纹和角膜圆锥状突起是裂隙灯检查的典型征象。在更晚期的病例，裂隙灯检查可发现上皮下纤维线、前弹力层瘢痕形成等，而 PMD 很少出现这些征象。因此，在区别圆锥角膜和 PMD，尤其是中晚期患者时，上述征象可以较好地帮助鉴别。由于早期圆锥角膜或 PMD 的这些征象不可察觉或与疾病无关，且裂隙灯检查难以量化角膜变薄的程度与具体位置，裂隙灯在鉴别时有限制，此时需要进行其他检查。

2. 角膜地形图 - 角膜前曲率 由于 PMD 的典型症状难以通过裂隙灯检查发现，更多医师依靠角膜地形图前曲率图上出现的典型"蟹爪"样图案来诊断 PMD。但需要注意的是，圆锥角膜和 PMD 都可能在角膜地形图中出现"蟹爪"样图案，仅靠此特征难以进行准确的鉴别诊断。PMD 和圆锥角膜的角膜散光方向不同。PMD 由于垂直子午线方向变平，角膜存在明显的逆规散光，而逆规散光在圆锥角膜中并不常见，此特点可以帮助区分二者。多项研究显示，PMD 的角膜形状与圆锥角膜存在显著性差异。与圆锥角膜相比，PMD 患者的突起位置更低，角膜浸润区的偏心程度更高，这一点在角膜 Scheimpflug 图像中也可以观察到（图 5-3-2）。

3. 角膜地形图 - 角膜厚度 虽然圆锥角膜与 PMD 在角膜前曲率图上存在一些差异表现，但其差异标准较为模糊，诊断时高度依赖临床医师的经验判断。由于将前表面曲率图作为 PMD 的单一标准可能会导致错误诊断，因而需要引入整个角膜的厚度数据进行辅助。通常情况下，由于 PMD 疾病的角膜变薄主要累及周边角膜，PMD 患者角膜中央厚度一般仍处在正常水平；而以角膜中心或旁中心变薄为

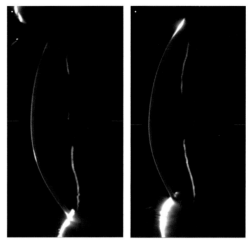

图 5-3-2 Scheimpflug 图像

PMD（左）的角膜突起位置比圆锥角膜（右）更低。

特点的圆锥角膜，患者的角膜中央厚度往往小于正常值（图 5-3-3），这一特征可以辅助两种疾病的鉴别。多项研究的统计学数据表明，PMD 患者的角膜最薄点比圆锥角膜患者的最薄点更远离角膜中心，表现出更为边缘化的特征。

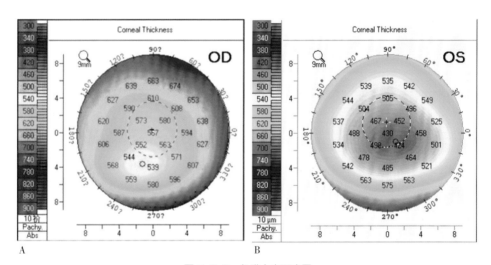

图 5-3-3 角膜中央厚度图

A. PMD 患者的角膜中央厚度仍处在正常水平；B. 圆锥角膜患者的角膜中央厚度小于正常值。

此外，在 PMD 的晚期病例中会存在一种"钟状"征象，即角膜下部最大厚度变薄，而中央和上方区域厚度逐渐增加（图 5-3-4）。当出现此征象时，可以较好地与圆锥角膜相区分。值得注意的是，由于圆锥角膜和 PMD 累及区域都接近角膜边缘，角膜厚度图的扫描覆盖范围将影响疾病的诊断。若不能提供完整的从角膜缘至角膜缘的角膜厚度图，则有可能损失疾病诊断的关键信息。图 5-3-5 是 PMD 与圆锥角膜的厚度特征性表现的示意图，可以看出 PMD（左）的角膜变薄累及区域较圆锥角膜（右）更接近角膜边缘，且形状更接近带状而不是岛状。

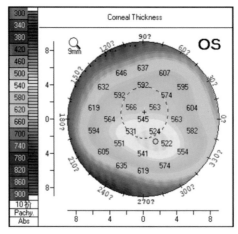

图 5-3-4　PMD 厚度图存在的"钟样"征象

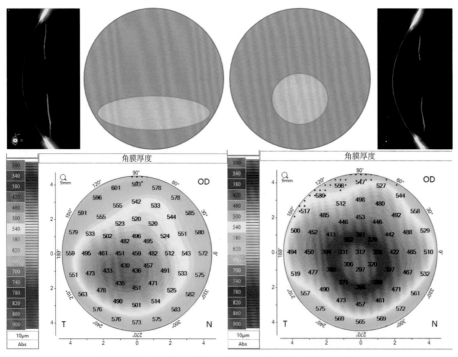

图 5-3-5　PMD 与圆锥角膜的厚度特征性表现的示意图

PMD（左）的角膜变薄累及区域较圆锥角膜（右）更接近角膜边缘，且形状更接近带状而不是岛状。

4．其他

（1）角膜密度：由于角膜扩张性疾病共同存在的角膜上皮层结构与基质破坏等影响，圆锥角膜与 PMD 都存在角膜密度增加。目前有报道表明，PMD 病灶区域全层的角膜密度计量值都高于圆锥角膜，尽管仍需要完善与证实，密度学评估未来可能有助于圆锥角膜与 PMD 的鉴别诊断。

（2）高阶像差（high order aberrations，HOA）：由于圆锥角膜与 PMD 的扩张部位不同，角膜顶点相对于入射瞳孔位置有所不同，因此二者的 HOA 模式不同，但目前仍缺乏强有力的证据证实 HOA 作为鉴别诊断工具的实用性和适宜性。

（3）角膜生物力学：在圆锥角膜患者中，角膜的生物力学特性被广泛研究，且被证实发生了显著的变化。关于 PMD 患者生物力学特性的研究较少，但也证实了患者角膜也存在生物力学特性变化。根据报道，使用眼反应分析仪（ocular response analyzer，ORA）测量 PMD 患者的角膜生物力学，可以发现 PMD 患者眼睛的 CH 和 CRF 显著低于正常眼。然而，该数值的改变接近圆锥角膜眼，难以用于辅助鉴别两种疾病。目前未发现 PMD 与圆锥角膜在生物力学方面存在足以用于诊断的差异，因此生物力学特性尚不能作为鉴别指标。

（4）随着 Placido 环、Scheimpflug 成像技术、OCT 等技术的发展与成熟，对 PMD 和圆锥角膜的鉴别诊断有了更多的方式。期待科技与研究的进一步发展，以促进此类相似疾病的鉴别诊断的完善。

二、Terrien 角膜边缘变性

Terrien 角膜边缘变性又称边缘性角膜变性，是一种双侧性周边部角膜扩张症。病因不明，发病可能与免疫炎症有关。男女发病比 3∶1，常于青年期起病，多为双眼先后发病，进展缓慢，可达 10～30 年。一般无疼痛和畏光，早期不影响视力，中晚期呈慢性进行性视力下降。单眼或双眼对称性角膜边缘部变薄扩张，好发于上下方，病灶与角膜缘平行且有一间距，如合并老年环，常在老年环外侧（图 5-3-6）。起病初，白色细点状实质层混浊，进而进行性沟状变薄，外侧边缘较倾斜，内侧边缘较陡峭成白线状，环形发展，浅层新生血管自角膜缘伸入病变区，止端附近有黄白色点线状脂质沉着。随着病情进展，上下方变薄区逐渐会合，形成全周边缘部变薄扩张，厚度可薄至正常的 1/4～1/2，最薄处甚至仅残留上皮和膨出的后弹力层（图 5-3-7）。变薄的角膜向前膨出，基质混浊水肿，轻微外伤可导致穿孔、虹膜嵌顿，也可合并有假性胬肉。典型体征是上方角膜缘膨隆或穿孔，下方角膜缘沟状变薄。由于不规则散光，视力减退常常不能矫正。

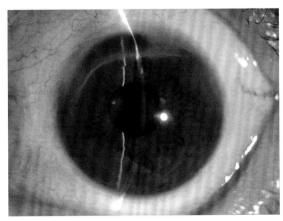

图 5-3-6 Terrien 角膜边缘变性（一）
上方角膜周边部（老年环外）沟状变薄扩张。

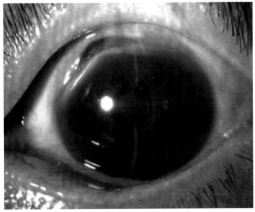

图 5-3-7 Terrien 角膜边缘变性（二）
上方角膜周边部变薄扩张伴后弹力层膨隆。

三、球形角膜

球形角膜是一种罕见的角膜疾患，以全角膜变薄、扩张前突为特点（图 5-3-8），角膜直径变大，角膜基质厚度为正常基质厚度的 1/4～1/3，最薄处往往位于角膜边缘。左右对称发病，外力可使球形角膜裂开。获得性球形角膜可能与春季角膜结膜炎和甲状腺功能亢进症有关。

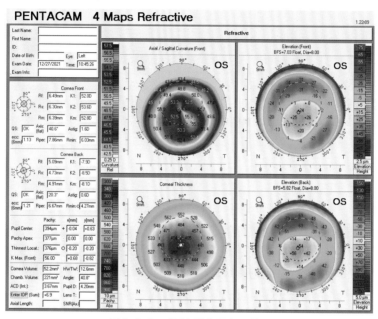

图 5-3-8　球形角膜的屈光四联图

四、Morren 溃疡

Morren 溃疡是一种原发性、慢性、边缘性、疼痛性角膜溃疡，病因尚不清，可能与角膜外伤、手术或感染（蠕虫、带状疱疹、梅毒、结核、丙型肝炎、沙门氏菌）有关，蠕虫毒素和抗原沉积，丙肝分子模拟机制等。其病理机制尚不清楚，一般认为是一种自身免疫性疾病，细胞免疫和体液免疫均参与了发病过程，以体液免疫为主，细胞免疫为辅。浆细胞、淋巴细胞和组织细胞浸润，胶原溶解酶产生，血清中角膜、结膜上皮抗体和免疫复合物水平高。多发于成年人，男女发病率相似。多数单眼发病，多见于老年人，症状较轻，进展缓慢；少数双眼发病，多见于年轻人，症状较重，进展快。症状主要有剧烈眼痛、畏光流泪及视力下降。病变初期，鼻侧或颞侧角膜周边部浅基质层浸润，继而形成溃疡，沿角膜缘呈环状发展，向中央区浸润，浸润缘呈潜掘状或斧凿样（图 5-3-9），少数向深层发展，引起角膜穿孔。溃疡周边区可以出现纤维血管膜样增殖，形成假性胬肉。溃疡区和角膜缘之间无正常角膜组织分隔，且溃疡不侵犯巩膜。

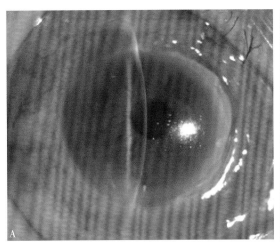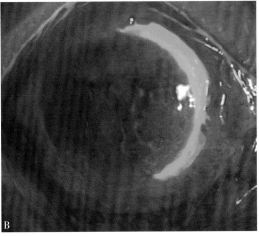

图 5-3-9　蚕食性角膜溃疡

A. 鼻侧角膜周边部溃疡，沿角膜缘环形发展，浸润缘呈斧凿样；B. 溃疡荧光素染色阳性。

总结与展望

　　圆锥角膜的临床症状和体征缺乏特异性，临床研究中所使用的圆锥角膜分期方式有很多，合理的分期方式的选择是保证精确判断的基础。目前，Amsler-Krumeich 分期、TKC分期和 ABCD 分期系统应用较为广泛。随着其诊断指标和方法的逐渐完善，分期标准也在不断更新，相信未来还会有更多更加有针对性的圆锥角膜分期系统应用于临床工作中。随着对圆锥角膜认识的深入，其鉴别诊断的手段也将日渐完善，从而制订不同的治疗方案。

（黄锦海　潘虹霞　王林农）

参考文献

1. ROMERO-JIMÉNEZ M, SANTODOMINGO-RUBIDO J, WOLFFSOHN JS. Keratoconus: A review. Cont Lens Anterior Eye, 2010, 33 (4): 157-166.

2. LINDSTROM R L, BERDAHL J P, DONNENFELD E D, et al. Corneal cross-linking versus conventional management for keratoconus: A lifetime economic model. J Med Econ, 2021, 24 (1): 410-420.

3. KANDEL H, PESUDOVS K, WATSON S L. Measurement of quality of life in keratoconus. Cornea, 2020, 39 (3): 386-393.

4. BORCHERT G A, WATSON S L, KANDEL H. Oxygen in corneal collagen crosslinking to treat keratoconus: A systematic review and meta-analysis. Asia Pac J Ophthalmol (Phila), 2022, 11 (5): 453-459.

5. GURNANI B, KAUR K. Quality of life in patients with keratoconus. Indian J Ophthalmol, 2022, 70 (8): 3155.

6. GOTHWAL V K, GUJAR R, SHARMA S, et al. Factors affecting quality of life in keratoconus. Ophthalmic Physiol Opt, 2022, 42 (5): 986-997.

7. BALPARDA K, HERRERA-CHALARCA T, CANO-BUSTAMANTE M. Standardizing the measurement and classification of quality of life using the keratoconus end-points assessment questionnaire (KEPAQ): The ABCDEF keratoconus classification. Eye Vis (Lond), 2022, 9 (1): 17.

8. SANTODOMINGO-RUBIDO J, CARRACEDO G, SUZAKI A, et al. Keratoconus: An updated review. Cont Lens Anterior Eye, 2022, 45 (3): 101559.

9. RABINOWITZ Y S. Keratoconus. Surv Ophthalmol, 1998, 42 (4): 297-319.

10. MAS TUR V, MACGREGOR C, JAYASWAL R, et al. A review of keratoconus: Diagnosis, pathophysiology, and genetics. Surv Ophthalmol, 2017, 62 (6): 770-783.

11. GOMES J A, TAN D, RAPUANO C J, et al. Group of panelists for the global Delphi panel of keratoconus and Ectatic diseases. Global consensus on keratoconus and ectatic diseases. Cornea, 2015, 34 (4): 359-369.

12. BELIN M W, JANG H S, BORGSTROM M. Keratoconus: Diagnosis and staging. Cornea, 2022, 41 (1): 1-11.

13. MOCAN M C, YILMAZ P T, IRKEC M, et al. The significance of Vogt's striae in keratoconus as evaluated by in vivo confocal microscopy. Clin Exp Ophthalmol, 2008, 36 (4): 329-334.

14. IWAMOTO T, DEVOE A G. Electron microscopical study of the Fleisher ring. Arch Ophthalmol, 1976, 94 (9): 1579-1584.

15. FAN GASKIN J C, PATEL D V, MCGHEE C N. Acute corneal hydrops in keratoconus-new perspectives. Am J Ophthalmol, 2014, 157 (5): 921-928.

16. HAO R, FENG Y. One-step thermokeratoplasty for pain alleviating and pre-treatment of severe acute corneal hydrops in keratoconus. Int J Ophthalmol, 2022, 15 (2): 221-227.

17. MOHAMMADPOUR M, HEIDARI Z. Diagnostics in ocular imaging. Berlin: Springer, 2020.

18. AMSLER M. Classic keratocene and crude keratocene, Unitary arguments.Ophthalmologica, 1946, 111 (2-3): 96-101.

19. KRUMEICH J H, DANIEL J, KNÜLLE A. Live-epikeratophakia for keratoconus. J Cataract Refract Surg, 1998, 24 (4): 456-463.

20. MCMAHON T T, SZCZOTKA-FLYNN L, BARR J T, et al. A new method for grading the severity of keratoconus: The keratoconus severity score (KSS). Cornea, 2006 (7): 25.

21. ALIÓ J L, SHABAYEK M H. Corneal higher order aberrations: A method to grade keratoconus. J Refract Surg, 2006, 22 (6): 539-545.

22. ALIÓ J L, PIÑERO D P, ALESÓN A, et al. Keratoconus-integrated characterization considering anterior corneal aberrations, internal astigmatism, and corneal biomechanics. J Cataract Refract Surg, 2011, 37 (3): 552-568.

23. BELIN M W, DUNCAN J K. Keratoconus: The ABCD grading system. Klin Monbl Augenheilkd, 2016, 233 (6): 701-707.

24. RAFATI S, HASHEMI H, NABOVATI P, et al. Demographic profile, clinical, and topographic characteristics of keratoconus patients attending at a tertiary eye center. J Curr Ophthalmol, 2019, 31 (3): 268-274.

25. HEIDARI Z, MOHAMMADPOUR M, HASHEMI H, et al. Early diagnosis of subclinical keratoconus by wavefront parameters using Scheimpflug, Placido and Hartmann-Shack based devices. Int Ophthalmol, 2020, 40 (7): 1659-1671.

26. RABINOWITZ Y S, RASHEED K. KISA% index: A quantitative videokeratography algorithm embodying minimal topographic criteria for diagnosing keratoconus. J Cataract Refract Surg, 1999, 25 (10): 1327-1335.

27. KREPS E O, JIMENEZ-GARCIA M, ISSARTI I, et al. Repeatability of the Pentacam HR in various grades of keratoconus. Am J Ophthalmol, 2020, 219: 154-162.

28. KRUMEICH J H, KEZIRIAN G M. Circular keratotomy to reduce astigmatism and improve vision in stage

Ⅰ and Ⅱ keratoconus. J Refract Surg, 2009, 25 (4): 357-365.

29. HENRIQUEZ M A, HADID M, IZQUIERDO L. A systematic review of subclinical keratoconus and forme fruste keratoconus. J Refract Surg, 2020, 36 (4): 270-279.

30. BELIN M W, KUNDU G, SHETTY N, et al. ABCD: A new classification for keratoconus. Indian J Ophthalmol, 2020, 68 (12): 2831-2834.

31. KANELLOPOULOS A J, ASIMELLIS G. Revisiting keratoconus diagnosis and progression classification based on evaluation of corneal asymmetry indices, derived from Scheimpflug imaging in keratoconic and suspect cases. Clin Ophthalmol, 2013, 7: 1539-1548.

32. KOPACZ D, MACIEJEWICZ P, KECIK D. Pentacam--the new way for anterior eye segment imaging and mapping. Klinika Oczna, 2005, 107 (10-12): 728-731.

33. KOPACZ D, MACIEJEWICZ P, KECIK D. The use of Pentacam for keratoconus diagnosis and progress evaluation. Klinika Oczna, 2011, 113 (1-3): 75.

34. MARTINEZ-ABAD A, PINERO D P. Pellucid marginal degeneration: Detection, discrimination from other corneal ectatic disorders and progression. Cont Lens Anterior Eye, 2019, 42 (4): 341-349.

35. JINABHAI A, RADHAKRISHNAN H, O'DONNELL C. Pellucid corneal marginal degeneration: A review. Cont Lens Anterior Eye, 2011, 34 (2): 56-63.

36. SRIDHAR M S, MAHESH S, BANSAL A K, et al. Pellucid marginal corneal degeneration. Ophthalmology, 2004, 111 (6): 1102-1107.

37. SALOMAO M Q, HOFLING-LIMA A L, GOMES ESPORCATTE L P, et al. Ectatic diseases. Exp Eye Res, 2021, 202: 108347.

38. PANOS G D, HAFEZI F, GATZIOUFAS Z. Pellucid marginal degeneration and keratoconus; differential diagnosis by corneal topography. J Cataract Refract Surg, 2013, 39 (6): 968.

39. KOC M, TEKIN K, INANC M, et al. Crab claw pattern on corneal topography: Pellucid marginal degeneration or inferior keratoconus? Eye (Lond), 2018, 32 (1): 11-18.

40. BELIN M W, BOYD B M, AMBROSIO R. Pellucid marginal degeneration vs inferior keratoconus: Why it matters. J Cataract Refract Surg, 2020, 46 (2): 325-326.

41. YONG J J, HATCH K M. Corneal cross-linking: An effective treatment option for pellucid marginal degeneration. Semin Ophthalmol, 2019, 34 (7-8): 512-517.

42. GRUENAUER-KLOEVEKORN C, FISCHER U, KLOEVEKORN-NORGALL K, et al. Pellucid marginal corneal degeneration: Evaluation of the corneal surface and contact lens fitting. Br J Ophthalmol, 2006, 90 (3): 318-323.

43. LENK J, HAUSTEIN M, TERAI N, et al. Characterization of ocular biomechanics in pellucid marginal degeneration. Cornea, 2016, 35 (4): 506-509.

44. 赵堪兴，杨培增. 眼科学. 8 版. 北京：人民卫生出版社，2013.

45. 谢立信. 角膜病图谱. 2 版. 北京：人民卫生出版社，2017.

46. 中华医学会眼科学分会角膜病学组. 中国圆锥角膜诊断和治疗专家共识（2019 年）. 中华眼科杂志，2019，55（12）：891-895.

第六章 顿挫型圆锥角膜

导 语

圆锥角膜常表现为双眼先后发病，双眼分别处于不同的疾病阶段与状态，双眼间的临床表现存在差异性。顿挫型圆锥角膜（frome fruste keratoconus，FFKC）是早期圆锥角膜的一种特殊临床类型，当对侧眼确诊圆锥角膜时，该眼却无明显临床表现，具有一定的隐匿性。随着角膜地形图和角膜生物力学等检测技术的改进与发展，FFKC 的特点及如何与正常眼、临床期圆锥角膜鉴别逐渐得以深入，对该疾病的早期诊断具有重要的临床意义。本章重点阐述 FFKC 的概念和 FFKC 在视觉质量、角膜上皮层、角膜形态学及角膜生物力学等方面的主要临床表现特点，以期为临床合理诊断提供参考。

关键词

顿挫型圆锥角膜　视觉质量　光学相干断层扫描仪　角膜地形图　角膜生物力学

第一节　顿挫型圆锥角膜的概念

1938 年，Amsler 利用 Placido 盘描述了早期圆锥角膜的角膜形态学改变，并首次提出 FFKC 的概念，用以描述尚无明显圆锥角膜临床征象，但可能发展为圆锥角膜的角膜不规则状态。2009 年，Klyce 提出规范化应用圆锥角膜相关的概念，认为 FFKC 应仅限于描述圆锥角膜患者对侧无临床表现的眼。圆锥角膜是一种双眼不对称性疾病，双侧先后发病。FFKC 属于圆锥角膜的临床前期状态，无角膜形态学与结构的病理改变，随着病程自然发展和 / 或外界因素刺激，FFKC 进入临床期，出现圆锥角膜相关的临床表现，如视力下降、角膜形态异常、角膜进行性变薄等。约 50% 的 FFKC 在 16 年内进展为临床期圆锥角膜。

目前尚无统一的 FFKC 定义标准，普遍公认的概念为角膜地形图与裂隙灯检查表现均正常，且对侧眼已确诊为圆锥角膜。由于 FFKC 的诊断依赖于对侧眼的确诊，在发生明显角膜形态学改变和 / 或临床表现之前，明确双眼临床前期圆锥角膜的诊断仍存在困难与挑战。

第二节　顿挫型圆锥角膜的临床表现

目前尚无关于 FFKC 的体征和症状的明确共识或指南，因其临床前期的特性，临床表现具有一定的隐匿性。由于圆锥角膜带来的视觉损害不可逆，严重影响患者的正常生活和工作，因此，早期诊断圆锥角膜对于改善预后具有重要的临床意义。通过明确 FFKC 的临床表现特点，能够为圆锥角膜的早期诊断提供重要的科学依据。

一、视觉质量

不同于临床期圆锥角膜，FFKC 的角膜地形图正常，且裂隙灯检查无明显异常，视力正常。尽管患者的主观视力正常，但主观与客观视觉质量均较正常健康人群有所下降。

在主观视觉质量方面，研究发现，FFKC 患者眩光状态下的对比敏感度低于正常人群。在客观视觉质量方面，研究表明，FFKC 的调制传递函数、斯特列尔比和对比度视力均低于正常眼。此外，FFKC 的角膜高阶像差、彗差与全眼高阶像差均高于正常眼。其中，角膜前表面高阶像差，特别是彗差，对区分 FFKC 与正常眼具有一定诊断价值，角膜前表面高阶像差与角膜后表面高阶像差、角膜厚度与形态等参数结合应用能够提高上述诊断效能。

二、角膜上皮厚度与分布

2015 年全球专家共识指出，圆锥角膜和角膜扩张性疾病的诊断要点包括角膜后表面高度异常、角膜厚度分布异常，以及非炎症性角膜变薄。角膜上皮能够在一定程度上通过补偿性增厚机制修复角膜前表面的不规则形态及角膜厚度的不规则分布。圆锥角膜早期阶段，角膜上皮重塑能够重建对称、平滑的角膜前表面，掩盖角膜基质的轻微不规则变化。FFKC 虽然未进入临床期，但角膜上皮厚度及分布可能已经发生改变。

光学相干断层扫描（optical coherence tomography，OCT）仪能够准确测量角膜上皮厚度及分布情况，成为圆锥角膜的有效检查手段之一。大多数正常眼角膜上皮厚度分布均匀，角膜上皮厚度图的最薄点位置与角膜地形图陡峭位置无对应关系。FFKC 常见角膜上皮厚度呈同心圆状，由周边向内轻度变薄，角膜上皮厚度图的最薄点位置与角膜地形图陡峭位置基本一致，典型改变包括角膜上皮最薄点变薄、下方角膜上皮变薄（图 6-2-1）。此外，FFKC 也可表现为角膜上皮厚度分布较均匀，缺乏上述典型改变。通过分析 OCT 相关角膜厚度参数，包括：角膜厚度最小值（Min）、角膜厚度最小值与最大值的差值（Min-Max）、鼻上方与颞下方角膜厚度的差值（SN-IT）、角膜上皮厚度标准差（Std Dev），能够辅助诊断 FFKC。同时，须注意区别其他原因（如干眼、角膜接触镜配戴、角膜炎症等）导致的角膜上皮病变带来的干扰，并重视双眼情况的对比分析。

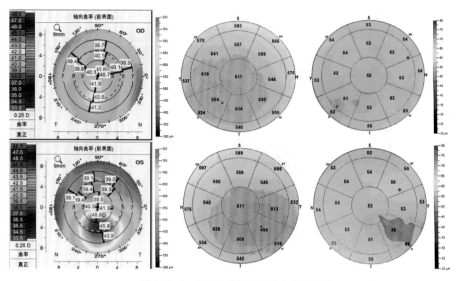

图 6-2-1　FFKC 患者的前节 OCT 表现

三、角膜形态学

作为圆锥角膜的临床前期阶段，FFKC 并未出现角膜地形图的典型异常表现，但可能已经发生一定程度的角膜形态变化，包括角膜后表面升高、角膜最薄点向下方偏移、最薄点至周边角膜厚度增长比升高等（图 6-2-2）。

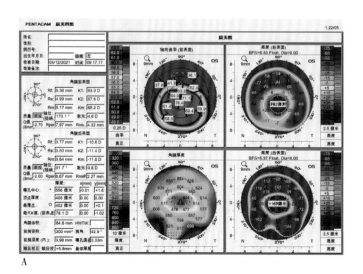

A

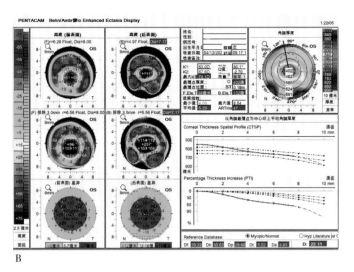

B

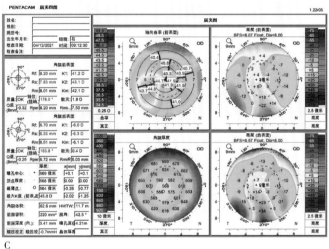

C

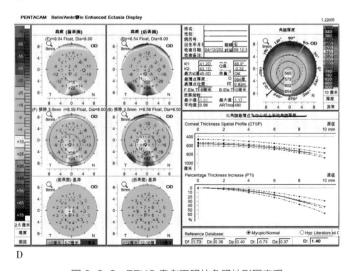

D

图 6-2-2　FFKC 患者双眼的角膜地形图表现

A. 临床期圆锥角膜眼的屈光四联图；B. 临床期圆锥角膜眼的高度和厚度分析图；
C.FFKC 的屈光四联图；D.FFKC 的高度和厚度分析图。

　　角膜地形图是筛查 FFKC 的重要检测手段之一，出现以下任何一项角膜地形图表现，可能提示 FFKC：角膜后表面高度＞30μm，中央角膜厚度＜500μm，斜轴的子午线夹角＞21°，角膜最薄点 / 前表面最高点 / 后表面最高点向颞下方偏移。但目前研究样本量有限，且 FFKC 与正常眼的相关参数取值范围部分重叠，故上述标准在一定程度上受假阳性或假阴性干扰，需结合临床实践综合分析、科学判断，同时需要结合对侧眼的角膜形态学变化进行双眼对比分析。

　　角膜后表面高度异常是圆锥角膜的典型表现。研究发现，FFKC 的角膜屈光力、角膜厚度变化指数与角膜后表面高度均高于正常眼，分析得出，区分 FFKC 与正常眼的角膜后表面高度诊断值为 14.7μm，但该数值的灵敏度及特异度相对有限。一项关于伊朗 40 ~ 64 岁人群 Pentacam 角膜地形图参数的大样本量调查研究发现，FFKC 的 Topometric 圆锥角膜分析指数，包括表面变异指数（index of surface variance，ISV）、垂直不对称指数（index of vertical asymmetry，IVA）、圆锥角膜指数（keratoconus index，KI）、中心圆锥角膜指数（central keratoconus index，CKI）、高度不对称指数（index of height asymmetry，IHA）、高度偏心指数（index of height decentration，IHD）与最小曲率半径（smallest radius，Rmin）均高于正常眼，同时低于临床期圆锥角膜眼。利用波前像差仪 OPD-Scan 中的 Placido 盘角膜形态分析系统进行检测，同样发现，FFKC 的角膜屈光力变化系数（coefficient of variation of corneal power，CVP）、差分扇形指数（differential sector index，DSI）、表面规则指数（surface regularity index，SRI）、表面不对称指数（surface asymmetry index，SAI）、扇形指数（opposite sector index，OSI）、圆锥角膜预测指数（keratoconus prediction index，KPI）均高于正常眼。可见，FFKC 虽然并未出现典型的角膜形态学异常表现，但已发生一定程度的圆锥角膜倾向性变化趋势，包括角膜后表面升高、角膜形态不规则性增强、角膜厚度分布改变等，上述情况虽未达到异常值判定标准，但在临床诊疗中仍须密切关注并警惕相关变化。

四、角膜生物力学

　　目前认为圆锥角膜与角膜生物力学强度减弱、机械抵抗力下降相关，继而发生角膜结构与形态改变。此外，随着圆锥角膜病程的进展，角膜生物力学不断变化，其减弱情况逐渐严重。FFKC 发生生物力学改变导致相应力学强度减弱，可能早于角膜地形图变化（图 6-2-3），其生物学特征可为临床早期诊断圆锥角膜提供参考，有助于筛查高危患者，并予以及时干预治疗。由于 FFKC 的定义应根据双眼病情的不同进展情况综合评估，因此，临床上须强化关注对侧眼的相关情况以辅助分析与判断。

　　眼反应分析仪（ocular response analyze，ORA）实现了对角膜生物力学的无创性活体测量，为圆锥角膜的生物力学特性评估提供了重要检测手段。研究发现，FFKC 的 CH、CRF 均显著低于正常眼。然而，有研究者校正年龄、角膜厚度、角膜曲率等影响因素后，发现 FFKC 与正常眼的 CH 和 CRF 无统计学差异。ORA 区分 FFKC 与正常眼的诊断效能尚存在争议，而对气压作用下角膜形态变化的实时动态监测，例如可视化角膜生物力学分析仪（Corvis ST）能够更加真实直观地反映角膜生物力学状态，从而更准确地测量 FFKC 的力学特点。

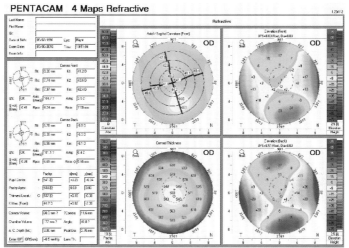

A

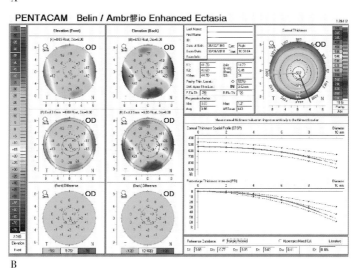

B

C

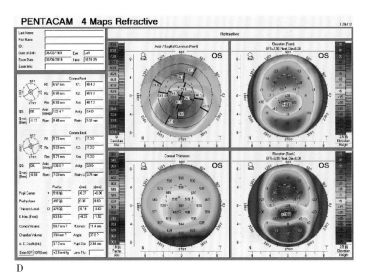

D

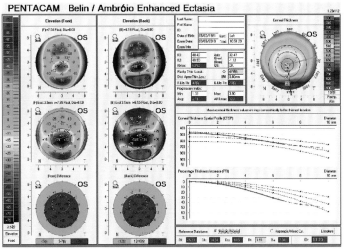

E

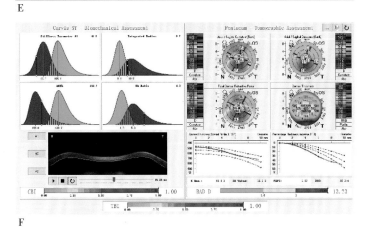

F

图 6-2-3　FFKC 患者双眼的角膜地形图和角膜生物力学表现

A. FFKC 的屈光四联图；B. FFKC 的高度和厚度分析图；C. FFKC 的 Corvis ST 检查结果；D. 临床期圆锥角膜眼的屈光四联图；E. 临床期圆锥角膜眼的高度和厚度分析图；F. 临床期圆锥角膜眼的 Corvis ST 检查结果。

　　Corvis ST 能够以非接触形式监测气压脉冲下角膜形态的动态变化，并通过综合计算得出相关角膜生物力学参数，例如：Corvis 生物力学参数（CBI）、断层扫描生物力学指数（TBI）等，具备区分典型圆锥角膜与正常眼的诊断价值。研究发现，FFKC 的 CBI、TBI 值均高于正常眼。王雁教授团队校正了年龄、眼压和角膜厚度等对角膜生物力学特性存在影响效应的混杂因素后，FFKC 的角膜动态反应参数相比正常眼仍存在差异性，角膜生物力学强度显著低于正常眼。

　　在临床诊疗中，不仅要关注各角膜生物力学参数的诊断临界值，也要依据相关参数变化情况，同时结合其他检测手段进行综合分析与评估。角膜形态学与角膜生物力学的结合应用，对于圆锥角膜的临床分析与判读具有重要意义。同时，多种检测手段与多种参数的综合评估，能够提高临床诊断的准确性与预测性。目前的研究表明，Corvis ST 与 Pentacam 角膜地形图联合诊断，对于圆锥角膜的诊断灵敏度、特异度最高，TBI、CBI 和 BAD-D 对于区分正常眼与圆锥角膜均具有诊断价值，其中 TBI 具有更高的灵敏度与特异度。在巴西人群中，TBI 对 FFKC 的诊断效能为 0.960，诊断临界值为 0.295，灵敏度达 89.5%，特异度达 91.0%。在巴西与意大利人群中，FFKC 的 TBI 诊断临界值为 0.29，灵敏度达 90.4%，特异度达 96.0%。在南亚人群中，FFKC 与正常眼区分的 TBI 诊断临界值为 0.09，灵敏度达 82%，特异度达 78%。在日本人群中，FFKC 与正常眼区分的 TBI 诊断效能为 0.751，诊断临界值为 0.259，灵敏度达 52.17%，特异度达 88.57%，其中，60.9% 的 FFKC 患者至少有 CBI、TBI 和 BAD-D 中的一项高于诊断临界值。张丰菊教授团队分析了区别我国人口 FFKC 与正常眼的诊断指标，得出 CBI 的诊断效能最高（达 0.909），诊断临界值为 0.019，灵敏度达 90.3%，特异度达 91.7%；TBI 的诊断效能为 0.899，诊断临界值为 0.255，灵敏度达 77.4%，特异度达 86.7%；BAD-D 的诊断效能为 0.866，诊断临界值为 1.025，灵敏度达 77.4%，特异度达 83.3%，其中，FFKC 患者没有单纯 TBI 和 BAD-D 升高的情况，71% 的患者出现 CBI、TBI 和 BAD-D 同时升高。目前，学界已公认角膜生物力学在圆锥角膜病因、诊断与治疗方面的重要性，但诊断临界值受分组标准和样本量的影响较大，尚需 FFKC 定义标准统一，多国家、多中心、大样本量的研究进一步明确该类角膜的生物力学特点及其与正常角膜的鉴别界限，精准地提升临床 FFKC 的早期诊断率，从而有效避免病情的进展造成的视觉损失。

总结与展望

　　FFKC 的诊断依赖于对侧眼的诊断。目前普遍认为 FFKC 的概念为角膜地形图与裂隙灯检查表现均正常，且对侧眼已确诊为圆锥角膜。FFKC 处于圆锥角膜临床前期，视力正常，尤其需要临床关注的是在下列指标检测中已经存在着一定程度的相关改变，如视觉质量下降、角膜上皮重塑、角膜后表面升高等角膜形态变化、角膜生物力学强度减弱等。故临床实践中应强调双眼参数之间的对比分析，同时重视角膜地形图、角膜生物力学、OCT、像差等各种检测参数间的关联性进行整体综合评估，从而实现早期诊断、密切随访、及时干预。FFKC 的临床特点仍须进一步深入探究，同时亟待 FFKC 定义与诊断的统一标准为临床提供更多的科学依据，从而指导圆锥角膜的早期正确诊断。

（张丰菊　吕晓彤）

参考文献

1. AMSLER M. The "forme fruste" of keratoconus. Wien Klin Wochenschr, 1961, 73: 842-843.

2. KLYCE S D. Chasing the suspect: Keratoconus. Br J Ophthalmol, 2009, 93 (7): 845-847.

3. LI X, RABINOWITZ Y S, RASHEED K, et al. Longitudinal study of the normal eyes in unilateral keratoconus patients. Ophthalmology, 2004, 111 (3): 440-446.

4. HENRIQUEZ M A, HADID M, IZQUIERDO L J R. A systematic review of subclinical keratoconus and forme fruste keratoconus. J Refract Surg, 2020, 36 (4): 270-279.

5. AWAD E A, ABOU SAMRA W A, TORKY M A, et al. Objective and subjective diagnostic parameters in the fellow eye of unilateral keratoconus. BMC Ophthalmol, 2017, 17 (1): 186.

6. YE C, NG P K, JHANJI V. Optical quality assessment in normal and forme fruste keratoconus eyes with a double-pass system: A comparison and variability study. Br J Ophthalmol, 2014, 98 (11): 1478-1483.

7. NADERAN M, JAHANRAD A, FARJADNIA M. Ocular, corneal, and internal aberrations in eyes with keratoconus, forme fruste keratoconus, and healthy eyes. Int Ophthalmol, 2018, 38 (4): 1565-1573.

8. SAAD A, GATINEL D. Evaluation of total and corneal wavefront high order aberrations for the detection of forme fruste keratoconus. Invest Ophthalmol Vis Sci, 2012, 53 (6): 2978-2992.

9. SAAD A, GATINEL D. Combining Placido and corneal wavefront data for the detection of forme fruste keratoconus. J Refract Surg, 2016, 32 (8): 510-516.

10. GOMES J A, TAN D, RAPUANO C J, et al. Global consensus on keratoconus and Ectatic diseases. Cornea, 2015, 34 (4): 359-369.

11. REINSTEIN D Z, ARCHER T J, GOBBE M. Corneal epithelial thickness profile in the diagnosis of keratoconus. J Refract Surg, 2009, 25 (7): 604-610.

12. YANG X L, WANG Y, LUO B G, et al. Corneal epithelial thickness analysis of forme fruste keratoconus with optical coherence tomography. Int J Ophthalmol, 2021, 14 (1): 89-96.

13. YANG Y, PAVLATOS E, CHAMBERLAIN W, et al. Keratoconus detection using OCT corneal and epithelial thickness map parameters and patterns. J Cataract Refract Surg, 2021, 47 (6): 759-766.

14. FUKUDA S, BEHEREGARAY S, HOSHI S, et al. Comparison of three-dimensional optical coherence tomography and combining a rotating Scheimpflug camera with a Placido topography system for forme fruste keratoconus diagnosis. Br J Ophthalmol, 2013, 97 (12): 1554-1559.

15. SAAD A, GATINEL D. Topographic and tomographic properties of forme fruste keratoconus corneas. Invest Ophthalmol Vis Sci, 2010, 51 (11): 5546-5555.

16. GHEMAME M, CHARPENTIER P, MOURIAUX F. Corneal topography in clinical practice. J Fr Ophtalmol, 2019, 42 (10): e439-e451.

17. MUFTUOGLU O, AYAR O, OZULKEN K, et al. Posterior corneal elevation and back difference corneal elevation in diagnosing forme fruste keratoconus in the fellow eyes of unilateral keratoconus patients. J Cataract Refract Surg, 2013, 39 (9): 1348-1357.

18. SALOMAO M Q, HOFLING-LIMA A L, GOMES ESPORCATTE L P, et al. Ectatic diseases. Exp Eye Res, 2021, 202: 108347.

19. KIRGIZ A, KARAMAN ERDUR S, ATALAY K, et al. The role of ocular response analyzer in differentiation of

forme fruste keratoconus from corneal astigmatism. Eye Contact Lens, 2019, 45 (2): 83-87.

20. AYAR O, OZMEN M C, MUFTUOGLU O, et al. In-vivo corneal biomechanical analysis of unilateral keratoconus. Int J Ophthalmol, 2015, 8 (6): 1141-1145.

21. LUZ A, LOPES B, HALLAHAN K M, et al. Discriminant value of custom ocular response analyzer waveform derivatives in forme fruste keratoconus. Am J Ophthalmol, 2016, 164: 14-21.

22. ZHANG M, ZHANG F, LI Y, et al. Early diagnosis of keratoconus in Chinese myopic eyes by combining Corvis ST with Pentacam. Curr Eye Res, 2020, 45 (2): 118-123.

23. HUO Y, CHEN X, CAO H, et al. Biomechanical properties analysis of forme fruste keratoconus and subclinical keratoconus. Graefes Arch Clin Exp Ophthalmol, 2023, 261 (5): 1311-1320.

24. FERREIRA-MENDES J, LOPES B T, FARIA-CORREIA F, et al. Enhanced Ectasia detection using corneal tomography and biomechanics. Am J Ophthalmol, 2019, 197: 7-16.

25. AMBROSIO R, J R, LOPES B T, FARIA-CORREIA F, et al. Integration of Scheimpflug-based corneal tomography and biomechanical assessments for enhancing Ectasia detection. J Refract Surg, 2017, 33 (7): 434-443.

26. KATARIA P, PADMANABHAN P, GOPALAKRISHNAN A, et al. Accuracy of Scheimpflug-derived corneal biomechanical and tomographic indices for detecting subclinical and mild keratectasia in a South Asian population. J Cataract Refract Surg, 2019, 45 (3): 328-336.

27. KOH S, AMBROSIO R J R, INOUE R, et al. Detection of subclinical corneal Ectasia using corneal tomographic and biomechanical assessments in a Japanese population. J Refract Surg, 2019, 35 (6): 383-390.

第七章 儿童青少年圆锥角膜

导　语

　　圆锥角膜常见于青春期。与成人相比，儿童、青少年患者相对少见，但其病情更加严重，恶化风险更高，进展更快。儿童、青少年患者的临床特征主要包括视力的逐渐丧失和不规则散光的增加。儿童青少年圆锥角膜多呈不对称发展，早期双眼视觉通常良好，因此通常就诊较晚，视觉功能也更差。儿童青少年圆锥角膜导致的视力受损降低了患儿的生活质量，严重影响了教育、经济和社会发展。因此，早期检测、密切监测疾病变化和适当的干预措施，以保护患儿视力、提高预后至关重要。本章将就儿童青少年圆锥角膜的相关概念、临床表现和治疗进行介绍。

关键词

　　儿童　青少年　角膜　圆锥角膜　治疗　角膜交联术

第一节　儿童青少年圆锥角膜的概况

一、概念

　　圆锥角膜通常在青春期确诊，并持续至 30～40 岁，该时期病情一般较为稳定。儿童青少年圆锥角膜是指在儿童和青少年时期（＜18 周岁）就开始发病的圆锥角膜。

二、流行病学

　　儿童青少年圆锥角膜通常为双眼先后发病，男性多于女性，且男性进展比女性更快。儿童、青少年患者的平均诊断年龄为 15 岁，目前报告的最年轻病例为 4 岁。既往文献尚未广泛报道儿童青少年圆锥角膜的发病率和患病率数据，但认为发病率存在明显人种差异。多数研究发现，中东地区发病率最高，估计每年发病率为 1/2 000。Torres 等的一项通过统计因非眼科原因至医院急诊室就诊儿童的多中心研究发现，沙特阿拉伯利雅得地区的儿童青少年圆锥角膜患病率高达 4.79%，是迄今为止报告的最高水平。Sylvain 等对黎巴嫩 2 972 名 14 岁以下患者进行的研究是目前参与人数最多的一项报道，发现在 5 年的时间里，圆锥角膜发病率为 0.53%，占所有年龄段圆锥角膜患病率的 2.9%。Mohamed 等发现，在散光度 ≥2.00D 的埃及儿童中，有 4.8% 为圆锥角膜，4.4% 为可疑圆锥角膜。此外，一些研究指出，亚洲人发病早于白人。

三、易感因素

儿童青少年圆锥角膜患者的危险因素与成人略有不同。既往已发现，圆锥角膜与屈光不正、春季卡他性结膜炎、持续揉眼等因素有关，而这些因素在低龄患者中更为普遍。此外，在具有更高发病率的屈光不正、过敏性结膜炎等疾病的掩盖下，低龄患者圆锥角膜的漏诊和误诊率较成人更高。很多儿童青少年患者的初始表现仅为较大度数屈光不正，当最佳矫正视力仍较好时，这些潜在患者一般没有先到眼科专科机构检查，而是到眼镜店等进行一般验光、配镜，只有当一般的屈光矫正方法难以获得较佳视力时才会到眼科专科就诊。当疾病真正进展后，很大一部分患儿和父母对渐进性的视力下降仍没有足够警惕，仍把它当成是这个年龄段十分常见的屈光不正。在众多的基层眼科保健和配镜机构，对儿童青少年圆锥角膜的关注仍十分不足，再加上低龄患者对自身症状的敏感性和表述程度也不如成人，故儿童青少年圆锥角膜的诊断极易出现漏诊甚至误诊。因此，低龄圆锥角膜确诊时常已在疾病的中晚期。有报道发现，约 30% 的儿童圆锥角膜确诊时已达 4 期（Amsler-Krumeich 分期），而成人确诊时 4 期者仅为 8%。Leoni-Mesplie 等对比了 49 名 6 ~ 15 岁的圆锥角膜患者和 167 名 26 岁以上高年龄患者的相关数据，发现低龄组在确诊时的病变程度要重于高年龄组。

虽然圆锥角膜多呈散发，但有文献表明，10% 的圆锥角膜患儿有阳性家族史，其一级亲属的患病率是普通人群的 15 ~ 67 倍。儿童青少年圆锥角膜可能与全身性疾病和眼部疾病相关。全身性疾病主要包括唐氏综合征、特应性疾病、Ehlers-Danlos 综合征、Marfan 综合征、二尖瓣脱垂、动脉弯曲综合征、Laurence-Moon-Biedl 综合征、Costello 综合征和智力残疾等。眼部疾病包括春季卡他性角结膜炎（vernal keratoconjunctivitis，VKC）、Leber 先天性黑矇（Leber congenital amaurosis，LCA）、视网膜色素变性、无虹膜眼、虹膜角膜内皮综合征、蓝色巩膜、角膜营养不良（如颗粒性营养不良、多形性营养不良、斑点性营养不良、Fuchs 角膜内皮营养不良等）。

有文献报道，唐氏综合征患者的圆锥角膜发病率高达 15%，唐氏综合征患者经常揉眼是圆锥角膜的主要致病假设之一。Howard 等描述了一例患有唐氏综合征和甲状腺功能亢进的继发圆锥角膜的儿童病例，提出甲状腺功能障碍也可能与圆锥角膜的发展有关。

圆锥角膜患儿中，VKC 患者的比例为 8.8% ~ 36%，同时患有圆锥角膜和 VKC 的患儿的角膜地形图变化比单独患有圆锥角膜者更严重、进展更快。既往有过敏性结膜炎伴频繁揉眼病史的圆锥角膜患儿较单纯圆锥角膜患儿的角膜水肿的发生率也更高。LCA 患者中 2% 的 0 ~ 14 岁儿童出现圆锥角膜，所有患儿均在 9 岁及以上发病，发病率随年龄增长而增加。关于 LCA 患者继发圆锥角膜的机制目前尚无共识，可能是由于 LCA 患者频繁揉眼、按压或摩擦眼部导致。

（陆天昊　黄锦海　吴护平　林志荣）

第二节　儿童青少年圆锥角膜的临床表现和进展

一、临床表现

儿童、青少年患者在最初诊断时的临床特征与成人患者相似，主要包括近视、不规则散光和像差。由于角膜曲率变化影响光的折射，疾病进展常伴随视力丧失。疾病晚期可出现 Vogt 纹、Fleischer 环、角膜瘢痕和角膜水肿等。由于儿童（尤其 8 岁之前）功能性主诉的缺失导致圆锥角膜的诊断通常较晚，病情大多呈"爆发性"进展，从功能性症状发作进展为严重圆锥角膜的时间很短。晚期诊断易使儿童出现严重并发症，如角膜穿孔、微生物性角膜炎、青光眼和弱视等。

儿童患者的圆锥角膜相对罕见，与成人相比，儿童患者在初诊时具有更好的矫正远视力（CDVA）。Songhomitra 等报告了年龄为 18～85 岁捐赠者的 55 只眼，研究显示，每年光感受器细胞损失 0.2%～0.4%。在相同的 Kmax 下，儿童的 CDVA 优于成人，受 Kmax 影响较成人小，可能与视网膜光感受器密度随年龄增大而降低有关。

二、疾病进展

严格来说，目前对于圆锥角膜的进展尚没有明确的定义。但基于对圆锥角膜和扩张性疾病的全球共识，进展定义为至少 2 个参数的一致变化，即前 / 后角膜表面变陡峭、变薄和 / 或角膜厚度从周边到最薄点的变化率增加。一些早期文献表明，圆锥角膜的快速进展与确诊年龄之间不具有相关性。Lass 等评估了 756 只圆锥角膜患眼，未观察到年龄与需要角膜移植的风险之间的相关性。Woodward 等的研究表明，圆锥角膜的进展不取决于诊断时的年龄，且没有发现疾病持续时间与角膜移植适应性之间的相关性。

随着检测技术的发展，研究发现，与成人相比，儿童青少年圆锥角膜确诊时的病情通常更严重，进展的概率更大、更迅速。Lin 等的回顾性研究表明，儿童、青少年患者和成人患者初诊时在症状、合并症、锥体形态或位置方面未见显著差异，但儿童、青少年病情进展更快，诊断时更严重。屈光度的进展表现为球镜和柱镜屈光度增加、Kmax 和平坦 K 的恶化。美国开展的圆锥角膜联合跟踪研究（the collaborative longitudinal evaluation of keratoconus，CLEK 研究）显示，低龄是病情显著进展的独立预测因素，最大进展多发生于 10～20 岁，这些低龄患者中有 88% 每年 Kmax 增加超过 2.0D。因此，CLEK 研究将年龄在 10～20 岁作为病情显著进展和发生角膜瘢痕的预测因素。Li 等报道在确诊为单眼圆锥角膜中，35% 的患者对侧眼将在 6～8 年内也将发生圆锥角膜。1994 年，Tuft 等人提出，诊断圆锥角膜时年龄<18 周岁是需要进行穿透性角膜移植术的独立危险因素。2008

年，Ertan 等人报告，患者年龄和病情严重程度成负相关，随着年龄的增加，角膜的硬度呈线性增加，而黏度则降低，患者越年轻，快速进展的风险越高，角膜胶原重塑的发生率更高而更具致病性。2019 年，Chatzis 和 Hafezi 等人的一项研究显示，88% 的儿童青少年在 CXL 术前 1 年内出现圆锥角膜进展。儿童青少年圆锥角膜患者需要角膜移植的风险相较成人增加了 7 倍左右，约占儿童、青少年所有角膜移植原因的 15%～20%，仅次于先天性角膜混浊。

儿童青少年圆锥角膜进展的速度难以预测，有可能呈爆发式加速。及时的诊断和治疗对阻止疾病的发展至关重要，是预防严重视力损伤的必要条件。年龄越小，Kmax 进展越大，17 周岁以下的患者每年可能有超过 1.5D 的 Kmax 进展。对于年龄<17 周岁且 Kmax >55D 的患者，应采取更密切的随访。裂隙灯检查、Scheimpflug 成像、光学相干断层扫描和角膜地形图等通常用于圆锥角膜的早期诊断、评估疾病进展程度等。

三、诊断和分期

低龄患者圆锥角膜的诊断参考成人标准，也须依靠典型的临床症状和体征，如最佳矫正视力下降、角膜变陡和不对称、不规则散光增加、角膜变薄等。近年来，角膜地形图与新式可视化角膜生物力学检测相配合，在很大程度上提高了诊断效能。需要注意的是，儿童、青少年患者须更加关注如过敏性结膜炎、揉眼、家族史等因素。儿童青少年圆锥角膜的分期和成人相同（见第五章第二节）。

（陆天昊　黄锦海　吴护平　林志荣）

第三节　儿童青少年角膜交联术

由于儿童青少年圆锥角膜的文献报道有限，其尚无规范化的治疗指南。对于儿童青少年患者，框架眼镜和角膜接触镜等保守治疗通常不耐受或无法提供令人满意的视力。手术治疗主要包括 CXL 和角膜移植术。

儿童角膜移植术是一项极具挑战性的手术，通常只在角膜混浊导致视力丧失时进行。主要包括深板层角膜移植术（deep anterior lamellar keratoplasty，DALK）和穿透性角膜移植术（penetrating keratoplasty，PK）。儿童青少年行 PK 的移植存活率为 50%～60%，8～18 周岁的患儿比 8 周岁以下的患儿具有更好的移植存活率和临床结果，对于较年幼的患儿而言是否进行角膜移植术须谨慎考虑。对于内皮情况佳者，DALK 可以避免内皮排斥并延长移植物存活时间，并且具有比 PK 更好的抗钝性眼外伤后眼球破裂、更早拆除缝线的优点。综上所述，CXL 是儿童青少年圆锥角膜的首选治疗方式，对于角膜混浊、视力损伤较重者可以考虑角膜移植术，具体术式可根据患儿自身情况选择，内皮情况佳者可考虑 DALK。

随着角膜交联术和角膜基质环植入等新的治疗方法的引入，成人圆锥角膜的治疗方法也在不断变化。这些治疗方案正在儿童患者中进行评估。

　　低龄者圆锥角膜在确诊时的病情通常较成人更为严重，且进展较快而显著。因此，角膜交联对于低龄圆锥角膜的控制十分重要，且建议作为首选治疗。本节主要介绍儿童青少年角膜交联术。

一、手术决策和适应证

　　虽然存在一定争议，但大部分研究认为，角膜交联治疗小儿圆锥角膜的适应证与成人并无显著不同，关键的区别点在于手术决策以及一些非技术性的考虑因素。多数学者认为，低龄者确诊时往往病情已较重，角膜的形态可能会发生迅速而明显的变化，且未来进展的概率较成人更高，故低龄患者在确诊后就应尽快施行角膜交联术，而无须根据病情是否处于进展期。如未能及时控制，患儿可能因为更大幅度的视力下降而明显降低生活质量和学习积极性。而另一部分学者则认为，交联是一种控制或延缓病情进展的治疗，若病情并不在进展中，则无须进行交联，因为此时交联并不具备"控制"的意义。

　　在我国，能够真正按照医嘱定期复诊的患者比例并不高，大部分情况下都是出现明显症状或视力障碍后才进行诊治。虽然近年来大中城市人群的眼健康意识已较以往提高，但整体的自我防范意识仍较低下，大部分低龄患者对疾病的认知也不及成年人。对圆锥角膜这种没有红肿热痛的疾病，不易做到足够密切的随访。此外，许多地区的医疗条件尚不完善，甚至缺乏圆锥角膜诊断和监测必需的基本设备。因此，医师如认为一名确诊圆锥角膜的儿童病情稳定而选择定期监测随访，结果往往是患儿很长时间甚至数年才复诊，此时病情已显著进展甚至达到了中晚期，继而又可能面临角膜移植材料匮乏的问题。基于这些特殊国情，笔者认为对于早中期的儿童青少年圆锥角膜，无论是否处于进展期均应以角膜交联术为首选治疗。既往认为，高达88%的儿童圆锥角膜患儿属于进展期，所以前述的两种手术时机的观点在某种程度上并不矛盾。不同交联手术方案有相应的参数适应证。对于一部分中晚期圆锥角膜，若角膜最大曲率过大（如超过67D），或角膜中央区存在广泛瘢痕，角膜交联的疗效欠佳，可考虑角膜移植等其他治疗。如眼部存在过敏性结膜炎、局部感染等活动性炎症，建议在炎症控制后再行角膜交联术。

　　由于低龄患儿不具备完全民事行为能力，故手术决策的另一个影响因素便是患儿父母或其他监护人。严格来讲，圆锥角膜属于致盲性角膜病，因此详细而深入的沟通尤其关键，包括疾病的特点、现有的治疗方式选择和后续可能的疗效或并发症，均须一一解释。圆锥角膜通常没有明显不适症状，大多数父母往往一时难以接受自己的子女发生了圆锥角膜，也不易接受对患儿进行眼部手术。遗憾的是，临床上常见到父母对治疗的延迟接受从而延误了治疗时机，圆锥角膜的病情仍快速进展而后悔的例子。

二、不同手术方法的适应证和手术技巧

（一）标准 Dresden 法

　　该法是经典的去上皮交联（standard epithelium-off CXL，SCXL），要求角膜基质的厚度不少于400μm阈值。标准 Dresden 法需要在表面麻醉下去除中央区直径9mm的角膜上皮，之后每 2 分钟滴入 1 滴 0.1% 核黄素溶液并持续 30 分钟，再用 3mW/cm² 紫外光（370nm ± 5nm 波长，5.4J/cm² 照度）照射角膜，其间每 2 分钟点滴一次核黄素溶液，照射持续 30 分钟。但由于手术时间长、须刮除上皮，故术后疼痛等不适症状较多，恢复期较长且并发症相对较多，在低龄患者的接受度不高。

手术开始前，可通过与患儿聊天等方式减轻其紧张情绪。注意充分表面麻醉，因为儿童患者更易发生疼痛后的恐惧甚至不再配合。去除上皮时，一般使用钝性上皮刮刀进行。低龄患儿不易完全做到完善的固视配合，因此刮除时宜轻柔，不宜过快或过深，以避免造成前弹力层甚至基质损伤。刮除前可使用吸血海绵吸除角膜表面水分保持角膜干燥，更易于刮除。完成后应将角膜表面的上皮碎屑彻底冲洗去除。由于本交联方案手术时间较长，无论是在核黄素浸泡、紫外光照射等环节，部分低龄患儿都可能出现烦躁情绪，应及时安抚。此外，一部分低厚度患儿可使用低渗性核黄素使角膜厚度临时增加至 400μm 及以上。在低渗核黄素浸泡完毕后，有条件者宜使用角膜测厚仪测量角膜厚度以确保达到 400μm 阈值。

（二）快速角膜交联术

快速角膜交联术（accelerate corneal crosslinking，ACXL）的原理是光化学反应的 Bunsen-Roscoe 定律。该定律指出，紫外光的光化学效应与总能量成正比，无论其照射时间和强度如何，只要总能量保持不变，光化学效应就是相等的。用 3mW/cm² 的低能量紫外光照射 30 分钟和用 9mW/cm² 的高能量紫外光照射 10 分钟可以达到相同的疗效。少数研究评估了在儿童患者中分别使用 30mW/cm² 紫外光照射 3 分钟、10mW/cm² 紫外光照射 9 分钟以及 9mW/cm² 紫外光照射 10 分钟的 ACXL 方案的治疗效果，结果表明，ACXL 方案可以改善屈光状态和角膜曲率。目前为止多数报道均为同一种方案的自身前后对照，或不同程度的 ACXL 方案的对比，仅有个别报道认为儿童患者的 ACXL 方案可以达到与标准方案相同的疗效。近年的一项纳入 49 例（59 只眼）18 周岁以下患者的回顾性研究发现，使用 ACXL 术后 5 年内，裸眼视力和矫正视力均显著提高，Kf 值明显降低，但 Kmax 和 Ks 值无显著变化。ACXL 若使用去上皮方案，要求基质厚度不少于 400μm，亦有个别报道在厚度低于 400μm 的患儿进行 ACXL。

（三）跨上皮角膜交联术

跨上皮角膜交联术（transepithelial corneal crosslinking，TCXL）通过不同方式提高核黄素溶液对角膜上皮屏障的穿透力，包括在溶液中加入渗透增强剂（如 EDTA、苯扎氯铵等）延长核黄素作用时间，提高核黄素浓度等，从而无须刮除角膜上皮。由于保留了角膜上皮，TECXL 的安全性更高，且术后不适更少，这是其最大的优点。另外，此法对基质厚度的要求也相应宽松（通常不低于 330μm）。但相应地，整体手术疗效及远期效应均不及 SCXL。在 CXL 术后 2 周左右，AS-OCT 检查可见术眼角膜基质内有一条折光线，这被称为交联分界线（demarcation line）。交联线代表了 CXL 的治疗深度。在儿童 TECXL 中，交联线的平均深度为上皮下 105μm，而在去上皮 CXL 中，交联线的平均深度达到了 249μm，这说明角膜上皮的存在使得角膜基质中交联反应的深度更浅。该法由于无须刮除上皮，故手术技术要求进一步降低。手术过程中以安抚患者紧张情绪为主，提高固视配合的程度。

国内周行涛教授团队使用高能量快速紫外光（45mW/cm^2，脉冲照射 1 秒亮、1 秒暗，共计 5 分钟 20 秒）进行 TECXL，纳入 41 名低龄圆锥角膜患者（10～17 岁）并随访 3 年，最佳矫正远视力较术前显著改善，但 Kmax 值和角膜厚度等参数无统计学差异；角膜后表面高度在术后 1 年时稳定，术后 3 年时较术前轻度抬高。该法在紫外光照射环节显著缩短了手术时间，患者和家属依从性较高。

（四）离子导入角膜交联术

离子导入角膜交联术同属 TECXL 方案，因此对角膜基质厚度的要求类似前述 TECXL 法。离子导入法是一种增加分子穿透性的物理方法，其原理为电荷的同性相斥，异性相吸。当核黄素带上负电荷时，在电场的作用下可大大加强角膜上皮甚至基质对核黄素的渗透性。在去上皮方案中，经典 Dresden 法和 ACXL 治疗后各有 93% 和 87% 的成人患者可见交联线，但离子导入角膜交联术后则只有 47% 的成人患者出现交联线，甚至交联线不清楚。迄今为止，儿童患者离子导入角膜交联术治疗 18 个月以上的文献有限。Adriano 等发现，离子导入角膜交联术治疗的 13 例患儿在术后 18 个月时的屈光及角膜地形图状态仍较稳定。Luca 等比较了离子导入法与 SCXL 在青少年患儿中的疗效，发现术后 3 年时 SCXL 组患儿病情稳定的比例为 75%，而离子导入组该比例为 50%。

离子导入法的核心环节是与电场相关的电流回路的完整性和有效性。操作开始前须关注反流电极处的皮肤情况，并确认电流发生器有无足够电量完成导入。术前充分表面麻醉，以降低患者通过瞬目动作挤出核黄素杯的概率，且建议在电流导入过程中在结膜区追加 1～2 次表面麻醉。将核黄素杯使用负压吸附至角膜表面时，注意各方向受力均匀，避免过度压迫眼球。在电渗过程中大多数可在核黄素杯中的金属网表面观察到逐渐增多的细小气泡。

三、治疗效果

（一）总体效应

自 Caporossi 等在 2011 年首次发表针对儿童圆锥角膜群体的相关研究后，不断有研究进行各种方案的疗效分析和比较。大多数研究认为，经典 Dresden 方案对于儿童或青少年还是成人患者都一样安全有效。近年来，TECXL 和 ACXL 的相关报道也在持续增多。

总体而言，SCXL 在儿童的疗效和安全性均较好。儿童角膜交联术后，圆锥角膜病情持续进展以及可能需要重复交联是其中两个最关键的问题。大多数研究中定义术后 1 年内 Kmax 增加超过 1.0D 为病情进展。Mazzotta 等发现，SCXL 患儿随访 10 年内再次的进展率为 24%，与其他报道的再次进展率（2.5%～24%）相似。另外，少数再次进展的患儿接受了二次交联，但二次交联尚没有相应的指南或规范可供参考。Mazzotta 等报道 2 例患儿（占其全部治疗患儿的 4.2%）在初次交联 3 年后病情进展（Kmax 增加达 3.2D），遂进行了第二次交联手术，术后角膜曲率稳定。Hafezi 等报道了 1 例儿童（占其全部治疗患儿的 2.2%），在距初次交联 4 年后因病情进展再次接受交联后，重新获得角膜曲率降低和矫正视力的提高。这些交联术后继续进展的患儿多数有明显的眼部过敏及揉眼病史。

TECXL 也显示了较明显的早期治疗效果。该法安全性更高但疗效较弱，或可用于疾病早期或轻症患儿，以及一些特殊患儿群体，如对手术依从性较差的患儿和唐氏综合征者等。

（二）角膜地形图效应

部分角膜地形图参数（如 Kmax、Kf、Ks 和 Km）可反映角膜交联的疗效。在儿童圆锥角膜患者，不同报道的随访时间在 8~60 个月不等，其中 Kmax 平均降低了 0.50~2.06D，Ks 平均降低了 0.30~1.27D。角膜较薄和角膜中央已呈锥形改变的患儿在角膜交联术后的角膜早期反应可能更加明显。在术后的前 3 个月，角膜可能会进一步轻度变陡，这被认为是早期角膜上皮重塑的结果。在标准去上皮角膜交联后的前 2 年，有 25% 的患儿维持稳定，但是超过 60% 的患者出现角膜变平，幅度平均为 1.5D；术后 2 年，角膜变平停止；术后 3 年，尽管病情仍较术前有所改善，但是有 20%~50% 的患儿可能再次出现角膜变陡。这些表明，角膜交联术在低龄患者中的效应相对更短，可能不足以完全阻止圆锥角膜进展。TECXL 治疗后角膜曲率测量值的改善不如标准 Dresden 方案稳定，通常在术后 9~12 个月时出现角膜曲率的改善。

（三）角膜屈光效应

交联最主要目的是阻止疾病进展，但圆锥角膜患者在术后不同阶段都可能观察到屈光改善。标准 Dresden 方案术后第 2 年时，30%~60% 的儿童患者裸眼视力和矫正视力分别可平均提高 1~2 行和 2~3 行，术后第 4 年时 69% 的患者可有视力提高。儿童 TECXL 术后视力有一定改善但相对不显著，也可能视力无变化。交联也可以显著降低高阶像差，尤其是总像差和球差。

（四）不同角膜交联方案的比较

Li 等人的一项回顾性研究比较了三种术式对儿童圆锥角膜的治疗效果，纳入 888 只眼，SCXL 和 ACXL 在改善视力和角膜曲率的效果方面大概一致，SCXL 比 TECXL 在视力改善和角膜厚度结果方面更好。Iqbal 和 Eissa 等人的研究也表明，与 ACXL 或 TECXL 相比，SCXL 在儿童圆锥角膜中更有效、更稳定。Kobashi 等人的一项荟萃分析也证实了 SCXL、ACXL 和 TECXL 术后 1 年在预防圆锥角膜进展方面的有效性。其中，SCXL 和 ACXL 组的 UDVA 和 BSCDVA 在统计学上有显著改善，SCXL 显著降低了患儿的 TCT 和 Kmax 值，但考虑到 SCXL 疼痛较明显，对依从性较差的患儿，可考虑进行 ACXL 和 TECXL 代替 SCXL。一项对 14~18 周岁患儿进行的随机临床试验的荟萃分析表明，SCXL 对稳定圆锥角膜有效，角膜地形图和视觉改善等都具有统计学意义。Mazzotta 等对 47 名患者（平均年龄 14.11 周岁 ±2.43 周岁，范围 8~18 周岁）的 62 只眼在 SCXL 后进行了 10 年的随访，阻止了近 80% 病例的圆锥角膜的进展。

四、医患沟通

一般情况下，低龄患者的治疗决策来自家属与医师的协商，患者的参与度较低。医师有义务使家属充分了解圆锥角膜的整体治疗策略、术后注意事项、未来可能出现的情况和应对措施等，而非单纯了解手术。在医患沟通内容上，对于低龄患者还应注意使家属充分理解以下几点。

1. 交联作用是延缓或控制进展，无法逆转病情，也不能保证提高视力。
2. 低龄患者病情进展较成人更快，无论手术与否均应坚持较密切随访。
3. 交联后仍继续进展的概率较成人更高，可能需要再次交联或其他治疗。
4. 低龄患者往往有揉眼和眼痒症状，须避免揉眼，必要时药物控制过敏。
5. 交联后有可能通过配戴框架镜或 RGP 进一步改善视力。
6. 交联手术操作较为简单也很安全，但也有很低概率出现并发症。

圆锥角膜是发病率相对较低的眼病，公众对其了解很少，远不及白内障、近视和青光眼等眼病。在确诊后，医师既要避免夸大病情，也应告知本病是潜在的致盲性眼病。即使医师耐心仔细解释，许多家属往往需要额外一段时间才能慢慢进一步通过各种途径了解疾病的基本知识，并逐渐接受，因此需给患者和家属足够的时间进行了解和决策。另外，家属往往也关注圆锥角膜的遗传性，个别家属甚至讳莫如深，需要在较私密环境中进行疾病宣教和沟通。应告知圆锥角膜绝大多数为散发病例，虽有一定遗传性但概率并不高，必要时可进行与本病相关的已知基因筛查。

五、手术并发症及处理

（一）一般术后处理

角膜交联术后处理暂无标准或指南可循，具体操作很大程度上取决于医师自身的经验或机构规定，但总体的原则大致相同，包括药物治疗（抗炎、预防性抗生素、促修复剂、镇痛药等）和物理治疗。

SCXL 通常会使用物理治疗即角膜绷带镜，一般在手术完毕后立即放置，可联合眼膏加压包扎患眼，目的是保护角膜及促进角膜上皮修复。大多数情况下均须进行预防性的局部抗生素治疗，可使用滴眼液 2 ~ 4 次 /d，持续 7 天或直到上皮完全修复。去除绷带镜或角膜上皮已经修复后，可开始类固醇激素滴眼液治疗，持续时间一般由医师根据炎症反应轻重决定，通常 3 ~ 8 周。同时，建议使用不含防腐剂的人工泪液至少 4 ~ 8 周。特殊情况下，可同时口服止痛药。儿童多不耐受术后疼痛，有时哭闹烦躁较为明显，须与陪护家属多沟通。

多种 TECXL 方案的术后反应均较轻，且修复较快，炎症反应也轻，理论上无须使用角膜绷带镜。局部滴眼液的使用可酌情缩短，但人工泪液仍建议使用至少 4 ~ 8 周。

此外，还需要根据患儿的危险因素给予必要的治疗。如存在中重度的春季卡他性结膜炎者，建议术后使用较长时间的抗炎或免疫抑制剂治疗，可考虑较长时间使用低浓度环孢素滴眼液联合人工泪液。

（二）常见并发症及处理

在严格遵循交联手术适应证以及合适的围手术期处理的前提下，儿童角膜交联术具有良好的安全性，并发症的发生率并不高。

1. 感染性角膜炎　感染性角膜炎是最常被报道的交联术后严重并发症，成人发生率为 0.17%～1.31%，主要见于去上皮角膜交联方案，但在跨上皮角膜交联方案中也偶有报道。病原体可以是细菌、病毒、棘阿米巴等。多数感染发生在术后 1～7 天，其中以细菌性更为常见，且报道中多为葡萄球菌。亦有报道合并角膜穿孔者。虽然常有报道，但总体来说儿童交联术后感染性角膜炎仍是十分少见的并发症。发病率最高的一项报道中，在 532 例交联手术患者中仅 7 例发生术后感染。Shreesha 等报道 968 例患者交联后仅 3 例发生角膜感染。在及时诊断和足量规范抗感染治疗后，绝大多数感染可被较好控制。这些患者最终的视力预后与术前视力以及圆锥角膜的严重程度有关。其中，铜绿假单胞菌和棘阿米巴感染的视力预后最差，可能需要治疗性角膜移植或等待瘢痕形成后再酌情考虑角膜移植。

2. 角膜上皮下雾状混浊（haze）　角膜上皮下雾状混浊是最常见的交联术后的一般并发症，且多为轻度。在经典 Dresden 去上皮方案中，haze 的发生率为 6.9%～12.7%。ACXL 方案 haze 的发生率高达 90%。无论何种方案，轻度的 haze 并不会真正影响视力，且通常在术后 8 周内逐渐消退。有少数报道了重度 haze，但一般通过局部激素滴眼等治疗后可在 4～18 个月逐渐消失，对视力的长期预后无实质影响。极少数（约 3%）的 haze 可持续存在。

3. 无菌性角膜溃疡　儿童交联术后发生无菌性角膜溃疡的报道很少。Ritu 报道了 1 例有春季卡他性结膜炎的 8 岁患儿接受 SCXL 后出现无菌性角膜溃疡，通过局部使用激素滴眼液治疗后逐渐控制，这提示过敏可能是这类并发症的危险因素之一。Shreesha 等报道了 1 例 14 岁患儿交联术后出现无菌性角膜溃疡。作者结合其他患者情况，认为较薄角膜和较陡峭角膜更易发生术后无菌性溃疡。无菌性角膜溃疡应注意与感染性角膜炎相鉴别，必要时行角膜刮片、涂片检查及培养、活体角膜共聚焦显微镜检查等。

六、病例

以下分享 2 例低龄圆锥角膜患者进行角膜交联的治疗过程。

【病例一】

患儿，男性，14 岁，小学六年级学生。

【主诉】双眼渐进性视力下降 6 年，右眼加重 2 年。

【现病史】6 年前当地医院诊断"双眼屈光不正"，平素戴框架眼镜矫正，视力可，但家属诉"度数"逐年增加，每次在当地眼镜店重新配镜后双眼视力均可矫正至 1.0。近 2 年来右眼视力进一步下降，在当地多个眼镜店验配右眼均无法获得原有矫正视力。患儿既往有发作性鼻痒、眼痒病史多年，但因症状可较快自行好转故未积极诊治。

【查体】双眼结膜无明显充血，睑结膜可见少量乳头，未见黏稠分泌物。双眼角膜上皮完整，右眼中下方角膜局部可见弧形 Fleischer 环。

【辅助检查】

OD：VAsc 0.2，−1.00DS/−7.00DC×10=0.4，非接触眼压（NCT）14.3mmHg。

OS：VAsc 0.15，−1.75DS/−0.75DC×10=1.0，NCT 13.5mmHg。

角膜地形图（Pentacam）可见右眼中央角膜曲率明显增加，Kmax 达 68.8D，对应的前后表面均显著抬高（图 7-3-1）；左眼颞下角膜的曲率明显高于上方对应区，后表面轻度抬高（图 7-3-2）。过敏原皮试示尘螨过敏（+++）。

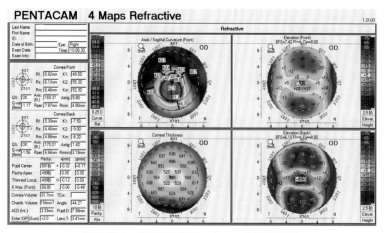

图 7-3-1　初诊时右眼 Pentacam 屈光四联图

Kf=49.5D，Ks=55.3D，Kmax=68.8D，角膜最薄点厚度为 499μm。

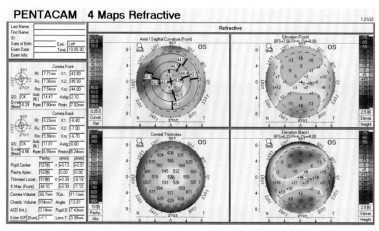

图 7-3-2　初诊时左眼 Pentacam 屈光四联图

Kf=43.8D，Ks=45.9D，Kmax=48.1D，角膜最薄点厚度为 519μm。

【初步诊断】双眼圆锥角膜（右眼完成期，左眼初发期），双眼过敏性结膜炎（可疑）。

【治疗方案】圆锥角膜诊断明确，右眼近 2 年来很可能处于进展状态。虽然右眼 Kmax 已接近 70D，但考虑到患者右眼矫正视力仍有 0.4，角膜最薄点厚度还有 499μm 且无明显瘢痕，此时进行角膜移植还为时过早。尽管角膜交联术对于过高曲率患者的屈光改善效果并不显著且交联效应持久性较差，但对于一名 12 岁儿童，此时进行右眼角膜交联术之后试戴 RGP 是相对更好的选择。对处于初发期的左眼，进行角膜交联术并定期随访是良好选择。

在与患儿家属沟通治疗方案时，家属一时无法接受这是一个进展性的潜在致盲性眼病且需要手术治疗，要求暑假时再来复查。在详细交代须避免揉眼、密切随访以及尽快手术等事项后，给予 0.1% 玻璃酸钠滴眼液每日 3 次滴双眼。

1 个月后，患者自觉戴镜视力有所下降并来院复查。此时，角膜地形图参数较前有所恶化，其中 Kmax 值为 74.7D，最薄点厚度为 474μm（图 7-3-3）。

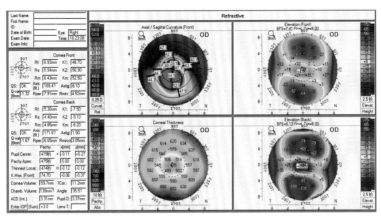

图 7-3-3 距初诊 1 个月后复查时的右眼 Pentacam 屈光四联图

Ks 和 Kmax 较前进一步增加，且角膜进一步变薄。

考虑到右眼仍在快速进展，建议其尽快进行角膜交联术。家属同意右眼进行角膜交联术，但要求左眼继续观察暂不手术。遂予行右眼角膜交联术。

【手术参数】去上皮法。核黄素溶液 10 分钟（每 1 分钟 1 滴），紫外光照度 9mW/cm²，连续照射 10 分钟，其间使用平衡盐溶液（balanced salt solution，BSS）保持角膜湿润。术毕涂妥布霉素地塞米松眼膏，未使用角膜绷带镜。

【术后随访】术后 4 周随访，裂隙灯下可见基质交联线，但中央角膜区可见 haze。AS-OCT 下可见粗大且不规则分界线，深度在 250～300μm（图 7-3-4）。遂嘱其每 3 个月复查 1 次，并长期使用人工泪液（0.1% 玻璃酸钠滴眼液 1 天 2～4 次）。眼红眼痒时使用奥洛他定滴眼液每天 2 次。

之后患儿因个人原因未再按医嘱复查，直至术后 2 年时方来院第二次复诊。患者自觉右眼视力较术前并无明显提高，但近 2 年来亦无明显变差。再次验光：OD VAsc 0.2，−1.00DS/−7.50DC×10=0.5，OS VAsc 0.15，−2.00DS/−0.75DC×10=1.0。右眼地形图参数较术前有所改善，Kmax 值降至 68.3D，最薄点厚度 469μm（图 7-3-5），左眼角膜地形图参数变化不明显（图 7-3-6）。

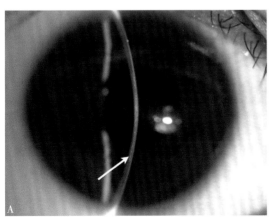
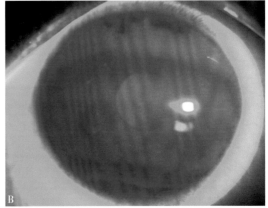

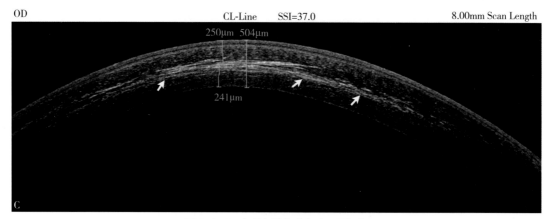

图 7-3-4 右眼角膜交联术后 4 周复查

A. 角膜中层基质可见高反光线状结构（白色长箭头）；B. 角膜上皮完整；
C. AS-OCT 下可见高反光交联分界线（白色短箭头），交联线不均匀。

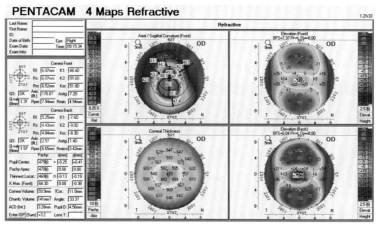

图 7-3-5 术后 2 年时右眼 Pentacam 屈光四联图

Kf=48.4D，Ks=55.6D，Kmax=68.3D，角膜最薄点厚度为 469μm。

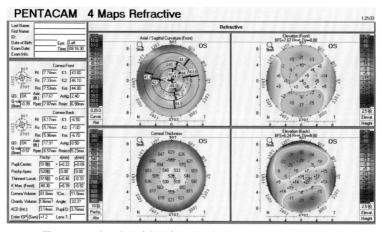

图 7-3-6 未手术眼（左眼）随访 2 年的 Pentacam 屈光四联图

Kmax 等参数无明显变化。

　　该患者术后未规律复诊，好在历时 2 年各项参数均较稳定，术后早期出现的 haze 也逐渐减轻。虽然有轻度的过敏性结膜炎症状，但在适当规律使用人工泪液和抗过敏滴眼液的基础上能够在一定程度上减轻炎症，有利于交联效应的维持。与家属及患儿沟通后继续原有方案，定期复诊。然而，此类高曲率且复诊不规律的低龄圆锥角膜患儿，未来继续进展的概率仍然很高。

【病例二】

　　患者，男，15 岁，中学生。

　　【主诉】左眼渐进性视力下降 4 个月。

　　【现病史】4 个月前无明显诱因开始出现左眼视力逐渐下降，无明显眼部发红、疼痛、异物感、畏光、流泪等不适。当时配戴眼镜左眼视力可提高，但视力仍继续下降，近期配戴眼镜左眼视力不能提高。在外院诊断为"左眼圆锥角膜"。

　　【既往史】幼时曾对"海鲜"过敏，近年未发生。余无特殊。

　　【查体】裂隙灯下见左眼局部角膜稍前突，未见 Vogt 条纹或瘢痕（图 7-3-7）。右眼未见明显异常。

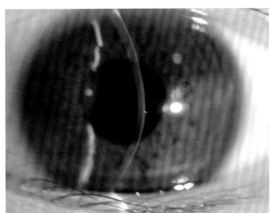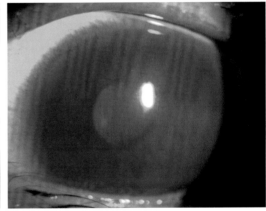

图 7-3-7　初诊时左眼眼前节裂隙灯照片

角膜局部稍前突，基质透明，上皮完整。

　　【辅助检查】

　　OD：VAsc 0.8，–0.50DS/–0.50DC×135=1.0，NCT 12.4mmHg。

　　OS：VAsc 0.4，矫正视力无提高，NCT 10.2mmHg。

　　角膜地形图（Orbscan）：OD Kmax=52.8D，Kmin=42.0D，最薄点角膜厚度 495μm；OS Kmax=53.2D，Kmin=44.9D，最薄点角膜厚度 468μm。

　　【诊断】双眼圆锥角膜（双眼初发期）。

　　【治疗过程】诊断明确，且双眼均有角膜交联指征。但患者家属认为仅有左眼矫正视力受累，故暂不愿右眼手术。因患者自诉对疼痛耐受力很差，遂在表面麻醉下行左眼角膜交联术（跨上皮法）。

　　【手术参数】标准离子导入跨上皮法。0.1% 离子化核黄素溶液，导入电流 1mA，导入时间 5 分钟。紫外光照度 9mW/cm²，连续照射 10 分钟，其间使用 BSS 液保持角膜湿润。

术毕涂妥布霉素地塞米松眼膏，未使用角膜绷带镜。

术后第 1 天，可见左眼中央区 9mm 范围内少量上皮点状缺损，上方可见类弧形缺损区（图 7-3-8）。

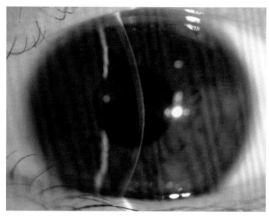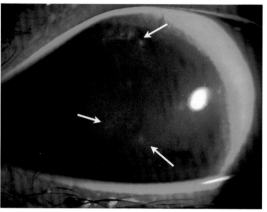

图 7-3-8　左眼离子导入法辅助角膜交联术后第 1 天眼前节裂隙灯照片
角膜上皮少量缺损以及周边弧形缺损（白色箭头）。

术后 1 个月复查，OS VAsc 0.4，–2.50DS/–6.50DC×170=0.6。左眼角膜地形图（Orbscan）部分参数较术前改善：Kmax=50.7D，Kmin=43.8D，角膜最薄点厚度为 438μm。Kmax 较术前减少了 2.5D。但此后患者未再复查。

术后 4 年半时，患者因"左眼视力持续下降近 2 年"至我院复查。此时患者 OD VAsc 0.2，–1.50DS/–2.00DC×160=0.5，OS VAsc 0.1，–3.00DS/–6.00DC×180=0.4。角膜地形图（Pentacam）可见 OD：Kmax=64.4D，Kf=49.1D，Ks=58.1D，最薄点角膜厚度 444μm（图 7-3-9）；OS：Kmax=72.0D，Kf=62.4D，Ks=65.5D，最薄点角膜厚度 376μm（图 7-3-10）。此外，活体共聚焦显微镜下左眼角膜基质内未见纤维交联样结构（图 7-3-11），表明初次角膜交联术的结构效应已完全消失。显然，患者左眼在交联术后仍然出现了病情进展，未手术的右眼同样也发生了进展，且双眼在视力和地形图参数上的恶化程度均十分显著。由

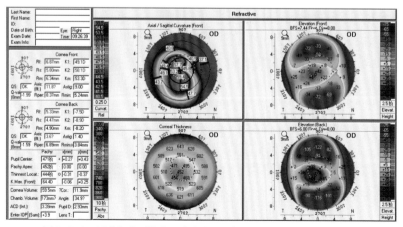

图 7-3-9　再次复查时的右眼（未交联眼）的 Pentacam 屈光四联图

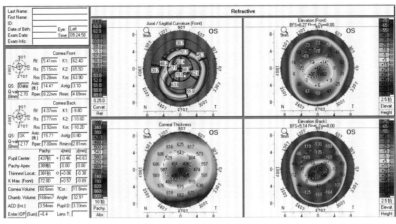

图 7-3-10　再次复查时的左眼（4 年半前已交联眼）的 Pentacam 屈光四联图

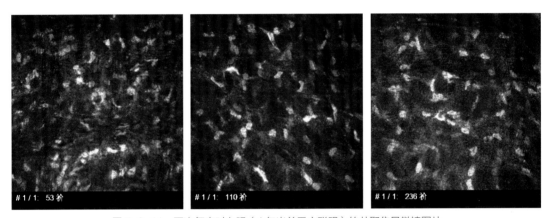

图 7-3-11　再次复查时左眼（4 年半前已交联眼）的共聚焦显微镜图片

角膜基质 53μm、110μm、236μm 深度均未见任何交联样结构。

于角膜仍无明显瘢痕，矫正视力尚可，暂无角膜移植的手术指征，遂建议行双眼角膜交联术。

由于左眼属于第二次角膜交联，双眼的进展幅度大，故应选择交联效应比标准离子导入法更强的交联方案。患者现再次因个人原因拒绝使用经典去上皮法交联，遂于表面麻醉下行双眼角膜交联术（强化离子导入法）。

【手术参数】双循环离子导入法辅助 TECXL。0.1% 离子化核黄素溶液，导入电流 1mA，导入时间 5 分钟。首次导入结束后，立即以相同参数再进行一次导入，共计导入 10 分钟。紫外光照度 9mW/cm²，连续照射 10 分钟，其间使用 BSS 液保持角膜湿润。术毕涂妥布霉素地塞米松眼膏，未使用角膜绷带镜。

【术后复查】术后 5 天时，查活体共聚焦显微镜下可见角膜基质内纤维网格状结构，纤维直径增粗，连接增加，反光增强（图 7-3-12）。

术后 8 个月时复查，OD：VAsc 0.2，–1.50DS/–1.50DC×160=0.6，OS：VAsc 0.1，–2.50DS/–5.50DC×180=0.5。双眼角膜地形图参数亦均得到一定改善，右眼的 Kmax 值为 62.3D（图 7-3-13），左眼（图 7-3-14）的 Kmax 值为 68.2D，较术前分别减少了 2.1D 和 3.8D。遂嘱提高复查频率，但之后患者未再复诊。

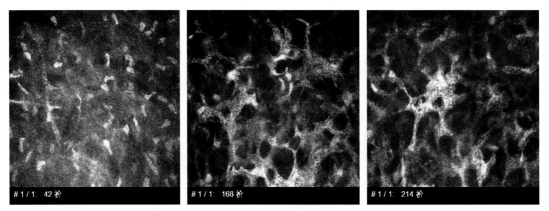

图 7-3-12　二次交联术后 5 天时左眼共聚焦显微镜下表现

在基质 42μm、168μm 和 214μm 水平均可见大量交联结构。

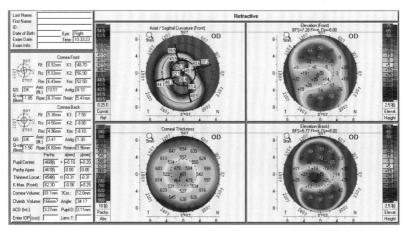

图 7-3-13　右眼二次交联后 8 个月的 Pentacam 屈光四联图

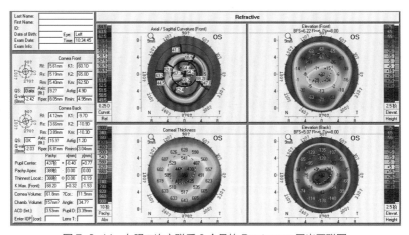

图 7-3-14　左眼二次交联后 8 个月的 Pentacam 屈光四联图

对于低龄患者的二次交联，国内外的报道均较少，在适应证、手术时机和交联方案选择等方面均无规范可循。低龄患者在首次交联失败后，究竟选择再次交联还是角膜移植等其他治疗，是临床医师经常面临的问题。从笔者的治疗经验看，二次交联仍是较为有效且安全的。大部分患者在接受第二次交联后的早中期（如 1～2 年）整体参数较为稳定，但通过活体共聚集显微镜仍可观察到部分患者角膜基质的二次交联结构随着时间推移而逐渐减少。随着患者年龄的增加，其继续进展的概率和速度也有所减弱。在第二次交联方案选择上，建议选择比初次交联效应更强的方案。例如初次交联为跨上皮方案者，二次交联尽可能选择去上皮方案。

总结与展望

儿童青少年圆锥角膜需要及时、早期诊断，以便制订最合适的治疗策略，最大程度地保护视觉功能。同时，由于其与系统性疾病的关联程度较高，眼科医师也可与儿科医师合作，以便更好地筛查患者、改善预后。对儿童、青少年患者进行角膜交联术，是角膜交联领域一直关注的重要问题。相比于成人交联，儿童青少年角膜交联术在适应证把握、手术方案选择、整体疗效和并发症等方面均有所不同，但是这方面的权威研究数量仍然较少，在很大程度上仍然主要参考成人交联的经验。此外，成人交联中仍存在的问题在儿童、青少年患者更不明确，例如交联的最佳手术时机、交联效应的持续时间和影响因素、手术方案的优化、病情继续进展的后续处理等，该方面的研究仍在持续进行中。绝大多数报道显示，角膜交联能够延缓低龄患者的病情进展，但病情再次进展可能性较成人更高。更多大样本的随机对照研究有助于进一步了解低龄患者的最佳手术策略。

（吴护平　林志荣　黄锦海　陆天昊）

参考文献

1. BUZZONETTI L, BOHRINGER D, LISKOVA P, et al. Keratoconus in children: A literature review. Cornea, 2020, 39 (12): 1592-1598.

2. MCANENA L, O'KEEFE M. Corneal collagen crosslinking in children with keratoconus. J AAPOS, 2015, 19 (3): 228-232.

3. LEONI-MESPLIE S, MORTEMOUSQUE B, TOUBOUL D, et al. Scalability and severity of keratoconus in children. Am J Ophthalmol, 2012, 154 (1): 56-62 e51.

4. ERTAN A, MUFTUOGLU O. Keratoconus clinical findings according to different age and gender groups. Cornea, 2008, 27 (10): 1109-1113.

5. CAPOROSSI A, MAZZOTTA C, BAIOCCHI S, et al. Riboflavin-UVA-induced corneal collagen cross-linking in pediatric patients. Cornea, 2012, 31 (3): 227-231.

6. BLACKBURN B J, JENKINS M W, ROLLINS A M, et al. A review of structural and biomechanical changes in the cornea in aging, disease, and photochemical crosslinking. Front Bioeng Biotechnol, 2019, 7: 66.

7. LASS J H, LEMBACH R G, PARK S B, et al. Clinical management of keratoconus. A multicenter analysis. Ophthalmology, 1990, 97 (4): 433-445.

8. WOODWARD E G, MOODALEY L C, O'HAGAN A. Predictors for likelihood of corneal transplantation in keratoconus. Eye (Lond), 1990, 4 (Pt 3): 493-496.

9. FINK B A, WAGNER H, STEGER-MAY K, et al. Differences in keratoconus as a function of gender. Am J Ophthalmol, 2005, 140 (3): 459-468.

10. SABTI S, TAPPEINER C, FRUEH B E. Corneal cross-linking in a 4-year-old child with keratoconus and down syndrome. Cornea, 2015, 34 (9): 1157-1160.

11. TORRES NETTO E A, AL-OTAIBI W M, HAFEZI N L, et al. Prevalence of keratoconus in paediatric patients in Riyadh, Saudi Arabia. Br J Ophthalmol, 2018, 102 (10): 1436-1441.

12. EL RAMI H, CHELALA E, DIRANI A, et al. An update on the safety and efficacy of corneal collagen cross-linking in pediatric keratoconus. Biomed Res Int, 2015, 2015: 257927.

13. GORDON-SHAAG A, MILLODOT M, SHNEOR E, et al. The genetic and environmental factors for keratoconus. Biomed Res Int, 2015, 2015: 795738.

14. JAVADI M A, RAFEE'I A B, KAMALIAN N, et al. Concomitant keratoconus and macular corneal dystrophy. Cornea, 2004, 23 (5): 508-512.

15. CREMONA F A, GHOSHEH F R, RAPUANO C J, et al. Keratoconus associated with other corneal dystrophies. Cornea, 2009, 28 (2): 127-135.

16. COURAGE M L, ADAMS R J, REYNO S, et al. Visual acuity in infants and children with Down syndrome. Dev Med Child Neurol, 1994, 36 (7): 586-593.

17. WATT T, ROBERTSON K, JACOBS R J. Refractive error, binocular vision and accommodation of children with Down syndrome. Clin Exp Optom, 2015, 98 (1): 3-11.

18. HOWARD S, RAINE J, DATTANI M. Corneal rupture in a child with Down syndrome and hyperthyroidism. BMJ Case Rep, 2009, 2009: bcr08.

19. KOK Y O, TAN G F, LOON S C. Review: Keratoconus in Asia. Cornea, 2012, 31 (5): 581-593.

20. KAYA V, KARAKAYA M, UTINE C A, et al. Evaluation of the corneal topographic characteristics of keratoconus with orbscan Ⅱ in patients with and without atopy. Cornea, 2007, 26 (8): 945-948.

21. LAPID-GORTZAK R, ROSEN S, WEITZMAN S, et al. Videokeratography findings in children with vernal keratoconjunctivitis versus those of healthy children. Ophthalmology, 2002, 109 (11): 2018-2023.

22. DHARMARAJ S, LEROY B P, SOHOCKI M M, et al. The phenotype of Leber congenital amaurosis in patients with AIPL1 mutations. Arch Ophthalmol, 2004, 122 (7): 1029-1037.

23. WELEBER R G, FRANCIS P J, TRZUPEK K M, et al. Leber congenital amaurosis - Retired chapter, for historical reference only//ADAM MP, EVERMAN DB, MIRZAA GM, et al. GeneReviews®. Seattle (WA): University of Washington, 1993.

24. LI J, JI P, LIN X. Efficacy of corneal collagen cross-linking for treatment of keratoconus: A meta-analysis of randomized controlled trials. PLoS One, 2015, 10 (5): e0127079.

25. MAZZOTTA C, TRAVERSI C, BAIOCCHI S, et al. Corneal collagen cross-linking with riboflavin and ultraviolet a light for pediatric keratoconus: Ten-year results. Cornea, 2018, 37 (5): 560-566.

26. SARNICOLA V, TORO P, SARNICOLA C, et al. Long-term graft survival in deep anterior lamellar keratoplasty. Cornea, 2012, 31 (6): 621-626.

27. VEGA-ESTRADA A, ALIO J L, BRENNER L F, et al. Outcome analysis of intracorneal ring segments for the treatment of keratoconus based on visual, refractive, and aberrometric impairment. Am J Ophthalmol, 2013, 155 (3): 575-584.

28. HOVLYKKE M, HJORTDAL J, EHLERS N, et al. Clinical results of 40 years of paediatric keratoplasty in a single university eye clinic. Acta Ophthalmol, 2014, 92 (4): 370-377.

29. LIN K K, CHEN Y W, YEH C T, et al. Comparing the natural progression and clinical features of keratoconus between pediatric and adult patients. Sci Rep, 2022, 12 (1): 8278.

30. MUKHTAR S, AMBATI B K. Pediatric keratoconus: A review of the literature. Int Ophthalmol, 2018, 38 (5):

2257-2266.

31. OLIVO-PAYNE A, ABDALA-FIGUEROLA A, HERNANDEZ-BOGANTES E, et al. Optimal management of pediatric keratoconus: Challenges and solutions. Clin Ophthalmol, 2019, 13: 1183-1191.

32. FERDI A C, NGUYEN V, GORE D M, et al. Keratoconus natural progression: A systematic review and meta-analysis of 11 529 eyes. Ophthalmology, 2019, 126 (7): 935-945.

33. PANDA-JONAS S, JONAS J B, JAKOBCZYK-ZMIJA M. Retinal photoreceptor density decreases with age. Ophthalmology, 1995, 102 (12): 1853-1859.

34. GOMES J A, TAN D, RAPUANO C J, et al. Global consensus on keratoconus and ectatic diseases. Cornea, 2015, 34 (4): 359-369.

35. KRUMEICH J H, DANIEL J, KNULLE A. Live-epikeratophakia for keratoconus. J Cataract Refract Surg, 1998, 24 (4): 456-463.

36. KILIC R, BAYRAKTAR A C, BAYRAKTAR S, et al. Evaluation of serum superoxide dismutase activity, malondialdehyde, and zinc and copper levels in patients with keratoconus. Cornea, 2016, 35 (12): 1512-1515.

37. WISSE R P L, SIMONS R W P, VAN DER VOSSEN M J B, et al. Clinical evaluation and validation of the dutch crosslinking for keratoconus score. JAMA Ophthalmol, 2019, 137 (6): 610-616.

38. BELIN M W, KUNDU G, SHETTY N, et al. ABCD: A new classification for keratoconus. Indian J Ophthalmol, 2020, 68 (12): 2831-2834.

39. RABINOWITZ Y S. Keratoconus. Surv Ophthalmol, 1998, 42 (4): 297-319.

40. TUFT S J, MOODALEY L C, GREGORY W M, et al. Prognostic factors for the progression of keratoconus. Ophthalmology, 1994, 101 (3): 439-447.

41. CHATZIS N, HAFEZI F. Progression of keratoconus and efficacy of pediatric [corrected] corneal collagen cross-linking in children and adolescents. J Refract Surg, 2012, 28 (11): 753-758.

42. ARORA R, LOHCHAB M. Pediatric keratoconus misdiagnosed as meridional amblyopia. Indian J Ophthalmol, 2019, 67 (4): 551-552.

43. LI Y, LU Y, DU K, et al. Comparison of efficacy and safety between standard, accelerated epithelium-off and transepithelial corneal collagen crosslinking in Pediatric keratoconus: A meta-analysis. Front Med (Lausanne), 2022, 9: 787167.

44. KOBASHI H, HIEDA O, ITOI M, et al. Corneal cross-linking for paediatric keratoconus: A systematic review and meta-analysis. J Clin Med, 2021, 10 (12): 2626.

45. IQBAL M, ELMASSRY A, SAAD H, et al. Standard cross-linking protocol versus accelerated and transepithelial cross-linking protocols for treatment of paediatric keratoconus: A 2-year comparative study. Acta Ophthalmol, 2020, 98 (3): e352-e362.

46. EISSA S A, YASSIN A. Prospective, randomized contralateral eye study of accelerated and conventional corneal cross-linking in pediatric keratoconus. Int Ophthalmol, 2019, 39 (5): 971-979.

47. EL-KHOURY S, ABDELMASSIH Y, HAMADE A, et al. Pediatric keratoconus in a tertiary referral center: Incidence, presentation, risk factors, and treatment. J Refract Surg, 2016, 32 (8): 534-541.

48. SIDKY M K, HASSANEIN D H, EISSA S A, et al. Prevalence of subclinical keratoconus among pediatric egyptian population with astigmatism. Clin Ophthalmol, 2020, 14: 905-913.

49. PEREZ-STRAZIOTA C, GASTER R N, RABINOWITZ Y S. Corneal cross-linking for pediatric keratcoconus review. Cornea, 2018, 37 (6): 802-809.

50. ZADNIK K, BARR J T, EDRINGTON T B, et al. Baseline findings in the collaborative longitudinal evaluation of keratoconus (CLEK) study. Invest Ophthalmol Vis Sci, 1998, 39 (13): 2537-2546.

51. SZCZOTKA L B, BARR J T, ZADNIK K. A summary of the findings from the collaborative longitudinal

evaluation of keratoconus (CLEK) study. CLEK study group. Optometry, 2001, 72 (9): 574-584.

52. LI X, RABINOWITZ Y S, RASHEED K, et al. Longitudinal study of the normal eyes in unilateral keratoconus patients. Ophthalmology, 2004, 111 (3): 440-446.

53. BARBISAN P R T, PINTO R D P, GUSMÃO C C, et al. Corneal collagen cross-linking in young patients for progressive keratoconus. Cornea, 2020, 39 (2): 186-191.

54. GALVIS V, TELLO A, ORTIZ A I, et al. Patient selection for corneal collagen cross-linking: An updated review. Clin Ophthalmol, 2017, 11: 657-668.

55. RUBINFELD R S, CARUSO C, OSTACOLO C. Corneal cross-linking: The science beyond the myths and misconceptions. Cornea, 2019, 38 (6): 780-790.

56. OZGURHAN E B, KARA N, CANKAYA K I, et al. Accelerated corneal cross-linking in pediatric patients with keratoconus: 24-month outcomes. J Refract Surg, 2014, 30 (12): 843-849.

57. SHETTY R, NAGARAJA H, JAYADEV C, et al. Accelerated corneal collagen cross-linking in pediatric patients: Two-year follow-up results. Biomed Res Int, 2014, 2014: 894095.

58. ULUSOY D M, GÖKTAŞ E, DURU N, et al. Accelerated corneal crosslinking for treatment of progressive keratoconus in pediatric patients. Eur J Ophthalmol, 2017, 27 (3): 319-325.

59. SALMAN A, DARWISH T, GHABRA M, et al. Clinical outcomes of accelerated corneal cross-linking for pediatric keratoconus. J Ophthalmol, 2021, 2021: 1851883.

60. AĞCA A, TÜLÜ B, YAŞA D, et al. Accelerated corneal crosslinking in children with keratoconus: 5-year results and comparison of 2 protocols. J Cataract Refract Surg, 2020, 46 (4): 517-523.

61. HED S, MATLOV KORMAS R, SHASHAR S, et al. Corneal cross-linking as treatment in pediatric keratoconus: Comparison of two protocols. J Ophthalmol, 2021, 2021: 2659828.

62. TOPRAK I. Accelerated contact lens-assisted corneal crosslinking and piggyback modification in a pediatric case with advanced keratoconus and thin cornea. J Cataract Refract Surg, 2020, 46 (12): e35-e39.

63. 林志荣, 吴护平, 罗顺荣, 等. 离子电渗介导的跨上皮角膜交联术治疗较薄型圆锥角膜的早期疗效观察. 中华眼科杂志, 2015, 51（9）: 677-682.

64. MAGLI A, CHIARIELLO VECCHIO E, CARELLI R, et al. Pediatric keratoconus and iontophoretic corneal crosslinking: Refractive and topographic evidence in patients underwent general and topical anesthesia, 18 months of follow-up. Int Ophthalmol, 2016, 36 (4): 585-590.

65. BUZZONETTI L, PETROCELLI G, VALENTE P, et al. Iontophoretic transepithelial collagen cross-linking versus epithelium-off collagen cross-linking in pediatric patients: 3-year follow-up. Cornea, 2019, 38 (7): 859-863.

66. CAPOROSSI A, MAZZOTTA C, BAIOCCHI S, et al. Age-related long-term functional results after riboflavin UV A corneal cross-linking. J Ophthalmol, 2011, 2011: 608041.

67. PADMANABHAN P, RACHAPALLE REDDI S, RAJAGOPAL R, et al. Corneal collagen cross-linking for keratoconus in pediatric patients-long-term results. Cornea, 2017, 36 (2): 138-143.

68. GODEFROOIJ D A, SOETERS N, IMHOF S M, et al. Corneal cross-linking for pediatric keratoconus: Long-term results. Cornea, 2016, 35 (7): 954-958.

69. UÇAKHAN Ö, BAYRAKTUTAR B N, SAGLIK A. Pediatric corneal collagen cross-linking: Long-term follow-up of visual, refractive, and topographic outcomes. Cornea, 2016, 35 (2): 162-168.

70. PEYMAN A, KAMALI A, KHUSHABI M, et al. Collagen cross-linking effect on progressive keratoconus in patients younger than 18 years of age: A clinical trial. Adv Biomed Res, 2015, 4: 245.

71. SOETERS N, WISSE R P, GODEFROOIJ D A, et al. Transepithelial versus epithelium-off corneal cross-linking for the treatment of progressive keratoconus: A randomized controlled trial. Am J Ophthalmol, 2015, 159 (5): 821-828.

72. VINCIGUERRA P, ALBÉ E, FRUEH B E, et al. Two-year corneal cross-linking results in patients younger than 18 years with documented progressive keratoconus. Am J Ophthalmol, 2012, 154 (3): 520-526.

73. AL-QARNI A, ALHARBI M. Herpetic keratitis after corneal collagen cross-linking with riboflavin and ultraviolet-A for keratoconus. Middle East Afr J Ophthalmol, 2015, 22 (3): 389-392.

74. SHARMA N, MAHARANA P, SINGH G, et al.. Pseudomonas keratitis after collagen crosslinking for keratoconus: Case report and review of literature. J Cataract Refract Surg, 2010, 36 (3): 517-520.

75. MAHARANA P K, SAHAY P, SUJEETH M, et al. Microbial keratitis after accelerated corneal collagen cross-linking in keratoconus. Cornea, 2018, 37 (2): 162-167.

76. RANA M, LAU A, ARALIKATTI A, et al. Severe microbial keratitis and associated perforation after corneal crosslinking for keratoconus. Cont Lens Anterior Eye, 2015, 38 (2): 134-137.

77. KODAVOOR S K, TIWARI N N, RAMAMURTHY D. Profile of infectious and sterile keratitis after accelerated corneal collagen cross-linking for keratoconus. Oman J Ophthalmol, 2020, 13 (1): 18-23.

78. BADAWI A H, AL-MUHAYLIB A A, AL OWAIFEER A M, et al. Primary congenital glaucoma: An updated review. Saudi J Ophthalmol, 2019, 33 (4): 382-388.

79. PEPONIS V, KONTOMICHOS L, CHATZIRALLI I, et al. Late onset corneal haze after corneal cross-linking for progressive keratoconus. Am J Ophthalmol Case Rep, 2019, 14: 64-66.

80. ARORA R, JAIN P, GUPTA D, et al. Sterile keratitis after corneal collagen crosslinking in a child. Cont Lens Anterior Eye, 2012, 35 (5): 233-235.

第八章 圆锥角膜的治疗

导 语

圆锥角膜的不同阶段治疗方式不同，早期阶段可以通过行为习惯、药物干预等保守治疗，配戴框架眼镜或角膜接触镜来改善视力，但随着散光恶化和角膜变得更加不规则，RGP成为必要的矫正手段，角膜交联术是控制早中期圆锥角膜病情进展的主要治疗方式，最终，在完成期和瘢痕期的患者中需要进行角膜移植。圆锥角膜患者传统的视力改善途径包括配戴框架眼镜或RGP。因患者角膜形态不规则，不规则散光大，多数患者单纯配戴框架眼镜矫正效果差及戴镜舒适度差，而RGP存在验配及配戴过程复杂、部分患者无法耐受等情况。近些年，"CXL plus"通过将CXL与辅助屈光手术相结合，在稳定角膜病变的基础上，尽可能提升患者的有用视力，包括矫正视力乃至裸眼视力。随着技术的发展，还有新的治疗技术逐渐出现。本章将介绍圆锥角膜的各种治疗方式。

关键词

药物　角膜接触镜　角膜交联术　角膜基质环植入术　角膜移植术　准分子激光联合角膜交联术　有晶状体眼后房型人工晶状体植入术　三联术式　白内障

第一节　圆锥角膜的预防和框架眼镜矫正

一、预防

建议圆锥角膜患者避免揉眼。对于过敏患者及有眼部刺激症状的患者使用局部抗过敏药物和人工泪液降低揉眼冲动。对于唐氏综合征患者、有圆锥角膜危险因素的患者、怀孕等特殊人群，要进行仔细全面的圆锥角膜评估。早期诊断和密切监测非常重要。

二、框架眼镜

轻度圆锥角膜患者可以用框架眼镜矫正视力，但框架眼镜无法补偿不规则散光，经常导致视力不佳。框架眼镜主要适用于以下患者。

1. 初发期或完成期 1 级。
2. 矫正视力≥0.5。
3. 前表面角膜曲率（Km）<53.0D。
4. 最薄点角膜厚度>400μm。
5. 矫正视力满意。

（牟国营）

第二节　圆锥角膜的药物治疗

在早期阶段识别圆锥角膜，并通过控制已知的风险因素对其进行治疗，既有助于稳定疾病不再进一步恶化，也是保障其他治疗策略成功的重要辅助因素。研究表明，长期揉眼、过敏性结膜炎、眼睑松弛综合征等眼部因素可能是圆锥角膜发病机制的关键驱动因素，患有相关过敏症的圆锥角膜患者，也更容易发生圆锥角膜进展和急性水肿等并发症。因此，充分控制眼部和全身过敏，减少揉眼，将有利于减缓疾病的进展，并改善手术干预的临床结果。

一、抗眼部过敏药物

控制圆锥角膜患者眼部过敏，临床上常用的治疗药物包括肥大细胞稳定剂、抗组胺药、糖皮质激素、免疫调节剂等。

1. 肥大细胞稳定剂　如色甘酸钠，局部点眼仅可有效减轻 I 型超敏反应中肥大细胞的脱颗粒反应，从而减缓后续嗜酸性粒细胞、中性粒细胞和单核细胞的激活和聚集，但起效慢，仅适用于过敏性结膜炎患者发作间期的病情控制。

2. 抗组胺药　如依美斯汀，局部点眼仅可治疗轻中度过敏性结膜炎，严重或发作频繁者可联合口服抗组胺药，但起效比较慢，对于已经发作的过敏性结膜炎疗效欠佳。使用口服抗组胺药可能会加重干眼症状，进一步加重眼部不适，须加以注意。闭角型青光眼患者慎用。

3. 双重作用药物　如奥洛他定等，具有肥大细胞稳定剂和相对选择性组胺 H_1 受体拮抗剂的双重作用，是治疗过敏性结膜炎的首选基础药物。局部点眼对于急性发作期的炎症反应和间歇期的炎症反应活化均有较好的控制作用。临床研究结果证实，其既可以缓解症状又具有良好的耐受性。

4. 糖皮质激素　如泼尼松龙滴眼液等，是最有效的抗炎剂，局部点眼能有效抑制多种免疫细胞的活化和炎症介质的释放，适用于严重过敏性结膜炎和病情反复迁延的患者。宜早期足量应用，适时评估病情，根据需要调整药物剂量，逐渐减量避免突然停药。对于非增殖性过敏性结膜炎患者，糖皮质激素药物仅用于经常规抗过敏治疗症状无改善的患者，应采用低剂量、低浓度的给药方法，使用时间不超过 2 周。对于增殖性过敏性结膜炎患者，使用 1 周后逐渐减量，一般使用不超过 4 周。使用糖皮质激素药物时间不宜过长，应注意随访观察，避免引起白内障、青光眼、真菌感染和角膜上皮愈合延迟等并发症。由于不良反应严重，不适合用于一线治疗或长期使用。

5. 钙调神经磷酸酶抑制剂　如环孢素和他克莫司，是有效的免疫调节剂，通过阻断 Th2 淋巴细胞增殖和 IL-2 产生而发挥作用。此外，它们还通过减少 IL-5 的产生和嗜酸性粒细胞的募集来抑制肥大细胞和嗜碱性粒细胞释放组胺。对于重度过敏性结膜炎，尤其是不耐受糖皮质激素药物的患者，可考虑使用该类药物滴眼。增殖性过敏性结膜炎患者，早期可用 1% 环孢素或 0.1% 他克莫司滴眼液作为首选用药，待症状和体征减轻可逐渐减量，至临床症状消失才考虑逐渐停药。环孢素起效慢，在治疗几周后才开始发挥作用，对于急性春季角结膜炎仍需要短期的糖皮质激素来控制。此外，有研究表明，对环孢素和类固醇耐药的严重春季结膜炎，他克莫司仍然有效。然而，目前临床仍然缺乏使用环孢素和他克莫司安全性的远期随访资料，因此，在使用时应密切关注患者病情变化，适时调整。

二、抗全身过敏药物

对于涉及全身性过敏反应的，如鼻部相关（过敏性鼻炎）或肺部相关（哮喘）的症状，需要多学科治疗，既包括局部治疗，如鼻内类固醇/减充血剂/抗组胺药或相应的吸入剂，也涉及全身性抗组胺药、白三烯受体拮抗剂的治疗。

（黄滔敏）

第三节　圆锥角膜的接触镜治疗

一、硬性高透氧性角膜接触镜

（一）硬性高透氧性角膜接触镜（rigid gas-permeable contact lens，RGPCL，RGP）的历史、材料和光学特点

RGP 简称硬镜，有别于框架眼镜和软性角膜接触镜，RGP 在矫正屈光不正的基础上，还可以矫正高度不规则散光，且安全性与有效性均可以得到保障，是目前圆锥角膜患者不规则散光的首选矫正方法。研究表明，与框架眼镜相比，配戴 RGP 圆锥角膜患者的最佳矫正远视力（best corrected distant visual acuity，BCDVA）可以提高 0.2～0.4（Snellen 视力表）。文献报道，RGP 有助于控制圆锥角膜的进展，推迟 99% 的手术需求。

1888 年，法国 Eugene Kalt 第一次使用玻璃壳（Coque de Verre）压迫角膜治疗圆锥角膜。20 世纪 30 年代，硬镜最初由聚甲基丙烯酸甲酯（polymethyl methacrylate，PMMA）制成，虽然 PMMA 具有良好的光学性能，但其透氧性低，易导致角膜水肿等并发症。

1978 年，Antonio R Gasset 提出传统的硬性接触镜可能成为圆锥角膜的环境危险因素，此后 RGP 的制作工艺飞速发展。从 20 世纪 70 年代开始，研究者们在 PMMA 的基础上分别添加硅和氟硅，改善镜片的透气功能，并不断优化其他各种性能，才有了如今兼备安全性与有效性的硅氧烷甲基丙烯酸酯（siloxane methacrylate，SiMA）和氟硅丙烯酸酯（fluorosilicone acrylate，FSA）材料的 RGP。到了 20 世纪 80 年代，RGP 开始被应用于大多数圆锥角膜患者的治疗。经历了数年的材料与技术革新，在圆锥角膜临床治疗方案中，RGP 已经成为一种兼具有效性与安全性的治疗手段。

RGP 由于具有极高的透氧性，被称为"会呼吸的隐形眼镜"。此外，其还具有抗沉淀性、光学成像质量佳、泪液循环良好、护理操作便利等优点。Dk 值为透氧参数，代表氧气透过镜片并弥散到眼睛的能力，D 指氧弥散系数，k 指溶解系数，Dk 值即 D 与 k 的乘积，代表材料的透氧能力。RGP 的 Dk 值为 $8 \times 10^{-11} \sim 90 \times 10^{-11}$，甚至有 $>90 \times 10^{-11}$ 的超高透氧材料，而普通的非透气镜片的 Dk 值仅为 0.02×10^{-11}。镜片的疏水性特征决定镜片不会吸附泪液，减少沉积物，保证了镜片的清洁。RGP 与角膜之间存在一层"泪液透镜"，参与镜片与眼球整体的屈光作用，不仅可以矫正中高度规则散光，也可以矫正各种类型的不规则散光，以及一些特殊眼病包括圆锥角膜、眼外伤术后、术后无晶状体眼、屈光术后、角膜移植术后屈光异常的治疗。

（二）RGP 的适应证

根据 2012 年 RGP 临床验配专家共识，其适应证应考虑以下条件。

1. 配戴者年龄　RGP 适用于有需求而又无禁忌的任何年龄配戴者。年龄过小或过大者，因存在对问题观察敏感性或操作依从性问题，建议增加对安全性的监控。

2. 近视、远视、散光、屈光参差　其中高度近视、远视和散光可优先考虑选择。

3. 圆锥角膜和角膜瘢痕等导致的高度不规则散光。

4. 眼外伤、手术后无晶状体眼。

5. 角膜屈光手术后或角膜移植手术后屈光异常（CXL 后前表面角膜曲率稳定大多于 3 个月后，故 3 个月后可以继续配戴 RGP）。

6. 青少年近视快速进展者。

7. 长期配戴软性角膜接触镜出现缺氧反应或引发巨乳头性结膜炎，而又无法放弃接触镜者。

在各种硬性接触镜中，RGP 性能更好，应该早期给圆锥角膜患者尝试配戴。对于初发期或完成期的圆锥角膜患者，配戴眼镜或传统软性接触镜矫正视力不满意时，建议使用 RGP，除外以下情况。

1. 角膜接触镜不耐受。

2. 曾经有角膜接触镜感染病史。

3. 对 RGP 的矫正视力不满意。

（三）RGP 的禁忌证

1. 患有眼表活动性疾病或其他可影响 RGP 配戴的全身性疾病者。

2. 长期处于多沙尘、高污染环境中的工作者，运动员以及眼睛高度敏感者。

（四）RGP 的验配技术

角膜接触镜的验配是一个科学、严谨的医疗过程。由于个体差异，验配前需要采集患者的一般情况、眼科病史等，并针对配镜相关参数进行检查，当满足戴镜适应证后，由医师开具处方，再根据患者具体的眼表情况，进行个性化设计、诊断性试戴与适配评估等程序，并指导患者正确、规范的摘戴与日常护理。

1．在圆锥角膜中的验配技术

（1）常规眼科检查：询问患者的一般情况、眼科病史、戴镜目的、对视力的需求、戴镜史等，并对患者进行常规的裂隙灯检查，观察患者眼睑、角膜、结膜情况。此外，常规检查还应包括视力、眼压、验光等。对于高度近视者，还需散瞳观察眼底是否有病理性改变。

（2）眼表评估：在裂隙灯下观察眼前节条件后，患者还须接受其他眼表功能相关评估，包括泪河高度、泪膜破裂时间、Schirmer 试验等，评估眼表功能状态与泪液质量，从而判断是否适合配戴 RGP，为镜片材料的选择、设计提供参考。

角膜直径、瞳孔直径、睑裂宽度、眼睑张力等眼部参数对于镜片的设计至关重要。其中瞳孔直径应包含标准照明和暗照明条件下的直径，镜片光学区应大于角膜直径和暗瞳直径。睑裂宽度为镜片直径选择提供参考。眼睑张力与镜片适配有关，上眼睑张力紧张会牵拉或挤压镜片向上或向下，当上睑松弛时，镜片可能向下移位。

角膜地形图为眼表结构评估的重要检查，角膜地形图提供轴向曲率、切向曲率、角膜厚度及前后表面高度等参数。圆锥角膜的地形图检查可以观察到角膜中央结构畸变、锥顶偏心、地形图局部变陡等，以下方和颞下方多见。角膜曲率（K 值）为地形图提供最重要的验配参数。Kf 或 K1 代表最小屈光力子午线的方向和数值。Ks 或 K2 表示最大屈光力子午线的方向和数值。K1 与 K2 的差值 CYL 代表角膜散光量。e 值为离散系数，代表从中央到周边屈光度的变化速率。e 值越高，则角膜向周边部平坦化越快，对应的镜片也越平坦；反之，e 值越低，适配的镜片越陡。这些数值关系到镜片的参数设计，为 RGP 的验配提供重要依据。

（3）试戴参数确定：硬镜的设计需要考虑基弧（base curve，BC）的陡峭与平缓程度、镜片直径的大小、周边部的功能以及光学参数。

1）基弧：基弧为 RGP 中央覆盖圆锥的区域，曲率一般较角膜前表面更加平坦，通过压平角膜起主要的矫正角膜形态的作用。基弧的选择一般基于角膜曲率，角膜地形图提供的平均角膜曲率（Km）对于适配至关重要。由于 Ks 所在子午线上的阻力一般最小，镜片易定位，因此基弧的半径一般参考较小的 K 值。

2）镜片直径（overall diameter，OAD）：OAD 的选择一般须结合眼表参数，包括角膜直径、角膜曲率、虹膜横径、睑裂宽度等。此外，还须结合圆锥角膜的临床分型。为使验配的硬镜具有良好的矫正效果，轻中度圆锥角膜 OAD 一般选择 8.50 ~ 9.30mm，中度以上 OAD 可选择 9.50 ~ 10.80mm，以保持稳定性。一般 RGP 根据 OAD 可分为三类，包括小直径 8.0 ~ 8.8mm，中直径 8.8 ~ 9.2mm，大直径 ≥9.2mm。小直径的镜片较陡，摩擦较小，不易引起瘢痕，但异物感较明显，舒适度与稳定性较差。大直径镜片较为平坦，方便泪液循环通畅，但在不适配条件下也可能引起角膜变形，甚至角膜瘢痕。在球面 RGP 中，镜片光学区直径（optic zone diameter，OZD）等于基弧半径。

3）周边弧（peripheral curve，PC）：PC 位于 RGP 边缘，其设计较为平坦，利于镜下泪液循环。周边弧的设计须考虑斜面弧（bevel）的形态、幅度、边缘翘起高度（edge lifting，EL）等指标，可通过荧光染色观察戴镜状态下眼球在静止或活动时泪液的分布状态，从而评估镜片对角膜周围的压迫情况等。EL 也与配戴舒适性相关。若 EL 过高，可能由于泪液虹吸作用引起角膜表面干燥。圆锥角膜患者大多伴有高度近视，镜片边缘较厚应该适当薄化，有利于配戴舒适性。

4）光学设计和镜片度数：需要参考验光结果。<0.75D 的散光一般对视力无显著影响。若散光≥0.75D 则须考虑镜片前表面或后表面的散光设计。若患者有较为严重的散光，还须考虑双面散光的镜片设计。

（4）圆锥角膜 RGP 的验配类型：常见的验配方法包括顶点接触、顶点间隙、三点接触。

1）顶点接触法（图 8-3-1A）：镜片压力主要落在圆锥中心上，通过大直径、平基弧的镜片减缓病变发展。荧光染色检查可见明显的中央接触。然而，RGP 顶点直接压平角膜会有潜在的角膜瘢痕的风险。

2）顶点间隙法（图 8-3-1B）：镜片压力主要集中在角膜圆锥与边缘之间，一般采用小直径、较陡峭的镜片，以避免镜片与锥顶的直接接触，减少锥顶的损伤。由于光学区较小，若镜片移位或光学区不能完全覆盖瞳孔，则配戴者可能出现眩光症状。镜片过陡也可能引起角膜水肿，导致视力下降等。

3）三点接触法（图 8-3-1C）：目前应用最为广泛的验配方法，主要特征是镜片中央部接触圆锥顶，旁中央部与锥顶周围贴合，周边部轻微翘起。三点接触中，镜片与锥顶的接触程度较轻微，镜片压力在角膜中的分布更平均。这种方法对角膜表面的摩擦较小，同时保证了镜片的中心定位、适当的活动度以及镜下泪液循环。荧光素染色表现为中央区圆环形接触，旁中心区和周边区有空隙。

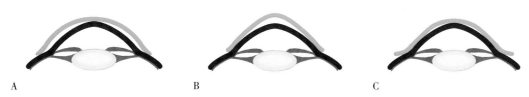

A　　　　　　　　　　B　　　　　　　　　　C

图 8-3-1　圆锥角膜 RGP 的验配类型

A. 顶点接触法；B. 顶点间隙法；C. 三点接触法。

一些特殊的硬镜，如多弧 RGP（multicurve RGP），除了基弧与周边弧，还可以有第三弧、第四弧等。这种多弧设计可以减轻镜片边缘对角膜的压迫，防止适配过紧，增加配戴稳定性和舒适性。Rose-K 设计的圆锥角膜 RGP 的中央小光学区直径较小，可减少镜片中周部对圆锥基底部的机械作用。背驮式或软硬组合型镜片系统（piggyback lens，PBL）为软性接触镜上装载硬镜的组合，当角膜高度变形时可能无法适应镜片长期机械刺激，从而引起角膜上皮损伤和瘢痕化，因此将软性接触镜嵌于 RGP 内侧以改善配戴安全性与矫正效果。

（5）荧光染色评估：患者配戴 15~30 分钟后会一定程度上适应镜片，此时泪液分布较为稳定。采用荧光素染色，裂隙灯钴蓝光加黄色滤光片投照，镜下观察患者被染成的绿色泪液在眼表的分布情况。根据不同的戴镜条件，须对镜片的适配程度进行静态与动态评估。

1）静态评估：静态评估指戴镜后泪液稳定时，在患者直视（第一眼位）的情况下，观察眼表泪液分布，判断 RGP 在静态条件下的适配情况。

荧光染色图的表现分为平行适配、适配过紧（steep）、适配过松（flat）。染色后，观察镜片中央区显像，如果顶端非接触，则可见荧光色素堆积、显色较亮，而旁中央区与周边区为环形暗区，这种情况说明适配过紧，镜片基弧偏小，需要逐渐增加基弧，直到荧光变浅、中央接触出现。若中央区出现暗区，而旁中央区出现相对较宽的环形绿色亮区，则为适配过松的表现，需要减小基弧。在重新适配的过程中，对镜片参数进行调整直至镜片中心与旁中心呈现铺陈均匀的淡绿色荧光素、泪液距隙中等，同时具有合适的完整的周边弧，则说明泪液分布均匀，与角膜平行，镜片适配良好，称为平行适配。

2）动态评估：动态评估观察瞬目静止时，镜片中心与角膜中心的位置关系。同样待患者适应镜片后，首先观察戴镜是否影响患者自然条件下的瞬目活动。在瞬目正常的前提下观察镜片的移动方式。正常适配条件下，患者在瞬目时镜片首先被向上牵引，接着向下回到原来的中央部位，且移动速率适中，不会过急或过缓。若移动度较小且移动不流畅，则镜片偏陡。若移动度过大或移动较快，甚至可以左右移动，则镜片偏平坦，需要重新适配。

镜片的中心定位需要观察瞬目静止，以及人为地通过下睑推动镜片时镜片的定位与活动度。当镜片接触结膜时会引起明显的异物感，因此对镜片中心定位的评估尤为重要。中心定位不良一般与适配不良、高度散光等有关。顺规散光易出现镜片上下偏位，而逆规散光易出现左右偏位。

2. 角膜移植术后的验配技术   对于不能耐受角膜接触镜而视功能严重受损的圆锥角膜患者，可以采取角膜移植术进行治疗。角膜移植术后屈光状态不稳定，常并发不规则散光，其并发症还包括排斥反应、角膜白斑、角膜基质层损伤、圆锥角膜复发等，通过角膜地形图可获取角膜表面形态数据。术后可通过调整拆线和屈光手术改善散光，但在很多情况下配戴接触镜也可以达到矫正的目的。

（1）适应证：术后 1 年内屈光状态不稳定，拆线后屈光状态仍有变化，地形图检查中 K 值>49.0D，不规则散光明显，BCDVA<0.3，则可以通过术后配戴 RGP 矫正屈光不正。

（2）注意事项：角膜地形图可以提供详细的眼表结构信息，有助于角膜形态评估。①配镜前还应检查角膜内皮数量、形态是否满足配镜。角膜移植术后通常内皮减少，形态较大，需要高氧条件维持细胞生存。因此，角膜移植术后应选择高透氧材料的镜片，防止缺氧引起角膜内皮丢失、存活率下降。②须定期随访，关注排斥反应、圆锥角膜复发等可能。③规范使用角膜接触镜，戴镜前不要使用肥皂和脂类物质，指导患者正确清洗护理镜片。

角膜移植术后硬镜的验配原则要求平行适配，使镜片尽量贴合角膜，提供良好的中心定位，通过覆盖不规则表面矫正角膜形态（图 8-3-2）。术后患者配戴硬镜基本可以保持良好的矫正视力，甚至有一定程度提高，近视度数和角膜散光也会出现不同程度的降低。

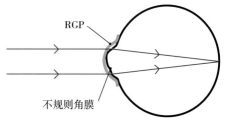

图 8-3-2　RGP 的平行适配原则

（五）RGP 的并发症

RGP 具有极好的物理特性和生物相容性，在验配技术标准、配戴习惯良好的前提下，一般不易引起炎症、缺氧、接触镜相关性微生物性角膜炎等，角膜缘新生血管比例较低，可长时间配戴，长期使用可维护角膜的生理健康。然而，若镜片不适配或配戴不当也可能引发相关并发症。同时，硬镜也因为其材料特性，可能引发干眼、过敏反应、炎症反应等。为了给患者提供长期、有效、安全的眼表健康管理方案，医师与验光师需要掌握科学严谨的验配技术，全面考虑患者的病史、眼表结构与条件、疾病发展情况等，为患者制订个性化的戴镜方案，并提供眼表与镜片护理教育等。

1. 镜片不适配　镜片不适配可引起镜片偏心、黏附、角膜水肿和纱样浅凹、中央角膜旋涡样点染等问题。

（1）镜片偏心：是由角膜不同子午线的曲率相差过大，镜片沿阻力最小及最陡的子午线移动，导致镜片中心定位不稳定引起的，出现异物感、眼痛等眼表刺激症状，眨眼时视力变化。这种情况需要重新适配，调整镜片直径、厚度、基弧等参数。

（2）镜片黏附：常见于中重度干眼、适配过紧的患者。在这种情况下，镜片活动度小，镜下易出现蛋白沉淀、细菌生长等，除重新适配增加镜片直径、调整平缓等，还可以使用人工泪液或减少日戴时间从而改善症状。

（3）角膜水肿和纱样浅凹：角膜水肿一般在镜片较陡、适配过紧的情况下出现。当镜下中央出现气泡时，气泡会压迫角膜，产生一过性的凹陷，称为纱样浅凹。当凹陷和气泡过多时会出现眩光、雾视等症状，这种症状在角膜移植术后较常见，摘镜后数小时角膜压陷和相关症状会逐渐恢复，但仍须及时重新适配镜片，调整镜片弧度。

（4）中央角膜点染：与纱样浅凹相反，当镜片适配过平时，荧光染色观察到中央角膜旋涡样点染，可能导致雾视和潜在的角膜瘢痕，重新适配时需须减小基弧。

2. 干眼　患者眼表泪液不足会引起干眼等刺激性症状，若由于睑板腺异常和分泌不足则需要进行相关治疗。镜面磨损或镜片设计不适配引起的角膜干燥，以及瞬目不充分都可能导致泪液层不完整。重新适配或减小镜片直径，可减少对睑缘和角膜的机械刺激，也可以改善干眼症状。

3. 过敏反应与毒性反应　过敏反应常见于对防腐剂过敏的患者，引起眼部红、热、痒的症状，须及时更换并采用不含防腐剂的护理液。此外，护理液成分变性也可能引起角膜毒性反应。

4. 炎症反应　镜片下异物和清洁不当导致的镜片污染可能造成角膜无菌性浸润、溃疡。镜片适配不良、角膜上皮损伤、无菌性角膜浸润进展期、超期配戴等都可诱发角膜接触镜相关性微生物性角膜炎（microbial keratitis，MK），引起眼红、眼痛、畏光、流泪以及视力下降等症状。当出现 MK 或其他严重影响眼功能的症状时须停戴，根据情况使用人工泪液或抗生素滴眼液治疗，定期随访复查。

（柯碧莲　钱文哲）

二、软性角膜接触镜

虽然 RGP 能提高矫正视力，但由于其刚性对眼睑和角膜前表面的刺激，使得一些患者不耐受 RGP，从而选择软性角膜接触镜（下文简称软镜）。软镜以舒适度为优势，但其矫正视力的作用有限，适用于早、中期圆锥角膜。

（一）软镜的适应证

1. 角膜不规则散光不明显的早、中期圆锥角膜。
2. 不能耐受 RGP 者。
3. 在配戴软镜的基础上，再通过框架眼镜矫正散光。

（二）软镜的验配技术

1. 在圆锥角膜中的验配技术

（1）病史采集

1）了解配戴软镜的频次及需求。

2）既往史：了解眼部疾病、手术、外伤和用药史、过敏史和全身性疾病史，了解有无接触镜配戴史。如未曾戴过，须了解所戴框架眼镜度数及配戴年数，平时有无眼部不适。如戴过接触镜，除以上情况外，还须了解原先所戴镜片和护理液情况（包括镜片品牌、度数、更换周期，护理液品牌和系列等）、戴镜体验（清晰度、舒适度、眼干、眼红、是否有配戴失败体验等）、护理习惯（能否自主摘戴和护理、有无戴镜过夜、有无定期复查）、随访复查周期、工作学习生活情况（平时工作环境、用眼距离、用眼时长、照明条件等）。

（2）配戴前的检查

1）视力检查和验光

①视力检查：检查原框架眼镜或接触镜戴镜视力（如无戴镜，则检查裸眼视力）。

②验光：采用综合验光仪或检影插片法确认屈光度和最佳矫正视力，根据后顶点屈光度换算公式计算所需接触镜度数。

2）视功能检查：包括调节幅度、集合近点、瞳孔检查、角膜映光点检查、眼外肌运动、遮盖试验、色觉、立体视觉、视野。从框架眼镜转变为接触镜配戴者，其调节和集合会发生变化，对接近老视年龄的配戴者和本身调节集合功能异常者，这种变化非常明显。

3）裂隙灯显微镜眼前节检查：检查配戴者眼部情况是否适合配戴软镜，从右到左，从前到后，主要观察双眼有无倒睫，眼睑有无红肿、有无内翻或外翻，睑板腺开口是否堵塞，泪河高度和形态是否正常，泪点是否开放，泪囊区有无红肿压痛或瘘管，按压泪囊区有无分泌物，睑结膜是否有乳头、滤泡或结石，是否有结膜充血，有无睑裂斑，角膜大小，角膜是否透明，有无异物、瘢痕或新生血管，泪膜破裂时间是否正常，前房深度是否正常，房水是否清澈，眼部有无其他明显异常等。

4）角膜曲率和角膜地形图：采用有角膜曲率测量功能的电脑验光仪或角膜曲率计、角膜地形图等设备测量角膜曲率和角膜地形。

（3）镜片选择：根据配戴者的屈光度和角膜曲率检查结果，确定镜片的度数、基弧、直径等参数，与配戴者沟通后确定镜片类型，包括镜片材质和更换周期。硅水凝胶材质的镜片既保留了水凝胶含水量高、配戴舒适的优点，又提高了镜片的透氧性，有助于保持角膜的正常生理状态，有助于提供较好的视觉质量。圆锥角膜患者的角膜前表面形状是不规则的，因此镜片越厚，越能使角膜表面趋于规则，从而达到更好的光学矫正效果。

（4）配戴和评估：选择合适的试戴镜片后，通常配戴 5~10 分钟。一些特殊镜片（如散光镜片）需要 30 分钟的适应时间。待镜片配适稳定、配戴者初步适应后，在裂隙灯显微镜下用弥散照明法或直接焦点照明法进行配适评估的检查，主要观察镜片中心定位（相对位于角膜中心）、覆盖度（完全覆盖角膜，并超出角膜缘 0.5~2.0mm）、移动度（0.5~1.5mm）、主观感受（戴镜视力和戴镜舒适度）。此外，还要检查双眼戴镜视力。如戴镜视力低于 1.0，进行戴镜验光确认最终屈光度。如有明显配适不良，建议更换品牌或参数后重新进行配适评估。

（5）确定处方：根据戴镜和配适评估的结果确定最终处方，告知配戴者品牌、基弧、屈光度和直径。

（6）配戴者教育

1）软镜摘戴：配戴者充分清洗双手，用指腹操作镜片。播放软镜摘戴视频，并在现场示教说明摘戴镜片的具体步骤，告知摘戴技巧。教会配戴者分清镜片的正反面，鼓励配戴者自己尝试戴镜练习，其间密切观察，并分发软镜操作指南等相关教育材料。

2）软镜护理：告知软镜护理对维护眼健康和可持续戴镜的重要意义。示范清洁镜片护理的规范步骤并告知其中的重要事项，如正确的洗手方式，镜片的正反面均须揉搓，用指腹由内向外放射状揉搓镜片，搓洗时间至少 10 秒以上，用护理液冲洗镜片时瓶口不要接触镜片或手指，镜片放入护理液浸泡时注意让镜片沉在盒底，勿使镜片漂在护理液表面。告知除抛弃型镜片外，所有重复使用的镜片均应进行规范的日常清洁护理。

3）镜片消毒和储存的注意事项：①禁止使用除护理液之外的任何生活用水或饮用水护理软镜；②消毒所需浸泡时间须参照该护理液的使用说明；③每次镜片储存时，均须完全去除镜盒内原来残余的护理液，浸泡在新鲜的护理液中储存和消毒；④软镜间歇配戴期间仍须定期规范护理镜片。

4）镜片使用注意事项：①每次摘取镜片前都需要彻底清洗双手；②圆锥角膜患者容易产生镜片沉淀物，镜片本身弯曲度较大容易积聚沉淀物，酶清洁必不可少，必要时可使用小棉签以帮助清洗镜片后表面；③若镜片与角膜粘着，摘镜时应特别小心，以免发生角膜上皮剥脱；④游泳、洗澡时切勿配戴软镜；⑤戴镜后晾干镜盒，建议每 1~3 个月更换镜盒；⑥如有任何戴镜不适，应立即取出眼中镜片，用护理液冲洗镜片，确认镜片没有问题后再次配戴，如仍不适，建议摘镜，摘镜后不适症状未消失者及时到医院就诊；⑦护理液禁止重复使用。

（7）定期随访：告知配戴者定期随访的重要性。初戴者建议戴镜后 1 周、1 个月、3 个月，之后每半年进行复诊。复购者建议每半年进行复诊。随访内容包括配戴情况、眼部健康情况、舒适度、视力等。

2. 角膜移植术后的验配技术　　角膜移植术后，角膜的形态结构和功能都发生了改变，角膜地形改变情况复杂，无法完全矫正屈光不正，因此很多术后患者仍需要配戴接触镜。当患者无法耐受 RGP 或者配戴 RGP 稳定性差时，软镜是一个非常好的选择。在软镜的基础上通过框架眼镜矫正散光，从而达到较好的视觉质量。

角膜移植术后验配软镜的注意事项如下。

（1）尽量减少压迫角膜，角膜移植术后易发生角膜内皮脱失，而角膜内皮对防止排斥反应十分重要，硅水凝胶镜片的高透氧性能成为术后患者的首选。

（2）光学区覆盖度需有效。

（3）术后患者的角膜敏感性下降，泪液分泌减少，建议选择含水量稍低的镜片或保湿型镜片设计，减少镜片水分蒸发。

（4）强调定期复诊的重要性，密切检测角膜形态，防止出现角膜水肿、浸润、新生血管和乳头性结膜炎等。

（三）软镜的并发症

1．缺氧 常见的缺氧性损害包括角膜上皮层数减少或变薄、角膜内皮微囊或空泡、上皮下雾状混浊、内皮细胞多形化、内皮细胞数量减少和密度降低、角膜知觉降低、角膜缘新生血管、角膜水肿等。

2．感染 角膜的感染是接触镜最严重的并发症，轻则影响视力，重则摘除眼球，必须高度关注。接触镜阻碍了角膜的有氧代谢，降低角膜正常的防御功能，同时对角膜磨损或划伤，再加上圆锥角膜患者的镜片容易产生沉积物，这些因素都有可能助长病原微生物侵袭角膜从而引起感染。

3．机械性非感染性损伤 当接触镜与角膜匹配不佳时，瞬目过程中容易对角膜表面产生慢性划伤，从而导致角膜上皮受损，包括角膜擦伤、结膜干燥症、角膜毒性反应、干眼等。水凝胶材料的软镜配戴者，偶尔会出现角膜周边或近中心的一两个圆形全层角膜上皮的缺损，这种缺损可以诱发无菌性溃疡，所以也称为培养阴性的角膜周边溃疡。

4．过敏 非一次性抛弃型的接触镜，镜片上附着的蛋白质等异常物质难以去除，消毒过程的本身又是蛋白质变性的过程，重复使用后的接触镜上附着了变质的蛋白质，再次接触眼表组织时容易引发过敏反应，表现为眼红、眼痒、异物感、结膜充血、结膜滤泡和乳头形成。长期配戴软镜且未按要求更换镜片的配戴者，会发生慢性过敏，最具特征性的表现就是巨乳头性结膜炎。

5．对泪膜的影响 接触镜的配戴会降低泪膜的稳定性，扰乱泪膜的结构，改变泪液的分泌量，使泪液蒸发变多，泪液的渗透压、蛋白质、pH 改变。

（毛欣杰）

三、巩膜镜

（一）巩膜镜的设计

巩膜镜（scleral lens，SL）是一种完全不接触角膜、跨越角巩膜缘、着陆在结膜（附着在巩膜）上的镜片。镜片和角膜之间有镜下水液层（fluid reservoir，FR）完全填充。

作为一种大直径硬性透气性接触镜，其材料为硬性透气性材料，其设计一般可以简化描述为三个区域，即光学区（optic zone）（图 8-3-3A）、过渡区（transition zone）（图 8-3-3B）和着陆区（landing zone）（图 8-3-3C）。

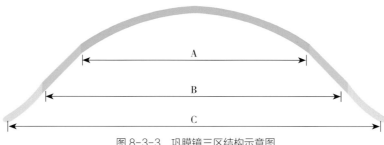

图 8-3-3　巩膜镜三区结构示意图

1．光学区　是巩膜镜的中央区域，用于光学矫正。一般在描述镜片的光学区时，会同时描述光学区的曲率半径及其宽度，如 8.25mm BC×9.5mm，表示 9.5mm 的光学区直径，其曲率半径为 8.25mm。

2．过渡区　在光学区的外围，并一直延伸到着陆区的起点，是光学区和着陆区之间的过渡区域，也被称为角巩膜缘区（limbal zone，LZ）或角膜缘间隙区（limbal clearance zone，LCZ）。

3．着陆区　是从过渡区的外围开始，一直到镜片边缘结束，也被称为巩膜着陆区（scleral landing zone）、周边区（peripheral zone）。这个区域是整个镜片唯一和眼睛接触的部分，承担了镜片大部分重量。

（二）巩膜镜的适应证

近年来，巩膜接触镜的使用逐渐增加，其最常见的临床适应证是角膜扩张、角膜移植术后和眼表疾病。在角膜不规则的情况下，巩膜镜不仅可以提高视觉质量，还可以达到很高的舒适度。巩膜镜的适应证在过去几年里一直在拓展，从仅用于严重不规则角膜的视觉矫正发展到了今天更为广泛的适应证范围，大致可以分为以下几种。

1．改善视力　巩膜镜下水液层的存在填充了不规则的角膜，使镜片、镜下水液层、角膜形成了一个新的光滑的屈光界面，从而能很好地起到视力矫正作用。其中，占比很大的一类是角膜扩张性疾病，又可以分为原发性角膜扩张和继发性角膜扩张。原发性角膜扩张包括圆锥角膜（含交联术后、基质环植入术后）、球形角膜、透明边缘变性等。继发性角膜扩张包括屈光术后（LASIK、LASEK、PRK、RK）角膜扩张等。此外，还有其他不规则角膜（除角膜扩张外），如因角膜感染或外伤导致的角膜瘢痕、角膜营养不良、角膜移植术后等，高度屈光不正，如高度近视、高度远视（含无晶状体眼）、高度散光，以及老视的矫正。

2．眼表保护　干眼正成为巩膜镜越来越重要的适应证之一。一方面，由于巩膜镜下水液层的存在，使得角膜始终处于湿润的环境中，因此特别适合暴露性角膜炎等眼表疾病患者。另一方面，由于起到隔绝外界环境的作用，巩膜镜也给角膜上皮的愈合提供了一个良好的环境，因此也特别适用于一些持续性上皮缺损的患者。常见的适应证有以下几种情况。

（1）干燥综合征：一种慢性、进行性多系统自身免疫性疾病，常见症状为眼干和口干。

（2）暴露性角膜炎：由外伤、手术、眼睑内翻、外翻、眼球突出、眼睑缺损、全身性疾病（Graves 病）等引起的眼睑位置异常导致。在倒睫和睑内翻的病例中，巩膜镜已被证明能有效地保护眼表。

（3）神经营养性角膜病：由于三叉神经受损导致的角膜神经支配异常。

（4）角膜缘干细胞缺损（limbal stem cell deficiency，LSCD）：可以由先天性疾病，如外胚层发育不良或无虹膜等引起，也可以后天获得。一些炎性状态，如 Stevens–Johnson 综合征或上方角膜缘角结膜炎、化学伤或热损伤、长期配戴角膜接触镜，以及眼表药物的毒性作用都有可能导致角膜缘干细胞缺损。

（5）移植物抗宿主病（graft-versus-host disease，GVHD）：是异基因造血干细胞移植的常见并发症。其最常累及皮肤、肝脏和口腔黏膜，然而胃肠道和眼睛也经常受到影响。眼部的主要临床表现为合并睑板腺功能障碍和睑板腺萎缩的感染性角结膜炎。

3. 运动与美容　巩膜镜可用于上睑下垂的患者，利用大直径和可隆起的特点撑开眼睑。此外，用于美容的彩色巩膜镜也被用于减少虹膜和白化病患者的眩光。由于巩膜镜很稳定，且直径很大不易掉出，可用于一些从事激烈的体育活动或需要暴露在沙尘环境中的患者。

（三）巩膜镜的验配流程

1. 验配前的检查与入排标准（表 8-3-1）

（1）基本眼健康：裂隙灯下观察角膜是否完整、是否有水肿，结膜是否有隆起的地方，尤其是结膜形态的异常（如睑裂斑、青光眼滤过泡），在试戴片的选择及最后参数定制的过程中需要考量。

（2）眼底检查：验配巩膜镜前全面的眼底评估能发现潜在的视网膜病变。一方面对戴镜后矫正视力的预估提供参考意义，另一方面定期监测戴镜后眼底及视神经的变化，对于青光眼配戴者或有潜在高眼压风险的患者有较大意义。

（3）角膜内皮：尤其是角膜移植术后的患者，应关注配戴前后角膜内皮数量及形态的变化。通常内皮细胞密度 < 800 个/mm^2 不建议配戴巩膜镜。

（4）眼压：配戴巩膜镜对眼压的影响目前尚无定论，然而定期监测眼压是有必要的，尤其是对于青光眼患者或有潜在风险的患者应谨慎验配，密切监测。

（5）视力和屈光检查：圆锥角膜患者屈光状态虽是一项常规检查，但在巩膜镜验配过程中并非必需。镜片的度数最终由配戴试戴片后的片上主觉验光决定，受镜下泪液透镜的影响，初始屈光度与最终镜片度数相关性不高。但应该关注患者平时惯用矫正方式的最佳视力，来对比评估巩膜镜在视力矫正方面的有效性。

（6）角膜地形图：可以帮助了解患者的角膜形态，在定性评估矢高并选择试戴片时给予帮助。同时，对于圆锥角膜患者来说，角膜地形图也是重要的监测工具，定期监测圆锥的进展及变化情况。

（7）巩膜地形图：是巩膜形态的构建，能测量眼表矢高，从而更准确地选择首片试戴片。此外，对巩膜形态的分析能帮助选择着陆区的设计及参数，判断是否需要环曲、象限设计，甚至自由曲面设计的着陆区。

（8）眼前节相干光断层扫描（AS-OCT）：可以帮助定量评估巩膜镜配戴后的镜下泪液间隙厚度，以及协助评估巩膜着陆区和巩膜的匹配程度。虽非必要检查，但对于验配新手来说，能起到很好的协助作用。

表 8-3-1 巩膜镜验配相关检查项目

检查类别	检查项目	必要性
基本眼健康检查	裂隙灯下眼前节检查	√
	眼底检查	√
	眼压、内皮	√
视光检查	习惯矫正视力	√
	初始屈光度	非必需
验配相关检查	角膜地形图	√
	巩膜地形图	非必需
	AS-OCT	非必需

2. 验配技术

（1）印模技术：基于眼表印模设计巩膜镜的概念由来已久，最早出现于20世纪30年代。数字化成像技术以及现代计算机驱动车床生产方式的应用，使得以印模为基础的现代镜片设计真正实现了个性化巩膜镜的概念。对于一些使用标准巩膜镜不成功或者眼表形态复杂患者，特别是一些重度圆锥角膜患者，通过印模与计算机成像技术，可以定制完全个性化的巩膜镜。用可成形的材料印模获取眼表的形态，在取得模型后，需要使用试戴片试戴，主要目的是进行片上验光以获得准确的镜片度数。然后，对获得模型进行扫描和数字化处理。最后，生产出的镜片配戴于眼表后，整体定位和巩膜着陆区配适基本理想。

（2）试戴法：过去试戴法验配的一个限制在于需要花费的时间比较长，对技术要求也较高。近几年，由于临床医师对眼表形态的认知不断进步，以及新设计的出现，大大提高了巩膜镜验配的首片成功率。

巩膜镜试戴验配法是通过一套试戴片，选择适合患者的初始试戴片配戴后，在试戴评估的基础上再进行个性化的参数调整，最终确定参数。目前临床上较多使用的是基于对眼表矢高的判断来选择及调整镜片参数。由于巩膜镜不接触角膜，因此，试戴片选择大部分情况下不受角膜曲率的影响，这一点与角膜接触镜的验配有较大的差异。选择合适的初始试戴片后，需要至少等待30分钟评估沉降后镜片的配适状态，建议有条件的情况下让镜片沉降1小时，整体来看，配戴时间越久，越接近完全沉降的状态。沉降后评估镜片各区域的配适状态并记录。

1）光学区与角巩膜缘区：可先在低倍率下，使用钴蓝光弥散照明的方法评估镜片整体矢高的情况，观察镜片是否与角膜顶点或角巩膜缘有接触，理想的配适是镜片整体与角膜无接触（图8-3-4A）。若镜片与角膜顶点接触，则须更换矢高更高的试戴片进行重新试戴及沉降（图8-3-4B）；若镜片与角巩膜镜缘接触，应记录接触的钟点数，如镜片在1：00至3：00位方向与角巩膜缘接触；如果镜片与大部分角巩膜缘区域接触（图8-3-4C），应考虑是否需要更换直径更大的镜片重新试戴，或在制定参数时进行调整。

定性评估整体矢高后，应在中高倍率下，使用白光切面直接照明法定量评估镜片在顶点和角巩膜缘区的泪液间隙厚度（图8-3-5）。一般试戴片中央镜片厚度约为300μm，将泪液间隙厚度与镜片厚度以及中央角膜厚度进行比较，可以预估不同部位镜下水液层的厚度

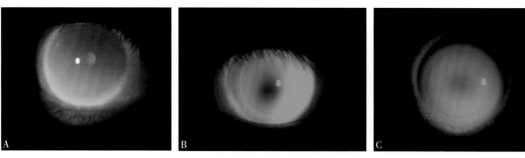

图 8-3-4　裂隙灯下整体矢高评估

A.镜片整体与角膜无接触；B.镜片与角膜顶点接触；C.镜片与角巩膜缘接触。

（图 8-3-6），记录顶点及鼻颞上下 4 个区域角巩膜缘的泪液间隙厚度。

若用 AS-OCT 进行拍摄，则能更精确地评估泪液间隙厚度（图 8-3-7）。然而需要注意的是，通常镜片的折射率与泪液、角膜的折射率有差别，OCT 测得的厚度需要经过折射率的换算。

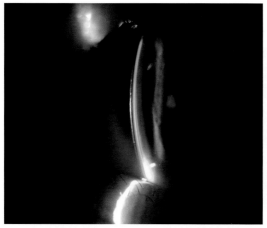

图 8-3-5　裂隙灯下评估顶点泪液间隙厚度

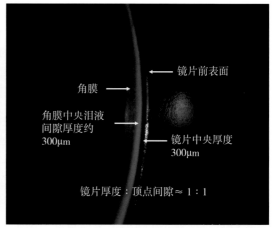

图 8-3-6　裂隙灯下评估鼻侧角巩膜缘处泪液间隙厚度

镜片前表面
角膜
角膜中央泪液间隙厚度约 300μm
镜片中央厚度 300μm
镜片厚度：顶点间隙 ≈ 1∶1

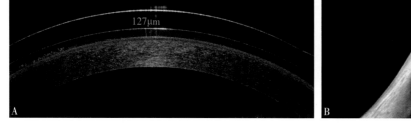

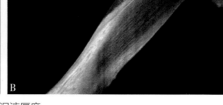

图 8-3-7　OCT 评估镜下泪液厚度

A.AS-OCT 标尺测得镜下中央泪液间隙厚度；B.AS-OCT 标尺测得镜下角巩膜缘区泪液间隙厚度。

2）着陆区：理想配适的着陆区应与巩膜形态接近平行配适，既不会对结膜组织产生明显的压迫，镜片边缘也不会明显嵌入结膜或翘起。

使用裂隙灯显微镜观察每个象限，是否有某个区域的结膜受到明显压迫，因缺血出现

"漂白"现象。配戴一段时间后，检查结膜是否反弹性充血，镜片边缘处是否有明显的嵌入结膜或翘起。此外，也需要评估不同注视状态（正视、鼻颞上下侧注视）下的着陆区，因为偏位状态下的巩膜镜对结膜的压迫会有所不同。

（四）巩膜镜相关并发症

1. 结膜漂白（conjunctival blanching） 是由于巩膜镜对着陆区血管产生局部压迫，限制血流的一种现象（图 8-3-8）。

摘镜后压迫区会出现反弹性充血，通常不会导致结膜染色。处理方法是观察漂白出现的位置，是一周环形的漂白还是局部扇形的漂白？靠近着陆区内侧还是外侧？漂白靠近着陆区外侧，通常表明着陆区过陡，需要放平；反之，靠近内侧，则表明着陆区过平，需要变陡。环形漂白通常表明整个着陆区与巩膜形态都不匹配，局部漂白通常是由于巩膜形态不对称、不规则引起的，或镜片明显偏位。如将旋转对称的巩膜镜配戴在有散光的巩膜上，陡轴方向无法着陆，仅镜片平轴接触巩膜，当承重较大时则会出现平轴方向的压迫。更换为环曲面设计或象限设计的着陆区可能会更好地匹配巩膜形态。

当结膜上有睑裂斑存在时，可减小直径避免对睑裂斑的压迫，或者虽然着陆区接触睑裂斑但压迫很轻微是可以接受的。局部开口（notch）或局部抬起设计的巩膜镜可能也有帮助（图 8-3-9）。

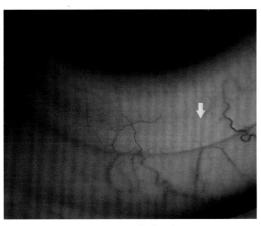

图 8-3-8　结膜漂白
（黄色箭头处可见血流阻断）

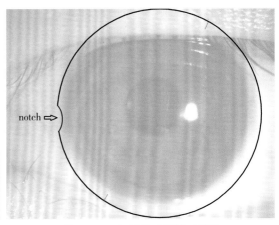

图 8-3-9　局部开口设计的巩膜镜
（黑色箭头示局部开口的位置）

2. 结膜嵌入（conjunctival impingement） 结膜嵌入是由于镜片边缘过陡，嵌入结膜组织。着陆区过陡可能会影响血流，同时导致结膜漂白和嵌入。患者在戴镜时可能不会有任何主诉，但摘镜后会表现出不适感，甚至第二天无法戴镜。长期的镜片嵌入可能导致结膜肥大。解决的方法与处理结膜漂白类似，通常是放平着陆区或更换镜片设计。一些情况下，也可以通过降低镜片矢高、放平过渡区来缓解。

3. 结膜染色（conjunctival staining） 巩膜镜与结膜组织相接触，结膜染色比角膜染色更常见。如上面提到的，结膜染色可能是镜片边缘过陡引起的，或者是着陆区在平坦轴方向（环曲镜片的平坦方向）对结膜产生了机械摩擦，表明着陆区过平。

此外，和配戴 RGP 一样，结膜染色也可能发生在 3：00 位和 9：00 位区域，通常是由于未被巩膜镜覆盖，结膜组织暴露且干燥。这种情形容易发生在直径较小的巩膜镜上，尤其是患有眼表疾病的患者，此时使用更大直径的巩膜镜能提供更大范围的眼表保护，从而缓解不适症状。

4．结膜压痕（conjunctival imprint） 有时摘镜后结膜上会有一圈压痕（图 8-3-10），像戒指环一样，这是巩膜镜对结膜的机械作用引起的。如果仅是轻微压痕，不伴有明显的充血，通常认为是良性的，压痕在摘镜几小时后会消失，但对结膜组织长期的影响仍然未知。如果摘

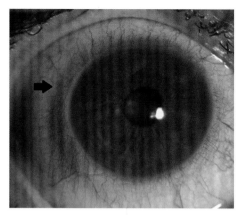

图 8-3-10　结膜压痕
（黑色箭头示结膜压痕和充血）

镜后有压痕且结膜充血严重，短时间内充血未消退，提示着陆区与巩膜不匹配，需要进行配适调整。

5．感染性角膜炎（microbial keratitis） 与其他接触镜一样，巩膜镜同样可能存在感染的风险，如果配戴巩膜镜的患者出现明显的红肿、疼痛及刺激症状，应仔细检查，排除感染性角膜炎等并发症，虽然这种情况十分罕见。

6．上皮微囊（epithelial microcysts） 大量上皮微囊的出现是需要警惕的，这是上皮代谢障碍的表现，可能是角膜供氧不足导致的，可以使用更高透氧性的镜片材料或减薄镜下水液层。此外，镜片产生的机械损伤可能也会诱发上皮微囊的形成，因此需要调整配适。

7．角膜水肿与新生血管（corneal edema and neovascularization） 高透氧性的镜片材料并没有完全解决缺氧相关并发症，因为镜下水液层的存在以及很少的泪液交换，都会进一步降低氧气的传递。虽然目前临床上很少观察到有临床意义的角膜水肿现象（角膜基质厚度增加 >4%），也建议使用最少可接受的镜下泪液间隙厚度以防止角膜水肿，但是对于理想的泪液间隙厚度目前尚无定论，且存在个体差异。此外，对于角膜内皮受损的患者，如穿透性角膜移植术后患者，应更注重有足够多的氧气传递到角膜。对于内皮细胞密度低于 1 000 个 /mm^2 的患者应予以高度重视，内皮细胞密度低于 800 个 /mm^2 可能是巩膜镜配戴为数不多的禁忌证之一。一些研究中也报道了个别穿透性角膜移植术后患者配戴巩膜镜出现移植物排斥反应的并发症，因此对于这部分患者密切随访是有必要的。

（五）配戴巩膜镜对角膜形态的影响

配戴巩膜镜会影响角膜的形态。尽管巩膜镜与下面的角膜组织没有任何机械相互作用，但角膜前、后表面的形状似乎因配戴巩膜镜而变平。已有一些研究评估了配戴巩膜镜对正常患者和圆锥角膜眼角膜形态的影响。Soeter 等人评估了短期配戴巩膜镜后角膜前表面曲率的变化，在镜片摘下后立即拍摄前节成像，与停戴 1 周巩膜镜患者相比，Ks 和 Kmax 分别变平 0.70D 和 1.10D。Serramito-Blanco 等人也发现配戴巩膜镜后角膜前表面曲率变平，鼻侧最为显著。Serramito-Blanco 等人发现短期配戴巩膜镜后角膜后表面曲率变化和区域有关，颞侧变陡而鼻上侧变平。Vincent 等人研究了高透氧的巩膜镜短期配戴后

的角膜曲率和厚度变化发现，戴镜 3 小时后，沿着角膜垂直方向有（0.02±0.03）mm（约 0.12D）的平坦化；戴镜 8 小时后，有（0.08±0.04）mm（约 0.5D）的平坦化，推测角膜曲率变化很可能是由巩膜镜片下方的吸力以及眨眼时施加在镜片和角膜上的眼睑力引起的。Boris 等人同样观察到，配戴巩膜镜 5 小时后，Ks 从 53.1D 变平到 52.4D，Kmax 从 56.7D 变平到 55.8D。此外，巩膜镜的配戴使平均中央角膜水肿为 1%～4%，具体取决于眼部状况。巩膜镜诱导的这些角膜变化可能会影响几种测量值的评估和解释，例如用于人工晶状体度数计算、屈光手术计划和圆锥角膜进展评估中的测量结果。由于巩膜镜诱导的角膜平坦化可能会掩盖圆锥角膜进展的迹象，因此，在评估圆锥角膜之前停止使用巩膜镜对于正确随访圆锥角膜的形态变化是必要的。然而，巩膜镜对圆锥角膜形态影响的持续时间尚未有定论，仍有待进一步研究。

（陈　志　王　凯　蒋倩旎）

四、软硬结合镜

（一）软硬结合镜的设计

软硬结合镜（hybird contact lens，HCL）是用特殊技术将软性和硬性两种不同类型的材料融合而成的特殊角膜接触镜。HCL 的中心采用光学性能较好的硬性材料，周边环绕着用软性水凝胶或硅水凝胶材料制成的较柔软的裙边（图 8-3-11），将两种不同类型角膜接触镜材料的最佳优势融合在同一个镜片中，可以让配戴者获得良好视力和视觉质量的同时，又有舒适的配戴体验。

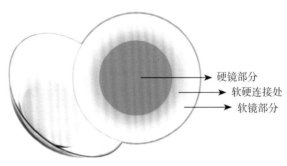

硬镜部分
软硬连接处
软镜部分

图 8-3-11　HCL 模式图

Saturn Ⅱ 和 SoftPerm 是最早出现的 HCL，但由于当时镜片材料透氧率相对较低、镜片活动度小、配适较紧，易造成角膜缺氧反应；再加上两种材料结合部位结构欠稳定，软硬两部分有时候不能同步活动，软性部分易发生折叠，甚至软、硬部分分离；并且，其价格十分昂贵，导致初代 HCL 并不受患者欢迎。如今随着科技的发展，这些问题已经通过使用具有高透氧性的接触镜材料及特殊制镜工艺得以解决，在过去十几年中，HCL 也得到了一定的发展。考虑到圆锥角膜等角膜扩张性疾病和角膜移植术后患者均需要透氧性更高、BC 区更适合不规则角膜设计的镜片，接触镜生产商们也一直在不断创新，研发了一系列与不规则角膜疾病相关的 HCLs，使更多患者受益。

（二）HCL 的适应证

1. 屈光不正特别是高度数、高散光患者。
2. 老视患者。
3. 配戴其他类型接触镜不能获得良好视力及视觉质量患者。
4. 不能忍受 RGP 接触镜异物感者。
5. 配戴其他类型接触镜经常掉片患者。
6. 圆锥角膜等角膜扩张性疾病、角膜移植术后或屈光手术后不规则角膜散光患者。
7. 寻求更好视力的特殊从业者，如运动员、猎人等。

（三）HCL 的验配技术

1. 在圆锥角膜中的验配 在为圆锥角膜的患者验配 HCL 时，应当分别评估位于中心的高透氧硬性 RGP 部分与位于周边软性材质制成的裙边，以确保在裙边提供足够支撑的前提下，硬性 RGP 部分的中央拱顶高度（central dome height）（简称拱高，vault）与圆锥锥顶之间的泪液间隙最小。HCL 的验配需要丰富的验配经验，不同品牌或设计对拱高和裙边的配适评估判定有所差异，Ultra Health® HCL 是第一款使用超高透氧（Dk 130）硬性材料和高透氧（Dk 84）硅水凝胶软性材质裙边的 HCL（图 8-3-12）。表 8-3-2 列出了 HCL 的镜片主要参数的范围。

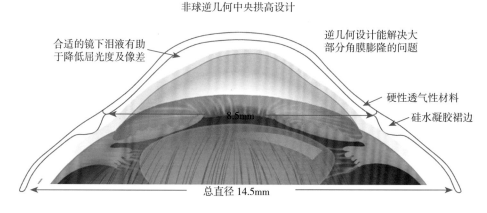

图 8-3-12   Ultra Health® 的 HCL 镜片设计示意图（variable lift）

表 8-3-2   HCL 的镜片参数范围

参数	数值
直径	14.5mm
拱高	50 ~ 550μm，每间隔 50μm 一跳 fixed lift curve：50 ~ 250μm variable lift curve：300 ~ 550μm

续表

参数	数值
裙边曲率半径	50 ~ 250μm：8.7 Flat 2，8.4 Flat，8.1 Med，7.9 Steep
	300 ~ 550μm：8.4 Flat，8.1 Med，7.9 Steep
镜片度数	+10.00 ~ –20.00D
	+10.00 ~ +2.50D，每间隔 0.50D 一跳
	+2.00 ~ –8.00D，每间隔 0.25D 一跳
	–8.50 ~ –20.00D，每间隔 0.50D 一跳
材料	中心超高透氧硬性材料（Dk 130），周边硅水凝胶软性裙边（Dk 84）
防紫外光	UVA 和 UVB

HCL 的验配步骤（以 Ultra Health® 的 HCL 系列为例）。

（1）确定镜片的中央拱高：一般使用拱高 250μm、平坦裙边 8.40mm 的试戴片作为第一试戴选择，通过评估角膜中心是否与镜片有接触，以及镜片与角膜间的泪液间隙来调整镜片的拱高（图 8-3-13、图 8-3-14）。找到镜片与角膜的接触点对确定镜片的中央拱高十分重要，最佳的方法就是找到镜片与锥顶轻微接触时的镜片拱高，再加上 100μm。

理想的镜片拱高 = 轻微锥顶接触时的试戴片中央拱高 +100μm。

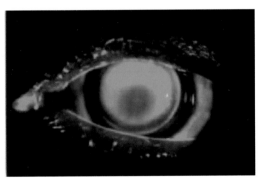 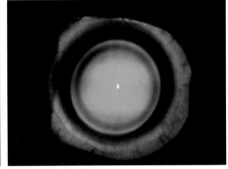

图 8-3-13　轻微锥顶接触的荧光配适图　　　　图 8-3-14　理想镜片拱高的荧光配适图

如果镜片中心有气泡，可以将镜片取出，重新清洗干净后再戴入。如果重新戴入后气泡不消失，则可能由于中央硬性部分配适偏陡峭、周边的软镜裙边曲率半径过平坦导致，通过调整后可改善。

（2）确定软性裙边的曲率半径：一般使用曲率半径为 8.40mm 的平坦裙边作为第一试戴。若裙边的曲率半径过于平坦，中央硬性部分的内部着陆区与角膜接触的压力就会变大，会造成配适偏紧（图 8-3-15）。如果裙边的曲率半径过于陡峭，会导致软硬结合区域升高，容易引起镜片软硬部分分离（图 8-3-16）。

（3）确定镜片度数：每一个特定的试戴片拱高都对应一个特定的屈光度，一旦使用已知拱高的试戴片进行配适评估，在评估完成后，要再做片上验光。根据数据表中已知试戴片拱高对应的屈光度（表 8-3-3），再加上片上验光的度数，就是最后处方的镜片度数。

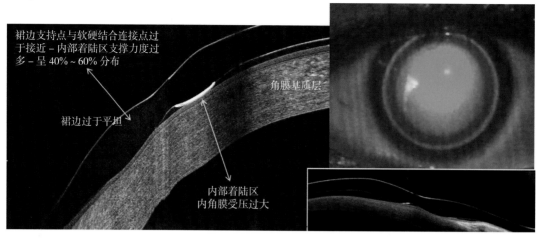

裙边支持点与软硬结合连接点过
于接近 – 内部着陆区支撑力度过
多 – 呈 40%～60% 分布

角膜基质层

裙边过于平坦

内部着陆区
内角膜受压过大

图 8-3-15　周边裙边过于平坦

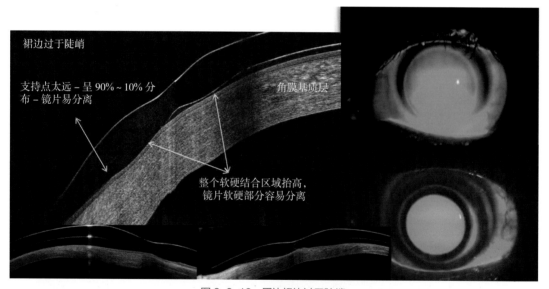

裙边过于陡峭

支持点太远 – 呈 90%～10% 分
布 – 镜片易分离

角膜基质层

整个软硬结合区域抬高，
镜片软硬部分容易分离

图 8-3-16　周边裙边过于陡峭

表 8-3-3　拱高屈光度对照表

中央拱高 /μm	屈光度 /D	中央拱高 /μm	屈光度 /D
50	0	350	−8.00
100	−2.00	400	−9.00
150	−4.00	450	−10.50
200	−6.50	500	−12.00
250	−9.00	550	−14.00
300	−6.50		

例：使用拱高 250μm、裙边 8.40mm 的试戴片配适良好，片上验光度数为 –2.50D，在换算表中先找到拱高 250μm 对应的镜片度数为 –9.00D，再加上片上验光度数，那么最后的镜片度数：–9.00D+（–2.50D）=–11.50D。

（4）定制处方：包括品牌、种类、拱高、裙边、屈光度这几个关键因素，接上述举例，最后的订片处方如下。

处方：250μm/8.40mm/–11.50D。

2. 角膜移植术后的验配　角膜移植术后裸眼视力的提高往往不理想，主要是因为移植术后角膜的屈光力发生了改变，这与植片和植床大小比例、创口缝线的松紧不一或错位对合、创口瘢痕形收缩的强弱不一均相关，容易引起角膜不规则散光，平均角膜散光可高达 4~5D，往往需要配戴硬性角膜接触镜矫正。由于手术后角膜生理功能发生改变，保护机制削弱，发生感染、新生血管、角膜水肿等的可能性较高，因此要求验配者有一定的经验，同时在验配时需要有角膜地形图等特殊检查设备保证验配的准确性。

一般需在角膜伤口趋于稳定，术后 3 个月后才考虑接触镜的验配。过早配戴镜片可能会影响角膜愈合，增加并发症发生的概率。由于移植术后角膜屈光力的改变，镜片的设计需要更适合术后使用。在 HCL 系列基础上不断创新研发的 FC 型号，与 HCL 系列在设计上有所不同，BC 的曲率半径更配合术后角膜形态，镜片的拱高定制范围为 55~505μm，裙边曲率半径分 8.40mm（Flat）、8.10mm（Medium）和 7.9mm（Steep）三档，镜片度数定制可从 +10.00~–20.00D。角膜移植术后的患者验配 HCL 的步骤与圆锥角膜基本一致，不同的是在确定镜片中央拱高时只需要加 50μm 而非 100μm。

（四）HCL 的并发症

HCL 目前在国内鲜有使用，国外文献及病例报告显示，早期的 HCL 由于镜片材料透氧性较低、活动度小、配适较紧，最易发生的并发症是角膜缺氧相关并发症，如角膜新生血管、角膜基质层水肿等。

随着材料透氧性和设计的不断改进，现代 HCL 主要用于圆锥角膜及角膜手术后不规则角膜患者。据 Abdalla 等人报道，圆锥角膜患者配戴 HCL 的巨乳头性结膜炎（giant papillary conjunctivitis，GPC）的发生率较高，占 31.1%（19/61 眼）。引起 GPC 的原因主要是与泪液储存在镜片裙边中不易排出、黏附在镜片上的变性蛋白质沉淀物的过敏反应、配戴者的体质及镜片配适不良对睑结膜的机械摩擦相关。其他并发症也与角膜缺氧相关，如角膜新生血管、角膜上皮水肿等。

（陈　灿　陈　志）

五、背驮式角膜接触镜系统

（一）背驮式角膜接触镜的设计

圆锥角膜矫正旨在在眼睛的整个光学体系中创建均匀的光学系统，以减少低阶和高阶像差。此外，镜片的选择应根据角膜扩张程度，以维持增加的生理需求，同时要考虑到这些患者理想情况下长期使用镜片的需求。与用于不规则角膜的框架镜和水凝胶镜片相比，硬性角膜接触镜前表面提供了一个规则的折射表面，在光学性能方面有了显著改善。然而，由于镜片在角膜上皮表面的机械摩擦增加，与软性角膜接触镜相比，镜片边缘会引起眼睑刺激感觉，并可能导致更显著的角膜损伤。由于角膜表面的不规则性，硬性角膜接触镜配适难度大。圆锥角膜表面不规则，上方角膜缘旁表面平坦，旁中央下方扩张区，下方角膜缘旁陡峭。因此，在眨眼运动过程中，硬性镜片倾向于向下方滑动，并在角膜下部固定，在眼睑压力帮助下黏附在角膜表面。由于这些舒适性和稳定性问题，患者往往在适应镜片之前就放弃配戴。

背驮式角膜接触镜（piggyback contact lenses，PBCLs）最早出现于 20 世纪 70 年代早期，用于不能耐受巩膜镜或硬性角膜接触镜的圆锥角膜患者。PBCLs 是由 2 种不同类型角膜接触镜片，即硬性角膜接触镜和软性角膜接触镜共同组成，将硬性角膜接触镜放置在充当"绷带"的软性接触镜上的技术。PBCLs 系统最常用的组合是硅水凝胶软性角膜接触镜和高 DK 值硬性角膜接触镜的组合。PBCLs 结合了硅水凝胶接触镜的舒适性和硬性接触镜的光学优势，在锥体顶端提供软性接触镜保护，减少了硬性接触镜材料的机械创伤，可增加不规则角膜表面硬性角膜接触镜的舒适度和稳定性，治愈上皮糜烂，从而提高了患者的戴镜耐受性，可保持最佳的镜片配适和定位。

（二）PBCLs 的适应证

在传统的硬性或软性角膜接触镜难以矫正视力的情况下，可以尝试用 PBCLs 来矫正。这些情况包括：圆锥角膜及其术后屈光不正（包括角膜穿孔或穿透性角膜移植术后的不规则散光）、屈光手术后角膜扩张或残留屈光不正、角膜基质环植入术后眼表不规则、角膜高度散光伴屈光参差。此外，PBCLs 也可以作为对巩膜镜或硬性角膜接触镜不耐受患者的替代选择。

（三）PBCLs 的验配技术

1．PBCLs 在圆锥角膜中的验配技术

（1）所有患者在验配 PBCLs 前后均须进行常规眼科检查。临床检查包括视力、裂隙灯显微镜下眼部检查、荧光素染色、角膜曲率计读数、角膜内皮计数和角膜地形图。

（2）确定最佳的软性接触镜配适，直到达到良好的中心定位。

（3）配戴好合适的软性角膜接触镜后，在接触镜上测量角膜曲率读数。

（4）根据在软性接触镜上测得的平坦 K 值，将具有非球面后表面的硬性接触镜放置在软性接触镜片上（图 8-3-17）。

（5）为了达到最佳配适，硬性角膜接触镜和软性角膜接触镜必须保持独立移动，这对于维持角膜充足的氧气供应至关重要。

对于软性角膜接触镜的选择有不同的观点。高度正屈光度镜片中心前表面更陡，可使硬性接触镜保持更稳定的定位，并在软性

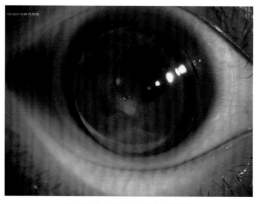

图 8-3-17　PBCLs 配戴

接触镜表面充分活动。+0.50D 或平光软性接触镜则可配适在患者自己原有的 RGP 镜片下。对那些希望能够在不戴硬性接触镜的情况下单独使用软镜的患者可使用负屈光度软性接触镜。负屈光度软性接触镜可以匹配更平坦、屈光度更低的硬性接触镜，因为镜片的重量更轻，因此可以更好地定位和活动。此外，它对氧气透过率的影响相较正屈光度软性接触镜小。不同屈光度软性接触镜的选择各有利弊，可根据配戴者的实际情况进行评估。

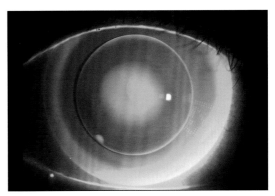

通过荧光素染色后用裂隙灯显微镜进行观察（图 8-3-18）。硬性和软性接触镜在每次眨眼时各自独立且正确活动时，PBCLs 配适最佳。在大多数情况下，第一次试戴中镜片配适是成功的，但有时需要进一步尝试各种组合。

图 8-3-18　PBCLs 荧光染色图

【PBCLs 在圆锥角膜中的验配举例】

患者，男性，右眼屈光度 –15.00DS/–7.00DC×110=0.4，角膜地形图（图 8-3-19）示鼻下方圆锥隆起，患者配戴 RGP 异物感明显，且镜片易偏位，不能耐受。

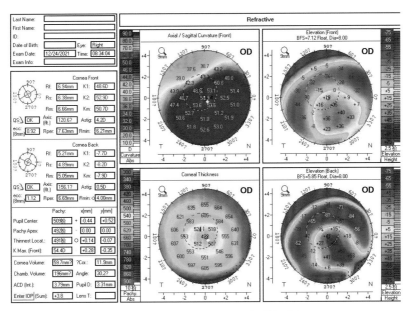

图 8-3-19　右眼 Pentacam 角膜地形图

尝试 Piggyback 设计，内置屈光度 –1.00D 硅水凝胶软性接触镜后，进行 RGP 试戴。予 Rose-K2 设计 RGP 镜片，基弧 6.80mm，直径 10.2mm，镜片配适评估见中央荧光积存，边翘窄，镜片矢高过高（图 8-3-20）。

调整 RGP 镜片参数，基弧 7.10mm，直径 10.2mm，镜片配适评估见中央接触区域大，镜片矢高低（图 8-3-21）。

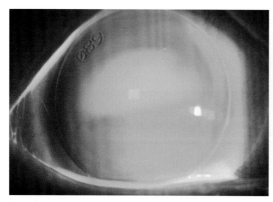 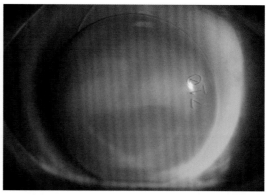

图 8-3-20 −1.00D 硅水凝胶软镜，联合基弧 6.80mm，直径 10.2mm RGP 荧光配适图　　图 8-3-21 −1.00D 硅水凝胶软镜，联合基弧 7.10mm，直径 10.2mm RGP 荧光配适图

进一步调整，给予基弧 7.00mm，直径 10.2mm RGP 试戴镜片，镜片活动度好，且配适良好，矢高适中（图 8-3-22）。

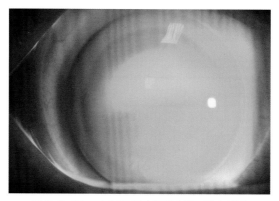

图 8-3-22 −1.00D 硅水凝胶软镜，联合基弧 7.00mm，直径 10.2mm RGP 荧光配适图

在内置 −1.00D 硅水凝胶软镜和 7.00mm 基弧 RGP 镜片叠加下，进行片上验光，−10.50DS=0.7，视力显著提高，患者接受度明显改善。

2. 角膜移植术后的验配技术　圆锥角膜患者行穿透性角膜移植术的主要原因是接触镜不耐受（83%）、接触镜频繁移位（8.5%），以及尽管接触镜配适良好，但视力仍不满意（8.5%）。术后通过使用 Hybrid 设计镜片、巩膜镜和 PBCLs，接触镜的舒适性和稳定性可以得到提高。角膜移植术后验配技术流程同圆锥角膜部分。

（四）PBCLs 的并发症

PBCLs 有 2 个主要问题：①低氧传导，可导致缺氧和角膜新生血管；②使用 2 种不同类型角膜接触镜的难度增加。此外，其还有镜片移位和遗失的缺点。

由于采用了 2 片镜片叠加使用，PBCLs 会对角膜表面的氧气供应造成双重障碍，因此，软性和硬性接触镜都必须具有高透氧性和最佳活动性。研究表明，PBCLs 的最佳氧气透过率必须大于 60mmHg，才能用于日常使用。Weissman 和 Ye 计算了接触镜下提供阻力的泪液氧张力，结果表明，DK/t 值分别为 140 和 100 单位的软性和硬性接触镜的氧张力可维持在 114～125mmHg，远高于角膜所需的 100mmHg 的临界氧压。

当 PBCLs 被首次推出时，唯一可用的镜片材料透氧性相对较低，常常与缺氧引起的角膜并发症有关。现在，高透氧软、硬性接触镜材料可以提供足够的氧气来满足 PBCLs 的角膜氧需求。硅水凝胶接触镜已成功应用于该系统。超 DK 的 RGP 材料和非球面设计与硅胶水凝胶透镜结合使用，可最大程度提供角膜氧供，减少并发症发生的概率。

（周佳奇）

第四节 圆锥角膜的手术治疗

一、角膜交联术

角膜交联术（corneal crosslinking，CXL）通过增加角膜胶原纤维之间的化学链接，提高角膜基质的硬度和强度，从而控制或延缓圆锥角膜或角膜屈光手术后角膜异常膨隆等扩张性病变的进展。

（一）CXL 的适应证

1. 初发期或完成期的进展性圆锥角膜。
2. 角膜屈光手术后角膜扩张。
3. Dresden 方案原则上角膜最薄处的厚度＞400μm。
4. 角膜中央无瘢痕。
5. 年龄一般不超过 40 岁。

（二）CXL 的机制和手术方式

随着研究的深入，CXL 的方式也不断创新，可提高手术的安全性、有效性，以及扩大手术的应用范围。

1. 光化学交联

（1）机制：特定波长的激光激发光敏剂，通过Ⅰ型和/或Ⅱ型机制产生交联。具有交联部位和时长可控、非侵入性和低毒副作用的优点。

目前尽管光敏剂的种类已发展很多，但被临床批准作为药物治疗的光敏剂并不多。理想光敏剂应具有以下特性：①高纯度的单一化合物；②具有良好的稳定性；③荧光处于近红外区域（650～800nm）；④具有较高的三重态量子产率；⑤暗毒性小，光毒性大；⑥靶向性高；⑦容易被人体组织吸收。

核黄素 - 紫外光 A（UVA）角膜交联术是典型的光化学交联的方法之一。核黄素从 365nm 左右的 UVA 吸收能量后，由基态被激发到单重态，单重态核黄素转化为激发三重态核黄素，随后可以分为Ⅰ型和Ⅱ型反应。在有氧情况下以Ⅱ型反应为主，三重态氧

（$^3O_2$，即氧分子）被三重态核黄素激发形成单线态氧（$^1O_2$），$^1O_2$ 是能与胶原羧基相互作用的氧自由基。在低氧情况下以 I 型反应为主，核黄素经过 UVA 照射后分别通过氢原子或电子转移，产生自由基或自由基离子。一般情况下，在 CXL 过程中两机制并存（图 8-4-1 图中 Rb 代表核黄素）。在这一光化学过程中，分子链上的活性部位在分子间或分子内相互反应，如氨基酸（尤其是组氨酸、羟脯氨酸、羟赖氨酸、酪氨酸和苏氨酸）之间建立共价键，尤其是羧基的形成。也有研究表明，CXL 不仅在胶原分子之间，而且在蛋白多糖核心蛋白之间产生交联图（图 8-4-2）。

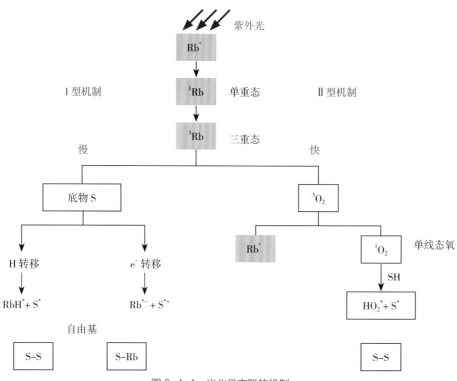

图 8-4-1 光化学交联的机制

（2）手术方式

1）传统去上皮角膜交联术（Dresden protocol，德累斯顿方案）：由 Wollensak 于 2003 年提出，眼表麻醉后，用刮刀刮去角膜中央直径 7mm 的上皮，核黄素作为光敏剂被滴在角膜表面，每 2 ~ 5 分钟滴 0.1% 核黄素溶液，保证角膜表面一直有核黄素覆盖，总共 30 分钟。然后，UVA 照射角膜 30 分钟，照射中每 5 分钟补滴核黄素，照射功率为 3mW/cm^2，总能量为 5.4J/cm^2（图 8-4-2）。

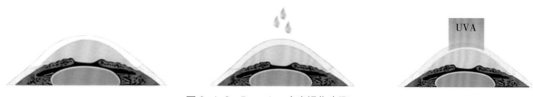

图 8-4-2 Dresden 方案操作步骤

Wollensak 等用该术式对 22 名圆锥角膜患者进行治疗，所有治疗眼的圆锥角膜均停止进展，其中 16 只眼（占 70%）的 Kmax 减少 2.01D，屈光不正减少 1.14D，15 只眼（占 65%）视力略有改善。长期疗效研究报道，Wittig-Silva 等人随访了 CXL 术后 36 个月，Kmax、裸眼远视力（uncorrected distant visual acuity，UDVA，单位 LogMAR）和 BCDVA 持续改善，而对照组眼病情进展。Taşçı 等人回顾性分析了成人圆锥角膜患者接受 CXL 治疗后的 5 年长期随访，CXL 有效减少了高阶像差和球差，降低了散光值，提高了视力，改善了视觉质量。Mazzotta 等人研究了 18 周岁及以下的 47 例角膜圆锥患者的 62 只眼，CXL 术后 10 年的进展率为 24%。Frederik 等人评估了成人 CXL 术后 15 年的疗效，Kmax 显著下降，BCDVA 显著提高。以上研究均证实了 CXL 良好的治疗效果。

虽然传统去上皮 CXL 具有明确的治疗效果，但也存在不少缺点：①存在去上皮相关的并发症，例如角膜混浊、点状角膜炎、眼痛、角膜缺损、视物模糊、畏光等；②要求角膜厚度大于 400μm 以保证角膜内皮不受损伤；③手术耗时较长，给患者带来了不便。

2）跨上皮角膜交联术（transepithelial corneal crosslinking，TCXL）：TCXL 不存在去上皮相关的风险，可减轻交联过程中和交联后的角膜水肿，也可减轻并发症，但角膜上皮的存在会阻挡光敏剂如核黄素的渗透，进而削弱交联效果。核黄素是一种高分子量的亲水性分子，不能穿透完整的上皮。目前，跨上皮的技术主要包括局部破坏、添加各种促渗剂、离子导入和纳米材料介导等。

①局部破坏法：通过特殊装置部分去上皮后进行 TCXL，减少了角膜上皮的损伤。核黄素通过破坏后形成的细小微孔进入角膜基质从而实现 TCXL。2013 年，Rechichi 等人评估了部分去上皮角膜交联，在 12 个月的随访中，视力持续改善。目前临床上使用不多，其疗效也需要更多样本量和更长期的观察来进一步证实。

②促渗剂的 TCXL：在核黄素配方里添加促渗剂，以化学方法打开角膜上皮细胞之间的紧密连接。该方法是目前临床广泛采用的 TCXL 方法，常用的核黄素商用试剂配方如下（表 8-4-1）。

表 8-4-1 临床常用的 TCXL 核黄素商用试剂配方和使用方法

促渗剂名称	配方	使用方法
Medio Cross TE	0.25% w/v 核黄素、羟丙基甲基纤维（hydroxy propyl methyl cellulose，HPMC）、0.01% 苯扎氯铵（benzalkonium chloride，BAC）	0.5mL 溶液浸泡角膜 30 分钟
Ribocross	0.125% w/v 核黄素、维生素 E 聚乙二醇琥珀酸酯（vitamin E-TPGS）	0.5mL 溶液浸润角膜 30 分钟
Paracel and VibeX Xtra	由 Paracel 和 VibeX Xtra 组成，其中 Paracel 内含 0.25% w/v 核黄素、HPMC、乙二胺四乙酸（ethylene diamine tetraacetic acid，EDTA）、氨丁三醇（trometamol，Tris）、BAC、生理盐水，VibeX Xtra 内含 0.25% w/v 核黄素	Paracel 滴 4 分钟，然后滴 VibeX Xtra 6 分钟

续表

促渗剂名称	配方	使用方法
Ricrolin+	0.1%（w/v）核黄素、EDTA、氨丁三醇、磷酸二氢钠二水合物、磷酸二氢钠二盐基脱水物	离子导入的电流为1mA，时间为5分钟

2015 年，Gore 等人研究了不同核黄素商业试剂用于离体兔眼后角膜基质中的角膜浸润效果，发现所有组的核黄素在角膜基质中的浓度从上皮往内皮逐渐减少。其中，去上皮组核黄素在上皮处达到最高浓度为 0.09%、300μm 处 0.054%。其余各种跨上皮配方虽然能促进核黄素在角膜基质中的扩散，但效果均不如去上皮，例如 Medio Cross TE 最大基质核黄素浓度为 0.054%、300μm 处 0.018%；Ribocross 最大基质核黄素浓度为 0.015%、300μm 处为 0；Paracel and VibeX Xtra（Avedro）最大基质核黄素浓度为 0.021%、300μm 处 0；Ricrolin+ 最大基质核黄素浓度为 0.031%、300μm 处 0.016%。如何提高跨上皮的浸润效果已成为关键问题。此外，TCXL 在人体角膜上也具有一定的长期临床效果。2016 年，Caruso 等人评估了 25 位患者的 Ribocross（vitamin E-TPGS）TCXL 术后情况，术后 6 个月、12 个月和 24 个月时，Kmax 降低，术后 12 个月和 24 个月时的 Km 显著下降。2019 年，Madeira 等人评估了 16 例进展性圆锥角膜患者进行 Avedro TCXL 后的疗效，TCXL 术后 3 个月 Km 变化差异无统计学意义，术后 6 个月 BCDVA 开始改善，术后 12 个月时的 BCDVA 与 Dresden 方案无明显差异。

③离子导入角膜交联术（iontophores-assisted corneal cross-linking，I-CXL）：离子导入是一种主动的、非侵入性的药物传递技术，使用小电流来促进电离物质在组织中的渗透。核黄素是一种水溶性、带负电荷的小分子（分子量为 376.40Da），是离子导入疗法的良好候选药物，因此 I-CXL 也成为 TCXL 的优良选择之一。将阳极放置在患者的颈部或前额上，使用吸环将阴极放置到角膜上。离子导入装置的吸环内装入核黄素，此后在装置上通电一定时间，增加核黄素的渗透，后续给予 UVA 照射。Novruzlu 等人采用 0.2% 核黄素（不含促渗剂）经离子导入 10 分钟后，房水中核黄素浓度比去上皮组低 81.4%，比 Paracel plus VibeX Xtra 跨上皮组高 80%，角膜中核黄素浓度与去上皮组相比无统计学差异，这表明通过 I-CXL 促进核黄素进入角膜基质的量优于 BAC、EDTA 和 Tris 等促渗剂辅助跨上皮制剂，但低于去上皮。

Wan 等人的一项对 586 只眼的荟萃分析发现，I-CXL 与 Dresden 方案的疗效相当，VA、Km、Kmax、CCT、高阶像差、球面像差、彗差、基质角膜细胞的变化相似，密度和分界线深度未观察到明显差异，I-CXL 的角膜水肿和混浊等并发症的发生率约为 Dresden 方案的 1/3，但是其长期的有效性尚未得到论证。

也有一些研究将促渗剂和离子导入结合起来应用于跨上皮核黄素浸润，得到了较理想的效果。Hayes 等人使用 Ricrolin+ 制剂（0.1%Rf、Tris、EDTA、纯水）在离子导入辅助下（1mA 5 分钟，浸泡 15 分钟，0.5mA 5 分钟）可以成功渗透进入角膜基质中，与单独的 Ricrolin TE 治疗相比，跨上皮离子导入获得了更大的基质 Rf 浓度，但低于去上皮。Daniel 等人使用 Medio Cross TE 试剂（0.25%Rf+0.01%BAC）以及辅助两个循环的施加电流和随后浸泡（1mA 5 分钟，浸泡 5 分钟；0.5mA 5 分钟，浸泡 5 分钟）的方案获得了与去上皮组相似的浸润浓度，证实了离子辅助可以显著改善核黄素的跨上皮渗透，需要进一步的研究来确定离子导入和浸泡的最佳周期和电流。

Cassagne 等人进行了兔角膜的 I-CXL，采用 Ricrolin TE 制剂（0.1% 核黄素 +0.1% EDTA+0.05%Tris），在 1mA 直流电辅助下浸泡 5 分钟，再用 3mW/cm² UVA 照射 30 分钟，术后的角膜拉伸力学和抗胶原酶溶解性能与 Dresden 方案相比无统计学差异。在临床应用方面，2014 年，Bikbova 等人对 15 例圆锥角膜患者行 I-CXL，术后 1 年 Km 从（46.47 ± 1.03）D 下降到（44.12 ± 1.12）D，角膜散光从（3.44 ± 0.48）D 下降到（2.95 ± 0.23）D，UCVA 从（0.61 ± 0.44）LogMAR 改善为（0.48 ± 0.41）LogMAR，最薄点角膜厚度改善，内皮细胞密度无明显变化，随访期间未观察到副作用或角膜缘损伤。Jouve 等比较了 I-CXL 与 Dresden 方案治疗进展性圆锥角膜患者，术后 2 年，I-CXL Kmax 保持稳定，而 Dresden 方案的 Kmax 降低了 1.1D，因此 I-CXL 阻止圆锥角膜进展的效率低于 Dresden 方案。I-CXL 仍需要更多的实验探究以及更久的随访。为了提高 I-CXL 的疗效，2018 年 Mazzotta 等人评估了脉冲光离子电渗角膜交联术（EF I-CXL）治疗进行性圆锥角膜，使用 Ricrolin+ 溶液的离子电渗法和功率为 18mW/cm² 的 UVA，开 1 秒 / 关 1 秒，总照射时间为 12.56 分钟，总能量为 7J/cm² 的方案治疗圆锥角膜，术后 12 个月的 UDVA 从（0.50 ± 0.10）LogMAR 降至（0.36 ± 0.08）LogMAR，Kmax 从 52.86D ± 1.50D 降至 51.49D ± 0.90D。因此，EF I-CXL 提高 I-CXL 的疗效，使其接近 Dresden 方案。

④纳米材料 TCXL：2016 年，Labate 等人使用 0.1% 核黄素的低渗溶液与 2- 羟基丙基 -β- 环糊精的可生物降解聚合物纳米颗粒加上促渗剂（三乙胺和乙二胺四乙酸）进行跨上皮角膜交联，并用 10mW/cm² 的 UVA 照射 9 分钟，在基于纳米颗粒的跨上皮交联和常规核黄素 /UVA 角膜交联治疗后，最前基质的平均杨氏模量分别是未治疗对照的 2.5 倍和 1.7 倍。

2022 年，Yang 等人使用 MOF 类材料成功装载核黄素，并使得角膜基质中的核黄素含量大于去上皮，不仅如此，其在兔角膜的交联效果也接近去上皮。跨上皮交联术减轻了患者术后疼痛感，并在一定程度上稳定了疾病进展，已成为热门方向，相信随着研究的不断深入和生物材料的研发，各种新型的跨上皮试剂将会成为众多患者的福音。

3）快速角膜交联术（accelerate corneal crosslinking，ACXL）：Dresden 方案的手术时长是一个弊端。为了减少治疗时间，学者采取使用更高功率和更短照射时间的 ACXL。基于 Bunsen-Roscoe law（光化学的效应是吸收的光强度与照射时间的乘积成比例），通过增加 UVA 功率、减少暴露时间，使总能量保持恒定，以达到相同的交联效果，但 Bunsen-Roscoe law 在实际中的应用结果仍存在争议。2011 年，Schumacher 等人评估了 72 只猪眼在不同照射方案下的应力应变，9mW/cm² 的 ACXL 方案与 Dresden 方案下的猪眼杨氏模量没有显著差异，但比空白对照组增加 1.3 倍。2015 年，Aldahlawi 等人评估了 Dresden 方案和 ACXL 对猪角膜抗酶消化能力的影响，发现二者之间发生完全消化所需的时间没有差异，但 12 天的干重在处理之间具有统计学差异：Dresden 方案 3mW/cm²＞ACXL 9mW/cm²＞ACXL 18mW/cm²。这些 ACXL 方案获得的角膜力学硬化效应不如 Dresden 方案，其原因可能是高功率交联对于角膜基质内氧的消耗速度过快，氧气无法及时供给基质，从而限制交联效果。2016 年，Anastasios 等评估了 25 个人眼离体角膜在不同辐照强度和时间下的角膜交联术后的抗酶溶解效果，发现除 UVA 功率为 45mW/cm²，功率为 3mW/cm^2、9mW/cm^2、18mW/cm^2 和 30mW/cm^2 的抗酶消化能力比未交联组几乎增加了 2 倍，而 45mW/cm^2 的最终消化时间与未交联组几乎没有差别，因此建议尽可能选择功率小于 45mW/cm^2。在临床研究中，2021 年，Mazzotta 等人评估了 112 位早期圆锥角膜患者在 9mW/cm^2、总能量 5.4J 的 ACXL 随访 5 年的临床结果，UDVA 和 BCDVA 分别在术后第 3 个月和第 6 个月显著改善，Kmax 在术后第 6 个月有所改善，彗差也有显著改善。Kobashi 和 Tsubota 进行的一项荟萃分析比较了 Dresden 方案和 ACXL，纳入 6 项随机对照试验、379 只眼，与 Dresden 组相比，ACXL 组的散光度数下降更明显，但 2 组的 Kmax、CCT、UDVA、等效球镜度（SE）、角膜生物力学特性和角膜内皮细胞密度的变化没有差异，没有永久性并发症。尽管 Dresden 方案在 12 个月时 BCDVA 较 ACXL 更好，但差异小于一行视力。

由于脉冲角膜交联术（pulse corneal cross linking，PCXL）可以在辐照间歇提供氧气，能弥补快速高能交联的高耗氧，因此脉冲与快速高能交联的结合（脉冲 - 加速 CXL，p-ACXL）能缩短手术时间，维持手术效果。2022 年，Aldairi 等人评估了 15mW/cm^2，总能量 7.2J/cm^2 的 p-ACXL 与 Dresden 方案对圆锥角膜患者的疗效，发现 2 组间 BCDVA 改善相似，Dresden 方案的 UDVA 改善更明显，2 组在 3、6 和 9 个月中 Km 和 Ks 均有显著改善。Ziaei 等人对 80 只眼进行了 24 个月的随访，连续照射的 ACXL（c-ACXL）似乎比 p-ACXL 提供了更好的屈光和角膜地形结果，但二者视觉效果类似。Kang 等人 12 个月的随访中，p-ACXL 比 c-ACXL 的角膜曲率更平坦、分界更深，但二者视力没有差异。

ACXL 对于圆锥角膜进展的控制效果可观，其大大缩短手术时间为患者带来诸多方便。为了确认 ACXL 的长期安全性和有效性，需要对总能量、功率和氧气这些因素进行全面考虑，还需要进行更多实验来证实其疗效，并进行更长时间的随访观察，p-ACXL 还需要更多深入研究。

2. 化学交联　目前有数百种交联剂被用于工业和生物医学应用。尽管这些化合物中许多是商业、工业和其他体外交联应用的优良交联剂，但在体内应用时，角膜的生理 pH 和温度下的功效、渗透性、着色和对光传输的影响以及细胞毒性都要被重视。

甘油醛是一种常见的交联剂，在动物角膜上已证实有交联作用，但很少用于人体。Matton 等人使用角膜膨胀实验在离体兔眼上比较了核黄素 /UVA 和甘油醛交联结果，未处理组的角膜周长、角膜直径和角膜长度扩张了 11%～16%；核黄素 /UVA 治疗角膜在术后 23 小时仅扩张 2%；甘油醛交联组的角膜基本不扩张，和核黄素治疗之间的差异具有统计学意义。

京尼平（genipin）是从栀子中提取的一类环烯醚萜化合物，Avila 等人使用不同浓度的京尼平对猪角膜进行浸泡，角膜的杨氏模量和刚度随浓度的增加而增加，与未处理组相比，0.25% 京尼平使角膜胶原酶抵抗力增加了 5 倍，是 Dresden 方案的 2 倍。Song 等人评估了 0.2% 京尼平兔角膜交联的安全性，京尼平角膜交联后偶见孤立性内皮损伤，其余内皮细胞结构完整。

化学交联剂对离体角膜具有较好的交联效果，但存在一定的细胞毒性，各种化学交联剂的毒性各不相同。在细胞层面，研究发现，毒性最小的化合物是 2- 硝基乙醇（2-nitroethanol，NE）、2- 硝基 -1- 丙醇（2-nitro-1-propanol，NP）和 L- 甘油醛（L-glyceraldehyde，GLYC），最大毒性阈值为 1mmol。毒性中等的化合物包括高阶硝基醇，例如 2- 甲基 -2- 硝基 -1,3- 丙二醇（2-methyl-2-nitro-1,3-propanediol，MNPD）和 2- 羟基 - 甲基 -2- 硝基 -1,3- 丙二醇（2-hydroxy-methyl-2-nitro-1,3-propanediol，HNPD），最大毒性值为 0.4mmol。毒性最大的化合物包括戊二醛（glutaraldehyde，GLUT）、甲醛（formaldehyde，FA）、京尼平和 2- 溴 -2- 硝基 -1,3- 丙二醇（2-bromo-2-nitro-1,3-propanediol，BP），其最大毒性阈值为 0.01～0.02mmol。未来还需要在动物和人体毒性研究上做更多的探索，着重关注有效性与安全性的平衡，控制好交联剂的浓度选择以及交联时间的选择。

3. 个性化 CXL

（1）照射时长的个性化（"Sub400"方案）：Dresden 方案的 UVA 照射时长是 30 分钟，考虑到薄角膜对 UVA 的阻挡不足，可适当减少交联的照射时长。对角膜厚度低于 400µm 的薄角膜患者，2020 年，Hafezi 等人提出"Sub400"方案，个性化地针对不同的角膜厚度计算得出不同的照射时长和 UVA 通量（功率 3mW/cm^2）（表 8-4-2）。该方案使用的算法考虑了交联过程中的 UVA 强度、氧和基质核黄素水平，以预测 CXL 后达到的生物力学硬化程度，以及紫外照射剂量与角膜内皮安全阈值的关系。术后 12 个月阻止圆锥角膜进展的成功率为 90%，允许治疗的角膜基质薄至 214µm，显著扩大了手术适应证的范围。但"Sub400"方案仍有局限性，比如并未考虑角膜内皮密度。

表 8-4-2 Sub400 方案

最小角膜基质厚度 /µm	UVA 照射时间	交联线深度 /µm	最小角膜基质厚度 /µm	UVA 照射时间	交联线深度 /µm
200	1 分钟	130	310	9 分钟	250
210	1 分 20 秒	140	320	10 分钟	255
220	1 分 40 秒	150	330	12 分钟	265
230	2 分钟	160	340	14 分钟	275
240	2 分 30 秒	170	350	16 分钟	283
250	3 分钟	180	360	18 分钟	290
260	3 分 30 秒	190	370	20 分钟	300
270	5 分钟	200	380	23 分钟	310
280	5 分钟	210	390	26 分钟	320
290	6 分钟	220	400	29 分钟	330
300	7 分钟	230			

（2）角膜去上皮区域的个性化：进展期或后期圆锥角膜会出现不规则变陡，整个角膜厚度不均，Dresden 方案是对整个治疗区域内的角膜进行角膜上皮去除。个性化角膜上皮清除术是参考角膜地形图，保留较陡区域的角膜上皮，去除治疗区域内其他角膜的上皮，后续步骤同 Dresden 方案。Cagil 等人对最薄点角膜厚度小于 400µm 的 19 只进展期圆锥角膜眼进行了该术式，在治疗后 12 个月，平均 UDVA 升高，平均 BCDVA 无差异，Kmax 下降，最薄点角膜厚度无变化。

（3）光照功率的个性化分布：Sachdev 等人提出，在角膜地形图的引导下，对进展期圆锥角膜患者进行治疗，辐照 3 个角膜同心圆形区域，不同区域给予不同功率的脉冲辐照，3 个同心圆（直径分别为 7mm、5mm 和 3mm）内分别获得 5.4J/cm^2、10J/cm^2 和 15J/cm^2 的能量，并采用 1 秒开、1 秒关的方式脉冲照射，功率 30mW/cm^2，总照射时间为 16.6 分钟。这种技术已被证明可以使角膜形态更规则，UDVA 和角膜曲率值在术后 3 年内保持稳定。

（4）光照结构的个性化设计：有研究在外源性胶原酶注入兔角膜基质模拟的圆锥角膜动物发现，鸟巢结构角膜交联的生物力学性能最好，其次是传统斑点结构角膜交联和蜂窝结构角膜交联。

4. 薄角膜的角膜交联　基于核黄素扩散计算和传递到角膜的 UVA 能量总量，Dresden 方案要求患眼去上皮后角膜厚度至少为 400μm，使角膜内皮的 UVA 辐照暴露低于 0.35mW/cm^2 的阈值，以防止内皮损伤。然而，许多中度至晚期病例的圆锥角膜厚度小于此阈值而不符合这项手术要求。此外，在长时间的 UVA 暴露交联治疗期间可能发生角膜干燥和脱水，导致 CXL 过程中角膜厚度显著降低。对于在角膜较薄和角膜曲率较陡的眼，使用 Dresden 方案后可能会出现永久性基质瘢痕。薄角膜交联是临床的一个巨大挑战，目前有以下解决方案。

（1）低渗核黄素溶液配方：Dresden 方案采用的核黄素溶液配方是将 0.1% 核黄素溶于 20% 右旋糖酐 T500，该配方的渗透压为 402.7mOsmol/L（等渗）。右旋糖酐 T500 可增加溶液黏度，有良好的成膜性能，平均膜破裂时间为 22 分钟，能提高核黄素的渗透率，但它同时有很强的亲水羟基，对水的亲和力很高，会造成角膜脱水，故术中浸润后中央角膜厚度（central corneal thickness，CCT）显著下降。角膜基质暴露于低渗溶液时角膜会膨胀，进而可中和过薄角膜带来的风险。低渗核黄素 CXL 是以生理盐水配置的 0.1% 核黄素溶液（不含右旋糖酐），渗透压 300mOsmol/L，使角膜肿胀以达到足够的 CCT，再用 UVA 照射。有学者对角膜去上皮后，每 3 分钟将等渗核黄素滴加于角膜，30 分钟后使用超声测厚法测量角膜厚度，然后每 20 秒滴一次低渗核黄素，直到角膜厚度增加到至少 400μm，再行 3mW/cm^2 的 UVA 辐射照射，使用低渗核黄素后的角膜厚度增加了 36~110μm。低渗核黄素对薄角膜的交联有效性已有不少佐证，Buyuktepe 等人对 23 只 CCT 小于 400μm 的进展性圆锥角膜眼采用低渗核黄素治疗，术后第 3 年的平均 UDVA、BCDVA 角膜测量读数均有统计学意义上的改善。Stojanovic 等人发现，虽然使用低渗核黄素和 3mW/cm^2 UVA 照射 30 分钟延缓了圆锥角膜的进展，但效果低于厚度大于 400μm 角膜中使用标准 CXL 的效果。但此方法也有一定的局限性：①由于内皮细胞泵的排水功能与角膜表面水分的蒸发，低渗核黄素带来的角膜水肿效果是短暂且不稳定的。② Hafezi 对 268μm 厚的人眼角膜进行低渗 CXL，但手术后 3 个月在角膜前表面观察到高达 1.9D 的明显进展，在 CXL 后 6 个月，进展增加到 2.3D。虽然低渗核黄素溶液肿胀是有效的，并导致术前厚度超过 400μm，但生物力学阻力的增加不足以阻止疾病的进展。因此，作者建议成功的薄角膜 CXL 效果所需的术前角膜基质厚度应至少为 330μm。③氧气通过肿胀角膜基质的扩散能力低于正常角膜基质，这可能会导致氧气传输减少，从而降低 CXL 的效果。

（2）等渗核黄素联合羟丙基甲基纤维素（isotonic riboflavin5-phosphate 0.1% with 1.1% hydroxypropyl methylcellulose，Rf-HPMC）：等渗核黄素配方中的 20% 右旋糖酐 T500 可

增加溶液黏度，有良好的成膜性能，平均膜破裂时间为 22 分钟，但羟基对水的亲和力很高，会造成角膜脱水，故在浸润后 CCT 显著下降。羟丙基甲基纤维素（hydroxypropyl methylcellulose，HPMC）属于非离子型纤维素混合醚，是一种半合成、不活跃的黏弹性聚合物，对眼组织无刺激性，常用作眼科润滑剂。与右旋糖酐 T500 相比，HPMC 的成膜和阻止水分蒸发性能更好，膜破裂时间为 32 分钟，有良好的黏结性、热胶凝性和 pH 稳定性，且没有结合水的羟基。Wollensak 等人测得角膜表面含 HPMC 的核黄素膜厚 300μm，含右旋糖酐的核黄素膜厚 70μm，而低渗核黄素膜厚仅 40μm。HPMC 用于 CXL 具有抑制光照过程中角膜厚度减少的优势。用 1.1%HPMC 替代 20% 右旋糖酐 T500 配置的核黄素溶液，浸泡后猪角膜厚度减少更小（右旋糖酐组：去上皮后 760μm，浸泡后 617μm；HPMC 组：去上皮后 779μm，浸泡后 753μm），因此 1.1%HPMC 可能对薄角膜更有利。Mark 等比较加入不同浓度的 HPMC 与不同浓度右旋糖酐的核黄素交联，加入 0.5%、1.0% 和 1.7% 的 HPMC 后，浸润 30 分钟的 CCT 分别为浸润前的 172%、183% 和 170%；加入 5% 右旋糖酐后，CCT 较浸润前减少 7μm，加入 10% 右旋糖酐后 CCT 为浸润前的 80%。Hammer 等人发现与右旋糖酐 - 核黄素组相比，HPMC-Rf 组中角膜内的核黄素浓度高 4～18 倍。Ehmke 等人使用猪角膜也得到了相似的结果。Thorsrud 等人发现 HPMC-Rf 治疗的圆锥角膜患者术后 Kmax 变平，矫正远视力提高，而右旋糖酐 - 核黄素治疗后仅能稳定在术前水平，认为 HPMC-Rf 交联能产生更深的基质效应。

（3）跨上皮角膜交联术：见本节前述。

（4）孟加拉玫瑰红 - 绿光角膜交联术（collagen cross linking by rose Bengal and green light，RGX）：RGX 是 Cherfan 等在 2013 年提出的一种新型 CXL 技术。孟加拉玫瑰红（rose Bengal，RB）是一种亲水的卤代黄嘌呤染料，其分子式为 $C_{20}H_2Cl_4I_4Na_2O_5$，分子量为 1 017.64。由于其激发三重态和 ${}^1O_2^*$ 的产率高、人体安全性好，故常被用作氧化的光敏剂，是美国食品药物管理局（FDA）批准的角膜表面损伤诊断剂。RGX 的原理是 RB 在 532nm 绿光下强烈吸收能量被激活后，可通过电子转移机制和 ${}^1O_2$ 机制在角膜中的蛋白质分子间形成共价键，发生光化学交联反应，从而有效延缓圆锥角膜进展并提高角膜硬度。由于 RB 带负电，可以与胶原紧密结合，且 RB 是大分子，共聚焦显微镜观察到 RB 在兔角膜基质中的浸润深度有限（浸润深度 90～270μm，取决于浸润时间），从而可以避免对深部角膜基质细胞和内皮细胞的损伤，或许能突破传统的核黄素 -UVA 交联方案对角膜厚度大于 400μm 的限制。RGX 尚停留在基础研究阶段，尚无统一的操作标准，动物实验采用的 RGX 方案在 RB 渗透时间、绿光辐照度和照射时长等方面不统一。通常的方案是，角膜去上皮后，RB 浸润 2～20 分钟，再用 $0.25W/cm^2$ 的 532nm 绿光照射 10 分钟（总能量 $150J/cm^2$），在照射 3.3 分钟和 6.7 分钟时额外滴加 RB。关于 RGX 的安全性，研究表明，在 RGX（$150J/cm^2$）治疗后第 1 天，兔角膜的细胞凋亡仅限于基质的前 1/3；在 RGX（$100J/cm^2$）治疗后第 28 天，电镜下未观察到角膜内皮和基质细胞的形态改变；在 RGX（$150J/cm^2$）治疗后第 28 天，角膜基质细胞数量并无减少，对虹膜、视网膜色素上皮和视网膜血管均未造成损伤。在 RGX（$150J/cm^2$）过程中，绿光照射给视网膜传送 $3.47mW/cm^2$ 的辐照度，显著低于美国国家标准协会规定的 532nm 光热和光化学损伤阈值（$75.5mW/cm^2$ 和 $159mW/cm^2$）。Gao 等在 RB 溶液中加入 HPMC 以减少照射过程中角膜组织水分的蒸发和 CCT 的减少，认为 1.1%HPMC–0.1%RB 浸润 20 分钟的总体效果最佳，可提高 RGX 手术的安全性，且不影响 RB 向角膜内的浸润和交联效果，有良好的临床应用前景。

（5）接触镜联合角膜交联术（contact lens-assisted corneal cross linking，CA-CXL）：CA-CXL 是通过配戴角膜接触镜在角膜前空间形成核黄素薄膜，使得角膜接触镜、核黄素薄膜和角膜累加达到 400μm 的厚度，以衰减辐照度，角膜接触镜与角膜之间的缝隙也起到储存核黄素溶液的作用。CA-CXL 具有良好的交联效果。有研究者对 12 例最薄点角膜厚度（不含角膜上皮厚度）（377.2±14.5）μm（范围 350～398μm）的进展期圆锥角膜患者的 14 只眼进行 CA-CXL，观察到术后交联线深度的平均深度为（252.9±40.8）μm，且术后 6 个月角膜地形图随访结果稳定。然而，角膜接触镜中所含的核黄素以及角膜接触镜与角膜之间储存的核黄素会吸收大部分的 UVA，因此该方法的有效性还需更多的实验数据来支持。

（6）微透镜交联：Sachdev 等人研究了 3 例角膜厚度小于 400μm 的圆锥角膜患者，选择从其他近视屈光手术患者取下的合适厚度的角膜基质微透镜，放置在去上皮后的圆锥角膜患者眼前，使总角膜厚度超过 400μm。然后，按照 Dresden 方案进行交联，交联完毕后取下放置的角膜基质。术中及术后并无并发症发生，且上皮在 3～5 天完全愈合，所有病例术后 AS-OCT 成像均可见深度 280～300μm 的交联分界线。

（7）个性化角膜交联：包括"Sub400"方案和角膜去上皮区域的个性化，见本节前述。

5. 其他角膜交联方案

（1）口服核黄素交联：Schaeffer 等人报道了 3 例病例报告，提出每天口服 800mg～2g 不等的高剂量核黄素，并每天接受 15 分钟的自然阳光 UVA 照射，观察 6 个月，患者用药后视力提高、角膜曲率下降，但仍有待进一步研究。

（2）供氧交联：交联过程中补充氧气可以增加 CXL 的强度和深度。Aslan 等人对 57 例进展期圆锥角膜患者进行供氧 - 快速交联（氧流量 2L/min，总能量 7.20J/cm^2），与常规的快速交联的对照受试者相比，供氧组 Kmax 降幅更大、分界线明显更深，但长期效果不明确。

（3）便携 UVA 发射装置：CXL 要求在手术室进行，鉴于其手术持续时间短，有学者提出研发便携 UVA 发射装置，或将 UVA 发射装置与裂隙灯结合，在诊所内以无菌方式完成该手术，从而减少患者等待手术的时间。该方法目前仅是构想，尚未实行。

（4）谷氨酰胺转移酶（transglutaminase，T-gases）：是一种交联酶，可催化谷氨酸和赖氨酸之间的生化反应。角膜几乎完全由 I 型胶原蛋白组成，富含谷氨酸和赖氨酸，理论上角膜胶原纤维可以通过 T-gases 交联，从而可能增强力学性能。Yan 等人去除兔角膜上皮后，将 T-gases 溶液每 2 分钟滴在角膜上，共 16 次，交联后的角膜硬度接近于 Dresden 方案，展现了其巨大的潜力，但相关研究较少，且缺乏长期观察。

（三）影响 CXL 预后的因素

1. Kmax　Kmax＞58.0D 可增加手术的失败率，尤其偏心的圆锥。Kmax＞55.0D 可增加手术后视力的不确定性。

2. 患者年龄　儿童圆锥角膜 CXL 后角膜仅轻度变平，视力提高不显著，术后效果持久性较成人差。唐氏综合征圆锥角膜 CXL 疗效较差。

（四）CXL 的并发症及处理

CXL 的并发症主要来源于角膜上皮的去除及 UVA 辐照对角膜组织的损伤。主要有以下并发症。

1. 角膜上皮下混浊雾状（haze） CXL术后大多数眼睛会出现前、中基质混浊，通常出现在术后2～6周，通常会在9～12个月时消失，具有自限性，因此不必使用激素治疗。混浊的角膜基质与未混浊的角膜基质形成一条明显的分界线，代表交联组织和非交联组织之间的界限，并已被一些研究人员用作量化CXL效果的一种手段；但也有研究发现，随着时间的推迟，分界线的存在与否、深浅，与交联效果并无关系。

2. 角膜瘢痕 少数患者CXL术后角膜混浊持续不退，则会形成角膜瘢痕。研究发现，出现角膜瘢痕的患眼与没有此类变化的眼相比，具有更高的术前屈光度、更高的角膜曲率和更薄的CCT（平均420μm），因此要求医师加强术前检查与评估。

3. 治疗失败 表现为圆锥角膜持续进展。据统计，只有8%的病例在5～10年时进展明显，具体进展原因尚不清楚，可能与疾病程度有关。交联后进展的患者可接受再次交联。

4. 感染性角膜炎 在手术期间和早期愈合阶段，去除角膜上皮会使角膜基质暴露致微生物感染。微生物角膜炎的确切发病率尚未确定。大多数关于微生物感染的病例报告都是细菌性的，如表皮葡萄球菌、大肠杆菌、铜绿假单胞菌和凝固酶阴性葡萄球菌感染，有报道显示可导致永久性视力丧失。少数病例与术后绷带镜的使用和误用有关，有必要告知患者不要自行更换、移除或清洁镜片，可使用对应的抗生素治疗。

5. 内皮衰竭 CXL后内皮衰竭非常罕见。内皮衰竭的主要原因可能是角膜过薄，基质中的交联剂对UVA的辐照缓冲不足所致。推荐薄角膜采用改良的CXL以减少辐照对角膜的损伤。

6. 远视加重 可能和疾病程度有关，但具体原因不详。

7. 潜在的角膜缘干细胞损伤 细胞层面的研究显示，将角膜缘上皮细胞暴露于Dresden方案中，可发现角膜缘上皮细胞中存在DNA损伤的证据，但临床未见相关报道。

8. 持续性角膜上皮缺损 通常CXL术后第1天患者均有不同程度的片状角膜上皮缺损；术后3天，大部分患者表现为有线状或小片状上皮缺损；术后7天上皮基本愈合，有散在点状上皮缺损；术后14天和30天，上皮完全愈合。为了避免上皮缺损持续存在应加强护理，尤其在术后1周内，可常规使用绷带式角膜接触镜促进角膜上皮愈合及减少眼部不适感。此外，应叮嘱患者多闭目休息，减少用眼和瞬目动作，点眼药时动作须轻柔，避免造成角膜上皮再次脱落。

9. 干眼 与角膜神经的营养缺陷或病理性神经形态有关。术前与健康角膜相比，圆锥角膜患者的角膜中观察到更多的神经环、交叉和更大的交叉角，术后神经环的频率增加，交叉更频繁，神经弯曲度增加，可通过人工泪液缓解。

（黄锦海 杨 梅 陈中幸 陈 铭 蒋清清）

二、角膜基质环植入术

（一）角膜基质环（intrastromal corneal ring segments，ICRS）植入术的原理

ICRS最初是用于矫正近视，现在更常被用来治疗圆锥角膜一类角膜扩张性疾病。通

过植入 ICRS 到周边角膜基质内，抬高其上方的胶原纤维板，使得中央角膜相对扁平化，屈光力降低，从而改善角膜前突导致的近视与不规则散光，是用于治疗轻中度圆锥角膜的手术方法之一。其可通过改变基质环的厚度、半径、弧长等因素来调整改善屈光力的强度。ICRS 越厚、半径越小、离视轴越近（内外径越小），中央区角膜扁平化的效果就越明显，角膜中央区平均屈光力的降低也愈加明显。

ICRS 具有微创性、安全性、有效性和可逆性等优点，长期疗效较佳。相较正常角膜而言，圆锥角膜患者的角膜厚度相对更薄，角膜质地也更疏松，为 ICRS 植入术实现中央角膜的变平提供了便利。

（二）ICRS 植入术的适应证

2000 年，Colin 等学者最初提出了利用 ICRS 植入来治疗圆锥角膜的方法。ICRS 植入术可用于治疗低度近视、圆锥角膜、透明边缘性角膜变性、LASIK 术后角膜扩张和 LASIK 术后屈光度数回退。一般认为，对于圆锥角膜进展期患者，在框架眼镜和 RGP 不耐受，且中央角膜透明的情况下，可以考虑单独进行 ICRS 植入术或行 ICRS 植入术联合 CXL 以提高视力。一般认为，接受 Intacs 环治疗的患者需中央角膜透明，最薄点角膜厚度至少 400μm，并且无法耐受角膜接触镜。Alio 等认为，比起晚期圆锥角膜，Intacs 环更适合轻中度圆锥角膜患者（平均角膜曲率<53D）。尽管绝大部分人认为中央角膜透明是 Intacs 环植入术必要条件，但在 Wachler 等的报道中，角膜瘢痕患者接受 Intacs 环治疗后视力仍提高 3 行。此外，Intacs 环治疗已扩展到更大范围的角膜扩张，例如激光原位角膜磨镶术后的透明边缘变性和医源性扩张。目前对 ICRS 植入术的患者适应年龄和分期尚未达成一致。

1．年龄　大部分学者认为年满 18 周岁之前不适宜进行 ICRS 植入手术，因为在成年以前，圆锥角膜进展较快，角膜的生物力学尚不稳定，ICRS 很可能由于角膜形态变化而影响疗效。也有一些学者认为，对年龄小于 25 周岁的进行性圆锥角膜患者，可以联合 ICRS 植入术和 CXL 来稳定角膜；对 25 周岁以上的非进行性圆锥角膜患者，可单独行 ICRS 植入术。一项由 Alfonso 等人进行的为期 5 年的随访研究表明，尽管 ICRS 植入手术无法完全阻止病情的进展，但对未成年人而言，它可以带来视力的改善，并且角膜厚度等指标也具有良好的稳定性。

2．分期　Dimitris 等认为重度圆锥角膜患者因角膜过薄（<400μm）或术后效果不佳而不适合接受 ICRS 植入术治疗。按照 Amsler-Krumerich 分期只有 I 期和 II 期患者适合 ICRS 植入术，但是近几年研发的 Intacs SK 系列、Kera 环和 Ferrara 环也适用于重度患者。AbdElaziz 等证明，Amsler-Krumerich 分期 III 期的患者应用 355° 的 Kera 环后视力明显改善，矫正远视力（corrected distance visual acuity，CDVA）可从术前的 0.22 ± 0.17 提升至 0.49 ± 0.22。Torquetti 等发现 320° 的 Ferrara 环对中到重度的圆锥角膜患者，尤其对对称型圆锥角膜和高度散光者，其改善效果更为显著，平均 CDVA 从 0.2 提高到 0.5。

随着 ICRS 研发的不断更新，ICRS 的应用范围还在不断扩大，其适应证可根据型号的不同而相应更改。

（三）ICRS 的类型

ICRS 的常用材料均为聚甲基丙烯酸甲酯（polymethyl methacrylate，PMMA），生物相容性好。ICRS 共 5 种，包括 Intacs 环、Intacs SK、Kera 环、Ferrara 环和 Myo 环，其中常用的 3 种型号是 Intacs 环、Kera 环和 Ferrara 环。目前唯一获得 FDA 批准的型号是 Intacs 环，但 Kera 环和 Ferrara 环在美国以外的地区被广泛使用。不同品牌和型号的 ICRS 的弧长、横截面形状、厚度和内外径均有所不同（表 8-4-3），可根据不同的眼表情况和预期矫正程度来选择相应型号。具体如下。

（1）Intacs 环：最初用于矫正近视，横截面为六边形，主要弧长有 150° 和 210°，厚度 250～450μm，内径 7.0mm，适用于 −0.50～−5.00D 的近视矫正和轻中度圆锥角膜患者。植入基质隧道内。临床应用较多（图 8-4-3）。

（2）Intacs SK：用于治疗严重圆锥角膜和较高的屈光不正。横截面为椭圆形或六边形，厚度 210～500μm，内径 6.0mm。相比于 Intacs 环，其内外径均较短，在同样厚度情况下矫正视力能力更强。植入基质隧道内。

表 8-4-3　不同品牌和型号 ICRS 的设计参数

设计参数	Intacs 环	Intacs SK	Kera 环	Ferrara 环	Myo 环
横截面面积	六边形	椭圆形或六边形	三角形	三角形	三角形
厚度	250～450μm，每 25～50μm 为一增量	210～500μm	150～350μm，每 50μm 为一增量	150～350μm，每 50μm 为一增量	200～320μm
内径（即光学区直径）/mm	7.0	6.0	5.0、6.0	5.0、6.0	5.0～8.0
弧长 /°	150、210	150	90、120、150、160、210、355	90、120、150、160、210	360

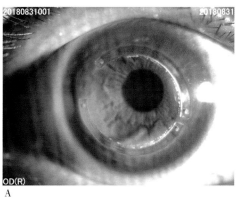
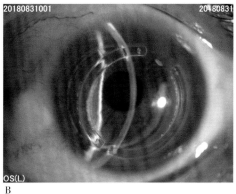

图 8-4-3　圆锥角膜患者双眼 Intacs 环植入术后 5 年裂隙灯照片

A. 右眼；B. 左眼，可见角膜基质内弧形半环结构，环内侧边缘白色结晶样沉着。

（3）Kera 环：专为圆锥角膜设计。横截面为三角形，弧长为 90°～355°。厚度 150～350μm，内径 5.0 或 6.0mm。新型号 Kera 环 355° 仅用于乳头状圆锥角膜，厚度有 200μm 和 300μm 可供选择。另一种新型号 Kera 环 AS（用于角膜地形图极度不对称的圆锥角膜）可用于矫正特定的圆锥角膜形态。植入基质隧道内。

（4）Ferrara 环：横截面为三角形，厚度 150～350μm，内径 5.0 和 6.0mm。植入基质隧道内。

（5）Myo 环：是唯一连续的 360° 圆环，为近视和圆锥角膜开发。横截面为三角形，内径 5.0～8.0mm，厚度 200～320μm。植入角膜基质袋内。此款临床使用较少。

（四）ICRS 的选择

术前为患者选择合适的 ICRS 是一个综合性过程，需要结合角膜扩张分布类型、扩张程度和预期矫正视力等因素。

ICRS 放置的方向和数量要依据角膜扩张的分布来界定。以直径 5.0mm 的 Ferrara 环为例，在完成屈光、裂隙灯和角膜地形图等常规检查后，首先要根据患者预期矫正度数选择相应厚度的 ICRS。厚度为 150μm、200μm、250μm、300μm 和 350μm 的 Ferrara 环，对应矫正的屈光度分别为 –2.00～–4.00D、–4.25～–6.00D、–6.25～–8.00D、–8.25～–10.00D 和 –10.25～–12.00D。再根据图 8-4-4 确定患者的角膜扩张分布类型。50%：50% 对称型者选择两个相同厚度的节段；33%：66% 选择两个厚度相差 50μm 的节段，较厚节段放在凸起程度更重处；25%：75% 和 0：100% 可选择厚度相差 10μm 的 2 个节段或者近植入单节段。也可以从患者自身散光程度出发，选择相应型号和放置数目。

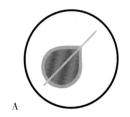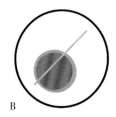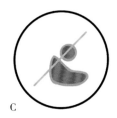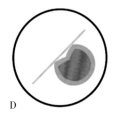

图 8-4-4　圆锥角膜扩张分布类型

A. 对称扩张（50%：50%）；B. 66% 扩张区域位于角膜一侧（33%：66%）；
C. 75% 扩张区域位于角膜一侧（25%：75%）；D. 全部扩张区域位于角膜一侧（0：100%）。

通常所需的压扁程度越大，使用的环段越厚，并且环放置得越靠近视轴，但是靠近视轴放置的 ICRS 可能会移位侵犯视轴而增加眩光和光晕。ICRS 的横截面形状可能会影响视觉质量，椭圆形横截面的 ICRS 可能会因为缺乏锐角而减少光散射，进而减少眩光和光晕。

（五）ICRS 植入术的操作方法

根据切口隧道的建立，分为传统机械和飞秒激光这两种方法。

1. 手动式隧道制作　消毒铺巾，手术需要在严格的无菌条件下进行，采用局部麻醉，术中预防性使用抗生素，局部应用。使用大小为 11.0mm 的标示器来确定角膜几何中心，同时用 Sinskey 钩进行标记。经典的切口标记通常设置于术眼颞侧象限水平子午线处（右眼

9：00 位，左眼 3：00 位），切口位置也可以根据术者的习惯和具体情况进行调整设置。角膜颞侧做放射状切口，切口长 1.0mm，深度为角膜厚度的 3/4。为了便于植入，或在术者技术欠成熟的情况下，切口可扩大 0.1～0.2mm，至 1.1～1.2mm，有术者会将切口进一步扩大至 1.8mm。中央和周边角膜厚度需要进行测量，以此来确定适当的角膜厚度和适当的隧道深度。平均周边角膜厚度可通过多次测量周边角膜厚度后计算均值得出，均值的 3/4 即钻石刀切口深度。Alio 提出的方法是读取同一点的 7 次周边角膜厚度，去掉 1 个最大值和 1 个最小值后，剩余 5 次厚度计算均值，均值的 3/4 即钻石刀切口深度参考值。此外，还有一种测量方法，测量包含 ICRS 植入区的角膜厚度，以保证植入深度不少于植入区角膜厚度的 1/2。紧接着，调整植入环位置，让其位于最陡径线两侧，从而减少角膜膨隆，使角膜变平。做好切口后，再利用 Sinskey 钩和基质扩张器在切口底部做一段潜行基质隧道。为了评估切口的长度和角膜囊袋开合状态，角膜切口内需要置入前导刀片。随后，通过参考角膜几何中心来调整负压定中器（vacuum centering guide）位置。最后，负压吸引器下的板层隧道分离器依顺时针和逆时针插入切口，做 2 条基质通道，然后释放负压，取下板层隧道分离器。LASIK 术后患者 Intacs 环的 7.0mm 内径区应该保持正中，深及 LASIK 角膜瓣缘。

2．飞秒激光板层隧道分离　飞秒激光通过光离解作用产生极高的能量，使其组织电离成微泡的形式，进而实现板层隧道的分离。因为飞秒激光可以分离出更加精确和紧实的隧道，所以不需角膜缝线。飞秒激光板层隧道的分离需要跨切口区中央和周边角膜厚度的测定，这和手动式一样。Intralase 隧道参数体系要求患者最薄点角膜厚度须不少于 400μm。共轴性在隧道制作时非常重要，这与 LASIK 飞秒激光制瓣相似。为了保证对接过程中共轴性的实现，在确定并标记角膜几何中心的同时，可在中心标记周围再做一圈 3～4mm 的圆形标记。在手术显微镜低倍镜视野下放置负压吸引环，利用 Mastel 光从而达到最佳视觉共轴性。将患者术眼移至激光下，在固定负压吸引环的同时，要注意检查确保患者面部与机器平面保持平行。如果术者想要将正中点置于瞳孔，需要根据圆锥顶点来调整共轴性，不能在角膜完全压平后，因为松弛和扩张的角膜在完全压平时会发生扭曲。在确定好中心位且角膜呈现完全压平状态后，则须启动负压吸引环，以确保负压吸引环压平圆锥。光照度的增加能够帮助对接后确定共轴性标记。指示器保持中位，激活激光并观察扫描图式。一旦隧道分离完成释放负压，即将负压吸引环从压平锥镜上取下，抬高激光头。

3．术后处理　术后局部使用抗生素和非甾体滴眼液，每日 4 次，也可加用无防腐剂人工泪液频点 1～2 周。术后 2 周拆除缝线，可最大限度降低新生血管发生率和散光。在第一次 ICRS 植入术后，如果发现植入过浅或过深、ICRS 移位或矫正结果不理想可行第二次手术，可对 ICRS 进行移除或更换。如须重置半环体，重造板层隧道，则用 Sinskey 钩钩住半环体末端圆孔，轻柔地依弧度旋出半环体。

ICRS 植入术后的正常裂隙灯图像见图 8-4-5。

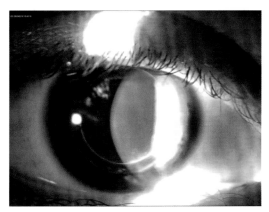

图 8-4-5　ICRS 植入术后的正常裂隙灯图像

（六）ICRS 植入术的并发症及处理

传统的机械方法可能引起伤口缺损、上皮损伤、放置过浅、基质变薄和基质水肿等。使用飞秒激光技术辅助开通隧道可以减少一定的术中并发症，且其屈光效果基本与机械方法相同。由于 ICRS 的植入并未侵及中心视野区，且此手术可逆，术后并发症经恰当处理很少造成不可逆性损伤。

1. 隧道开通不全　主要发生在飞秒激光开通隧道时，可能由于激光的能量不足。Coskunseven 等统计了圆锥角膜接受 ICRS 植入术的 850 只眼，发现隧道开通不全是最常见的并发症，发生率为 2.7%。

2. ICRS 植入的深度不准　是术中较常见的问题。若植入过浅，可能导致 ICRS 暴露、前弹力层穿孔、前基质压迫和角膜上皮受损（极性营养物质运输受阻引起），也易造成预期屈光结果的偏差，在一定程度上解释了 ICRS 植入术可预测性和稳定性较差的原因。植入过深也可能引起后弹力层穿孔、内皮细胞损伤及其引发的急性圆锥角膜。因此，术中监测 ICRS 植入深度是保障手术效果并避免该并发症的重要手段。飞秒激光辅助隧道的应用提供了 ICRS 放置的良好均匀性和对称性，避免脱位和过浅放置，且能够定制隧道到节段。术后可用 OCT 评估 ICRS 的植入深度。

3. ICRS 移位　术后发生概率约 1.3%，是较为常见的并发症类型，会导致术后屈光度发生不可预测的改变。采用切口处双线缝合的方法可加固 ICRS 并能有效地减少移位。

4. 角膜炎　术后发生率为 1.4% ~ 6.8%，主要是由于缝线松动或 ICRS 移位至切口部位造成的切口裂开所导致的，也可能与 RGP 配戴史、眼部创伤史和系统性疾病（如糖尿病等）有关。葡萄球菌感染是最常见的感染类型，约占 25%，其次是肺炎链球菌和铜绿假单胞菌。可以在术后使用抗生素预防，必要时须取出 ICRS，也有可能会导致角膜云翳或新生血管。培养 ICRS 可能有助于分离病原菌。如果感染沿着通道蔓延，最好移除 ICRS 并用强化抗生素治疗。

5. 角膜基质融解　较为罕见，发生率为 0.23% ~ 0.70%，但严重时可导致角膜穿孔。可能的原因是 ICRS 下方的角膜细胞凋亡后分泌降解酶，造成局部角膜融解。治疗方法是尽早取出 ICRS 以避免角膜进一步损伤。最近，Elias 等研发了一种以供者角膜为材料的生物基质环，减少了角膜基质融解的发生率。

6. 角膜新生血管　表层或深层角膜均可出现，其中伤口处表层新生血管增生更为常见。一般伤口处轻度的、浅表的血管形成无须取出和进一步处理，但是深层新生血管形成则对视力影响较大，此时应将 ICRS 取出后用局部泼尼松和环孢素，可使新生血管逐渐消退。患者若配戴角膜接触镜则需要长期监测角膜新生血管的生长情况，因为在角膜外周或中央、初次手术或术后多年都有可能发生。如果中央角膜血管持续存在，则需要停止配戴角膜接触镜或移除 ICRS。

7. 急性圆锥　虽然发生率非常低，但是严重的并发症之一。一般发生于重度圆锥角膜终末期患者，其发生率与角膜前凸程度成正比。自发性急性圆锥较为罕见，但是当合并后弹力层和内皮层破损时，其发生率会显著增加。ICRS 植入术虽然是降低发生急性圆锥的治疗方法，但其本身也可能导致急性圆锥的发生，可能是由于术中开通隧道时引起的后弹力层或内皮层损伤或穿孔，继而导致大量房水从穿孔处进入角膜，引起角膜急剧水肿。

此外，还可能与 ICRS 导致角膜局部炎症加重有关。在发生急性圆锥或有此倾向时，须及时将 ICRS 取出。

8．眩光和光晕　ICRS 越接近角膜中心以及瞳孔越大（>5mm），越容易导致眩光和光晕的产生，但可随着时间逐渐消失。因此，开发了 6.0mm 或更大内径的 ICRS，例如 Kera 环 SI-6 和 Intacs SK。此外，Intacs SK 的圆形边缘设计也有助于减少视觉症状的发生。三角形横截面的 ICRS 可产生棱柱效应，将光反射出视轴。较大光学区内径的 ICRS 通常需要植入在较厚的角膜区域，因为这为 ICRS 在上方留下了更多的组织并提供了一个较厚的缓冲区，以防止眼睑摩擦和挤压。

9．其他　色素沉着和瘢痕形成也有报道，但对视力矫正无明显影响。

（七）ICRS 植入术的治疗效果

1．ICRS 植入术用于圆锥角膜的治疗效果　2000 年，Colin 发表了 ICRS 植入治疗圆锥角膜的结果，证明了这种手术在降低圆锥角膜患者的等效球镜和柱镜度数以及改善视觉功能方面的效果。其后大多数研究报告了 ICRS 植入的圆锥角膜患者通常能在视力、屈光度和角膜曲率等方面取得较为满意的效果：裸眼视力和矫正视力改善，等效球镜和角膜散光减少，角膜中央变平，角膜曲率平均减少 3～5D，角膜高阶像差有所减少，特别是不对称像差明显改善。

ICRS 可帮助一部分圆锥角膜患者提高视力，获得视觉重建，但术后视觉结果的可预测性差，具有不同严重程度的圆锥角膜患眼对 ICRS 植入的反应不同，也不乏术后视力无改善甚至回退的可能，手术效果与术前因素密切相关。目前Ⅰ期和Ⅱ期圆锥角膜患者的术后视觉改善和长期稳定性较好，疗效可以持续 5 年甚至以上，其中术前视力较差者在术后视力提升幅度较大，矫正效果较好，但Ⅲ期和Ⅳ期患者的手术长期安全性和稳定性尚有待进一步考究。Alfonso 等人根据 Amsler-Krumeich 圆锥角膜分类，检查了Ⅰ～Ⅲ期患者植入 Kera 环后的视力和屈光结果，发现只有Ⅰ～Ⅱ期患者在术后 6 个月的 UDVA、CDVA、近视和散光有改善，而Ⅲ期患者术后视力无明显改善，提示 ICRS 可能仅对轻度和中度圆锥角膜有效。Kubaloglu 等人发现，Ⅳ期圆锥角膜患者在 ICRS 植入术后的 UDVA 和 CDVA 反而下降。这些研究强调了评估圆锥角膜不同阶段以确定 ICRS 植入的最佳时机和获得的效果。

除了在常用的 Amsler-Krumeich 圆锥角膜分期系统中的参数，术前视力也可以在预测 ICRS 植入的疗效中发挥作用。Pena-Garcia 等人建立了一个预测数学模型，以客观地确定哪些圆锥角膜患者将从 ICRS 植入术中受益。该模型使用术前 CDVA 和角膜曲率读数来预测视觉结果，灵敏度为 88.1%，特异度为 83.3%，表明术前 CDVA 较差的患者手术效果最好。该模型有望减少 ICRS 植入术后视觉结果不佳的概率，作者建议将其与制造商的标准图一起用作决策工具，但该模型的可靠性有待进一步研究和验证。Vega-Estrada 等人的多中心回顾性研究也表明，患者术前 CDVA 越差，术后 CDVA 提升的可能性就越大：术前 CDVA≤0.4 的患者中，82.8% 的患者术后 CDVA 提升了至少 1 行（$P<0.01$）；而术前视力几乎没有损害的患者在术后视力往往会恶化，37.8% 的患者在术后 6 个月 CDVA 下降了至少 2 行，但等效球镜度和角膜曲率有所改善，这表明角膜测量的改善并不总能带来视力的改善。因此，Vega-Estrada 等人强调圆锥角膜患者的视力不一定与角膜的形态参数和

像差相关，这意味着视力极差患者的角膜形态不一定会发生极大改变。该结论有助于解释 Vega-Estrada 等人的研究结果与 Kubaloglu 和 Alfonso 等人的研究结果的差异：前者认为圆锥角膜越严重（仅由视力受损确定）的患者在植入 ICRS 后视力更好；而后者认为圆锥角膜越严重（根据 Amsler-Krumeich 分期，不考虑视力）的患者在 ICRS 植入术后视力更差。

2. ICRS 植入术用于 LASIK 术后角膜扩张的治疗效果　尽管 ICRS 可以改善 LASIK 术后扩张的 CDVA、等效球镜度和彗差，但 ICRS 植入用于 LASIK 术后角膜扩张的适应证仍不明确。根据 Brenner 等人的研究，在 LASIK 术后角膜扩张患者中，进行 ICRS 的最佳适应证者是那些因角膜扩张导致 CDVA 下降至少 2 行的患者，以及 LASIK 术后扩张 4 级（定义为 CDVA<0.5）的患者，这些患者在 ICRS 植入后 12 个月 CDVA 平均增加了 2.89 行；视力丧失较轻患者的 CDVA 增加效果一般（2 级和 3 级扩张患者的 CDVA 平均增加 1 行）；没有任何视力丧失的患者（1 级扩张）在 ICRS 植入术后视力反而下降。在 Yildirim 等人报道的 8 只眼（6 名患者）的长期随访（平均随访时间 67 个月）中，所有患者的平均 UDVA、CDVA、等效球镜度（–9.0～–3.3D）和平均角膜曲率（47.4～45.4D）持续改善。由于所有 8 只眼的基线 CDVA 均小于 0.5，因此结果支持 Brenner 等人的结论，即建议 LASIK 术后扩张行 ICRS 植入术的最佳适应证是 4 级扩张（CDVA<0.5）或扩张后视力损失至少 2 行。

3. 不同 ICRS 设计的治疗效果比较　研究表明，Kera 环比 Intacs 环在视力方面的改善更大，这可能是因为 Kera 环比 Intacs 环更靠近光学区。Kaya 等人发现，在圆锥角膜患者中 Intacs 环和 Ferrara 环的屈光和视觉结果没有显著差异，但 Ferrara 环显著降低了眩光的暗视对比敏感度，并且可能会导致更多的光散射和降低对比敏感度，这可能是因为 Ferrara 环比 Intacs 环更靠近视轴。Haddad 等人证明，接受 Intacs SK 和 Kera 环 SI-6（两者都是内径为 6.0mm 的新型 ICRS）植入的圆锥角膜患者（AK Ⅰ～Ⅳ期，有角膜瘢痕的排除）在视觉结果、屈光度、角膜地形和高阶像差方面有一定程度的改善，术后 1 年，Intacs SK 组术眼的 UDVA 提高了（0.62±0.19）LogMAR，Kera 环 SI-6 组术眼提高了（0.67±0.17）LogMAR，CDVA 分别提高了（0.12±0.11）LogMAR 和（0.08±0.13）LogMAR；等效球镜度分别平均减少（2.80±2.87）D 和（2.65±3.00）D；Kf 和 Ks 平均减少（1.51±1.57）D 和（2.24±1.61）D，以及（1.10±2.00）D 和（1.44±1.64）D；初级彗差均方根平均分别下降（1.09±0.66）μm 和（0.99±0.72）μm。Khan 等人报道了 Intacs SK 在重度圆锥角膜中的有效性，术后 12 个月的平均 UDVA 明显优于术前（分别为 0.88LogMAR、1.40LogMAR，P=0.001），平均 CDVA 结果相似（分别为 0.29LogMAR、0.44LogMAR，P=0.04），平均等效球镜度从术前的 –6.57D 降低到 12 个月时的 –2.84D（P=0.01），Kf 从 52.07D 降至 46.15D（$P<0.000\,1$，Ks 从 57.9D 降至 51.2D（$P<0.000\,1$）。需要比较各种 ICRS 设计的随机研究，以得出其安全性和有效性的结论。

4. CXL 可以增强和稳定 ICRS 的效果，但联合技术和优化的手术参数须进一步探讨。为明确 ICRS 在不同严重程度的圆锥角膜和 LASIK 术后角膜扩张中的应用，未来需要进行大样本的临床研究并进行长期的随访。

（赵　婧　曾庆延）

三、角膜移植术

（一）历史和术式比较

最终有 10%~15% 的圆锥角膜患者需要进行角膜移植来作为其最终治疗手段。角膜移植是用正常透明的角膜组织代替混浊和病变的角膜组织，是眼科重要的手术之一。角膜本身不含血管，处于相对"免疫赦免"地位，因此，角膜移植的成功率位于其他同种异体器官移植之首。1886 年，von Hippel 在德国进行了第一例成功的人类角膜移植，他将全厚兔角膜移植到一名年轻女孩的眼睛上，恢复了其视力。von Hippel 开发了第一台角膜环钻，成为了未来设备的原型。

目前最常见的角膜移植是穿透性角膜移植术（penetrating keratoplasty，PK）和前部深板层角膜移植术（deep anterior lamellar keratoplasty，DALK）。PK 是成功的组织移植形式之一，是全层角膜感染和创伤、全层混浊或白斑的首选手术形式。当角膜病变不影响内皮和后弹力层时，DALK 可以取代前者治疗角膜深基质层以上的病变，以降低免疫排斥反应的风险。角膜移植的愈合效果与角膜切割表面的形态密切相关。

1936 年，Ramón Castroviejo 成功完成了第一例圆锥角膜的 PK，开启了圆锥角膜手术治疗复明的崭新一页。在接下来的 80 多年的时间里，PK 是手术治疗失明圆锥角膜患者主要的手术方式。直到近 20 年，随着显微手术技术的提高和飞秒激光在角膜手术应用的扩展，常规或飞秒激光辅助的板层角膜移植术（lamellar keratoplasty，LKP）治疗圆锥角膜的占比逐渐增多。目前，角膜移植术主要包括 PK、DALK 等。各种术式的比较见表 8-4-4。

表 8-4-4　各种角膜移植术的优缺点

手术方式	视力恢复	免疫排斥	植片哆开风险	神经恢复速度	手术时间
PK	快	常见	高	慢	长
LKP					
传统 LKP	较快	少见	低	慢	长
DALK	快	少见	低	慢	长
MILK	较快	罕见	基本无	快	极短

注. MILK：minimally invasive lamellar keratoplasty，飞秒激光辅助的微创板层角膜移植术。

（二）穿透性角膜移植术（PK）

1．适应证

在世界范围内，PK 仍然是目前治疗圆锥角膜的主流手术方式，具有高安全性和有效性（93%~96%），是治疗角膜基质疾病的标准方法，如圆锥角膜、感染性角膜炎和基质营养不良等，是圆锥角膜完成期重要的复明手术。

我国 PK 治疗圆锥角膜的适应证为角膜全层瘢痕的圆锥角膜患者，框架眼镜最佳矫正远视力（best spectacle-corrected visual acuity，BSCDVA）<0.3，或急性圆锥角膜患者长期（>1 个月）角膜水肿，后弹力层裂口超过 4mm，水肿不消退。

2．手术步骤（图 8-4-6）

（1）麻醉

1）全身麻醉：PK 首选全身麻醉，可以有效缓解患者紧张，以及因为紧张引起的眼轮匝肌紧张，减少手术过程中眼内容脱出或暴发性脉络膜出血的风险。

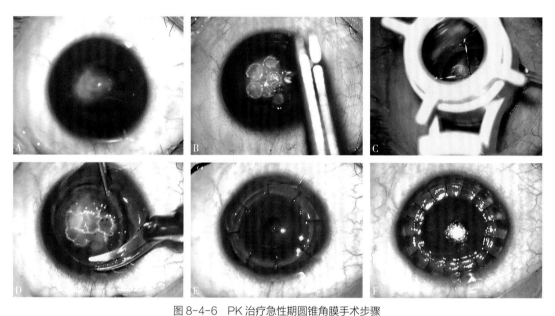

图 8-4-6　PK 治疗急性期圆锥角膜手术步骤

A. 急性期圆锥角膜；B. 对锥顶进行热烧灼降低中央角膜曲率；C. 采用负压环钻对植床进行钻切；
D. 采用角膜剪剪除病变角膜；E. 用 10-0 的尼龙线间断缝合 8 针；F. 用 10-0 尼龙线间断缝合 16 针。

2）局部阻滞麻醉：如果没有全身麻醉的条件亦可以选择球周阻滞麻醉。局部阻滞麻醉是关系到手术成败的关键因素之一。为了获得充分的局部阻滞麻醉，可以在局麻药物注射结束后，应用 Honan 气囊加压。如果没有 Honan 气囊，可以应用两块纱布垫放在眼睑上，用手掌的鱼际肌部位对眼球方向均匀施加压力，压力控制在 40~50mmHg 左右，2~3 分钟放松加压 5~10 秒钟，加压总时间控制在 15~20 分钟，可使眼球充分软化。

（2）眼球固定：开睑器开睑后，常规缝上、下直肌牵引固定缝线。

（3）制备植床：如果中央角膜曲率高，则不利于环钻对植床进行钻切，可以对锥顶进行热烧灼降低中央角膜曲率后再进行钻切。环钻直径原则大于圆锥基底部 Fleischer 环直径，一般以 7.5~8.0mm 为宜。有条件建议用负压环钻（Hessburg-barron）钻取植床，植床均匀切至 3/4 角膜厚度时，以钻石刀或一次性穿刺刀在鼻侧或颞侧切透全层，前房注入缩瞳剂 0.05% 卡巴胆碱和 1.0% 眼用透明质酸钠溶液，用角膜剪剪下病变角膜组织。角膜剪尽量与角膜切线垂直，以使得植孔边缘垂直、整齐。

（4）制备植片：当制备植床时，助手就应同时做供体植片的制备。由于大部分接受 PK 的圆锥角膜患者为年轻人，因此眼库为这部分患者提供优质的供体角膜。一般供体角膜要求：年龄 16~50 岁为宜，死亡至保存时间小于 8 小时，供体角膜透明，眼库专用内皮显微镜检测内皮细胞≥2 500 个 /mm²。

植片直径一般比植床大 0.25mm。将供体角膜放置在切割枕（cutting block）上，使内皮面向上，位置一定使角膜中心和切割枕的中心重合。确认是中心位置后，用拇指把环钻快速压下，使其植片被快速切下，植片完整地被遗留在切割枕上，用角膜片托板轻轻从上皮面托起，放置在已制备好的植孔上。

（5）缝合植片：首先用平衡盐溶液（BSS 液）轻轻冲洗植孔中的黏弹剂和残存的缩瞳剂，然后重新把黏弹剂滴到植孔上，把制备好的植片用托盘放置在植孔上，用 10-0 尼龙缝线进行 16 针间断缝合或连续缝合。根据眼轴长度确定缝合松紧度（伴轴性近视者缝合较紧），缝合深度达 4/5 以上角膜厚度。

（6）重建前房：当缝合完成后，应用 BSS 液从缝线间插入 23 号钝性针头，注入 BSS 液约 0.2mL，使之形成正常深度的水密前房。

（7）调整手术性散光：在重建前房后，植片和植床上表面应当是对合良好，在同一个光滑平整的角膜子午线面上。可以使用 Placido 盘在角膜表面的角膜映光环，如果映光环是圆形说明角膜散光不大，如果映光环呈现椭圆形，说明存在较大散光，需要重新缝合，重新缝合的方式是在短径的子午线上降低缝线的紧张度，或在长径的子午线上加强缝线的紧张度。

（8）术毕结膜囊涂妥布霉素地塞米松眼膏，包单眼。

3. 特殊手术技巧　巩膜刚性低的眼睛，如儿童或近视患者，在 PK 术中容易发生眼球塌陷，应使用巩膜固定环（如 Flieringa 环或 Goldman 巩膜固定环）和眼睑固定器来稳定眼球。患者年龄越小，组织越柔韧，硬度越低，处理组织和缝合就越困难。此外，更高的后压力会导致晶状体 - 虹膜隔向前移位，增加虹膜脱垂、晶状体挤压和脉络膜上腔出血的风险。患者头部高于身体其他部位的位置有助于降低该压力。术前眼部按摩也可以降低高后压的风险，尽可能避免球后阻滞。

（三）板层角膜移植术（LKP）和深板层角膜移植术（DALK）

1. 适应证　PK 治疗圆锥角膜术后视力恢复快，但 PK 也有其缺点，包括术中发生眼内容脱出的风险，术后发生免疫排斥反应、角膜植片慢性失功能和植片哆开等并发症。PK 术后角膜植片的平均存活时间约为 17 年，而 LKP 术后植片的平均存活时间可达到 49 年。基于以上原因，对于角膜内皮细胞无明显病变的患者，眼科医师越来越倾向采取 LKP 治疗。全球范围内圆锥角膜 LKP 手术方式的比例也逐年增多。在中国，圆锥角膜患者接受 LKP 占角膜移植的比例从 2014 年的 46% 提高到 2018 年的 71%，LKP 成为治疗圆锥角膜主流的方式。DALK 在技术上比 PK 更加困难，主要表现为板层角膜剥离的操作和角膜钻孔深度的控制。目前，随着 DALK 技术的进展，考虑到大多数圆锥角膜患者都有健康的内皮细胞，进行 DALK 手术的患者人数也逐年增加。DALK 相较 PK 的最终视觉结果相似，但内皮排斥反应的风险降低。

（1）圆锥角膜完成期患者。

（2）BSCVA≤0.3，且不能耐受角膜接触镜。

2．手术步骤

（1）麻醉：对于可以配合的患者，一般选用局部阻滞麻醉，无需全身麻醉。

（2）制作植床：采用普通环钻或负压环钻钻取植床，植床深度控制在1/2角膜厚度。显微镜下用一次性角膜板层刀剖切病变角膜，常规 LKP 剖切应至少不能浅于 4/5 角膜厚度。如果剖切时存留的植床过厚，或因技术不熟练植床厚薄不均，应再次剖切，或用 0.12mm 的有齿镊夹持较厚的部分，用尖刀片轻轻剥离。为了获得更好的层间界面，减少层间界面的瘢痕，有经验的手术医师也可以采用大泡技术辅助暴露角膜后弹力层进行 DALK。

（3）制作板层植片：取临床提供的新鲜眼球或脱水保存的供体角膜。脱水保存的供体角膜应在 1：4 000 妥布霉素生理盐水中复水 1~2 分钟至角膜恢复柔软，厚度与正常角膜相当。供体角膜直径一般比受体植床大 0.25mm，采用普通环钻和负压环钻钻取供体角膜，然后将供体角膜的后弹力层和内皮层撕除备用。

（4）缝合植片：用 10-0 尼龙线间断缝合 16 针，将缝线线头拉动埋藏在巩膜板层内。在 Placido 盘下调整缝线松紧以减少术后的角膜散光。

（5）结膜囊涂妥布霉素地塞米松眼膏后包眼。

3．特殊手术技巧　采用逐渐加压的缝合技术避免植床皱褶出现在瞳孔区域。圆锥角膜进行 LKP 面临的首要难题是，LKP 手术前角膜已经出现了明显的前突，进行 LKP 要将前突的角膜压平，这样就不可避免地出现植床的皱褶，如果植床的皱褶出现在瞳孔区域，将明显损害视力（图 8-4-7），这也是在全球范围内圆锥角膜 LKP 还没有成为主流手术方式的重要原因之一。史伟云教授的研究团队通过逐渐加压的缝合技术有效地避免植床皱褶出现在瞳孔区域（图 8-4-8、图 8-4-9），这样既可以提高术后视力，又可以避免 PK 常见的并发症。

（四）角膜热成形术（thermal keratoplasty）在急性圆锥角膜 LKP 中的应用

1．适应证　圆锥角膜在发展的过程中，可能会因为高度前突，引起后弹力层破裂导致角膜中央高度水肿，水肿逐渐消退吸收后，一般残留全层角膜瘢痕。以往对于急性圆锥角膜的患者只能行 PK 手术。圆锥角膜后弹力层破裂后，刺激角膜基质细胞活化和增殖，并向成纤维细胞转化修复，瘢痕形成一般需要 4 周或以上的时间。如果能快速修复后弹

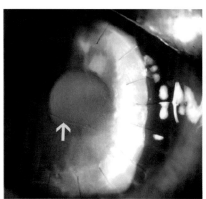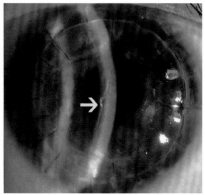

图 8-4-7　传统的缝合方法术后裂隙灯照片（术者：史伟云）

LKP 治疗圆锥角膜，采用传统的缝合方法，植床出现的皱褶容易出现在瞳孔区域（箭头示），明显影响术后视力的恢复。

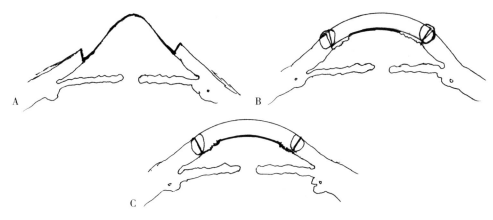

图 8-4-8　逐渐加压的缝合技术操作示意图

A.去除层状基质后，锥状受体层更为明显；B.当前 4 条缝线固定时，受体床中部 3/4 与移植物紧密结合，
边缘附近存在空隙；C.缝合全部缝线后，逐渐按压受体组织，微皱褶位于周围。

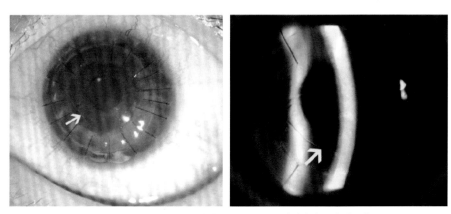

图 8-4-9　逐渐加压的缝合术后裂隙灯照片（术者：史伟云）

箭头表示位于外围的褶皱，保证了瞳孔区域的透明度。

力层裂口并减轻水肿，在瘢痕形成之前的窗口期进行 LKP，就能避免植床形成致密瘢痕。史伟云教授团队对急性圆锥角膜患者应用角膜热成形术快速封闭后弹力层裂口并治疗水肿，在术后 1～2 周再进行 LKP，打破了完成期圆锥角膜只能行 PK 的传统观点。

2. 手术步骤

（1）一期手术：前房穿刺联合角膜热成形术。

1）制作侧切口：球周阻滞麻醉成功后，在角膜缘做穿刺口，释放出部分房水，使眼压降低，前房变浅。

2）缩小瞳孔：前房内注射卡巴胆碱 0.1mL 缩小瞳孔。缩小瞳孔的目的是避免在随后放出房水的过程中虹膜嵌顿在切口处，以及避免随后发生的虹膜前粘连。

3）热烧灼：用烧灼器烧灼水肿的角膜，使中央角膜收缩并使突出的锥体变平。治疗面积略大于角膜水肿面积。根据经验可以使热烧灼后的角膜曲率低于正常角膜曲率。在热烧灼之前，后弹力层由于前突明显，会有较大的裂口。突起的水肿角膜在热烧灼之后变平，这样后弹力层的裂口重新对合，避免了房水直接进入角膜基质内，能显著缩短水肿吸收的病程。

4）配戴绷带型角膜接触镜，涂妥布霉素地塞米松眼膏结束手术。

前房穿刺术联合角膜热成形治疗急性角膜积液的疗效观察见图 8-4-10。

（2）二期手术：LKP。角膜热成形术后 2 周左右，角膜后弹力层切口愈合，角膜水肿消退，此时角膜尚未形成深层瘢痕，是行 LKP 的理想窗口。具体手术方法基本同常规LKP（图 8-4-11），需要注意的是剖切过程中要保留 100μm 左右的植床角膜基质，以免后

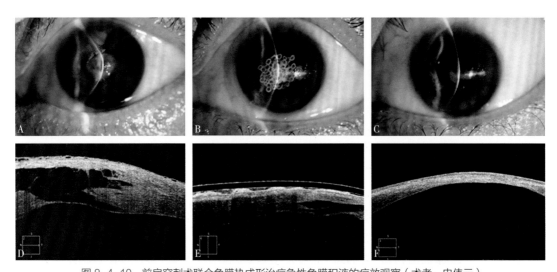

图 8-4-10　前房穿刺术联合角膜热成形治疗急性角膜积液的疗效观察（术者：史伟云）

A. 急性角膜积液患者的角膜前突和角膜中央水肿；B. 热成形后前突的角膜变平；C. 热成形术后 1 周，角膜水肿消退；
D. 眼前节光学相干断层扫描（anterior segment optical coherence tomography，AS-OCT）成像检查示急性圆锥角膜后弹力层有破裂口；E. AS-OCT 检查示热成形后，后弹力层封闭，水肿减轻；F. AS-OCT 检查示后弹力层愈合，水肿消退，角膜基质密度略高于正常。

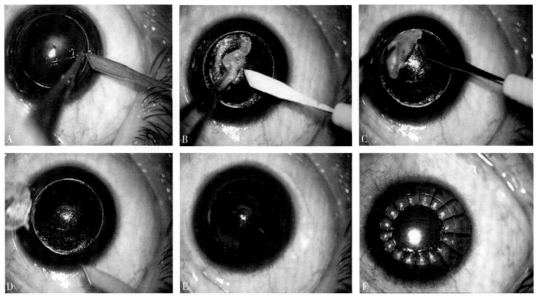

图 8-4-11　LKP 治疗急性圆锥角膜的手术步骤（术者：史伟云）

A～C. 用一次性角膜板层刀剖切病变角膜；D、E. 剖切病变角膜暴露光滑的植床；
F. 将植片放在植床之上，用 10-0 的尼龙线间断缝合 16 针完成手术。

弹力层破口再次破裂。一旦剖切过深导致后弹力层有小穿孔渗漏，可以向前房内注入无菌空气，继续完成 LKP。

（五）飞秒激光辅助的角膜移植术（femtosecond laser-assisted keratoplasty，FLAK）

角膜移植分为治疗性角膜移植和光学性角膜移植，理想的角膜移植应为光学性角膜移植，其关键技术包括角膜供体和受体的精细化制备技术、角膜的平整对合技术和良好缝合技术等，以此可将术源性角膜散光最小化。

角膜供体和受体的精细化制备技术是光学角膜移植的重要环节。如何将病变的角膜组织规则地切除，是角膜手术医师一直所追求的。常规环钻钻切植床和制作供体角膜，往往会因为角膜变形、反复钻切等造成植片或植床不能成为规则的圆形，这样在常规角膜移植之后容易形成术后难以矫正的散光。飞秒激光在规则制作植片和植床方面有着比传统手术更大的优势，可以通过激光精准个性化制作植片和植床，更符合光学角膜移植的理念。目前在笔者所在的医院，超过 90% 的圆锥角膜患者采用 FLAK。

1. 术前评估　术前应进行全面的病史询问和详细的眼科检查，主要包括以下方面。

（1）病史：询问并记录全身性疾病及眼部疾病、外伤、手术等病史，以及用药史、药物不良反应和过敏史。了解要求手术的原因和期望值，职业、生活及用眼习惯等社会学资料。

（2）常规眼部检查：检查视力、主觉验光度数、眼压、泪液分泌情况、眼前节和眼后节情况（照相）。

（3）特殊检查项目

1）测量眼轴长度、角膜水平和垂直直径：指导设计角膜植片和植床的切割直径。

2）测量角膜厚度：使用 Pentacam 三维眼前节分析仪、AS-OCT 或 A 超设备等，指导设计角膜植床切削深度。

3）检查角膜内皮细胞：使用角膜内皮镜或共聚焦显微镜，确定 LKP 术的可行性。

2. 手术设计

（1）受体角膜植床直径设计：根据患眼角膜直径设计飞秒激光切割植床的直径，充分考虑角膜中心和角膜顶点。与传统环钻切割角膜植床直径以 0.25mm 递增不同，飞秒激光允许切割直径以 0.10mm 递增，因此设计可更精准。术前测量角膜水平和垂直直径以及角膜病变直径后，进行环形切割设计。切割范围原则上既要充分包含病变区域，又要距离角膜缘至少预留 1.5mm 的健康角膜区域，以便于植片在植床上对位缝合，且减少术后缝线引起新生血管长入等并发症。

（2）供体角膜植片直径设计：通常植片直径较植床直径大 0.1~0.3mm。设计时应考虑以下因素。

1）眼轴长度：眼轴越长，植片直径应越小（术后角膜曲率越低）；反之，眼轴长度越短，植片直径应越大（术后角膜曲率越高），以便在一定程度上弥补由眼轴长度造成的屈光度数。

2）术前前房深度：术前前房较浅，尤其房角开放度低者，宜选择直径相对较大的植片，以便术后加深前房深度，避免房水回流不畅引起高眼压。

3）对侧眼的屈光状态：减轻或避免因植片直径选择不当导致的术后双眼屈光参差过大。

（3）飞秒激光的多种个性化切割边缘模式：除了常规不同角度切割边缘和板层切割，礼帽形切割边缘可提供更多角膜内皮，蘑菇形切割边缘可提供更多角膜基质，之字形和圣诞树形切割边缘可提供更多植床和植片贴合界面。此外，还有燕尾形和榫槽形切割边缘等可供选择（图8-4-12）。从生物力学角度而言，与常规切割边缘模式相比，个性化切割边缘模式可为角膜植片与植床对接提供更多的愈合表面积和更高的稳定性。

（4）飞秒激光参数和能量设计：激光参数设置的顺序为供体和受体角膜切割直径和深度、切割能量等，应特别注意激光的特定参数设定（即能量、光斑、点间距和线间距）可影响切口的稳定性。点间距、线间距越小，切面越光滑。激光能量原则上应根据设备的低限值设定，以减轻飞秒激光爆破对角膜组织的损伤。根据经验和角膜的混浊程度可适当增加激光能量值。对于LKP或制作角膜内皮植片，建议飞秒激光聚焦层面距离角膜内皮面 100~150μm，以减轻激光爆破过程中能量对角膜内皮细胞的损伤。术前应个体化综合衡量患者情况，并对手术相关参数进行最优处理和合理选择，从而使手术获得最优的临床效果。

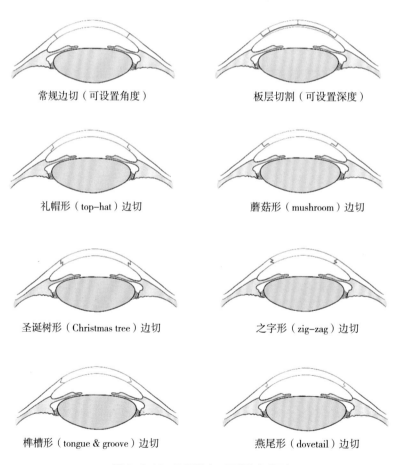

常规边切（可设置角度）　　　　　板层切割（可设置深度）

礼帽形（top-hat）边切　　　　　蘑菇形（mushroom）边切

圣诞树形（Christmas tree）边切　　　之字形（zig-zag）边切

榫槽形（tongue & groove）边切　　　燕尾形（dovetail）边切

图 8-4-12　飞秒激光不同的边切类型

3．手术步骤

（1）麻醉

1）方法1：先进行眼表面麻醉，采用飞秒激光辅助制作角膜植床后再行球周或球后阻滞麻醉，或行全身麻醉。优点是眼球位置易调控；缺点是一旦飞秒激光穿透全层角膜，很难行球周或球后阻滞麻醉。

2）方法2：进行球周或球后阻滞麻醉后，采用飞秒激光辅助制作角膜植床。优点是飞秒激光切割角膜后无须再进行麻醉；缺点是若麻醉后眼位不正，增加飞秒激光的切割难度。

建议LKP和角膜内皮移植术主要采用局部麻醉。在麻醉条件允许的情况下，PK选择全身麻醉。

（2）固定头位，术眼表面麻醉。平衡眼位，使眼位居中。

（3）设置飞秒激光参数。助手将参数输入设备，并双人核对签字。

（4）供体角膜制作：将供体角膜放置于人工前房，采用角膜保存液形成前房并维持正常眼压，采用飞秒激光切割供体角膜植片。

（5）受体角膜制作：激光发射器与患者接口连接。根据不同型号发射器的操作要求，做好患者接口与术眼的接触，维持稳定并采用飞秒激光切割植床。

（6）部分类型角膜移植手术需要飞秒激光联合手工切割完成植床和植片的制备。

（7）采用间断缝合或连续缝合完成相应类型的角膜移植手术。缝合结束后，建议在解除开睑器和眼睑对眼球压迫的情况下，用Placido盘引导调整缝线松紧，使角膜映光环呈现环形，降低术后角膜散光度数。

4．手术类型

（1）飞秒激光辅助PK：适应证同常规PK，需要注意的要点是飞秒激光切割需要负压吸引，会增加眼压，且飞秒激光操作与角膜移植手术操作通常不在同一手术室，患者需要转移手术室。因此，飞秒激光切割时保留角膜桥连组织对确保角膜切割过程中及患者转移过程中眼内结构完整、防止房水渗漏及前房塌陷具有重要作用。建议飞秒激光切割受体角膜的深度应距离内皮面约100μm，而供体角膜可全层切开。

（2）飞秒激光辅助DALK（图8-4-13、图8-4-14）：对于角膜基质混浊明显或圆锥角膜中央角膜明显变薄者，可采用飞秒激光仅行植床边缘切割，建议植床保留厚度在100μm及以上。而后，使用角膜刀切割角膜板层间组织，或采用大泡技术暴露后弹力层。植床切割完成后，将飞秒激光切割的供体角膜植片撕除后弹力层和内皮层后进行移植。

1）制备植片：制备FS200飞秒激光角膜边切参数如下，植片前表面环切直径一般比植床前表面直径大0.2～0.3mm，选择与植床边切类型一致的边切方式，软件进行设计。

2）受体边切：采用飞秒激光对受体角膜仅进行边切，边切深度根据角膜厚度控制在400～450μm，根据受体角膜直径大小设计边切直径在7.5～8.5mm。

3）大泡技术辅助暴露植床：①将充满无菌空气的注射器连接在钝性大气泡针头上，从切口边缘插入角膜深基质层，针头位置位于角膜中央，注入无菌空气约1mL，使角膜后弹力层与基质层分离。②使用一次性45°角膜刀沿着环切口剥切病变角膜组织，将病变角膜组织完整剥除，暴露后弹力层。

4）缝合植片：将角膜供体植片的后弹力层和内皮层撕除后放于植床，采用10-0尼龙

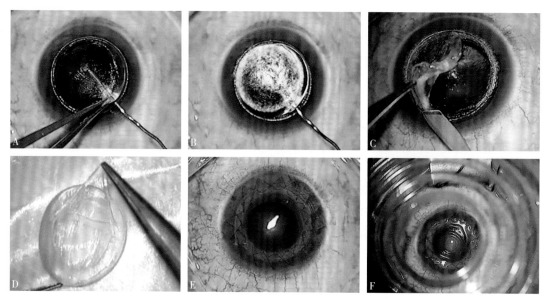

图 8-4-13　飞秒激光辅助的大泡技术 DALK 操作（术者：高华）

A.注气针头通过飞秒激光切削的边切深层插入角膜基质层间；B.向角膜基质内注入无菌空气大约 1mL，后弹力层被空气分离，大气泡分离后弹力层成功；C.采用一次性角膜刀将病变的角膜基质切除，暴露后弹力层；D.将飞秒激光制作的供体角膜的后弹力层和内皮层撕除；E.采用双连续缝合技术进行缝合，植片和植床对合完美；F.在 Placido 盘下观察角膜映光环，可见角膜映光环呈现圆形。

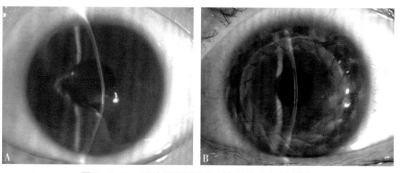

图 8-4-14　飞秒激光辅助的大泡技术 DALK 效果

A.圆锥角膜患者手术前，角膜中央明显变薄前突，可以见到 Fleischer 环，最佳矫正视力 0.05；B.该患者行改良的飞秒激光辅助的 LKP 手术后 6 个月，角膜植片透明，层间愈合良好，裂隙灯显微镜下几乎看不到层间界面，角膜前突状得到有效改善，最佳矫正视力达到 1.0。

线连续缝合。Placido 盘下观察角膜映光环，若映光环不圆，调整缝线松紧，直至角膜映光环呈现圆形后，结束手术。

（3）飞秒激光辅助的微创板层角膜移植术（minimally invasive lamellar keratoplasty，MILK）：相对于 PK，LKP 已经明显降低了角膜移植术后的免疫排斥反应和角膜植片慢性失功能。尽管如此，LKP 360° 近全层切断了角膜的神经，使得术后角膜感觉、角膜上皮等容易出现并发症，术后角膜的生物力学也明显降低。对于圆锥角膜或其他角膜扩张性疾病，可以采用 MILK 进行治疗。MILK 是采用飞秒激光在受体角膜植床制作非压平状态下直径 8.8mm、深度 150～200μm 的植入袋，切口长度约 2.3mm。根据受体角膜厚度，采用飞秒激光制作厚度 200~250μm、非压平状态直径约 8.6mm 的供体角膜植片（含前弹力层和前部角膜基质）。将供体角膜植片打卷，植入受体角膜植入袋中展开，增加受体角膜厚度和抵抗力，无须缝合。相对于传统 LKP，MILK 创伤小，恢复快。

1）适应证

①圆锥角膜完成期患者。

② BSCVA≤0.5。BSCVA<0.3 的患者最好能耐受 RGP，以便术后 RGP 矫正提高视力。

③中央角膜厚度（CCT）300~460μm。

2）手术技术（图 8-4-15、图 8-4-16）

①供体植片制作：将供体角膜放置于人工前房上，使用注射器推注平衡盐溶液或无菌空气，采用 FS200 飞秒激光系统的板层程序制作供体角膜基质，供体角膜切削直径为压平状态 9.0mm，切削深度根据受体角膜厚度设置为 200~250μm，侧切角为 120°。钝性分离去除供体角膜上皮组织，然后用龙胆紫标记供体角膜前表面备用。

②植床制作：采用 VisuMax 飞秒激光系统的角膜瓣程序制作受体角膜基质囊袋，参数设置为激光脉冲频率 500kHz，激光能量 185nJ，击射点间距 4.5μm，受体角膜基质囊袋切削

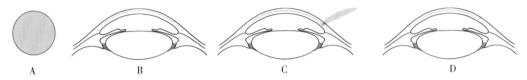

图 8-4-15　MILK 手术操作示意图

A. 供体角膜基质；B. 制作 2.3mm 受体角膜基质囊袋；

C. 将供体角膜基质卷起并轻轻置入受体角膜基质囊袋中；D. 用虹膜恢复器将供体角膜基质铺平。

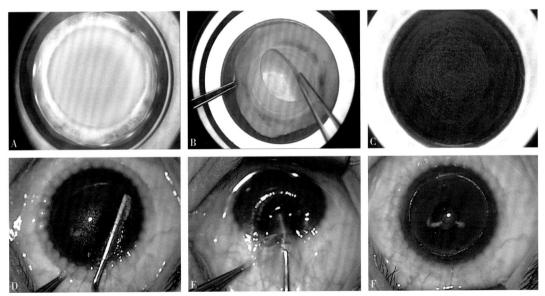

图 8-4-16　飞秒激光个性化厚度制作供体植片（术者：高华）

A. 用飞秒激光进行供体角膜板层切割，切割深度 200~250μm；B. 采用显微无齿镊将一定厚度的供体角膜取下备用；C. 飞秒激光制作直径 8.8mm、深度 200μm 的板层切割；D. 采用虹膜分离器钝性分离植袋；E. 采用虹膜分离器将供体角膜打卷，通过植入口植入植袋内；F. 供体角膜植片在植袋内完全展平，位于植袋中央，角膜透明度好，切口自然对合，无须缝合。

直径为非压平状态 8.8mm，切削深度为 150μm，切口位于 90°，囊袋切口长度为 2.3mm。

③植片植入植袋：将供体角膜基质卷起并通过上述 2.3mm 受体角膜切口轻轻置入受体角膜基质囊袋中，采用虹膜恢复器将供体角膜基质铺平，使得植片位于植袋中央，同时避免植片皱褶影响视力。对合切口，无须使用缝线。点广谱抗生素滴眼液。

3）术后处理

①术后用药：0.5% 左氧氟沙星滴眼液每天 4 次，连续用药 1 周，以预防手术感染。0.1% 氟米龙滴眼液每天 3 次，连续用药 1 个月，然后更换为 0.02% 氟米龙滴眼液每天 4 次，并在 12 个月内逐渐减量至停。术后 2 周可以加用无防腐剂的人工泪液。

②术后随访：术后观察指标包括 BCDVA、裂隙灯显微镜检查、角膜前表面 3mm 平均曲率、角膜中央前后表面高度、中央角膜厚度、AS-OCT 和 Corvis ST 等。随访时间 3 个月之内每月随访一次，3~12 个月每 3 个月随访一次，12 个月之后每半年随访一次。

4）手术效果

①角膜植片：所有患者角膜植片均保持透明，层间角膜植片贴附良好，角膜厚度增厚明显，随访期间没有发生免疫排斥反应（图 8-4-17）。

②视力：术后 12 个月和术后 24 个月平均 BSCVA 优于术前。一般术前 BSCVA 较好的患者和术前的矫正视力相近，但术前角膜薄、曲率高的患者，术后视力可提高。

③角膜前表面曲率和后表面高度：角膜前表面 3mm 平均曲率和前表面中央高度术前术后均具有统计学差异。与术前相比，随着手术时间的延长，术后角膜前表面中央高度逐渐降低。

④中央角膜厚度：术后中央角膜厚度较术前显著增加，一般术后的中央角膜厚度可以达到 580~600μm，并能保持稳定。

⑤角膜生物力学：Corvis ST Ⅱ 提供了新的角膜生物力学参数——DA ratio 2.0mm 和 SP-A1，较术前显著提高并且保持稳定。

5）手术评价：与传统的角膜移植术相比，新型的 MILK 有以下优势。

① MILK 术中普遍采用表面麻醉，降低了全身麻醉和球周阻滞麻醉的风险。

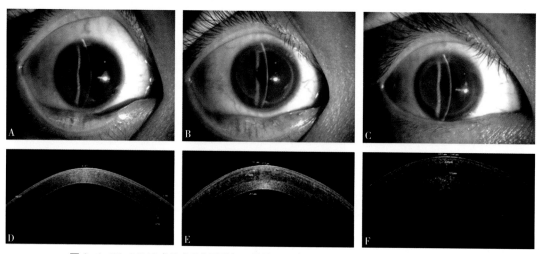

图 8-4-17 MILK 术前术后的裂隙灯显微照片（A~C）和 AS-OCT 图片（D~F）

A、D. 术前；B、E. 术后 12 个月；C、F. 术后 24 个月。

②切口长度由传统角膜移植的 25mm 降低到 2mm，因此，MILK 尽可能地保留角膜前神经丛，从而降低角膜移植术后神经营养性并发症的发生率。

③手术缝线由传统角膜移植的 16 根减少到 0 根（无须缝合），这避免了术后缝合导致的高度不规则散光、感染、新生血管形成等缝合相关的并发症。

④手术时间由传统 LKP 手术的 30～40 分钟降低到 6～8 分钟，显著减轻了患者的焦虑和心理压力。

从以上结果可以看出，MILK 手术时间短，恢复快，术后角膜生物力学性能明显增强，随访期间未见明显角膜扩张进展，与传统的 LKP 相比，技术难度并不高。因此，MILK 可能会改变传统角膜移植手术理念，如果广泛推广和开展，将改变此类疾病的手术方法，使疾病在早期阶段得到有效控制发展，从而彻底避免风险较高的传统的 LKP 和 PK。

（六）角膜移植术后并发症及处理

术后并发症是影响角膜移植术预后的重要因素。根据发生时间可分为早期和晚期两类。

1．术后早期并发症

（1）术后角膜愈合不良：以角膜上皮愈合不良和切口愈合不良最为常见，处理方法包括重新缝合、配戴角膜绷带镜或羊膜覆盖。

（2）层间积液：LKP 术可出现层间积液，层间积液术后当天或第 1 天可进行放液处理。

（3）感染：手术本身及术后抗免疫排斥反应药物的使用，可降低眼表对感染的免疫力。怀疑继发感染的患者可进行常规病原学检查和共聚焦显微镜检查。病原未明确之前可经验性使用广谱抗生素，明确病原后尽量使用敏感性药物。

2．术后晚期并发症

（1）免疫排斥反应：早期发现可加大局部抗免疫排斥反应药物（糖皮质激素、免疫抑制剂）的使用频率，必要时联合使用全身抗免疫排斥反应药物。

（2）角膜植片混浊：由于供体原因、术后免疫排斥反应、角膜植片慢性失功能、原发病复发等原因，造成角膜内皮细胞功能无法代偿或角膜基质混浊，一般无有效治疗方法，可结合患者实际情况选择对症处理或再次行角膜移植术。

（3）青光眼：角膜移植术后发生高眼压的原因包括术后炎症、虹膜粘连和长期使用糖皮质激素等。术后应密切观察，一旦发现应首选合适的降眼压药物，在使用降眼压药物治疗无效时，可考虑行抗青光眼手术。

（七）展望

角膜移植手术治疗圆锥角膜的发展趋势总体是从多创到微创，从传统粗放型手术向精准精细型手术。临床上 PK 逐渐向 LKP 和 MILK 发展，在有条件的情况下，对于圆锥角膜患者进行角膜移植尽量选择飞秒激光进行精确辅助，这样术后的视觉质量更好。

临床上对于确诊圆锥角膜早期的患者要尽量延缓或阻止圆锥角膜的进展，避免传统角膜移植手术。如果角膜交联和 MILK 广泛推广和开展，理论上可以阻止绝大部分圆锥角膜患者的病情，从而避免常规的 PK 和 LKP，这对圆锥角膜的治疗意义重大。

（高　华）

四、准分子激光联合角膜交联术

（一）优点

角膜交联术（CXL）自诞生以来，为大量早中期的圆锥角膜患者控制病情进展、保存视力和视觉质量带来了极大获益。然而，CXL 无法改善圆锥角膜患者的异常屈光度而提升视力，如何在实现病情稳定的同时提升患者视力和视觉质量，降低患者对 RGP 的依赖性，以及帮助患者获得更高的生活质量等方面，仍然是广大眼科医师不断探索和努力的方向。准分子激光技术和角膜地形图 / 像差引导下的准分子激光手术在解决患者角膜不规则散光和视觉质量异常等方面已经得到广泛应用和良好的临床效果反馈。作为角膜屈光手术医师，同时也是圆锥角膜筛查诊疗第一线的医师，将两种技术进行合理的结合及应用。对部分条件合适的圆锥角膜患者，无论是采用准分子激光切削改善角膜不规则性，实现部分屈光重建，然后进行同期 CXL；还是先一期实施 CXL，再实施二期准分子激光的序贯治疗，最终目的都是在控制或延缓圆锥角膜发展的同时提高视力。这不仅是医疗技术的联合，更是治疗理念的创新和提升。

（二）术前检查

准分子激光切削会减少角膜组织，可能会降低圆锥角膜患者的角膜厚度和生物力学稳定性。因此，对于这部分患者，设计准分子激光切削方案需要更加谨慎和严格的术前检查评估。

1. 对圆锥角膜病情及交联适应证的检查评估

（1）角膜地形图：早期诊断对圆锥角膜的有效治疗具有重要意义。圆锥角膜经典的检查和诊断工具是角膜地形图。典型圆锥角膜的地形图表现为中央角膜曲率异常增高、厚度变薄。更早期的地形图则表现为角膜后表面首先出现变化，包括后表面异常抬高、后表面形态由不完全桥形向桥形递增型发展、角膜最薄点偏离顶点的距离增加等。临床仅检查角膜前表面地形图对圆锥角膜的早期诊断意义不大，建议采用能同时采集角膜后表面高度的角膜地形图检查设备进行早期诊断。由于圆锥角膜是一种进展性疾病，对于疑似圆锥角膜和角膜地形图临界值异常的患者，不建议临床仅凭一次角膜地形图检查结果即确诊为早期圆锥角膜。建议 3 ~ 6 个月后复查，若角膜地形图出现后表面高度持续增加、角膜曲率异常升高及散光增大等病情进展证据，则有助于早期明确诊断。

（2）角膜厚度：目前临床上对圆锥角膜实施去上皮 CXL 方案时，原则上建议角膜最薄点厚度 > 400μm。角膜厚度过低可能会导致术后角膜内皮损伤、角膜水肿难以消退、角膜上皮愈合延迟、继发感染、角膜瘢痕等其他并发症的风险相应增加，因此准确评估角膜最薄点厚度对交联的方案选择和设计有重要意义。

圆锥角膜患者因角膜厚度分布异常，角膜形态不规则，角膜厚度测量难度大，准确性下降。现有测量角膜厚度的方法各有优劣势。角膜地形图设备测量的全角膜厚度可以帮助角膜最薄点定位，但厚度数值波动较大。传统的 A 超测厚数值重复性和稳定性高，但对于角膜最薄点的定位不准，会导致最终结果不准确。因此，建议在术前评估角膜厚度时，联合地形图和 A 超，或可测量全角膜厚度的高分辨率眼前节 OCT 综合评估患者的角膜最薄点。

（3）裂隙灯检查：完成期的圆锥角膜具备一些典型的临床特征，例如 Fleischer 环、Vogt 线、Munson 征等，且 CXL 要求角膜透明，中央无瘢痕，因此使用裂隙灯检查角膜情况是术前必需的基础检查。

（4）角膜内皮：CXL 使用波长 365nm 的 UVA 照射，可能对角膜内皮产生损伤，因此在交联术前应预防性评估内皮情况，明确内皮储备，并建议在术后定期随访监测角膜内皮的变化。

（5）其他检查：包括角膜生物力学、共聚焦显微镜、眼前节光学相干断层扫描成像等，具体见第四章。

2. 对准分子激光切削方案的检查评估

（1）屈光度和视力：对圆锥角膜患者采用准分子激光切削的主要目的是矫正部分屈光度或高阶像差，从而提升视力。因此，术前需要准确的验光检查，评估患者的球镜度、散光度数及轴位，以及裸眼视力和最佳矫正视力。

（2）高阶像差（high order aberrations，HOAs）：准分子激光可以在角膜地形图引导或波前像差引导下进行角膜切削，这种治疗方案对圆锥角膜患者具有改善角膜不规则性的优势。在设计手术前需根据手术方案和设备的要求，针对性地进行角膜地形图或者波前像差的检查，选择最优化的切削模型和方案完成手术。

（3）角膜上皮和基质厚度：圆锥角膜患者因局部角膜基质厚度变薄和曲率升高，会导致角膜上皮厚度的异常分布，这会影响准分子激光切削的预测性，可以通过眼前节相干光断层扫描成像检查，发现角膜上皮厚度和基质厚度的异常变化和分布。

（三）手术步骤

尽管准分子激光联合 CXL 治疗圆锥角膜的方案和参数设计多种多样，但目前还没有标准化的指南，还需要更多的研究来了解相关技术的利弊。根据现有研究和文献报道，手术步骤大致可分为以下两类。

1. 序贯治疗 一期 CXL，二期准分子激光切削（图 8-4-18）。

此手术方式是先实施一期 CXL，待术后修复愈合稳定后，再根据愈合稳定状态下的角膜地形图和屈光度设计实施二期准分子激光治疗，针对性地消除 CXL 后存在的屈光度、HOAs 和地形图不规则等问题。这样设计的目的是尽量避免 CXL 对屈光度和角膜形态产生不可预测的影响，保证屈光矫正效果的准确性和稳定性。序贯延迟的准分子激光手术的延迟周期大部分在 CXL 的 3～6 个月后，但尚无标准。一期 CXL 改变了角膜原有的基质纤维密度、排列状态和透明度，对二期激光切削的预测性也可能存在影响。有临床研究对比了同期治疗组［同期进行波前像差引导的准分子激光屈光性角膜切削术（wave front guided-photorefractive keratotomy，WG-PRK）联合快速角膜交联术］和序贯治疗组（在快速交联 6 个月后再行 WG-PRK），两组患者的 HOAs 和平均视力（LogMAR）均显著降低。序贯治疗组比同期治疗组改善更多，但差异并未达到统计学显著水平，未来的研究需要更多的患者和更长的随访期来确定手术的安全性、有效性和稳定性。

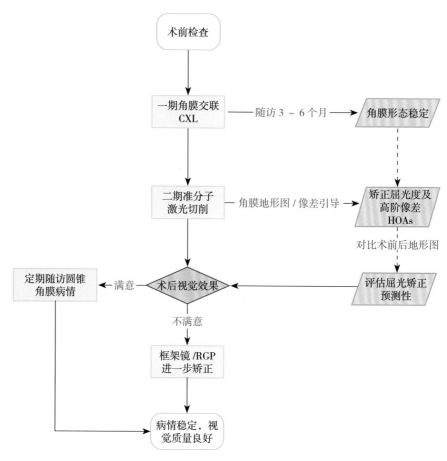

图 8-4-18　序贯治疗模式图

2．同期治疗　同期实施准分子激光切削和 CXL（图 8-4-19）。

此手术方式是根据患者原始屈光度、角膜地形图和 HOAs 等参数设计准分子激光治疗，针对性地消除屈光不正、角膜地形图不规则和 HOAs 等问题。在临床治疗中，对部分条件合适的圆锥角膜患者，可以考虑采用准分子激光切削改善角膜不规则性，实现部分屈光重建。然后，进行同期 CXL，这样设计的目的是在控制或延缓圆锥角膜发展的同时提高视力。一项平均随访 11 ~ 36 个月的临床研究表明，同期行波前优化的准分子激光屈光性角膜切削术（PRK）联合 CXL 可改善裸眼视力，是减少角膜像差，稳定进行性圆锥角膜的较好选择。

在完成准分子激光切削后的角膜基质床上直接实施 CXL，优点是一次手术完成两个治疗目标，减少反复手术给患者带来的生理和心理压力；缺点是准分子激光切削过程对角膜的生理状态（切削过程中角膜基质的水肿或脱水、含氧量改变、厚度降低）以及后续的 CXL 效果可能有影响，且 CXL 也可能对术前预测的屈光度和地形图产生影响，影响最终的屈光矫正效果和视力。临床研究表明，治疗高度不规则的圆锥角膜，同期治疗比序贯治疗的屈光效果预测性更好，但仍然有必要进行更大规模、前瞻性和随机性的比较研究，对 PRK 的拟矫正目标与实际矫正效果之间的差异进行校正，更精确地推算切削深度来优化其可预测性，并进行更长时间的随访来确定同期治疗的安全性和有效性。

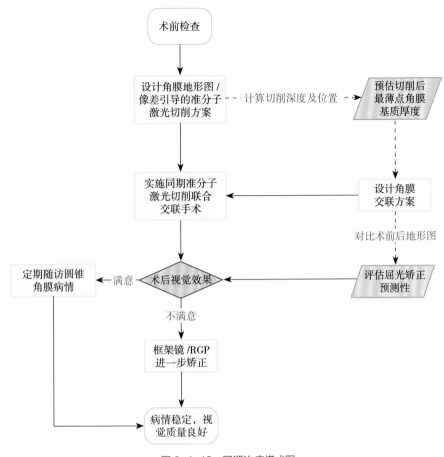

图 8-4-19　同期治疗模式图

（四）手术效果

CXL 联合角膜地形图 / 像差引导准分子激光切削手术，应用于早中期圆锥角膜患者的可行性、安全性和有效性都已得到了初步的验证和认可，但仍然有待于大规模临床研究及更长期的随访观察，需要严格评估适应证，谨慎设计和实施手术，并且进行规范的术后随访。

1. CXL 效果　有的文献报道，无论采用何种 CXL 方案（传统 Dresden 方案、快速交联方案、脉冲式照射交联方案、去上皮交联或跨上皮交联方案），圆锥角膜患者行准分子激光切削联合 CXL 后，角膜曲率都出现下降和稳定趋势，角膜厚度在交联术后 1~6 个月有轻度下降的可能，但远期均呈现稳定趋势。角膜前、后表面高度总体呈现稳定。有部分研究发现，角膜形态不对称指数（ISV、IVA、IHA 和 IHD）在交联术后得到改善，但在不同交联方案的研究中结论不一致，这可能也与准分子激光切削的方案设计有关。

2. 准分子激光矫治效果　在现有的文献报道中，无论采用何种屈光治疗，圆锥角膜患者行准分子激光切削联合 CXL 后，BCDVA 和 UDVA 在术后 3~12 个月都持续改善。有部分研究发现，角膜形态不对称指数（ISV、IVA、IHA 和 IHD）在交联术后得到改善，但在不同交联方案的研究中结论不一致，这可能也与准分子激光切削的方案设计和角膜反应有关。总体而言，角膜散光、Kmax、Km、等效球镜度、后表面散光和HOAs均有显著改善。确诊圆锥角膜时的年龄、性别、CXL和PRK之间的间隔时间以及手术时的年龄与最终视力无显著的相关性。

3. 准分子激光切削联合CXL交互效果　与序贯治疗相比，同期治疗的术后UDVA和CDVA提高更多，等效球镜度下降更显著，术后角膜混浊也更轻。其原因可能是传统交联是机械去除角膜上皮后进行核黄素浸润，而没有充分去除角膜前弹力层，这会降低核黄素渗透效率，且前弹力层可吸收UVA，阻碍了角膜基质吸收UVA产生交联反应。准分子激光切削过程消融了部分角膜前弹力层及基质，有助于核黄素溶液更好地渗透，也更有利于UVA的吸收，从而提升交联效果。但值得关注的是，准分子激光消融掉角膜前弹力层和部分基质，同样也存在降低角膜生物力学强度的风险，减少了角膜厚度，增加了UVA对角膜内皮细胞的损伤风险。因此，在设计切削方案时必须谨慎考虑预期切削量与角膜原始厚度之间的关系，尽量选择最小的切削量，尽可能多地保留角膜组织。

（五）并发症及其处理

1. 感染（图8-4-20）　CXL和PRK术中，由于去除角膜上皮，或跨上皮进行核黄素浸润及UVA照射，都会不同程度地破坏角膜上皮屏障，同时去上皮操作损伤角膜上皮内的神经纤维，使得其在修复过程中的敏感性和神经营养作用减弱，从而加大了术后发生不良反应和并发症的可能性。另外，CXL术中UVA照射引起的角膜基质细胞凋亡，局部频繁应用表面麻醉药，术后配戴软性角膜接触镜，以及早期局部应用类固醇滴眼液，都会增加角膜细菌

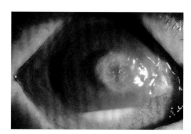

图8-4-20　去上皮角膜交联术后感染

感染的机会，存在感染的风险。因此，术后角膜上皮屏障尚未完全重建时，都处于感染风险较高的阶段，这也与CXL相关的感染性角膜炎多发生在交联术后早期的特点一致。去上皮CXL在手术过程中感染致病菌的风险相对较低，因为CXL治疗也有杀死细菌和真菌的作用，这也是CXL治疗感染性角膜炎的原理之一。预防感染的措施主要是先治疗患者眼部原有可能造成感染的疾病，如睑缘炎、泪囊炎，术前规范应用广谱抗生素，术后在角膜上皮屏障未修复之前，局部应用抗生素且按时复查。此外，在生活和个人卫生上加强管理，可减少感染发生。短期高剂量的UVA照射角膜可能是诱发潜在单纯疱疹病毒（herpes simplex virus，HSV）活化引起病毒感染的强烈刺激因素，即使患者既往没有病毒感染的病史。因此，交联术后的病毒感染难以预估，准确判断病情，给予及时和规范的抗病毒治疗和对症治疗是处理的关键。

2. 术后疼痛　PRK和去上皮CXL中采用机械法或激光法去除一定范围的角膜上皮，导致上皮下神经末梢暴露，故所有患者术后都有明显的眼部刺痛、异物感，尤其在术后3天内疼痛较为明显，之后疼痛感和异物感会明显减轻。应在术前对患者做好解释，术后关注患者疼痛症状变化。对于可以忍受的患者给予解释安慰，无须应用止痛药物；对于诉疼痛难以忍受的患者，可给予口服对乙酰氨基酚类镇痛药物，症状可有一定程度的缓解。

3．角膜上皮愈合延迟（**图 8-4-21**）　PRK 和去上皮 CXL 中采用机械法或激光法去除一定范围的角膜上皮，术后上皮缺损及修复大部分在 3 ~ 7 天完成。上皮愈合延迟是造成 CXL 术后眼部疼痛和异物感的重要原因，也是造成术后早期视物模糊和继发感染的危险因素。因此，在术后早期应加强对角膜上皮修复的管理，使角膜上皮尽快修复。此时，可常规使用治疗性角膜接触镜促进角膜上皮愈合及减少眼部不适感，术后早期应尽量避免使用糖皮质激素和非甾体激素类等可能影响上皮愈合的药物，并酌情使用人工泪液以及生长因子类等有助于上皮修复的药物。在护理方面，应叮嘱患者多闭目休息，减少用眼和过度瞬目动作，点眼药时动作须轻柔，避免造成上皮再次脱落。

4．角膜基质水肿（**图 8-4-22**）　由于角膜交联术中去上皮操作的机械损伤以及 UVA 照射产生的化学损伤，PRK 术中准分子激光能量释放，消融角膜基质，也是一种光能损伤，术后早期角膜基质水肿普遍存在。这是 PRK 和角膜交联术后早期的正常反应，也是造成术后早期视物模糊和视力波动的重要原因。随着上皮的愈合，交联反应的稳定，胶原纤维的重塑完成，在术后 1 ~ 3 个月水肿会逐渐消退。在此过程中，通常需要适当使用激素类滴眼液来控制水肿反应。

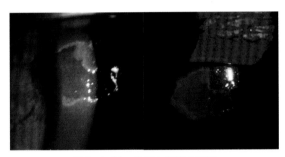 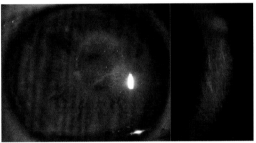

图 8-4-21　角膜上皮愈合延迟　　　　　图 8-4-22　角膜基质水肿

5．角膜混浊反应　PRK 联合 CXL 术后角膜混浊产生的原因比较复杂，根据混浊的部位和产生原因，大致可分为以下几类。

（1）PRK 术后角膜上皮下雾状混浊（haze）（图 8-4-23）：因为 PRK 手术激光切削后角膜前弹力层缺失，上皮下胶原异常增殖，术后上皮下雾状混浊与细胞凋亡和前弹力层损伤后过度增殖有关，大约在术后 10 天左右出现，1 个月达到顶峰，3 个月左右稳定。haze

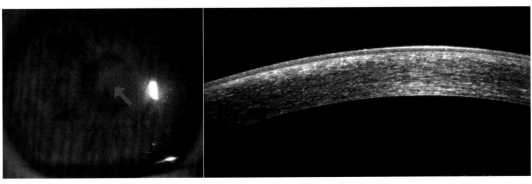

图 8-4-23　PRK 术后上皮下雾状混浊（箭头示）

产生的危险因素包括年龄、近视度数、切削深度、过敏、自身免疫性疾病、UVA 照射。临床上采用控制诱因，使用糖皮质激素滴眼液维持治疗来控制和降低术后 haze 的发生率及严重程度。

（2）CXL 术后角膜基质混浊（图 8-4-24）：临床观察也发现 CXL 术后存在不同程度的角膜混浊，多见于上皮下到前部角膜基质，这提示除了去除上皮继发的组织反应，可能还有光化学治疗本身对角膜的作用导致。文献报道，交联后角膜混浊导致 2 行以上视力下降的概率约为 2.9%。手术时年龄较大（>35 周岁）以及 BCDVA 较好（>0.8）是术后出现视力下降的危险因素。对于年龄小于 35 岁的患者，角膜混浊导致视力下降的并发症发生率降低到 1.04%。圆锥角膜的严重程度（Ⅲ～Ⅳ期）、角膜厚度<420μm 和 Kmax >55.0D 是 CXL 术后出现雾状混浊的危险因素。交联术后的角膜混浊程度轻重不一，轻度混浊大约在术后 6 个月消退，而严重混浊则可能长期存在，影响角膜屈光力和术后视力，并且对糖皮质激素滴眼液治疗不敏感。

（3）CXL 术后交联线（图 8-4-25）：临床观察发现，CXL 后早期常可见后部基质不均匀的线状混浊分界，文献报道发生率约为 46.42%。共聚焦显微镜检查发现在角膜基质存在高反射区（多见于角膜基质的中后部），这可能与角膜基质细胞的移行、活化并合成过多的细胞外基质、胶原的分解与沉积有关。尽管这些高反射区从角膜后部向前移动且反射系数逐渐减小，在术后 2 周～1 个月出现最为明显，大部分会随时间延长逐渐减退，无须特殊治疗，但仍有部分在术后 12 个月仍未完全消退。

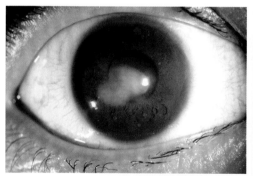 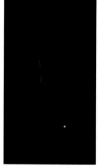 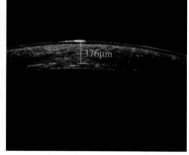

图 8-4-24　CXL 术后角膜基质混浊　　　　图 8-4-25　交联线位于上皮下 376μm

（余克明　刘　畅）

五、有晶状体眼后房型人工晶状体植入术

有晶状体眼后房型人工晶状体植入术（phakic intraocular lens implantation，pICL）是目前国内外公认的矫正近视的主流方法之一。临床上圆锥角膜患者常存在高度近视和散光，且角膜偏薄。对这些患者，pICL 因不切削角膜，且可矫正高达 –20D 近视和 6D 散光，可成为这些患者的重要屈光矫正手术方式，为病情和屈光度均稳定的圆锥角膜患者提供了新的选择。面对国内逐年增长的手术量，pICL 前景美好，但任务艰巨。适应证和禁忌证的重视与把握助力 pICL 在圆锥角膜视觉矫正方面的安全应用。

（一）适应证

对于临床上病情和屈光度均稳定的圆锥角膜（如亚临床期圆锥角膜、角膜交联术后不再进展、角膜移植术后屈光度稳定的圆锥角膜），如果患者不能耐受框架眼镜或者 RGP 等角膜接触镜，符合 pICL 的适应证，原则上可以通过该手术来提高视觉质量。

1. 圆锥角膜不再进展，屈光度稳定，一般建议 CXL 术后至少 6 个月，角膜移植术后至少 12 个月，角膜形态稳定。

2. 矫正视力提高明显，不能耐受框架眼镜或 RGP 的患者。

3. 中央前房深度＞2.8mm（前房深度在 2.7~2.8mm，有特殊需要植入患者，可在全面、严格评估眼部综合情况和风险后谨慎开展），考虑此类患者本身角膜内皮细胞等条件较差，一般建议前房深度最好在 3.0mm 以上。

4. 房角开放，房角和虹膜无解剖结构异常。

5. 双眼晶状体透明。

6. 角膜内皮细胞计数≥2 000 个 /mm^2，建议除常规的内皮细胞计数外，最好行角膜共聚焦显微镜检查，以便全面评估内皮形态。

7. 年龄满 18 周岁，全身状况良好。对于不满 18 周岁的患者，需要全面评估风险效益比，并在监护人知情同意下谨慎开展。

8. 暗视下瞳孔直径≤7mm，若＞7mm 但患者对眩光理解并可接受者，可考虑尝试。

9. 眼底情况稳定。

10. 眼压正常，排除正常眼压性青光眼，无葡萄膜炎病史、无白内障家族史，无相关眼底疾病、无糖尿病和自身免疫性疾病等。

11. 能充分理解手术风险，同意并能耐受手术。

（二）禁忌证

1. 圆锥角膜仍在进展，角膜移植术后有排斥反应，矫正视力不提高。

2. 中央前房深度＜2.5mm 或周边房角≤30°。

3. 房角结构异常或有青光眼、剥脱综合征、色素播散综合征等。

4. 患者已经出现白内障，并且矫正视力不良；晶状体位置或结构异常，如晶状体半脱位、球形晶状体等。

5. 角膜内皮细胞计数＜2 000 个 /mm^2，或角膜内皮细胞形态异常，或有角膜内皮细胞失代偿的风险。

6. 葡萄膜炎（活动期），有既往病史已稳定患者也不推荐。

7. 眼部有感染病灶，如结膜炎、睑缘炎、慢性泪囊炎等，建议先治疗后再考虑。

8. 孕妇、全身情况不良，有影响局部和全身激素应用的疾病，如糖尿病或自身免疫性疾病等。

9. 患者不能理解手术风险，过分焦虑，或对手术的期望不切实际。

（三）术前准备

1. 术前检查　停戴软性角膜接触镜至少 7 天，停戴 RGP 至少 3 周，术前眼部检查基本原则同常规 pICL 的术前全套检查，包括以下内容。

（1）详细询问眼科病史和全身性疾病史。

（2）小瞳下主觉验光和睫状肌麻痹验光。

（3）裸眼视力和矫正视力。

（4）角膜地形图。

（5）角膜厚度。

（6）前房深度（从角膜内皮面至晶状体前表面）。

（7）正常光线和暗环境下的瞳孔直径。

（8）角膜内皮细胞计数。

（9）眼压。

（10）散瞳后进行眼底检查。

（11）角膜水平直径白到白（WTW）。

（12）前房角检查。

（13）晶状体检查。

（14）UBM 检查睫状沟等结构。

（15）眼轴测量。

由于圆锥角膜患者常伴有高度散光，且可能为不规则散光，矫正视力可能偏低，在验光过程中，需要特别注意散光度数和轴向。一般建议反复多次测量，兼顾自然瞳孔和散瞳下的度数。建议在主觉验光基础上参考角膜地形图、电脑验光、检影验光等数据，在保证最佳矫正视力的前提下，散光度数遵循"就低不就高"的原则。

2．人工晶状体度数计算　目前原则上仍遵循公司提供的在线计算系统，角膜曲率一般建议取平均值。对于高度近视和散光患者以及超过 40 周岁的患者，注意屈光度矫正"宁欠勿过"。由于圆锥角膜术后的 pICL 临床应用相对较少，对于术后矫正度数的精准性仍低于常规 pICL，需要进一步探索和数据分析，以提高其有效性和预测性。

3．角膜标记［Toric-ICL（TICL）专有步骤］

（1）几乎所有的圆锥角膜患者都伴有一定程度的散光，因此多数患者选择植入 TICL 进行矫正，一般可选择术前角膜水平标记，或者应用术中导航系统。

（2）打印出植入表，以明确旋转的度数和方向。

（3）眼部表面麻醉。

（4）一般在裂隙灯下进行角膜的 0° 和 180° 方向标记，也可直接进行植入方向的标记。

（5）应用术中导航系统的患者，需要在术前进行测量，如 IOL master 700，以便术中定位匹配。

4．术前用药　术前 2~3 天使用抗生素眼药水（如左氧氟沙星滴眼液）和非甾体抗炎药（如双氯酚酸钠滴眼液），每天 4 次。

（四）手术步骤

1．麻醉　一般应用表面麻醉，为稳定患者情绪，可根据情况加用口服或静脉镇静剂。此外，也可采取球周麻醉。高度近视眼患者眼轴长且常合并有后巩膜葡萄肿，需要谨慎应用球后麻醉。

2．散瞳　术前 30 分钟开始应用扩瞳剂，每 10 分钟 1 次，共 3 次，必要时可延长时间或增加次数。建议充分散瞳，以便术中观察散光标记。

3．人工晶状体装载　装载是整个手术过程中至关重要的一步，建议初学者在手术显微镜下进行操作。手术器械有泡沫头（图 8-4-26）、人工晶状体舱（图 8-4-27）、推注器（图 8-4-28）、长嘴镊（图 8-4-29）、定位器（TICL 散光定位专用，图 8-4-30）等。

（1）人工晶状体舱内充满平衡盐溶液（balanced salt solution，BSS），可适当填充入少量黏弹剂，防止 BSS 液流出。

（2）应用泡沫头轻轻将人工晶状体取出小瓶（图 8-4-31），然后将人工晶状体置于舱的后面。将人工晶状体凸面向上，边缘卡在舱槽内（图 8-4-32）。将泡沫头放回至小瓶内以进一步水化。

（3）应用长嘴镊夹住人工晶状体，在手术显微镜下进行检查，以确定人工晶状体的位置是否正确。看到人工晶状体的前右襻和后左襻的脚襻标记，提示正面（凸起面）是向上的。

（4）一只手持舱，另一只手用镊子夹住人工晶状体，将其缓慢拉入装载筒内（图 8-4-33），同时朝相反方向移动舱。注意观察人工晶状体光学区两侧的定位标记，以确保在推进

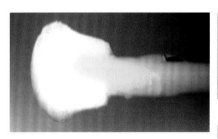

图 8-4-26　泡沫头

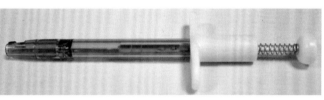

图 8-4-28　推注器

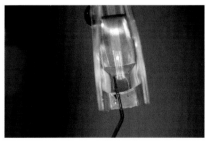

图 8-4-27　人工晶状体舱

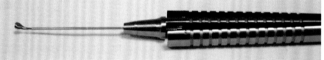

图 8-4-29　长嘴镊

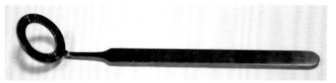

图 8-4-30　定位器

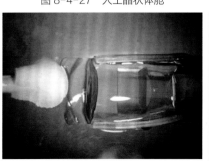

图 8-4-31　应用泡沫头轻轻将人工晶状体
　　　　　取出小瓶

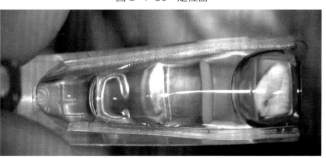

图 8-4-32　人工晶状体凸面朝上，卡于舱槽内

人工晶状体时保持对位准确。继续推进，直到人工晶状体进入舱内，使其前缘距离舱为 2mm。放开人工晶状体并取出镊子。观察中央三个孔在一条直线上。

（5）将泡沫头活塞基底部导入推注器内。将垂直标记对好位置，将推注器的活塞向前推进，直到泡沫头活塞的球形后端连接于推注器内。活塞正确定位后，会感觉到和听到"咔嗒"的声音。将完全装载的舱滑向推注器前端，并将垂直标记锁在适当位置。

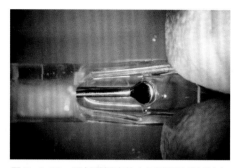

图 8-4-33　用长嘴镊夹住人工晶状体将其拉入舱前部

4．常规消毒铺巾，无菌手术敷贴等与白内障超声乳化术相同。

5．制作切口。术者于患者颞侧操作较为方便。常规选择在角膜颞侧做主切口，一般为透明角膜切口，方向与虹膜面平行。宽度为 2.8～3.0mm，也可根据具体要求选择上方或者陡峭轴做切口，可根据需要不做或做 1～2 个辅助切口。

6．根据需要酌情在前房注入少量黏弹剂，也可不注入黏弹剂（无黏弹剂法）。将装载好的人工晶状体移至手术区，并将晶状体舱的尖端插入透明角膜切口，尖端应恰好伸入超过后弹力层。缓慢将人工晶状体推注入前房内，并在控制下缓慢展开。在人工晶状体展开时，必须要注意观察人工晶状体的右上方脚襻的小圆孔标记，以确保人工晶状体定位正确。如发现人工晶状体有翻转倾向，须缓慢调整旋转舱头部，直到定位正确后方可继续推注。一般来说，只要人工晶状体还在舱内，就可以控制植入过程。当人工晶状体从推注器中推出一半至 3/4 时，人工晶状体就会开始缓慢展开。如果这个时候人工晶状体还没有展开，暂停一下，使前脚襻展开之后再推注剩余的部分。如发现人工晶状体已经进入前房并且翻转，建议取出人工晶状体，装载后重新植入。

7．当人工晶状体进入前房之后，在人工晶状体上方注入黏弹剂以加深前房，并将人工晶状体后推（靠近虹膜平面）。继续注入黏弹剂，直至虹膜和人工晶状体的间隔向后移动。此时，须将人工晶状体调整到虹膜平面之后，经切口插入人工晶状体调位钩，调整四个脚襻进入后房。

8．**不接触人工晶状体中央的光学区**　前房内的所有操作建议都要保持在人工晶状体的光学区之外的周边区域。操作时应该用人工晶状体调位钩接触脚襻的周边部，正确的操作是轻轻地向后施压，同时用指力轻轻旋转调位钩，尽量不对光学区直接施加压力。

9．**调整 TICL 轴向（TICL 专有步骤）**　根据定位图标和角膜标记将 TICL 调整至适当的轴位，调整时只可以对 TICL 的襻部或者"主体"进行操作，切勿接触光学区。

10．**清除黏弹剂**　用 BSS 进行前房冲洗，轻轻对切口施压就可以完全清除眼内的黏弹剂。清除完黏弹剂后，应再次确认 TICL 的轴向有无移位。

11．**术后用药**　手术后局部应用抗生素和抗炎药。抗生素需要每天 4 次，用 1 周。糖皮质激素类滴眼液每天 4 次，一般用 3～5 天。非甾体抗炎药每天 4 次，建议用 2～3 周。

12．**术后处理**　术后观察对于及时发现和处理可能的并发症具有重要作用，因此需要重视，并建议作为常规。术后 1～2 小时观察眼压，尤其要警惕急性高眼压。观察 ICL 的拱高、手术切口是否密闭、前房深度等情况。

（五）临床效果评价

稳定的圆锥角膜行 pICL 的临床效果取决于圆锥角膜的程度以及矫正的精准性。一般来说，亚临床期或早期圆锥角膜的矫正视力接近正常，术后效果比较理想。已经产生角膜瘢痕、后弹力层破裂等患者矫正视力较差，效果也相对较差。此外，高度散光患者对于定位的要求也较高，较小度数的轴位偏移即可影响矫正效果。

（六）并发症及其处理

1. 术中并发症

（1）人工晶状体破损：主要是操作不当或不熟练造成的。人工晶状体的特点是非常柔软，伸拉性较好，脱离水后容易黏附于玻璃瓶的口子或内壁上。常见的是用锋利的有齿镊夹取人工晶状体造成人工晶状体裂伤，牵拉人工晶状体时用力过猛造成人工晶状体撕裂，脱离水后人工晶状体黏附于玻璃瓶内不易取出。一般建议用附带的海绵头充分水化后拨取人工晶状体，或用光滑扁平的镊子夹取，避免损伤人工晶状体。

（2）人工晶状体植入后翻转：主要见于初学者，由于没有注意观察植入时的正面标记，或植入速度过快造成。一般建议推注时尽量缓慢，人工晶状体展开后看到标记确认方向正确后继续推注，如发现有翻转趋势，需要向逆方向缓慢转动植入器，以调整展开方向，使之朝需要的方向展开并植入。一般如人工晶状体尚未完全展开和进入前房，均可通过此方法调整好。如人工晶状体已完全展开或翻转，建议取出重新装载后再次植入，不建议在前房内直接操作。

（3）自然晶状体损伤：见于初学者，偶尔也可见于熟练的超乳手术者。有晶状体眼人工晶状体植入术与其他手术最大的区别在于保留了自然晶状体，因此术中保护自然晶状体不受损伤非常重要。常见的损伤原因包括在做切口（包括辅助切口或主切口）时用力过大造成穿刺刀直接损伤晶状体。此时，应选择合适的手术器械，并在操作时固定眼球，可控地进刀，使用黏弹剂维持眼压和保护晶状体。如只损伤囊膜且轻微，可先不植入人工晶状体，观察晶状体局部混浊不发展后再考虑手术。如囊膜破损大皮质溢出，可考虑行透明晶状体摘除并行人工晶状体植入术。

（4）术中瞳孔阻滞、高眼压、虹膜脱出：可见于虹膜周切孔较小或不开放，也可发生于黏弹剂注入过多，积聚于后房，阻塞周切孔。此时，如人工晶状体边缘被瞳孔边缘覆盖，房水前后交通即被阻断，后房压力增加，前房变浅，眼压升高，常常造成虹膜脱出，患者会感觉眼部胀痛，甚至黑矇，需要稳定患者情绪，缓慢将后房黏弹剂置换出来，降低眼压后将虹膜回纳。注意操作轻柔，避免损伤虹膜。

2. 术后早期并发症

（1）急性瞳孔阻滞高眼压：这是术后早期最需要及时发现并处理的急性并发症。患者可感觉越来越严重的眼球胀痛、头痛，同时可伴有恶心、呕吐。眼部裂隙灯观察可见角膜透明性下降、前房变浅、瞳孔中等或偏大、拱高增大。主要原因有以下几种：①虹膜周切孔太小或不开放，此时如瞳孔已覆盖人工晶状体边缘，房水无法从后房向前房引流，造成后房压力增加，推移虹膜根部向前，导致房角关闭。除了使用甘露醇进行快速脱水降眼压，及时通畅周切孔很重要。可在原孔位置用 YAG 激光再扩大孔，如前房过浅、角膜水肿，打激光困难，可考虑进行手术虹膜周切。②黏弹剂残留过多引起眼压升高。如周切孔开放但拱高大、眼压高、前房浅，一般考虑黏弹剂清除不彻底积聚在后房，暂时阻塞周切孔，导致瞳孔阻滞。此种情况可考虑使用扩瞳剂，将瞳孔扩大至露出人工晶状体边缘。在后房高压力下，房水伴随黏弹剂可很快从瞳孔区进入前房，前房即刻加深，拱高可降低，此时从主切口处放出少量房水和黏弹剂即可降低眼压。③人工晶状体直径过大，也表现为拱高大、眼压高、前房浅，但周切孔开放，经过扩瞳后前房不加深或加深不明显，拱高也不减小，考虑为人工晶状体直径过大，可导致周边房角关闭，引起眼压高，建议尽快置换小号人工晶状体。

（2）眼内炎：可以是急性的（术后5天内）、亚急性的（术后6周内）或迟发慢性感染。尽管发病率非常低，但却是灾难性的。因此，术中必须严格无菌操作，术后密切观察，及早诊断。

3. 远期并发症

（1）角膜内皮损伤（图8-4-34）：由于后房型人工晶状体并不与角膜内皮直接接触，因此产生内皮损伤的可能性小。术后内皮细胞减少的主要原因是手术创伤所致。大量的临床研究显示，这种减少主要见于术后3年内，一般在4年后基本保持稳定。目前未见到植入人工晶状体术后，角膜内皮细胞长期持续减少的报告，显示人工晶状体在这方面优良的安全性。

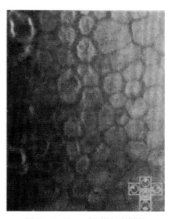

图8-4-34　角膜内皮损伤

（2）并发性白内障（图8-4-35）：由于后房型人工晶状体离自然晶状体较近，因此许多研究者关心是否会有可能引起前囊下白内障的形成。尽管白内障形成的原因多种多样，但目前认为以下因素可能对人工晶状体植入术后前囊下白内障的形成有关：拱高过小或人工晶状体直接贴附于自然晶状体；手术创伤（包括虹膜打孔时能量过大直接损伤晶状体囊膜，手术操作时接触囊膜，术后较长时间的慢性炎症）；超

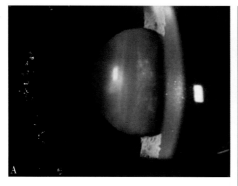

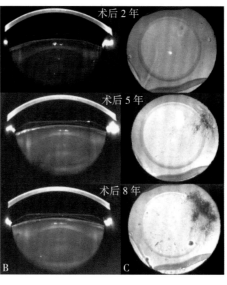

图8-4-35　并发性白内障
A. 眼前节裂隙灯照片；
B. Pentacam 图像；
C. 眼前节裂隙灯照片（后照法）。

高度近视；年龄较大者；长期使用糖皮质激素；不同调节状态下，人工晶状体与自然晶状体可能的间歇性接触。术后拱高观察对于白内障发生的预测具有一定意义，越来越受到关注和重视。发生白内障后，如白内障发展缓慢，最佳矫正视力下降不明显，可继续观察；如白内障明显并不断进展，最佳矫正视力明显下降，可考虑行白内障超声乳化吸除并人工晶状体（intraocular lens，IOL）植入术。术前的检查和测量与常规白内障手术一样，人工晶状体并不影响 IOL 度数计算，手术中可先将人工晶状体取出，然后直接行超声乳化手术。以往的报道和我们的经验均表明，人工晶状体取出容易，并不与眼内组织产生粘连。在不产生其他并发症的情况下，患者术后最佳矫正视力一般不下降。

（3）色素播散：部分患者在术后可发现人工晶状体表面有色素沉着（图 8-4-36），但多数为稳定，考虑为手术操作中虹膜表面色素脱落后沉积，一般并不随时间推移而增加。而有研究者认为，人工晶状体与虹膜后表面可能接触，从而引起持续的色素播散，造成虹膜括约肌损伤、前囊下白内障、虹膜透照、色素性青光眼等，但尚未有确凿的证据。我们的临床经验也并不支持人工晶状体会引起持续性色素脱失。稳定的少量色素可不处理，诱发眼压高者或中毒性前节综合征者，如激素冲击、降眼压和散瞳处理无效，则须取出人工晶状体。

（4）TICL 旋转（图 8-4-37）：ICL 在眼内旋转对屈光影响并不大，但 TICL 旋转将导致散光矫正作用降低或消失。一般认为旋转主要原因有：①人工晶状体放置位置不到位，造成人工晶状体不平衡，随眼球运动而造成旋转，这种情况可进行手术调整。②人工晶状体过小，在睫状沟支撑位置不固定，随眼球运动引起旋转。临床上常可观察到拱高过小，紧贴于自然晶状体表面，而且经过再手术旋转调位后往往又会发生旋转，这种情况常常需要置换更大直径的人工晶状体，使其能稳定固定于睫状沟。

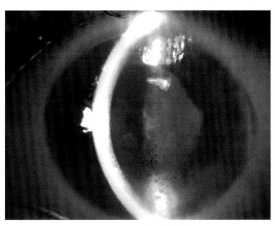

图 8-4-36 色素播散

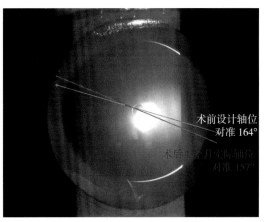

术前设计轴位
对准 164°

术后1个月实际轴位
对准 157°

图 8-4-37 TICL 旋转

（七）效果评估

任何改变角膜生物力学的因素，如角膜屈光手术使得角膜厚度变薄、去除前弹力层等，均有增加圆锥角膜病情进展的风险。研究报道，无论是正常眼还是圆锥角膜眼，在 pICL 术后角膜的生物力学参数，如角膜滞后量（corneal hysteresis，CH）和角膜阻力因子（corneal resistance factor，CRF）均无明显变化，提示这种手术不会显著影响角膜生物力学。

2008 年，Kamiya 等首次报道了 2 例稳定期圆锥角膜患者因高度近视和散光植入 TICL 的成功案例。之后，其又跟踪报道了 21 眼 /11 人圆锥角膜患者植入 TICL 术后 3 年的临床效果。术后 3 年平均 UDVA 为（−0.06±0.11）LogMAR，平均 BCDVA 为（−0.12±0.09）LogMAR。3 年观察期间，屈光度、角膜曲率与术前比较均无明显变化，仅 1 例患者因散光轴位偏移而再次调位。Hashemian 等跟踪报道了 13 例 23 眼圆锥角膜后患者行 TICL 植入术后 5 年的临床结果。术后 5 年平均球镜度从（−5.35±2.82）D 降至（−0.78±1.31）D，平均柱镜度从（−3.14±1.58）D 降至（−1.56±1.53）D，安全性指数为 1.47±0.32，有效性指数为 1.24±0.34，无 1 眼最佳矫正视力丢失，19 眼获得 1 行甚至多行矫正视力的提升，内皮细胞丢失率为 7.88%。5 年观察期间角膜曲率和眼压较术前无明显变化，仅 1 例患者术后 2 年发生圆锥角膜的进展。作者认为，TICL 是矫正稳定期圆锥角膜屈光不正安全有效、可预测性高的一种手段。

（八）典型病例

患者，女性，近视 10 余年，24 岁时发现视力下降，去医院就诊要求做近视激光矫正，术前检查发现圆锥角膜遂放弃手术。

医学验光：OD −8.50DS/−0.50DC×60=0.7；OS −8.00DS/−4.00DC×120=0.7。

25 岁时配 RGP 矫正，配戴 RGP 10 个月复诊。

戴镜视力（VAcc）：OD 0.4，OS 0.5。眼前节裂隙灯检查：角膜无明显前突，无明显变薄。配戴 RGP 10 个月后角膜地形图见图 8-4-38。

怀孕后自觉视力进一步下降，后剖宫产。时隔 2 年复查。

医学验光：OD −12.50DS/−4.00DC×65=0.2；OS −8.00DS/−5.00DC×115=0.3。

诊断圆锥角膜进展，遂行双眼跨上皮快速角膜交联术。术后半年复查（图 8-4-39，表 8-4-5），图 8-4-39 显示角膜形态稳定，矫正视力提高。

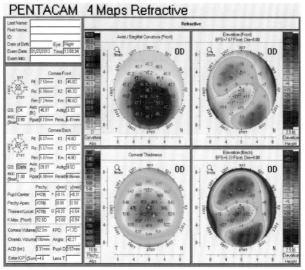

A

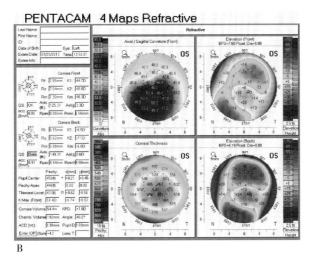

B

图 8-4-38 配戴 RGP 10 个月后角膜地形图

A. 右眼；B. 左眼。

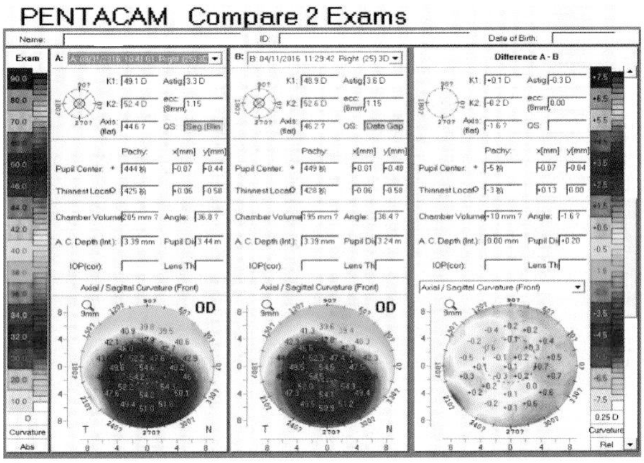

A

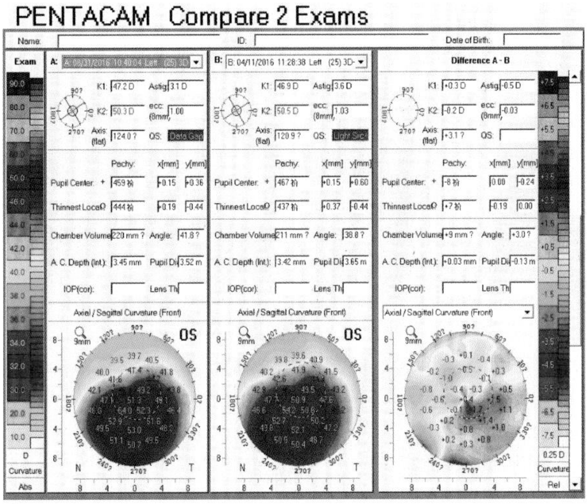

B

图 8-4-39 双眼跨上皮快速角膜交联手术前后的角膜地形图

A. 右眼；B. 左眼。

表 8-4-5　双眼跨上皮快速角膜交联术后半年复查情况

检查项目	右眼	左眼
主觉验光	−14.00DS/−4.00DC×45=0.7	−11.50DS/−4.00DC×125=0.8
眼轴 /mm	25.95	26.26
前房深度 /mm	3.40	3.46
角膜厚度 /μm	415	426
角膜内皮细胞计数 /（个·mm⁻²）	3 202	3 330
WTW/mm	11.8	11.9

因其无法再耐受 RGP，遂行 TICL（V4c）植入术，手术参数见表 8-4-6。

表 8-4-6　手术参数

V4c 植入术日期	2016-11-02	2016-11-01
预定 ICL 型号	VTICM 13.2	VTICM 13.2
预定 ICL 参数	−18.0DS/+3.5DC/118	−16.5DS/+3.5DC/022
转位	逆时针 17°	逆时针 13°

术后 1 周复查，如图 8-4-40 所示。

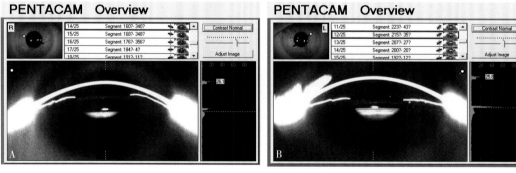

图 8-4-40　术后 1 周复查 Pentacam 照片

A. 右眼；B. 左眼。

术后 1 年复查如图 8-4-41、表 8-4-7 所示。

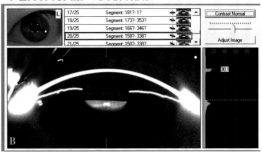

图 8-4-41　术后 1 年复查 Pentacam 照片

A. 右眼；B. 左眼。

表 8-4-7　术后 1 年复查情况

检查项目	右眼	左眼
裸眼视力	1.0	1.0
主觉验光	−1.50DC × 25=1.0	−0.25DS/−1.00DC × 140=1.0
拱高 /μm	850	610
NCT/mmHg	11.6	12.6

（王晓瑛　曾庆延）

六、二 / 三联术式

二 / 三联术式是通过将 CXL 与辅助屈光手术结合起来，阻止角膜进一步扩张，同时增强功能性视觉效果的手术方法，统称 CXL plus。其中包括结合准分子激光屈光性角膜切削术（photorefractive keratectomy，PRK）、准分子激光治疗性角膜切削术（phototherapeutic keratectomy，PTK）、角膜基质环（intrastromal corneal ring segment，ICRS）植入术、有晶状体眼人工晶状体植入术（phakic intraocular lens implantation，pICL），或者这些技术的多种组合。治疗目的是在稳定角膜病变基础上，尽可能提升患者有用视力，包括矫正视力乃至裸眼视力。患者可能会接受二联、三联，甚至四联手术以达到上述目的。以下主要就其中常用的两种三联方案进行阐述。

（一）ICRS 植入联合 PRK 和 CXL

ICRS 植入治疗圆锥角膜的长期结果及长期稳定性存在争议。总结诸多研究报道，ICRS 植入的长期稳定性取决于手术时圆锥角膜的进展模式。在病情稳定的病例中，ICRS 植入术后长期随访显示病情无明显进展。然而，在那些有临床进展迹象的病例中，术后只在短期内有效，这可能与 ICRS 植入增强了角膜的整体强度，但未改善角膜的生物力学特性有关。CXL 可以增强角膜本身的生物力学强度，稳定病情，因此 CXL 和 ICRS 植入术联合可以起到互补作用。Saelens 报道了 7 例不耐受角膜接触镜的进展期圆锥角膜患者接受 Ferrara 环植入同步联合 CXL，术后 1 年角膜 Km 从（46.81±2.13）D 降至

（43.97±2.22）D，角膜厚度未见变化。Singal 等前瞻性非随机分组对比观察扩张性角膜病患者 452 眼 /375 人（包括进展期圆锥角膜、透明角膜边缘变性以及 LASIK 术后角膜扩张），分别行 ACXL（204 眼）、ACXL 联合 ICRS 植入（126 眼）以及 ACXL 联合角膜地形图引导的准分子激光屈光性角膜切削术 PRK（corneal topography guided-photorefractive keratotomy，TG-PRK）（122 眼）。术后 1 年时，CXL-ICRS 植入组 UDVA 和 Kmax 改善更明显［CXL-ICRS 植入组、CXL-TG-PRK 组：UDVA（LogMAR）的改善分别为 –0.31、–0.16，Kmax 的变化分别为 –3.21D、–3.69D］。

目前，对于 ICRS 植入与 CXL 治疗的最佳顺序与时机尚在探讨研究，如 ICRS 植入与 CXL 同时进行，CXL 后继 ICRS 植入，还是 ICRS 植入后继 CXL。Coskunseven 等对 ICRS 植入和 CXL 的先后顺序做了一项对照研究（ICRS 植入后继 CXL、CXL 后继 ICRS 植入，平均间隔 7 个月），随访观察 1 年，2 组的 UDVA、CDVA、球镜度、柱镜度和 Km 均有所改善。但就总体疗效而言，ICRS 植入后继 CXL 的组合方式对视力和角膜曲率改善更明显（CXL-ICRS 植入组、ICRS 植入 -CXL 组：UDVA 分别为术前 0.07±0.09 至术后 0.25±0.12、术前 0.11±0.09 至术后 0.32±0.21，CDVA 分别为术前 0.24±0.11 至术后 0.41±0.20、术前 0.22±0.16 至术后 0.55±0.2，Km 分别为术前（52.47±4.01）D 至术后（48.31±3.65）D、（52.06±4.93）D 至术后（48.08±4.13）D。

ICRS 植入联合 CXL 可显著提高屈光矫正效果，对于角膜厚度足够的圆锥角膜患者，还可联合准分子激光屈光性角膜切削术，进一步矫正高阶像差 / 不规则散光甚至部分球镜度数，改善 CDVA 甚至 UDVA，相关研究总结见表 8-4-8。Kremer 等报道了 45 眼 /40 人圆锥角膜患者两步法治疗，即先行飞秒激光辅助 Intacs 环植入，平均间隔 6 个月以上再行 TG-PRK 联合 CXL，术后 1 年 UDVA 和 CDVA 均改善，平均柱镜度从（–3.6±1.7）D 降至（–1.3±1.1）D，Km 从（50.91±5.5）D 降至（46.61±4.52）D。Coskunseven 等前瞻性研究观察了 16 眼 /10 人进展期圆锥角膜患者三步法，依次行 Kera 环植入、机械去上皮 CXL、TG-PRK，每两步之间间隔 6 个月，术后半年平均等效球镜度从（–5.66±5.63）D 降至（–0.98±2.21）D，平均 Ks 从（54.65±5.80）D 降至（45.99±3.12）D，Kf 从（47.80±3.97）D 降至（44.69±3.19）D。目前尚缺乏样本量足够大且长期随访的研究，以充分确定 ICRS 植入与 PRK 及 CXL 联合应用的理想技术方案、最佳顺序和长期结果。

表 8-4-8　ICRS 植入 +PRK+CXL 三联术式治疗圆锥角膜研究总结

作者	实验设计	眼数 /人数	手术方案	随访时间	结果	并发症
Kremer 等	病例系列研究	45 眼 /40 人	两步法：飞秒激光辅助 ICRS（Intacs 环）植入、WG-PRK+CXL（间隔 6 个月以上）	3 个月、6 个月、12 个月	UDVA、CDVA 和中央 K 值均改善	术后 12 个月仍有 11.1% 患者有轻微 haze
Al-Tuwairqi 等	病例系列研究	13 眼 /13 人	两步法：飞秒激光辅助 ICRS（Kera 环）植入、TG-PRK+CXL（平均 6 个月，3~11 个月）	6 个月	UDVA、CDVA、球镜度数、散光度数、Km、彗差均改善	无

续表

作者	实验设计	眼数/人数	手术方案	随访时间	结果	并发症
Al-Tuwairqi 等	前瞻性病例系列研究	41眼/33人	两步法：ICRS 植入、TG-PRK+CXL（间隔 6 个月）	12 个月	UDVA、等效球镜度、角膜曲率改善，85% 眼 CDVA 保持或提高多行	无
Lee H 等	回顾性病例系列研究	23眼/23人	两步法：ICRS 植入、WG-PRK+CXL（间隔 1 个月）	6 个月	UDVA、CDVA、等效球镜度、Scheimpflug 地形图参数和高阶像差均改善	无
Koh 等	前瞻性研究	30眼	两步法：ICRS（Intacs SK）植入、WG-PRK+CXL（间隔 3 个月）	12 个月	UDVA、CDVA、等效球镜度、角膜曲率、像差均改善	无
Coskunseven 等	前瞻性研究	16眼/10人	三步法：依次 ICRS 植入、CXL、TG-PRK（每步之间间隔 6 个月）	6 个月	UDVA、CDVA、等效球镜度、角膜曲率均改善	无
Dirani 等	回顾性研究	17眼/14人	ICRS 植入术后 4 周行 CXL，至少 6 个月后行无地形图引导的 PRK	6 个月	UDVA、CDVA、球镜度、柱镜度均改善	无

【典型病例】

患者，男，27 岁。

【主诉】双眼视力下降 5 年，不伴眼红、眼痛、畏光、流泪。

【现病史】4 年前在当地医院诊断双眼圆锥角膜，3 年前行双眼 ICRS 植入。术后视力逐渐下降。现在为了进一步改善视力，来我院就诊。自述左眼视力自幼欠佳，未予诊疗。

【检查】

VAsc：右眼 0.3，左眼 0.05。

眼压：右眼 12.3mmHg，左眼 11.7mmHg。

综合验光：右眼，+2.00DS/-2.25DC × 25=0.5，左眼，+3.00DS/-1.75DC × 155=0.05$^+$。RGP 验光不耐受。

眼前节裂隙灯照相、AS-OCT 和角膜地形图见图 8-4-42 ~ 图 8-4-45。

【诊断】①双眼圆锥角膜；②双眼角膜基质环植入术后；③双眼屈光不正；④左眼弱视。

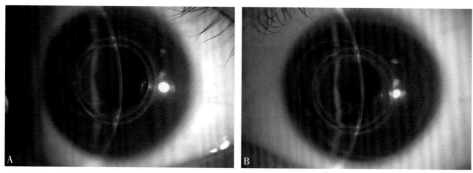

图 8-4-42　术前眼前节裂隙灯照相，可见角膜基质中完整环形结构，颞侧周边可见弧形切口瘢痕

A. 右眼；B. 左眼。

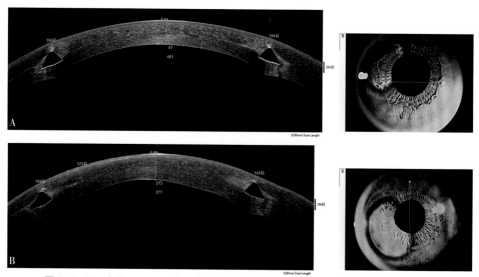

图 8-4-43　术前 AS-OCT（Optvue），基质环顶端距角膜前表面距离 143~196μm

A. 右眼；B. 左眼。

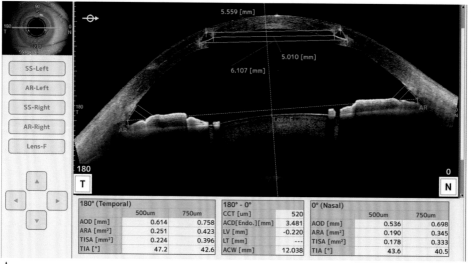

180° (Temporal)			180° - 0°		0° (Nasal)		
	500um	750um	CCT [um]	520		500um	750um
AOD [mm]	0.614	0.758	ACD[Endo.][mm]	3.481	AOD [mm]	0.536	0.698
ARA [mm²]	0.251	0.423	LV [mm]	-0.220	ARA [mm²]	0.190	0.345
TISA [mm²]	0.224	0.396	LT [mm]	---	TISA [mm²]	0.178	0.333
TIA [°]	47.2	42.6	ACW [mm]	12.038	TIA [°]	43.6	40.5

A

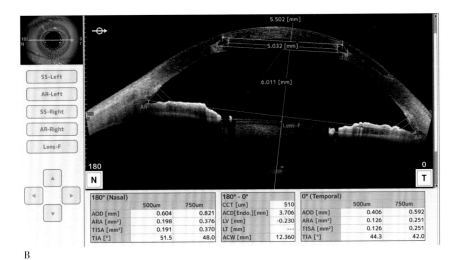

B

图 8-4-44　术前 AS-OCT（Casia 2），基质环顶端直线距离约 5.5mm，内径约 5.0mm，

外径 6.0 ~ 6.1mm，颞侧基质可见隧道切口

A. 右眼；B. 左眼。

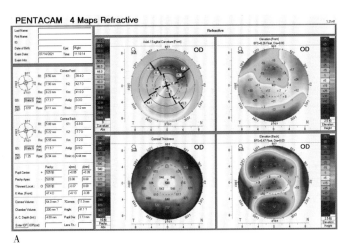

A

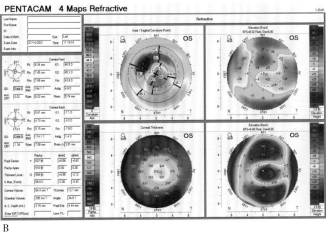

B

图 8-4-45　术前 Pentacam 屈光四联图

A. 右眼；B. 左眼。

【治疗】WG-PRK 联合 CXL。WG-PRK 设计方案：术前 Keratron-Scout 地形图测量像差，选择性去除明显影响视觉质量的高阶像差，治疗光区直径 6.0mm，不额外切削球镜及柱镜。右眼、左眼中央角膜切削深度分别为 75μm 和 76μm，周边切削最大深度为 104μm。注：患者角膜基质环横截面为三角形，三角形顶端横径 5.5mm，顶端距角膜表面最小距离仅 143μm，故设置切削深度较浅，避免切削基质过多增加基质环暴露脱出风险。

【术后 1 周检查】

VAsc：右眼 0.6，左眼 0.15。

综合验光：右眼 +1.75DS/−2.00DC × 30=0.6，左眼 +4.50DS/−1.75DC × 170=0.15$^+$。

角膜地形图见图 8-4-46，AS-OCT 见图 8-4-47。

【术后 3 个月检查】

综合验光：右眼 +3.00DS/−2.50DC × 20=0.8$^-$，左眼 +5.00DS/−2.75DC × 165=0.3。

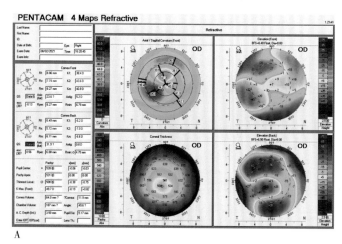

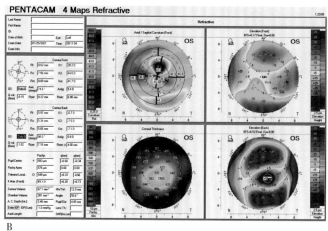

图 8-4-46　术后 1 周 Pentacam 屈光四联图

A. 右眼；B. 左眼。

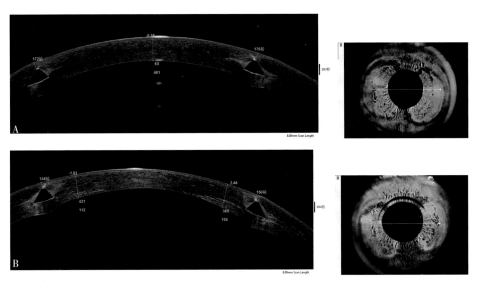

图 8-4-47　术后 1 周 AS-OCT（Optvue），基质环顶端距角膜前表面距离 148～179μm，右眼角膜基质中交联线不明显，左眼角膜深基质约 385～431μm 处可见交联线

A. 右眼；B. 左眼。

（二）ICRS 植入联合 CXL 联合 pICL

pICL 可单独采用治疗稳定期圆锥角膜，也可在 CXL 和 ICRS 植入术后进行。本部分主要就 pICL 在圆锥角膜治疗中的联合应用进行阐述。对于进展期圆锥角膜，因其病情仍存在不断进展可能，角膜曲率和屈光度数会随之变化，故单纯植入 ICL/TICL 不适用于进展期圆锥角膜，可以通过联合 CXL 与 pICL 来实现控制圆锥角膜病情进展并改善视力。Shaheen 等对 11 例 16 眼进展期圆锥角膜患者行 CXL-TICL 植入的患者进行长达 3 年的临床随访，发现术后第 3 年平均等效球镜和柱镜分别为（0.00±0.18）D、（−0.05±0.14）D，所有患者的目标屈光度在 ±0.50D 之间，平均拱高（509±141.47）μm，平均眼压为（11.94±1.12）mmHg，无 1 例术中及术后并发症，平均内皮细胞丢失率为 8.98%。故进展期圆锥角膜也可以通过联合手术方案达到良好屈光矫正的治疗效果。

对于进展期、存在高度不规则散光、矫正视力不佳且角膜偏薄的圆锥角膜患者，近年也有尝试在 CXL 联合 TICL "两步法" 的基础上再联合 ICRS 植入术的三联术式来矫正角膜表面的不规则性而提高视力。2013 年，Coşkunseven 等报道了 14 眼圆锥角膜三联术式的治疗结果，通过 ICRS 植入可矫正约 7.0D 不规则散光从而提升矫正视力，平均间隔 7 个月后行去上皮 CXL，可矫正约 2.0D 不规则散光，降低角膜中央 K 值并达到长期稳定性，之后至少间隔 6 个月以上再行 TICL/ICL 植入，可矫正高达 −20.0D 的球镜和 6.0D 的柱镜，从而大大提升裸眼视力。术后随访 1 年屈光状态稳定，所有眼 pICL 术后显性等效球镜屈光力变化均小于 0.50D。相关三联术式的研究总结见表 8-4-9。

关于 3 种术式的先后顺序与时机目前并无定论。多数学者采用 ICRS 植入术后 4 周或 6 个月后进行 CXL，也可在 ICRS 植入后同时行 CXL。一般不建议 CXL 后行 ICRS 植入，因 CXL 后行飞秒激光 ICRS 角膜基质隧道制作需要更高能量，会增加术后 haze 风险。有

表 8-4-9　ICRS 植入 +CXL+pICL 植入三联术式治疗圆锥角膜研究总结

作者	实验设计	眼数/人数	治疗顺序	随访时间	结果
Coskunseven, et al	病例系列研究	14 眼 /9 人	飞秒激光辅助 ICRS（Kera 环）植入，CXL（间隔 6 个月以上），pICL（TICL）植入（间隔 6 个月以上）	12 个月	UDVA、CDVA 均明显改善，无并发症
Dirani, et al	回顾性研究	11 眼 /7 人	ICRS 植入，CXL（间隔 4 周以上），pICL（TICL）植入（间隔 6 个月以上）	12 个月	UDVA、CDVA、等效球镜度、K 值均明显改善，无并发症
Abdelmassih, et al	连续性病例系列研究	16 眼 /13 人	飞秒激光辅助 ICRS（Intacs SK 或 Kera 环）植入，CXL（间隔 4 周以上），pICL（TICL）植入（间隔 6 个月以上）	24 个月	UDVA、CDVA、等效球镜度、K 值均明显改善，无并发症
He, et al	连续性病例系列研究	31 眼 /24 人，6 眼为 LASIK 术后角膜扩张	飞秒激光辅助 ICRS（Ferrara 环）植入，CXL（间隔 4~6 周），pICL（TICL）植入（间隔 6~8 个月）	12 个月	UDVA、CDVA、地形图参数均明显改善，高阶像差、球差和彗差均较基线改善 3 只眼出现 ICRS 单环移位，其中 1 只眼缝合伤口解决，另 2 只眼行环取出更换大一型号

　　对照研究比较了 ICRS 植入后继 CXL 与 CXL 后继 ICRS 植入治疗圆锥角膜，发现 ICRS 植入后继 CXL 的组合方式对视力和角膜曲率改善更明显。一般建议 CXL 术后 6 个月以上、屈光状态稳定（等效球镜度变化在 ±0.50D 以内）再施行 pICL 手术。

　　目前关于圆锥角膜患者植入 TICL/ICL 的适应证尚未统一，但角膜曲率和屈光度数稳定、前房深度 ≥2.8mm、角膜内皮细胞 ≥2 000 个 /mm^2，无白内障、青光眼、视网膜视神经和黄斑病变及活动性眼部炎症是公认的指征。手术操作跟正常人群近视散光的矫正基本相同，可选择颞侧角膜切口或者散光陡峭轴位置的切口。手术除了密切关注拱高等 ICL 植入术后的常见问题，还需要注意：① TICL 不能矫正不规则散光，术前对于综合验光和 RGP 验光相差较大者应详细分析其差异是否来自不规则散光，谨防术后视觉效果不理想；②部分患者 ICL 度数的精确计算仍然存在困难；③圆锥角膜的进展可能会导致术后屈光度数的变化，根据病情可能须再次行角膜交联术；④角膜交联的持续作用可能使得角膜曲率偏平，术后出现远视漂移；⑤部分患者散光度数较高，散光轴位的小幅度偏移即可能影响术后视觉效果，部分患者因散光轴位的偏移需二次手术；⑥术后须持续关注角膜内皮细胞情况，建议每年复查一次。

【典型病例】

患者，男性，20 岁。

【主诉】双眼视力下降 2 年余。

【现病史】2 年前因双眼视力下降在我院诊断为双眼圆锥角膜，2 年前行右眼经上皮 CXL、左眼准分子激光治疗性角膜切削术联合 CXL。现因欲进一步提升视力来院就诊。

【CXL 术前检查】

VAsc：OD 0.4，OS 0.12。

IOP：OD 9mmHg，OS 15mmHg。

综合验光：OD –3.75DS/–4.50DC × 45=0.8，OS –2.75DS=1.0。

角膜地形图 Pentacam：OD Kf 44.9D，Ks 49.5D，Kmax 58.5D；OS Kf 43.0D，Ks 43.6D，Kmax 44.1D（图 8-4-48）。

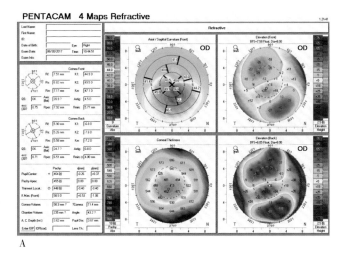

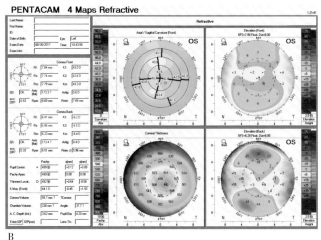

图 8-4-48　角膜交联术前 Pentacam 屈光四联图

A. 右眼；B. 左眼。

【本次检查】

VAsc：OD 0.5，OS 0.25。

IOP：OD 10mmHg，OS 13mmHg。

综合验光：OD –2.75DS/–4.00DC×35=0.8，OS –2.50DS=1.0。

角膜地形图（Pentacam）：OD Kf 45.0D，Ks 49.4D，Kmax 57.5D；OS Kf 42.6D，Ks 43.3D，Kmax 44.0D（图 8-4-49）。

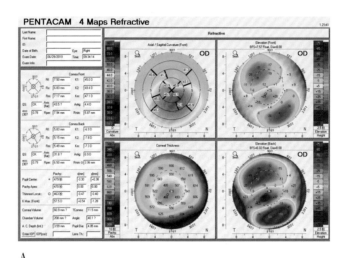

A

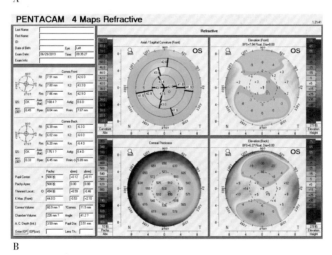

B

图 8-4-49　角膜交联术后 2 年 Pentacam 屈光四联图

A. 右眼；B. 左眼。

角膜横径：OD 11.20mm，OS 11.30mm。

角膜内皮细胞计数：OD 2 866.6 个 /mm²，OS 2 858.4 个 /mm²。

【诊断】①右眼圆锥角膜，左眼顿挫型圆锥角膜？②右眼经上皮角膜交联术后、左眼准分子激光治疗性角膜切削术联合角膜交联术后。

【治疗】右眼植入 TICL（直径 12.6mm，度数 –9.50DS/+6.00DC×142），左眼植入 ICL（直径 12.6mm；度数 –3.50DS）。

【术后 3 个月复查】

VAsc：OD 0.8，OS 1.0。

综合验光：OD+1.00DS/–2.25DC × 5=1.0，OS 平光（PL）=1.2。

眼压：OD 12mmHg，OS 12mmHg。

裂隙灯检查：双眼角膜透明，前房深度正常，闪辉（–），细胞（–），瞳孔直径 3mm，对光反应灵敏，ICL/TICL 在位良好，晶状体透明（图 8-4-50）。

角膜地形图（Pentacam）：OD Kf 44.7D，Ks 49.9D，Kmax 57.8D；OS Kf 42.4D，Ks 43.0D，Kmax 44.0D（图 8-4-51）。

AS-OCT 拱高：OD 531μm，OS 388μm。

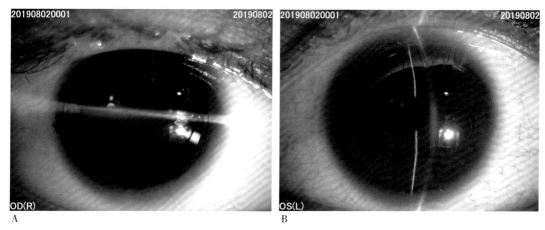

图 8-4-50　ICL/TICL 术后 3 个月眼前节裂隙灯照相

A. 右眼，TICL 轴位稳定，无旋转；B. 左眼，前节稳定，拱高约 1CT。

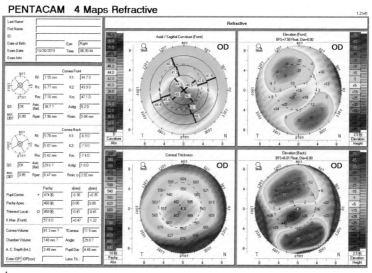

A

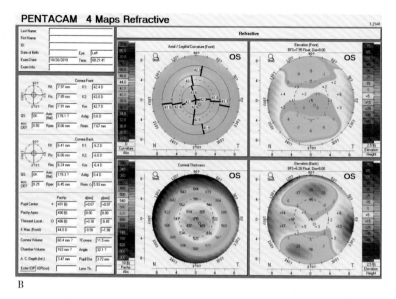

图 8-4-51　ICL/TICL 术后 3 个月 Pentacam 屈光四联图

A. 右眼；B. 左眼。

（曾庆延　戚梦莹）

七、圆锥角膜的白内障手术规划

随着功能性人工晶状体（intraocular lens，IOL）与角膜地形图检查的广泛开展，白内障术前检查中常常能发现无症状的轻、中度圆锥角膜患者。此外，临床工作中偶尔也会遇到既往因圆锥角膜行角膜移植手术的白内障患者。圆锥角膜患者的白内障手术具有挑战性：一方面，这类患者术前生物测量与传统 IOL 屈光力计算公式的准确性下降，容易出现屈光预测误差；另一方面，角膜散光与瘢痕影响手术操作，对白内障手术技术提出了更高的要求。做好圆锥角膜患者的白内障手术规划，是获得良好手术效果的前提。

（一）手术适应证

圆锥角膜患者白内障手术的开展时机与手术方式选择须综合考虑白内障严重程度、日常屈光矫正方式、视力预后、圆锥角膜的病程与角膜特征（如角膜屈光力、角膜中央散光是否规则）等综合因素来设计手术切口，是否分步手术，选择合适的 IOL 公式与类型（图 8-4-52）。

1. 圆锥角膜处于稳定期　白内障手术对处于稳定期的圆锥角膜患者安全性高，须重点评估白内障严重程度以及白内障手术是否能提升患者视觉质量。白内障的严重程度影响了患者的视觉质量与日常生活，预期白内障手术能够改善患者的视觉质量时，可考虑行白内障摘除与 IOL 植入术。

2. 圆锥角膜处于进展期　如果圆锥角膜的病情仍在进展，直接行白内障手术可能会加剧角膜扩张，应根据圆锥角膜的病程考虑二阶段的手术方案。对于初发期圆锥角膜患

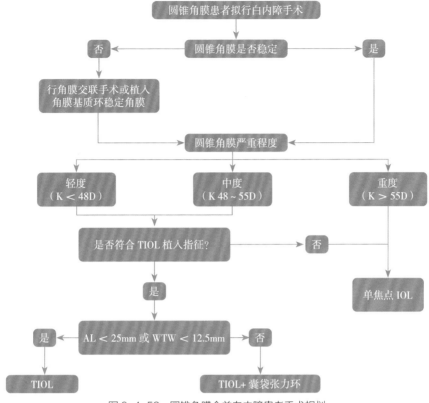

图 8-4-52 圆锥角膜合并白内障患者手术规划

者，建议先行 CXL 或 ICRS 植入术，待角膜曲率稳定 6 个月后，再考虑白内障手术。对于圆锥角膜完成期或瘢痕期的患者，可以考虑联合或分步角膜移植与白内障手术。

（二）术前评估

相比于普通白内障患者，圆锥角膜患者术前评估须重点关注角膜曲率测量、角膜形态与厚度、角膜内皮细胞计数等参数。基于 Scheimpflug 摄像原理的 Pentacam 与眼前节扫频源光学相干断层扫描（swept-source optical coherence tomography，SS-OCT）设备是目前最佳的检测工具。

1. 角膜曲率 圆锥角膜患者的角膜形态不规则，角膜最陡峭区域与视轴往往不在同一轴线，且泪膜反射不规则，从而会影响角膜曲率的测量。圆锥角膜患者角膜曲率测量的可重复性与角膜屈光力的大小密切相关：Ks≤55D 时，不同原理的设备测量角膜曲率的可重复性均能满足临床需求，其中 Pentacam 与 SS-OCT 设备的可重复性最佳；Ks>55D 时，设备测量可重复性均不理想。

由于圆锥角膜患者的角膜前表面中央 3mm 区域的模拟角膜曲率值（simulated keratometry，SimK）会高估患者的角膜曲率，因此，有必要进一步使用 Pentacam、SS-OCT 等设备测量角膜中央 3mm 区域的全角膜屈光力。

2. 角膜散光、角膜厚度和角膜内皮细胞 角膜地形图能够直观显示角膜散光的形态特征，提供了角膜散光是否对称、角膜平坦轴与陡峭轴夹角大小等信息。角膜厚度测量须关注角膜最薄点的厚度与周边角膜厚度，前者用于圆锥角膜病程分期，后者则为手术切口位置规划提供参考。对于须行角膜移植手术的圆锥角膜患者，须进一步完善 SS-OCT 检查明确角膜瘢痕深度，判断角膜移植手术类型。此外，对于角膜移植术后二期行白内障手术的患者，须重点关注角膜内皮细胞计数，评估患者术后出现角膜内皮细胞失代偿的风险。

（三）人工晶状体选择

圆锥角膜患者行白内障手术时，原则上选用单焦点 IOL。近期也有研究探讨功能性 IOL 在圆锥角膜患者中的应用，但总体而言仍存在争议，需要谨慎评估适应证。

1．非球面人工晶状体　大多数圆锥角膜患者的角膜球面像差（简称球差）偏大，且多为负球差，若选用负球差的非球面 IOL 会降低对比敏感度。此外，由于圆锥角膜患者角膜顶点偏离视轴，正球差或负球差的 IOL 均可能导致彗差，降低视觉质量。因此，零球差的非球面 IOL 可能在这类患者中更具优势。

2．散光矫正型人工晶状体（Toric intraocular lens，TIOL）　圆锥角膜患者的散光是否应用 TIOL 进行矫正，须综合考虑患者的圆锥角膜病程、角膜散光是否规则、患者常用的屈光矫正方式、视功能预后等因素。如果患者病情稳定，角膜中央无瘢痕且 3mm 区域散光相对规则，在发生白内障之前戴镜能获得满意的视力，可考虑选用 TIOL。当患者符合上述条件，但眼轴长度（AL）≥25mm 或角膜水平横径≥12.5mm 时，术后人工晶状体轴位旋转的风险高，建议联合植入张力环。如果患者瞳孔区散光不规则，或术后拟采用 RGP 等其他方式进行屈光矫正，则无须选用 TIOL。

3．多焦点人工晶状体　多焦点人工晶状体对角膜散光、屈光误差等包容性较低，且对比敏感度损失会因角膜不规则被进一步放大，因此，应更加谨慎选择。

（四）IOL 屈光力计算

圆锥角膜合并白内障的患者应根据术前精准眼球生物学参数测量与 IOL 屈光力计算是降低圆锥角膜合并白内障患者术后屈光误差、改善视觉质量的关键。老年性白内障患者术后 IOL 屈光力计算的准确性好，预测误差>0.50D 的患者约占 20%。圆锥角膜患者的 IOL 屈光力预测准确性不佳，预测误差>0.50D 的患者>50%，且预测准确性随着圆锥角膜的严重程度增加而下降。此外，有待研发基于国人数据的圆锥角膜 IOL 屈光力计算公式，进一步提升屈光预测准确性。

1．预测误差来源　圆锥角膜患者的 IOL 屈光力计算误差大，主要与其角膜形态异常、角膜屈光力测量误差和有效晶状体位置（effective lens position，ELP）预测误差三个原因有关。

（1）与角膜形态异常相关的预测误差：正常角膜患者的视轴接近角膜顶点，即角膜厚度最薄、角膜曲率最陡峭的位置。然而，圆锥角膜患者由于角膜扩张变形，视轴与角膜顶点轴偏差较大，视轴通过的角膜区域往往比角膜顶点所在区域更平坦。这些患者的角膜散光大且不规则，角膜前、后表面曲率的比值也偏离正常值，当采用标准角膜屈光指数 1.337 5 进行计算时，往往会高估角膜屈光力，低估 IOL 屈光力，从而产生远视预测误差。而绝大多数公式是基于角膜前表面曲率与标准角膜屈光指数设计的，未纳入真实的角膜后表面曲率，如果输入全角膜屈光力如 IOL master 700 的 TK 值或 Pentacam 的全角膜屈光力

（total corneal refractive power，TCRP），相当于进行了双重矫正，并不能提高传统公式的预测准确性。因此，绝大多数公式应直接使用 SimK，而非代入 TK 或 TCRP。部分公式如 Barrett True K，可代入真实测量的角膜后表面曲率提高预测准确性。

（2）角膜屈光力测量误差：由于圆锥角膜患者的角膜曲率与泪膜反射的不规则，角膜曲率测量往往并不稳定。计算 IOL 屈光力时，需要关注生物测量仪给出角膜屈光力的标准差。当标准差＞0.2D，提示需要重复测量。如果重复测量后标准差仍然高，应选取最小的角膜屈光力数值进行计算，以降低远视预测误差的发生。

（3）ELP 预测相关误差：大多数公式使用了角膜屈光力进行 ELP 的预测，较大的角膜屈光力通常会导致公式高估了 ELP，产生远视误差。因此，普通白内障患者的角膜曲率相关系数须矫正后才能应用于圆锥角膜患者计算 IOL 屈光力。

2. IOL 屈光力计算公式选择　圆锥角膜患者使用针对普通白内障患者研发的 IOL 屈光力计算公式误差大，尽管 SRK/T 公式准确性相对较高，但仍不够理想。近年来，有学者针对圆锥角膜患者研发了新的公式，以 Barrett True K（圆锥角膜）公式准确性最优。

（1）普通白内障患者 IOL 屈光力计算公式：既往研究发现，SRK/T 公式在圆锥角膜患者中优于其余的第三代公式，甚至是第四代公式，例如 Barrett Universal Ⅱ。这与 SRK/T 公式在陡峭角膜患者中仍会低估角膜屈光力、高估 IOL 屈光力有关，在圆锥角膜患者中该公式的近视漂移趋势可以抵消部分远视预测误差。

尽管 SRK/T 公式的准确性相比其他公式更高，但仍存在很大的提升空间。随着患者角膜屈光力的增大，SRK/T 公式的预测准确性进一步下降。当角膜屈光力＜48D 时，仍有 40% 左右的患者预测误差＞0.5D；当角膜屈光力为 48～53D 时，70% 以上的患者预测误差＞0.5D；当角膜屈光力＞53D，超过 50% 的患者预测误差＞2.50D。因此，也有学者提议，对于角膜屈光力≤55D 的圆锥角膜患者，推荐使用实际测量的角膜屈光力值带入 SRK/T 公式进行计算；而对于角膜屈光力＞55D 的患者，采用 43.25D 角膜屈光力值带入 SRK/T 公式计算；所有圆锥角膜患者都应考虑预留 −0.75～−1.25D 的近视，以抵消部分远视误差。

（2）圆锥角膜患者 IOL 屈光力计算公式：目前为圆锥角膜患者已研发出 3 个 IOL 屈光力计算公式，即 Holladay Ⅱ 计算软件、Kane 圆锥角膜公式、Barrett True K 公式。这些公式均可在计算时指定圆锥角膜患者，校正 ELP 预测。目前的研究表明，与传统 IOL 屈光力计算公式相比，Barrett True K 公式可显著提高这类患者预测的准确性，仅 10% 左右的患者预测误差＞0.5D，优于 Holladay Ⅱ 计算软件、Kane 圆锥角膜公式与 SRK/T 公式。

（3）角膜移植术后 IOL 屈光力计算：对于既往已经行穿透性或板层角膜移植手术的圆锥角膜患者，IOL 计算公式常常出现近视预测误差。现有研究表明，SRK/T 公式和 Kane 公式相对更准确。若白内障术前无法测量角膜曲率，可考虑使用 45D 代入公式计算。

（五）手术注意事项

圆锥角膜患者须个性化设计角膜切口位置，综合采取措施，增加术中可视度，保障前房稳定性，减少并发症的发生。

1. 手术切口　由于圆锥角膜患者的角膜更为陡峭，角膜病变部位更薄，需要个性化设计手术切口以减少术源性散光，降低术后切口渗漏、角膜扩张等风险。

在手术切口位置选择上，应综合考虑周边角膜厚度、散光轴位、角膜瘢痕位置来设计白内障主切口位置。有学者提出，当下方角膜扩张时，主切口设计在上方更为合适。主切口应尽量避开角膜瘢痕，避免超声探头伸出后在瘢痕下方可见度差的位置操作，以减少手术并发症的发生。

透明角膜切口在轻、中度圆锥角膜患者是安全的。对于重度圆锥角膜患者，可考虑做巩膜隧道切口，提高角膜稳定性、减少散光，必要时缝合切口，以降低渗漏风险。

2. 增加可视度　圆锥角膜的瘢痕和不规则散光会影响术中的可视性，增加操作的难度，可考虑进行前囊膜染色，在角膜表面均匀涂抹黏弹剂。对于角膜混浊明显的患者还可通过吊顶灯照明、前房内或玻璃体腔内辅助照明，增加术中可视度。

3. 参数设置　圆锥角膜患者的超声乳化手术过程同常规一致，可考虑调整超声乳化设置，如降低瓶高和灌注压，以减轻对角膜的压力，更好地控制前房深度。

（六）手术效果

通过精细的术前评估与手术方案设计，圆锥角膜患者的白内障手术是安全、有效的。

1. 功能性 IOL 在稳定期圆锥角膜患者的效果　目前，功能性 IOL 如 TIOL、多焦点 IOL 在圆锥角膜患者的应用才刚刚起步。对于角膜散光相对规则、处于非进展期的圆锥角膜白内障患者，植入 TIOL 术后 UDVA 与 CDVA 均显著提高，总散光降低。TIOL 在符合适应证的圆锥角膜患者中安全性良好，术后 3 个月 IOL 平均旋转角度 $2.5° \sim 5.2°$，角膜散光和 4mm 角膜高阶像差无明显变化，术后随访 $3 \sim 6$ 个月，未观察到角膜扩张或其他损害视力的并发症。绝大部分患者植入 TIOL 术后成功实现脱镜。观察随访的 76 例患者中，仅 1 例角膜屈光力超过 52D 的圆锥角膜患者术后仍须采用硬性角膜接触镜行屈光矫正。此外，尽管有学者将调节型或多焦点 IOL 应用于圆锥角膜患者（共 7 例），但仍需更多证据，多维度评价这些功能性 IOL 对圆锥角膜患者的益处，临床实际使用应谨慎。

2. 分步手术可改善进展期圆锥角膜患者预后　CXL 与 ICRS 植入能有效降低圆锥角膜患者的角膜屈光力与角膜像差，提升 UDVA 与 CDVA。处于圆锥角膜进展期的白内障患者，先行 CXL 或 ICRS 植入术，能稳定角膜形态、减少角膜曲率测量误差、降低白内障术后角膜扩张的风险，实现提升患者视力、降低等效球镜的治疗效果。有研究者跟踪观察了 47 例圆锥角膜患者，在 ICRS 植入术后，二期行白内障摘除和单焦点 IOL 植入术，术后随访 5 年发现，视力与角膜参数均保持稳定。此外，部分进展期圆锥角膜患者在一期 CXL 与 ICRS 植入术后，角膜散光趋于规则与稳定，可考虑选择 TIOL，更好地实现散光矫正，改善视觉质量。

3. 角膜移植术后圆锥角膜患者白内障手术的效果　角膜移植术后的患者白内障手术是比较安全的，能不同程度提高视力与视觉质量。这类患者大多合并不规则散光，且随着时间推移，不规则散光还呈现增加趋势，因此更适合植入单焦点 IOL。需要注意的是：角膜内皮细胞失代偿的风险相对较高。其中，穿透性角膜移植术后患者角膜内皮细胞数量的下降幅度显著高于深板层角膜移植术，角膜内皮细胞失代偿风险更高。

（七）典型病例

【病例一】

患者，女，49岁。

【主诉】 双眼无痛性视力下降 2 年余。

【既往史、家族史】 屈光不正病史，余无特殊。

【检查】

视力：OD VAsc 0.01，矫正无提高；OS VAsc 0.01，矫正无提高。

眼压：OD 8.3mmHg，OS 8.7mmHg。

眼部检查：双眼角膜中央偏下方可见浅基质层铁锈样色素沉积，长约 3mm（Fleischer 环，图 8-4-53），Vogt 线（−），Munson 征（−），晶状体混浊（OD，$C_2N_2P_4$，OS，$C_2N_2P_3$），玻璃体轻度混浊，隐见杯盘比 0.3，后极部视网膜平伏。

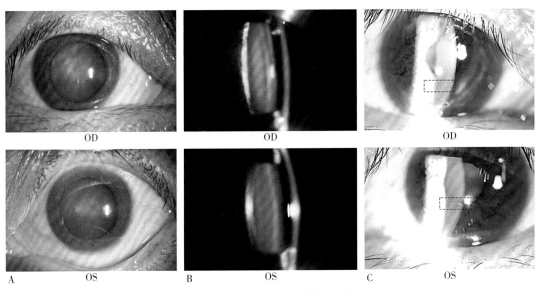

图 8-4-53 双眼眼前节裂隙灯照相

A. 弥散光；B. 窄裂隙；C. 宽裂隙，红色虚线方框示 Fleischer 环。

【初步诊断】 ①双眼并发性白内障；②双眼屈光不正；③双眼圆锥角膜（待排）。

患者双眼晶状体明显混浊，拟行双眼超声乳化白内障吸除和 I 期 IOL 植入术。因双眼角膜均可见 Fleischer 环，术前生物测量检查提示平均角膜曲率异常：OD 48.70D，OS 49.91D（图 8-4-54）。进一步完善了 Pentacam 检查明确该患者角膜曲率与厚度的分布规律（图 8-4-55），排查圆锥角膜并进行分期（图 8-4-56，图 8-4-57）。

双眼角膜前、后表面角膜高度分布呈 C 形，颞下方角膜隆起，角膜前表面平均曲率：OD 47.4D，OS 49.6D。角膜后表面高度差：OD +30μm，OS +18μm。最薄点角膜厚度：OD 500μm，OS 487μm。

左眼角膜后表面差异图中央可见红色区，提示左眼角膜后表面中央高度异常。双眼角膜厚度空间分布正常，但厚度变化率异常。D 值异常，OD 2.88，OS 3.58。

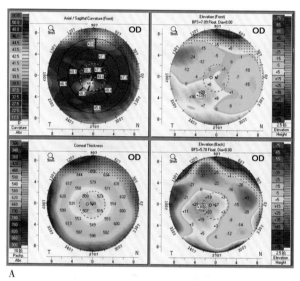

图 8-4-54 生物参数测量

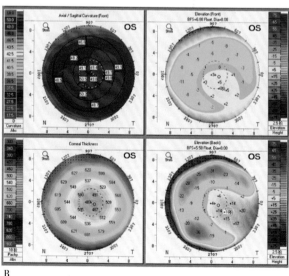

图 8-4-55 Pentacam 屈光四联图

A. 右眼；B. 左眼。

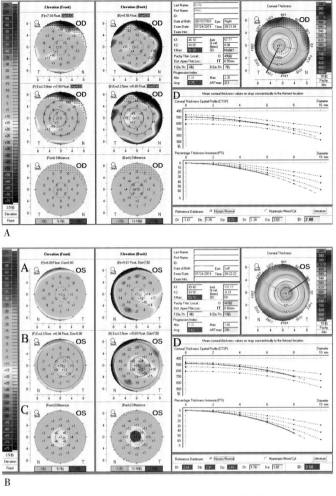

图 8-4-56　Belin/Ambrósio Enhenced Ectasia 分析（上：右眼；下：左眼）

A. 标准型 BFS 图；B. 增强型 BFS 图；C. 差异图；D. 角膜厚度空间剖图（上）与角膜厚度变化率图（下）。

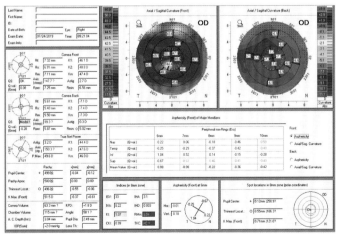

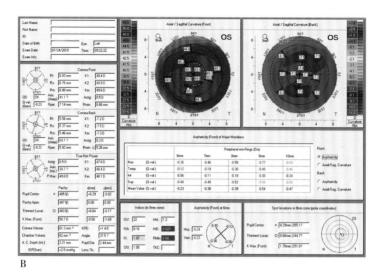

B

图 8-4-57　Topometric 分析

A. 右眼；B. 左眼。

圆锥角膜指数（KI）：OD 1.07，OS 1.07，角膜前表面最小曲率半径（Rmin）：OD 6.56mm，OS 6.66mm。角膜地形图圆锥角膜分级（TKC）：OD 1 级，OS 仪器未提供。

根据我国 2019 圆锥角膜分级法，双眼均属于完成期 1 级圆锥角膜。

根据 Amsler-Krumeich 分期，双眼均属于 stage Ⅱ 期圆锥角膜。

根据 Belin-ABCD 分级，OD $A_2B_2C_0$，OS $A_2B_2C_1$。

【最终诊断】①双眼并发性白内障；②双眼屈光不正；③双眼圆锥角膜。

【手术设计】患者要求看远清楚，充分沟通术后残余散光、高阶像差对视觉质量的影响，患者选择术后配戴眼镜矫正残余散光。患者双眼角膜曲率<55D，参考 SRK/T 公式、Barrett True-K（圆锥角膜）公式和 Kane（圆锥角膜）公式，选择了单焦点球面 IOL（OD，AR40e +21.5D；OS，AR40e +20.5D；对应公式预测值见表 8-4-10）。

表 8-4-10　双眼 IOL 屈光力计算

公式	右眼	左眼
SRK/T	0.00D	−0.25D
Barrett True-K（圆锥角膜）	+0.14D	−0.37D
Kane（圆锥角膜）	+0.13D	+0.09D

【术后效果】

术后 1 天：

视力：OD VAsc 0.4，OS VAsc 0.3。

眼压：OD 12.4mmHg，OS 11.4mmHg。

术后 3 周：

视力：OD VAsc 0.7，−1.25DC×65=0.9。

OS VAsc 0.5，−1.25DS/−0.50DC×135=0.9。

术后 3 个月：

视力：OD VAsc 0.6⁺，+0.50DS/−1.50DC×65=1.0⁻。

OS VAsc 0.4⁺，−1.25DS/−0.50DC×130=0.9。

【分析】患者术后视力较稳定，术后 3 个月右眼 SE −0.25D，SRK/T 公式预测结果与之最接近。左眼 SE −1.50D，呈近视漂移，实际屈光度与 Barrett True-K（圆锥角膜）公式相近。

【病例启示】术前检查发现角膜曲率明显异常、疑似圆锥角膜征象的患者，须进一步排查圆锥角膜。圆锥角膜患者 IOL 类型选择综合须考虑病情与患者需求。IOL 屈光力计算应注意比较多公式结果。

【病例二】

患者，男，66 岁。

【主诉】双眼无痛性视力下降 1 年余。

【既往史、家族史】双眼屈光不正史，左眼"黄斑变性"史。

【检查】

视力：OD VAsc 0.2，矫正无提高（−10.50DS/−2.75DC×25）；OS VAsc 0.05，矫正无提高（−2.25DS/−1.50DC×115）。

眼压：OD 10mmHg，OS 10mmHg。

眼部检查：双眼角膜透明，中央前房深度 4CT，晶状体混浊（OD，$C_3N_3P_3$，OS，$C_2N_3P_3$，图 8-4-58），视网膜平伏，左眼黄斑区色素紊乱。

【初步诊断】①双眼老年性核性白内障；②双眼屈光不正；③左眼年龄相关性黄斑变性。

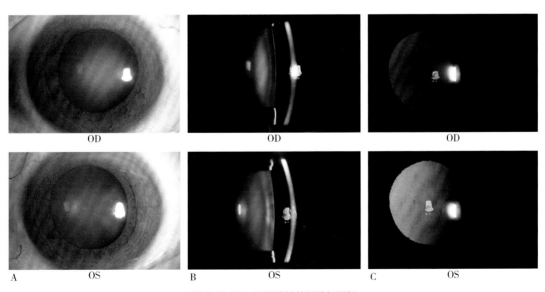

图 8-4-58　双眼眼前节裂隙灯照相

A. 弥散光；B. 窄裂隙；C. 后照法。

患者右眼晶状体核性混浊且合并高度近视，拟行右眼超声乳化白内障摘除和 I 期 IOL 植入术。术前生物测量检查提示右眼平均角膜曲率 47.47D，角膜散光 4.54D，明显高于左眼（平均角膜曲率 45.32D，角膜散光 0.44D）（图 8-4-59），进一步完善 Pentacam 检查以排查圆锥角膜（图 8-4-60～图 8-4-62）。

右眼中央偏下方角膜隆起，角膜前表面平均曲率 47.4D，中央 3mm 区域最大曲率为 55.7D；后表面高度差 OD+46μm；最薄点厚度，OD 505μm。

右眼角膜前、后表面差异图中央均可见红色区，提示右眼前、后表面中央均存在高度异常。角膜前表面 Kmax，OD 55.9D；AVG 值异常，OD 1.57。右眼角膜厚度空间分布正常，但厚度变化率异常，D 值异常，OD 6.63。

圆锥角膜指数 KI 1.26，角膜前表面 Rmin 6.04mm。TKC 分级：2 级。

根据我国 2019 圆锥角膜分级法：右眼为完成期圆锥角膜（1 级）。

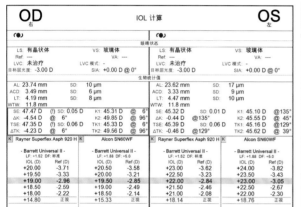

图 8-4-59　生物参数测量

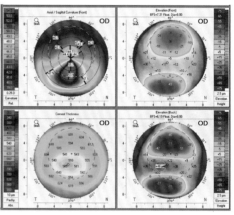

图 8-4-60　Pentacam 屈光四联图

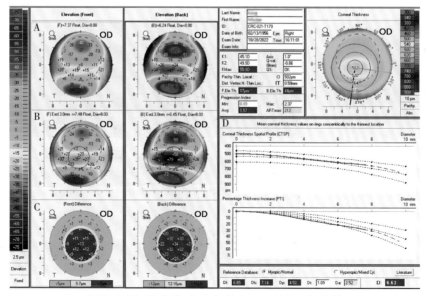

图 8-4-61　Belin/Ambrósio Enhenced Ectasia 分析

A. 标准型 BFS 图；B. 增强型 BFS 图；C. 差异图；D. 角膜厚度空间剖图（上）与角膜厚度变化率图（下）。

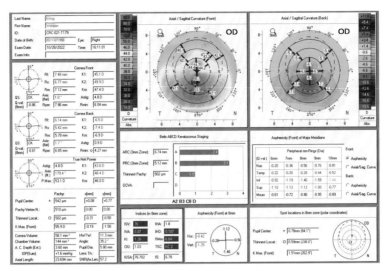

图 8-4-62　Topometric 分析

根据 Amsler-Krumeich 分期，右眼为 stage Ⅰ期圆锥角膜。

根据 Belin-ABCD 分级，$A_2B_3C_0$。

【最终诊断】①双眼老年性核性白内障；②双眼屈光不正；③右眼圆锥角膜；④左眼年龄相关性黄斑变性。

【手术设计】患者要求矫正散光，对近视力需求较高。考虑患者右眼圆锥角膜目前处于稳定期，角膜中央区散光相对规则，充分沟通术后残余散光、高阶像差对视觉质量的影响，选择 TIOL，并预留 −3D 的近视。术前比较了 Barrett True-K（圆锥角膜）公式、Kane Toric（圆锥角膜）公式和 SRK/T 公式计算结果（表 8-4-11），植入了单焦点 TIOL（OD SN6AT8 +20D，预计轴向 98°）。

表 8-4-11　IOL 屈光力计算

公式	右眼
SRK/T	−2.16D
Barrett True-K（圆锥角膜）	−2.46D
Kane Toric（圆锥角膜）	−2.92D

【术后效果】

术后 1 个月：

视力：OD VAsc 0.5，−1.50DS/−1.75DC × 140=1.0⁻。

IOL 轴向：102°（图 8-4-63）。

【分析】患者术后 1 个月时右眼残余散光 −1.75D，散光较术前明显降低，等效球镜为 −2.375D，与 Barrett True-K（圆锥角膜）公式目标屈光度相近。

【病例启示】对于年龄较大，处于稳定期，且瞳孔中央区域角膜散光相对规则的圆锥角膜患者，在与患者充分沟通并得到理解的前提下，可考虑选用 TIOL 进行部分角膜散光

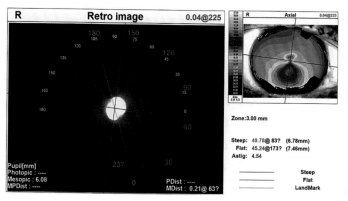

图 8-4-63　右眼术后 IOL 轴向

矫正。TIOL 屈光力计算应注意比较多个公式的结果，可使用 Barrett True-K（圆锥角膜）公式选择 TIOL 球镜度数。

（罗莉霞　张佳晴）

八、新兴治疗技术

1. 角膜基质祖细胞（keratocyte progenitor cell，KPC）移植　提出的假设涉及分离、纯化和移植 KPC，并使用载体介质通过飞秒激光制作的隧道将其引入病变角膜基质中（图 8-4-64）。临床前研究表明，兔 KPC 移植是可行的，人类衍生的间充质干细胞注射到兔角膜时具有分化为成体 KPC 的能力，也可以合成胶原蛋白，导致健康的基质产生和缓解圆锥角膜的疾病表型。祖细胞治疗的安全性和可行性需要进一步探讨，期待该技术能够超越基础实验领域，早日进入临床试验。

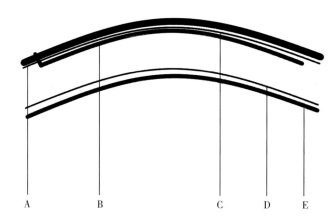

图 8-4-64　祖细胞移植模式图

A. 角膜上皮层；B. 飞秒激光制作的隧道；C. 前弹力层；D. 后弹力层；E. 内皮细胞层。

2. 基因治疗　在圆锥角膜的发病机制研究中已经确定大量候选基因，为圆锥角膜基因治疗奠定了基础。角膜有许多内在的特性使其成为基因治疗的理想对象，包括免疫豁免、透明度和离体稳定性等。目前，在基础实验中可以通过基因载体将目标基因导入基质细胞。载体包括病毒和非病毒两种。病毒载体有腺病毒、单纯疱疹病毒、慢病毒、反转录病毒和腺病毒。非病毒载体有：①生物方法，裸 DNA、阳离子脂质体、聚乙烯亚胺和聚胺树状大分子载体；②物理方法，电穿孔、超声波穿孔和基因枪。基因治疗中，基因沿一定的方向进入目标细胞，通过识别致病基因并改变其表达细胞蛋白质的结构，从而将细胞因子、生长因子和酶以一种持续的浓度转移到角膜。这是一种不通过全身给药来替补缺陷基因表达产物以及诱导功能基因表达的圆锥角膜治疗方法。尽管已经有非常全面的圆锥角膜基因分析，但是还没有发现单个基因作为疾病致病基因。一旦找到基因，以及随着基因递送与微环境控制研究进展，基因疗法将是一个非常有前景的治疗方法。

3. 前弹力层移植（Bowman layer transplantation，BLT）　是一种微创的治疗方案，是 Digk 等人于 2014 年提出的新型手术技术。该方法通过从供体角膜手工解剖一层 9～11μm 的前弹力层，冲洗后用色氨酸蓝染色，然后穿过巩膜于角膜基质层中创建一个口袋，在这个口袋中嵌入孤立的前弹力层（图 8-4-65）。其适用于角膜极薄的患者，并能防止角膜穿孔。这种移植方法可减少排斥反应和类固醇的过度使用，大多数患者病情进展稳定，功能性视力得到改善。

4. 角膜热成形术（conductive keratoplasty，CK）　350Hz 的电波能量适用于角膜基质，由于电波产生的热量可使组织温度上升到 65℃，产生永久胶原收缩，使角膜平坦区域变陡、陡峭区变平坦（图 8-4-66），通过角膜重构矫正屈光误差。这是一种无创并且保留角膜组织的技术，所以对薄角膜患者有效，已于 2002 年通过美国食品药物管理局批准，可用于纠正轻中度远视（+0.75～+3.00D）和高度散光，使用角膜地形图引导下的 CK 治疗晚期圆锥角膜患者可以获得稳定的视力改善。

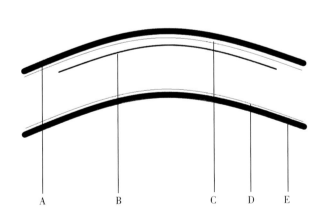

图 8-4-65　前弹力层移植模式图
A.角膜上皮层；B.异体前弹力层植片；C.前弹力层；
D.后弹力层；E.内皮细胞层。

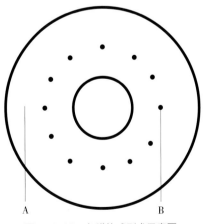

图 8-4-66　角膜热成形术示意图
A.角膜；B.热成形点。

总结与展望

　　对圆锥角膜患者的管理并不单纯局限于稳定病情，还需要防止角膜进展到急性水肿和瘢痕期，以及改善患者屈光状态。随着圆锥角膜发病机制研究的进展，针对致病因素的药物未来将被研发。RGP 是目前圆锥角膜患者广泛选择的非手术治疗方案，可以在保证视觉质量的前提下改善角膜形态。随着现代化制造工艺的逐步精进，各种角膜接触镜矫正圆锥角膜患者的视力在未来仍具有很大的发展前景。角膜交联和角膜移植新技术的出现为薄角膜患者提供了新的选择，可避免致盲。在不断完善技术的同时，pICL 和 ICRS 植入术等圆锥角膜的手术治疗，未来以下问题更须解决和重视：①完善手术规范与标准；②建立并发症预防与控制机制；③更多新型或国产植入物的研发。

（邓应平）

参考文献

1. GOMES J A, TAN D, RAPUANO C J, et al. Global consensus on keratoconus and ectatic diseases. Cornea, 2015, 34 (4): 359-369.

2. MOHAMMADPOUR M, HEIDARI Z, HASHEMI H. Updates on managements for keratoconus. J Curr Ophthalmol, 2017, 30 (2): 110-124.

3. SHI W, LI S, GAO H, et al. Modified deep lamellar keratoplasty for the treatment of advanced - stage keratoconus with steep curvature. Ophthalmology, 2010, 117 (2): 226-231.

4. LIU H, CHEN Y, WANG P, et al. Efficacy and safety of deep anterior lamellar keratoplasty vs. penetrating keratoplasty for keratoconus: A meta-analysis. PLoS One, 2015, 10 (1): e0113332.

5. BORDERIE V M, SANDALI O, BULLET J, et al. Long-term results of deep anterior lamellar versus penetrating keratoplasty. Ophthalmology, 2012, 119 (2): 249-255.

6. 中华医学会眼科学分会角膜病学组. 我国角膜移植术专家共识（2015 年）. 中华眼科杂志，2015，51（12）：888-891.

7. SANTODOMINGO-RUBIDO J, CARRACEDO G, SUZAKI A, et al. Keratoconus: An updated review. Cont Lens Anterior Eye, 2022, 45 (3): 101559.

8. RAISKUP F, LENK J, HERBER R, et al. Therapeutic options in keratoconus. Klin Monbl Augenheilkd, 2018, 235 (10): 1148-1158.

9. DAVIDSON A E, HAYES S, HARDCASTLE A J, et al. The pathogenesis of keratoconus. Eye (Lond), 2014, 28 (2): 189-195.

10. GOMES J A, TAN D, RAPUANO C J, et al. Group of panelists for the global Delphi panel of keratoconus and Ectatic diseases. Global consensus on keratoconus and ectatic diseases. Cornea, 2015, 34 (4): 359-369.

11. WAJNSZTAJN D, SOLOMON A. Vernal keratoconjunctivitis and keratoconus. Curr Opin Allergy Clin Immunol, 2021, 21 (5): 507-514.

12. ANITHA V, VANATHI M, RAGHAVAN A, et al. Pediatric keratoconus - Current perspectives and clinical challenges. Indian J Ophthalmol, 2021, 69 (2): 214-225.

13. AHUJA P, DADACHANJI Z, SHETTY R, et al. Relevance of IgE, allergy and eye rubbing in the pathogenesis and management of keratoconus. Indian J Ophthalmol, 2020, 68 (10): 2067-2074.

14. 洪佳旭, 徐建江. 对比美国眼科临床指南（PPP）过敏性结膜炎分册与《我国过敏性结膜炎诊断和治疗专家共识（2018 年）》. 中国眼耳鼻喉科杂志, 2018, 18（4）: 227-229.

15. 葛坚, 王宁利. 眼科学. 3 版. 北京: 人民卫生出版社, 2015.

16. 梅颖, 唐志萍. 硬性角膜接触镜验配跟我学. 2 版. 北京: 人民卫生出版社, 2018.

17. LIM L, LIM E W L. Current perspectives in the management of keratoconus with contact lenses. Eye (Lond), 2020, 34 (12): 2175-2196.

18. 中华医学会眼科学分会眼视光学组. 硬性透气性接触镜临床验配专家共识（2012 年）. 中华眼科杂志, 2012, 48（5）: 467-469.

19. 谢培英, 王海英. 接触镜验配技术. 2 版. 北京: 人民卫生出版社, 2019.

20. ORTIZ-TOQUERO S, RODRIGUEZ G, MARTIN R. Clinical guidelines for the management of keratoconus patients with gas permeable contact lenses based on expert consensus and available evidence. Curr Opin Ophthalmol, 2021, 32 (Suppl 2): S1-S11.

21. 谢培英, 王海英. 角膜接触镜临床手册. 4 版. 北京: 科学出版社, 2020.

22. ITOI M, ITOI M. Management of keratoconus with corneal rigid gas-permeable Contact lenses. Eye Contact Lens, 2022, 48 (3): 110-114.

23. ORTIZ-TOQUERO S, PEREZ S, RODRIGUEZ G, et al. The influence of the refractive correction on the vision-related quality of life in keratoconus patients. Qual Life Res, 2016, 25 (4): 1043-1051.

24. BILGIN L K, YILMAZ S, ARAZ B, et al. 30 years of contact lens prescribing for keratoconic patients in Turkey. Cont Lens Anterior Eye, 2009, 32 (1): 16-21.

25. PEARSON R M. Kalt, keratoconus, and the contact lens. Optom Vis Sci, 1989, 66 (9): 643-646.

26. GASSET A R, HOUDE W L, GARCIA-BENGOCHEA M. Hard contact lens wear as an environmental risk in keratoconus. Am J Ophthalmol,1978, 85 (3): 339-341.

27. HENRY V A, BENNETT E S. Contact lenses for the difficult to fit patient. Contact Lens Form, 1989, 14 (10): 49-68.

28. SENGOR T, AYDIN KURNA S. Update on contact lens treatment of keratoconus. turk J Ophthalmol, 2020, 50 (4): 234-244.

29. RATHI V M, MANDATHARA P S, DUMPATI S. Contact lens in keratoconus. Indian J Ophthalmol, 2013, 61 (8): 410-415.

30. 中国眼谷, moody 角膜接触镜技术创新研究院. 彩色角膜接触镜规范验配白皮书. 中华眼视光学与视觉科学杂志, 2022, 24（07）: 481-484.

31. 软性接触镜眼健康相关内容白皮书——眼视光专家共识（2017 中国杭州会议）强生安视优顾问专家团. 中华眼视光学与视觉科学杂志, 2018, 20（06）: 321-325.

32. 软性接触镜临床验配使用共识（2013 年）. 中华眼科杂志, 2013, 49（4）: 374-376.

33. MAHITTIKORN A, KITTICHATHANAKUL T, TO-IM J, et al. Knowledge, behavior, and free-living amoebae contamination of cosmetic contact lens among university wearers in Thailand: A cross-sectional study. Eye Contact Lens, 2017, 43 (2): 81-88.

34. MICHAUD L, LIPSON M, KRAMER E, et al. The official guide to scleral lens terminology. Contact Lens and Anterior Eye, 2020, 43 (6): 529-534.

35. SHORTER E, HARTHAN J, NAU C B, et al. Scleral lenses in the management of corneal irregularity and ocular surface disease. Eye Contact Lens, 2018, 44 (6): 372-378.

36. SCHORNACK M M, PATEL S V. Scleral lenses in the management of keratoconus. Eye Contact Lens, 2010, 36 (1): 39-44.

37. BAVINGER J C, DELOSS K, MIAN S I. Scleral lens use in dry eye syndrome. Curr Opin Ophthalmol, 2015, 26 (4): 319-324.

38. KATSOULOS K, RALLATOS G L, MAVRIKAKIS I. Scleral contact lenses for the management of complicated ptosis. Orbit, 2018, 37 (3): 201-207.

39. FADEL D, KRAMER E. Potential contraindications to scleral lens wear. Contact Lens and Anterior Eye, 2019, 42 (1): 92-103.

40. NAU A, SHORTER E S, HARTHAN J S, et al. Multicenter review of impression-based scleral devices. Cont Lens Anterior Eye, 2021, 44 (5): 101380.

41. BARNETT M, LIEN V, LI JY, et al. Use of Scleral lenses and miniscleral lenses after penetrating keratoplasty. Eye Contact Lens, 2016, 42 (3): 185-189.

42. VINCENT S J. The rigid lens renaissance: A surge in sclerals. Cont Lens Anterior Eye, 2018, 41 (2): 139-143.

43. WOODS C A, EFRON N, MORGAN P, et al. Are eye-care practitioners fitting scleral contact lenses?. Clin Exp Optom, 2020, 103 (4): 449-453.

44. BARNETT M, COUREY C, FADEL D, et al. CLEAR - Scleral lenses. Cont Lens Anterior Eye, 2021, 44 (2): 270-288.

45. SEVERINSKY B, FADEL D, DAVELMAN J, et al. Effect of scleral lenses on corneal topography in keratoconus: A case series of cross-linked versus non-cross-linked eyes. Cornea, 2019, 38 (8): 9986-9291.

46. SOETERS N, VISSER E S, IMHOF S M, et al. Scleral lens influence on corneal curvature and pachymetry in keratoconus patients. Cont Lens Anterior Eye, 2015, 38 (4): 294-297.

47. SERRAMITO M, CARPENA-TORRES C, CARBALLO J, et al. Posterior cornea and thickness changes after scleral lens wear in keratoconus patients. Cont Lens Anterior Eye, 2019, 42 (1): 85-91.

48. SERRAMITO-BLANCO M, CARPENA-TORRES C, CARBALLO J, et al. Anterior corneal curvature and aberration changes after scleral lens wear in keratoconus patients with and without ring segments. Eye Contact Lens, 2019, 45 (2): 141-148.

49. VINCENT S J, ALONSO-CANEIRO D, COLLINS M J. Miniscleral lens wear influences corneal curvature and optics. Ophthalmic Physiol Opt, 2016, 36 (2): 100-111.

50. VINCENT S J, ALONSO-CANEIRO D, COLLINS M J. Corneal changes following short-term miniscleral contact lens wear. Cont Lens Anterior Eye, 2014, 37 (6): 461-468.

51. ABDALLA Y F, ELSAHN A F, HAMMERSMITH K M, et al. SynergEyes lenses for keratoconus. Cornea, 2010, 29: 5-8.

52. TOMRIS S, SEVDA A K, SUAT A, et al. High Dk piggyback contact lens system for contact lens-intolerant keratoconus patients. Clin Ophthalmol, 2011, 5: 331-335.

53. RICO DEL-VIEJO L, GARCIA-MONTERO M, HERNÁNDEZ-VERDEJO J L, et al. Nonsurgical procedures for keratoconus management. J Ophthalmol, 2017, 2017: 9707650.

54. WOLLENSAK G, SPOERL E , SEILER T, et al. Riboflavin/ultraviolet-A-induced collagen crosslinking for the treatment of keratoconus. Am J Ophthalmol, 2003, 135 (5): 620-627.

55. HAFWZI F, KANELLOPPULOS J, WILTFANG R, et al. Corneal collagen crosslinking with riboflavin and ultraviolet A to treat induced keratectasia after laser in situkeratomileusis. J Cataract Refract Surg, 2007, 33 (12): 2035-2040.

56. WOLLENSAK G, AURICH H, WIRBELAUER C, et al. Potential use of riboflavin/ UVA crosslinking in bullous keratopathy. Ophthalmic Res, 2009, 41 (2): 114-121.

57. KRUEGER R R, RAMOS- ESTEBAN J C, KANELLOPOULOS A J. Staged intrastromal delivery of riboflavin with UVA crosslinking in advanced bullous keratopathy: laboratory investigation and first clinical case. J Refract Surg, 2008, 24 (7): S730-736.

58. KOHLHAAS M, SPOERL E, SPECK A, et al. A new treatment of keratectasia after LASIK by using

collagen with riboflavin /UVA light crosslinking. Klin Monatsbl Augenheilkd, 2005, 222 (5): 430-436.

59. KOHLHAAS M, SPOERL E, SCHILDE T, et al. Biomechanical evidence of the distribution of cross- links in corneas treated with riboflavin and ultraviolet A light. J Cataract Refract Surg, 2006, 32 (2): 279-283.

60. 夏伟康. 光敏剂在光动力治疗中的应用研究进展. 武汉工程大学学报, 2021, 43（2）: 131-138.

61. HUANG R, CHOE E, MIN D B, et al. Kinetics for singlet oxygen formation byriboflavin photosensitization and the reaction between riboflavin and singlet oxygen. J Food Sci, 2004, 69: C726-732.

62. RAISKUP F, SPOERL E. Corneal crosslinking with riboflavin and ultra-violet A. I. Principles. Ocul Surf, 2013, 11 (2): 65-74.

63. BALASUBRAMANIAN D, KANWAR R. Molecular pathology of dityrosine cross-links in proteins: structural and functional analysis of four proteins. Mol Cell Biochem, 2002, 234-235 (1-2): 27-38.

64. BRUMMER G, LITTLECHILD S, MCCALL S, et al. The role of non-enzymatic glycation and carbonyls in collagen crosslinking for the treatment of keratoconus. Invest Ophthalmol Vis Sci, 2011, 52 (9): 6363-6369.

65. TAŞÇI Y Y, TAŞLIPINAR UZEL A G, EYIDOĞAN D, et al. Five-year long-term results of standard collagen cross-linking therapy in patients with keratoconus. Turk J Ophthalmol 2020, 50 (4): 200-205.

66. MAZZOTTA C, TRAVERSI C, BAIOCCHI S, et al. Corneal collagen cross-linking with riboflavin and ultraviolet A light for pediatric keratoconus: Ten-year results. Cornea, 2018, 37 (5): 560-566.

67. RAISKUP F, HERBER R, LENK J, et al. Corneal crosslinking with riboflavin and UVA light in progressive keratoconus: Fifteen-year results. Am J Ophthalmol, 2023, 250: 95-102.

68. GORE D M, O'BRART D, FRENCH P, et al. Transepithelial riboflavin absorption in an ex vivo rabbit corneal model. Invest Ophthalmol Vis Sci, 2015, 56 (8): 5006-5011.

69. YANG M, XU W, CHEN Z, et al. Engineering hibiscus-like riboflavin/ZIF-8 microsphere composites to enhance transepithelial corneal cross-linking. Adv Mater, 2022, 34 (21): e2109865.

70. MADEIRA C, VASQUES A, BEATO J, et al. Transepithelial accelerated versus conventional corneal collagen crosslinking in patients with keratoconus: A comparative study. Clin Ophthalmol, 2019, 13: 445-452.

71. CARUSO C, OSTACOLO C, EPSTEIN R L, et al. Transepithelial corneal cross-linking with vitamin E-enhanced riboflavin solution and abbreviated, low-dose UV-A: 24-month clinical outcomes. Cornea, 2016, 35 (2): 145-150.

72. RECHICHI M, DAYA S, SCORCIA V, et al. Epithelial-disruption collagen crosslinkingfor keratoconus: One-year results. J Cataract Refract Surg, 2013, 39 (8): 1171-1178.

73. KANELLOPOULOS A J, LOUKAS Y L, ASIMELLIS G. Cross-linking biomechanical effect in human corneas by same energy, different UV-A fluence: An enzymatic digestion comparative evaluation. Cornea, 2016, 35 (4): 557-561.

74. ALDAHLAWI N H, HAYES S, O'BRART D P, et al. Enzymatic resistance of corneas crosslinked using riboflavin in conjunction with low energy, high energy, and pulsed UVA irradiation modes. Invest Ophthalmol Vis Sci, 2016, 57 (4): 1547-1552.

75. ALDAHLAWI N H, HAYES S, O'BRART D P, et al. Standard versus accelerated riboflavin-ultraviolet corneal collagen crosslinking: Resistance against enzymatic digestion. J Cataract Refract Surg, 2015, 41 (9): 1989-1996.

76. ALDAIRI W, ALQAHTANI R, ALZAID S, et al. Accelerated versus conventional corneal collagen crosslinking: Short-term clinical outcomes in stabilizing keratoconus. Saudi J Ophthalmol, 2022, 36 (1): 47-52.

77. ALDAIRI W, ALQAHTANI R, ALZAID S, et al. Transepithelial corneal collagen cross-linking by iontophoresis of riboflavin. Acta Ophthalmol, 2014, 92 (1): e30-e34.

78. NOVRUZLU Ş, TÜRKCÜ Ü Ö, KVRAK İ, et al. Can riboflavin penetrate stroma without disrupting integrity of corneal epithelium in rabbits? Iontophoresis and ultraperformance liquid chromatography with electrospray ionization tandem mass spectrometry. Cornea, 2015, 34 (8): 932-936.

79. HAYES S, MORGAN S R, O'BRART D P, et al. A study of stromal riboflavin absorption in ex vivo porcine corneas using new and existing delivery protocols for corneal cross-linking. Acta Ophthalmol, 2016, 94 (2): e109-117.

80. CASSAGNE M, LAURENT C, RODRIGUES M, et al. Iontophoresis transcorneal delivery technique for transepithelial corneal collagen crosslinking with riboflavin in a rabbit model. Invest Ophthalmol Vis Sci, 2016, 57 (2): 594-603.

81. JOUVE L, BORDERIE V, SANDALI O, et al. Conventional and iontophoresis corneal cross-linking for keratoconus: Efficacy and assessment by optical coherence tomography and confocal microscopy. Cornea, 2017, 36 (2): 153-162.

82. HAFEZI F, KLING S, GILARDONI F, et al. Individualized corneal cross-linking with riboflavin and UV-A in ultrathin corneas: The Sub400 protocol. Am J Ophthalmol, 2021, 224: 133-142.

83. MATTSON M S, HUYNH J, WISEMAN M, et al. An in vitro intact globe expansion method for evaluation of cross-linking treatments. Invest Ophthalmol Vis Sci, 2010, 51 (6): 3120-3128.

84. AVILA M Y, NAVIA J L. Effect of genipin collagen crosslinking on porcine corneas. J Cataract Refract Surg, 2010, 36 (4): 659-664.

85. KIM M, TAKAOKA A, HOANG Q V, et al. Pharmacologic alternatives to riboflavin photochemical corneal cross-linking: A comparison study of cell toxicity thresholds. Invest Ophthalmol Vis Sci, 2014, 55 (5): 3247-3257.

86. WOLLENSAK G, IOMDINA E. Biomechanical and histological changes after corneal crosslinking with and without epithelial debridement. J Cataract Refract Surg, 2009, 35 (3): 540-546.

87. AGARWAL R, JAIN P, ARORA R. Complications of corneal collagen cross-linking. Indian J Ophthalmol, 2022, 70 (5): 1466-1474.

88. MAZZOTTA C, BAGAGLIA S A, SGHERI A, et al. Iontophoresis corneal cross-linking with enhanced fluence and pulsed UV-A light: 3-year clinical results. J Refract Surg, 2020, 36 (5): 286-292.

89. SCHUMACHER S, OEFTIGER L, MROCHEN M. Equivalence of biomechanical changes induced by rapid and standard corneal cross-linking, using riboflavin and ultraviolet radiation. Invest Ophthalmol Vis Sci, 2011, 52 (12): 9048-9052.

90. KLING S, GINIS H, MARCOS S. Corneal biomechanical properties from two-dimensional corneal flap extensiometry: Application to UV-riboflavin cross-linking. Invest Ophthalmol Vis Sci, 2012, 53 (8): 5010-5015.

91. WITTIG-SILVA C, CHAN E, ISLAM F M, et al. A randomized, controlled trial of corneal collagen cross-linking in progressive keratoconus: Three-year results. Ophthalmology, 2014, 121 (4): 812-821.

92. PARISSI M, RANDJELOVIC S, POLETTI E, et al. Corneal nerve regeneration after collagen cross-linking treatment of keratoconus: A 5-year longitudinal study. JAMA Ophthalmol, 2016, 134 (1): 70-78.

93. WAN K H, IP C K Y, KUA W N, et al. Transepithelial corneal collagen cross-linking using iontophoresis versus the Dresden protocol in progressive keratoconus: A meta-analysis. Clin Exp Ophthalmol, 2021, 49 (3): 228-241.

94. KOBASHI H, TSUBOTA K. Accelerated versus standard corneal cross-linking for progressive keratoconus: A meta-analysis of randomized controlled trials. Cornea, 2020, 39 (2): 172-180.

95. GAO R, YAN M, CHEN M, et al. The impact of different rose Bengal formulations on corneal thickness and the efficacy of rose Bengal/green light corneal cross-linking in the rabbit eye. J Refract Surg, 2022, 38 (7): 450-458.

96. HU Y, HUANG Y, CHEN Y, et al. Study on patterned photodynamic cross-linking for keratoconus. Exp Eye Res, 2021, 204: 108450.

97. ZHAO J, TIAN M, LI Y, et al. Construction of tissue-engineered human corneal endothelium for corneal endothelial regeneration using a crosslinked amniotic membrane scaffold. Acta biomaterialia, 2022, 147: 185-197.

98. WU Y, SONG W, TANG Y, et al. Biomechanical changes after in vivo enzyme-induced corneal crosslinking in rabbits. Ophthalmic Res, 2020, 63 (5): 501-506.

99. WU Y, SONG W, TANG Y, et al. Efficacy and safety of transglutaminase-induced corneal stiffening in rabbits. Transl Vis Sci Technol, 2019, 8 (6): 27.

100. WANG Y M, CHAN T C, YU M C Y, et al. Comparative evaluation of progression rate in keratoconus before and after collagen crosslinking. Br J Ophthalmol, 2018, 102 (8): 1109-1113.

101. VINCIGUERRA R, ROMANO M R, CAMESASCA F I, et al. Corneal cross-linking as a treatment for keratoconus: Four-year morphologic and clinical outcomes with respect to patient age. Ophthalmology, 2013, 120 (5): 908-916.

102. SUN X, CHEN D, LIU X, et al. Effect of enzyme-induced collagen crosslinking on porcine sclera. Biochem Biophys Res Commun, 2020, 528 (1): 134-139.

103. SRIVATSA S, JACOB S, AGARWAL A. Contact lens assisted corneal cross linking in thin Ectatic corneas - A review. Indian J Ophthalmol, 2020, 68 (12): 2773-2778.

104. SINGH T, TANEJA M, MURTHY S, et al. Evaluation of safety and efficacy of different protocols of collagen cross linking for keratoconus. Rom J Ophthalmol, 2020, 64 (2): 158-167.

105. SACHDEV G S, RAMAMURTHY S, B S, et al. Comparative analysis of safety and efficacy of topography-guided customized cross-linking and standard cross-linking in the treatment of progressive keratoconus. Cornea, 2021, 40 (2): 188-193.

106. RAISKUP F, SPOERL E. Corneal cross-linking with hypo-osmolar riboflavin solution in thin keratoconic corneas. Am J Ophthalmol, 2011, 152 (1): 28-32.

107. PADMANABHAN P, DAVE A. Collagen cross-linking in thin corneas. Indian J Ophthalmol, 2013, 61 (8): 422-424.

108. OCAK S Y, MANGAN M S, ELÇIOĞLU M N. The intraoperative corneal pachymetry changes during accelerated corneal cross-linking in progressive keratoconus patients with thin corneas. Korean J Ophthalmo, 2021, 35 (6): 438-442.

109. KYMIONIS G D, PORTALIOU D M, DIAKONIS V F, et al. Corneal collagen cross-linking with riboflavin and ultraviolet-A irradiation in patients with thin corneas. Am J Ophthalmol, 2012, 153 (1): 24-28.

110. KYMIONIS G D, DIAKONIS V F, COSKUNSEVEN E, et al. Customized pachymetric guided epithelial debridement for corneal collagen cross linking. BMC Ophthalmol, 2009, 9: 10.

111. JACOB S, KUMAR D A, AGARWAL A, et al. Contact lens-assisted collagen cross-linking (CACXL): A new technique for cross-linking thin corneas. J Refract Surg, 2014, 30 (6): 366-372.

112. HASHEMI H, SEYEDIAN M A, MIRAFTAB M, et al. Corneal collagen cross-linking with riboflavin and ultraviolet a irradiation for keratoconus: Long-term results. Ophthalmology, 2013, 120 (8): 1515-1520.

113. GULZAR A, YILDIZ E, KALELI H N, et al. Ruthenium-induced corneal collagen crosslinking under visible light. Acta biomaterialia, 2022, 147: 198-208.

114. GODEFROOIJ D A, MANGEN M J, CHAN E, et al. Cost-effectiveness analysis of corneal collagen crosslinking for progressive keratoconus. Ophthalmology, 2017, 124 (10): 1485-1495.

115. EL-MASSRY A A, DOWIDAR A M, MASSOUD T H, et al. Evaluation of the effect of corneal collagen cross-

linking for keratoconus on the ocular higher-order aberrations. Clin Ophthalmol, 2017, 11: 1461-1469.

116. DESHMUKH R, HAFEZI F, KYMIONIS G D, et al. Current concepts in crosslinking thin corneas. Indian J Ophthalmol, 2019, 67 (1): 8-15.

117. CHEN X, STOJANOVIC A, EIDET J R, et al. Corneal collagen cross-linking (CXL) in thin corneas. Eye Vis (Lond), 2015, 2: 15.

118. CELIK BUYUKTEPE T, UCAKHAN O O. Long-term visual, refractive, tomographic and aberrometric outcomes of corneal collagen crosslinking (CXL) with or without hypoosmolar riboflavin solution in the treatment of progressive keratoconus patients with thin corneas. Graefes Arch Clin Exp Ophthalmol, 2022, 260 (4): 1225-1235.

119. CARUSO C, COSTAGLIOLA C, TROISI S, et al. Compaction of very thin corneas from ultraviolet A riboflavin-vitamin E transepithelial cross-linking. Exp Eye Res, 2021, 205: 108484.

120. CANTEMIR A, ALEXA A I, GALAN B G, et al. Outcomes of iontophoretic corneal collagen crosslinking in keratoconic eyes with very thin corneas. Medicine, 2017, 96 (47): e8758.

121. CAGINI C, RICCITELLI F, MESSINA M, et al. Epi-off-lenticule-on corneal collagen cross-linking in thin keratoconic corneas. Int Ophthalmol, 2020, 40 (12): 3403-3412.

122. CAGIL N, SARAC O, CAN G D, et al. Outcomes of corneal collagen crosslinking using a customized epithelial debridement technique in keratoconic eyes with thin corneas. Int Ophthalmol, 2017, 37 (1): 103-109.

123. ANGELO L, GOKUL BOPTOM A, MCGHEE C, et al. Corneal crosslinking: present and future. Asia Pac J Ophthalmol (Phila), 2022, 11 (5): 441-452.

124. STRUCKMEIER A K, HAMON L, FLOCKERZI E, et al. Femtosecond laser and mechanical dissection for ICRS and Myoring implantation: A meta-analysis. Cornea 2022, 41 (4): 518-537.

125. 谢江森, 洪晶. 圆锥角膜基质环植入术的研究进展. 中华眼科医学杂志（电子版）, 2021, 11（1）: 6.

126. ALIO J L, VEGA-ESTRADA A, ESPERANZA S, et al. Intrastromal corneal ring segments: How successful is the surgical treatment of keratoconus? Middle East Afr J Ophthalmol, 2014, 21 (1): 3-9.

127. HADDAD W, FADLALLAH A, DIRANI A, et al. Comparison of 2 types of intrastromal corneal ring segments for keratoconus. J Cataract Refract Surg, 2012, 38 (7): 1214-1221.

128. KHAN M I, INJARIE A, MUHTASEB M. Intrastromal corneal ring segments for advanced keratoconus and cases with high keratometric asymmetry. J Cataract Refract Surg, 2012, 38 (1): 129-136.

129. PARK J, GRITZ D C. Evolution in the use of intrastromal corneal ring segments for corneal ectasia. Curr Opin Ophthalmol, 2013, 24 (4): 296-301.

130. 王明旭. 圆锥角膜与角膜膨隆——预防、诊断和处理. 王小兵, 译. 北京: 科学出版社, 2012.

131. RABINOWITZ Y S. INTACS for keratoconus and ectasia after LASIK. Int Ophthalmol Clin, 2013, 53 (1): 27-39.

132. POULSEN D M, KANG J J. Recent advances in the treatment of corneal ectasia with intrastromal corneal ring segments. Curr Opin Ophthalmol, 2015, 26 (4): 273-277.

133. ZADNIK K, MONEY S, LINDSLEY K. Intrastromal corneal ring segments for treating keratoconus. Cochrane Database Syst Rev, 2019, 5 (5): Cd011150.

134. TORQUETTI L, CUNHA P, LUZ A, et al. Clinical outcomes after implantation of 320°-arc length intrastromal corneal ring segments in keratoconus. Cornea, 2018, 37 (10): 1299-1305.

135. PARK C Y, LEE J K, GORE P K, et al. Keratoplasty in the United States: A 10-year review from 2005 through 2014. Ophthalmology, 2015, 122 (12): 2432-2442.

136. SONG Y, ZHANG J, PAN Z. Systematic review and meta-analysis of clinical outcomes of penetrating keratoplasty versus deep anterior lamellar keratoplasty for keratoconus. Exp Clin Transplant, 2020, 18 (4): 417-428.

137. XIE L, QI F, GAO H, et al. Major shifts in corneal transplantation procedures in north China: 5316 eyes over 12 years. Br J Ophthalmol, 2009, 93 (10): 1291-1295.

138. WANG X, LIU T, ZHANG S, et al. Outcomes of wound dehiscence after penetrating keratoplasty and lamellar keratoplasty. J Ophthalmol, 2018, 2018: 1435389.

139. GAO H, HUANG T, PAN Z, et al. Survey report on keratoplasty in China: A 5-year review from 2014 to 2018. PLoS One, 2020, 15 (10): e0239939.

140. 中华医学会眼科学分会角膜病学组. 中国圆锥角膜诊断和治疗专家共识（2019 年）. 中华眼科杂志，2019，55（12）：891-895.

141. JIA Y, QI X, ZHANG T, et al. Clinical outcomes of double continuous suture in femtosecond laser-assisted lamellar keratoplasty for keratoconus. Lasers Med Sci, 2021, 36 (5): 951-956.

142. 史伟云，高华，李莹. 努力规范我国圆锥角膜的临床诊疗工作. 中华眼科杂志，2019，55（6）：401-404.

143. HAO X, CHEN X, ZHANG Y, et al. Multi-level consistent changes of the ECM pathway identified in a typical keratoconus twin's family by multi-omics analysis. Orphanet J Rare Dis, 2020, 15 (1): 227.

144. SONG P, WANG S T, ZHANG P C, et al. The superficial stromal scar formation mechanism in keratoconus: A study using laser scanning in vivo confocal microscopy. Biomed Res Int, 2016, 2016: 7092938.

145. DOU S, WANG Q, ZHANG B, et al. Single-cell atlas of keratoconus corneas revealed aberrant transcriptional signatures and implicated mechanical stretch as a trigger for keratoconus pathogenesis. Cell Discov, 2022, 8 (1): 66.

146. LI S, LIU M, WANG Q, et al. Lamellar keratoplasty following thermokeratoplasty in the treatment of acute corneal hydrops. Am J Ophthalmol, 2014, 158 (1): 26-31.

147. GAO H, LIU M, LI N, et al. Femtosecond laser-assisted minimally invasive lamellar keratoplasty for the treatment of advanced keratoconus. Clin Exp Ophthalmol, 2022, 50 (3): 294-302.

148. 亓晓琳，王妙霖，林潇，等. Photoshop 软件设计指导的飞秒激光辅助 DLK 治疗圆锥角膜. 中华眼视光学与视觉科学杂志，2022，24（12）：888-893.

149. 高华，刘明娜，亓晓琳，等. 飞秒激光辅助深板层角膜移植术治疗圆锥角膜. 中华眼科杂志，2020，56（2）：141-142.

150. 李素霞，高华，王婷，等. 改良深板层角膜移植治疗完成期圆锥角膜. 中华移植杂志：电子版，2011，5（1）：58-59.

151. ABOU SAMRA W A, EL EMAM D S, FARAG R K, et al. Simultaneous versus sequential accelerated corneal collagen cross-linking and wave front guided PRK for treatment of keratoconus: Objective and subjective evaluation. J Ophthalmol, 2016, 2016: 2927546.

152. AHMET S, AĞCA A, YAŞA D, et al. Simultaneous transepithelial topography-guided photorefractive keratectomy and accelerated cross-linking in keratoconus: 2-year follow-up. Biomed Res Int, 2018, 2018: 2945751.

153. AHN J M, CHOI B J, KIM E K, et al. Three different aspheric treatment algorithms of laser-assisted sub-epithelial keratectomy in patients with high myopia. Jpn J Ophthalmol, 2013, 57 (2): 191-198.

154. AL-MOHAIMEED M. Combined corneal CXL and photorefractive keratectomy for treatment of keratoconus: A review. Int J Ophthalmol, 2019, 12 (12): 1929-1938.

155. ALESSIO G, L'ABBATE M, FURINO C, et al. Confocal microscopy analysis of corneal changes after photorefractive keratectomy plus cross-linking for keratoconus: 4-year follow-up. Am J Ophthalmol, 2014, 158 (3): 476-484.

156. BORGARDTS K, MENZEL-SEVERING J, FISCHINGER I, et al. Innovations in corneal crosslinking.

Curr Eye Res, 2023, 48 (2): 144-151.

157. CAMELLIN M, GUIDOTTI J M, ARBA MOSQUERA S. Corneal-wavefront guided transepithelial photorefractive keratectomy after corneal collagen cross linking in keratoconus. J Optom, 2017, 10 (1): 52-62.

158. GORE D M, LEUCCI M T, ANAND V, et al. Combined wavefront-guided transepithelial photorefractive keratectomy and corneal crosslinking for visual rehabilitation in moderate keratoconus. J Cataract Refract Surg, 2018, 44 (5): 571-580.

159. HOLLAND S, LIN D T C, TAN J C H. Topography-guided laser refractive surgery. Curr Opin Ophthalmol, 2013, 24 (4): 302-309.

160. IQBAL M, ELMASSRY A, TAWFIK A, et al. Standard cross-linking versus photorefractive keratectomy combined with accelerated cross-linking for keratoconus management: A comparative study. Acta ophthalmol, 2019, 97 (4): e623-e631.

161. KANELLOPOULOS A J. Ten-year outcomes of progressive keratoconus management with the Athens protocol (Topography-guided partial-refraction PRK combined with CXL). J Refract Surg, 2019, 35 (8): 478-483.

162. KANELLOPOULOS A J, VINGOPOULOS F, SIDERI A M. Long-term stability with the Athens protocol (Topography-guided partial PRK combined with cross-linking) in pediatric patients with keratoconus. Cornea, 2019, 38 (8): 1049-1057.

163. KANELLOPOULOS A J. Comparison of sequential vs same-day simultaneous collagen cross-Linking and topography-guided PRK for treatment of keratoconus. J Refract Surg, 2009, 25 (9): S812-818.

164. KREMER I, AIZENMAN I, LICHTER H, et al. Simultaneous wavefront-guided photorefractive keratectomy and corneal collagen crosslinking after intrastromal corneal ring segment implantation for keratoconus. J Cataract Refract Surg, 2012, 38 (10): 1802-1807.

165. MALTA J, KAZ SOONG H, MOSCOVICI B, et al. Two-year follow-up of corneal cross-linking and refractive surface ablation in patients with asymmetric corneal topography. Br J Ophthalmol, 2019, 103 (1): 137-142.

166. MORAES R, GHANEM R, GHANEM V, et al. Haze and visual acuity loss after sequential photorefractive keratectomy and corneal cross-linking for keratoconus. J Refract Surg, 2019, 35 (2): 109-114.

167. MOTWANI M. Treatment of keratoconus with wave light contoura and corneal cross-linking combined. Clin Ophthalmol, 2021, 15: 2455-2472.

168. NATTIS A, DONNENFELD E, ROSENBERG E, et al. Visual and keratometric outcomes of keratoconus patients after sequential corneal crosslinking and topography-guided surface ablation: Early United States experience. J Cataract Refract Surg, 2018, 44 (8): 1003-1011.

169. NATTIS A, ROSENBERG E, DONNENFELD E. One-year visual and astigmatic outcomes of keratoconus patients following sequential crosslinking and topography-guided surface ablation: the TOPOLINK study. J Cataract Refract Surg, 2020, 46 (4): 507-516.

170. NIAZI S, ALIO DEL BARRIO J, SANGINABADI A, et al. Topography versus non-topography-guided photorefractive keratectomy with corneal cross-linking variations in keratoconus. Int J Ophthalmol, 2022, 15 (5): 721-727.

171. NORTHEY L, HOLLAND S, LIN D, et al. New treatment algorithm for keratoconus and cataract: Small-aperture IOL insertion with sequential topography-guided photorefractive keratectomy and simultaneous accelerated corneal crosslinking. J Cataract Refract Surg, 2021, 47 (11): 1411-1416.

172. RUSSO A, FARIA-CORREIA F, RECHICHI M, et al. Topography/wavefront-guided photorefractive keratectomy combined with crosslinking for the treatment of keratoconus: Preliminary results. J Cataract Refract Surg, 2021, 47 (1): 11-17.

173. SACHDEV G, RAMAMURTHY S, SOUNDARYA B. Topography-guided treatment in regular and irregular corneas. Indian J Ophthalmol, 2020, 68 (12): 2699.

174. SALIMI A, GAUVIN M, HARISSI-DAGHER M, et al. Hypo-osmolar accelerated corneal crosslinking on resultant sub-400μm topography-guided excimer regularized keratoconus corneas. J Cataract Refract Surg, 2022, 48 (12): 1366-1374.

175. SHETTY R, AHUJA P, D'SOUZA S, et al. Simultaneous topography-guided PRK/CXL versus topography-assisted PTK/CXL: 1-year prospective outcomes in keratoconic eyes. J Refract Surg, 2021, 37 (8): 562-569.

176. SINGAL N, ONG TONE S, STEIN R, et al. Comparison of accelerated CXL alone, accelerated CXL-ICRS, and accelerated CXL-TG-PRK in progressive keratoconus and other corneal ectasias. J Cataract Refract Surg, 2020, 46 (2): 276-286.

177. TAMAYO G, CASTELL C, VARGAS P, et al. High-resolution wavefront-guided surface ablation with corneal cross-linking in ectatic corneas: A pilot study. Clin Ophthalmol, 2017, 11: 1777-1783.

178. TAMAYO G E, CASTELL C, VARGAS P, et al. High-resolution wavefront-guided photorefractive keratectomy and accelerated corneal crosslinking for stabilization and visual rehabilitation of keratoconus eyes. Clin Ophthalmol, 2020, 14: 1297-1305.

179. YOUSIF M, ELKITKAT R, EDREES E, et al. Introducing a revised tissue saving protocol for combined topography-guided photorefractive keratectomy and cross-linking in keratoconic corneas. Cornea, 2023, 42 (6): 755-765.

180. ZAREI-GHANAVATI S, JAFARPOUR S, RADYN-MAJD A, et al. Evaluation of early postoperative ocular pain after photorefractive keratectomy and corneal crosslinking. J Cataract Refract Surg, 2018, 44 (5): 566-570.

181. ZHU A, JUN A, SOIBERMAN U. Combined protocols for corneal collagen cross-linking with photorefractive surgery for refractive management of keratoconus: Update on techniques and review of literature. Ophthalmol Ther, 2019, 8 (Suppl 1): 15-31.

182. PACKER M. Meta-analysis and review: Effectiveness, safety, and central port design of the intraocular collamer lens. Clin Ophthalmol, 2016, 10: 1059-1077.

183. WANG X, ZHOU X. Update on treating high myopia with implantable Collamer lenses. Asia Pac J Ophthalmol (Phila), 2016, 5 (6): 445-449.

184. PACKER M. The implantable Collamer lens with a central port: Review of the literature. Clin Ophthalmol, 2018, 12: 2427-2438.

185. GUBER I, MOUVET V, BERGIN C, et al. Clinical outcomes and cataract formation rates in eyes 10 years after posterior phakic lens implantation for myopia. JAMA Ophthalmol, 2016, 134 (5): 487-494.

186. NAKAMURA T, ISOGAI N, KOJIMA T, et al. Long-term in vivo stability of posterior chamber phakic intraocular lens: Properties and light transmission characteristics of explants. Am J Ophthalmol, 2020, 219: 295-302.

187. CHEN X, WANG X, XU Y, et al. Long-term comparison of vault and complications of implantable Collamer lens with and without a central hole for high myopia correction: 5 years. Curr Eye Res, 2021, 47 (4): 540-546.

188. MIMOUNI M, ALIÓ DEL BARRIO J L, ALIÓ J L. Occlusion of aquaport flow in a case of toxic anterior segment syndrome following implantable Collamer lens surgery causing severe pupillary block. J Refract Surg, 2020, 36 (12): 856-859.

189. WEI R, LI M, ARUMA A, et al. Factors leading to realignment or exchange after implantable Collamer lens implantation in 10 258 eyes. J Cataract Refract Surg, 2022, 48 (10): 1190-1196.

190. DOROODGAR F, NIAZI F, SANGINABADI A, et al. Comparative analysis of the visual performance after implantation of the toric implantable Collamer lens in stable keratoconus: A 4-year follow-up after sequential procedure (CXL+TICL implantation). BMJ Open Ophthalmol, 2017, 2 (1): e000090.

191. QIN Q, YANG L, HE Z, et al. Clinical application of TICL implantation for ametropia following deep anterior lamellar keratoplasty for keratoconus: A CONSORT-compliant article. Medicine (Baltimore), 2017, 96 (8): e6118.

192. IOVIENO A, GUGLIELMETTI S, CAPUANO V, et al. Correction of postkeratoplasty ametropia in keratoconus patients using a toric implantable Collamer lens. Eur J Ophthalmol, 2013, 23 (3): 361-367.

193. KAMIYA K, SHIMIZU K, ANDO W, et al. Phakic toric implantable Collamer lens implantation for the correction of high myopic astigmatism in eyes with keratoconus. J Refract Surg, 2008, 24 (8): 840-842.

194. KAMIYA K, SHIMIZU K, KOBASHI H, et al. Three-year follow-up of posterior chamber toric phakic intraocular lens implantation for the correction of high myopic astigmatism in eyes with keratoconus. Br J Ophthalmol, 2015, 99 (2): 177-183.

195. HASHEMIAN S J, SAIEPOOR N, GHIASIAN L, et al. Long-term outcomes of posterior chamber phakic intraocular lens implantation in keratoconus. Clin Exp Optom, 2018, 101 (5): 652-658.

196. COLIN J, COCHENER B, SAVARY G, et al. Correcting keratoconus with intracorneal rings. J Cataract Refract Surg, 2000, 26 (8): 1117-1122.

197. PIÑERO D P, ALIO J L. Intracorneal ring segments in Ectatic corneal disease - A review. Clin Exp Ophthalmol, 2010, 38 (2): 154-167.

198. SIGANOS D, FERRARA P, CHATZINIKOLAS K, et al. Ferrara intrastromal corneal rings for the correction of keratoconus. J Cataract Refract Surg, 2002, 28 (11): 1947-1951.

199. COŞKUNSEVEN E, KYMIONIS G D, TSIKLIS N S, et al. One-year results of intrastromal corneal ring segment implantation (Keraring) using femtosecond laser in patients with keratoconus. Am J Ophthalmol, 2008, 145 (5): 775-779.

200. VEGA-ESTRADA A, ALIO J L, BRENNER L F, et al. Outcome analysis of intracorneal ring segments for the treatment of keratoconus based on visual, refractive, and aberrometric impairment. Am J Ophthalmol, 2013, 155 (3): 575-584.

201. SAELENS I E, BARTELS M C, BLEYEN I, et al. Refractive, topographic, and visual outcomes of same-day corneal cross-linking with Ferrara intracorneal ring segments in patients with progressive keratoconus. Cornea, 2011, 30 (12): 1406-1408.

202. AL-TUWAIRQI W, SINJAB M M. Intracorneal ring segments implantation followed by same-day topography-guided PRK and corneal collagen CXL in low to moderate keratoconus. J Refract Surg, 2013, 29 (1): 59-63.

203. AL-TUWAIRQI W S, OSUAGWU U L, RAZZOUK H, et al. One-year clinical outcomes of a two-step surgical management for keratoconus topography guided photorefractive keratectomy/cross-linking after intrastromal corneal ring implantation. Eye Contact Lens 2015, 41 (6): 359-366.

204. COŞKUNSEVEN E, JANKOV M R 2ND, GRENTZELOS M A, et al. Topography-guided transepithelial PRK after intracorneal ring segments implantation and corneal collagen CXL in a three-step procedure for keratoconus. J Refract Surg, 2013, 29 (1): 54-58.

205. DIRANI A, FADLALLAH A, SYED Z A, et al. Non-topography-guided photorefractive keratectomy for the correction of residual mild refractive errors after ICRS implantation and CXL in keratoconus. J Refract Surg, 2014, 30: 266-271.

206. ALIO J I, SHABAYEK M H, ARTOLA A. Intracorneal ring segments for keratoconus correction: long-term follow-up. J Cataract Refract Surg, 2006, 32 (6): 978-985.

207. LEE H, KANG D S Y, HA B J, et al. Visual rehabilitation in moderate keratoconus: Combined corneal wavefront-guided transepithelial photorefractive keratectomy and high-fluence accelerated corneal collagen cross-linking after intracorneal ring segment implantation. BMC Ophthalmol 2017, 17 (1): 270.

208. KOH I H, SEO K Y, PARK S B, et al. One-year efficacy and safety of combined photorefractive keratectomy and accelerated corneal collagen cross-linking after Intacs SK intracorneal ring segment implantation in moderate keratoconus. Biomed Res Int 2019, 2019: 7850216.

209. ALI M, KAMIYA K, SHIMIZU K, et al. Clinical evaluation of corneal biomechanical parameters after posterior chamber phakic intraocular lens implantation. Cornea, 2014, 33 (5): 470-474.

210. SHAFIK SHAHEEN M, EL-KATEB M, EL-SAMADOUNY M A, et al. Evaluation of a toric implantable collamer lens after corneal collagen crosslinking in treatment of early-stage keratoconus: 3-year follow-up. Cornea, 2014, 33 (5): 475-480.

211. COŞKUNSEVEN E, SHARMA D P, JANKOV M R 2ND, et al. Collagen copolymer toric phakic intraocular lens for residual myopic astigmatism after intrastromal corneal ring segment implantation and corneal collagen crosslinking in a 3 stage procedure for keratoconus. J Cataract Refract Surg, 2013, 39 (5): 722-729.

212. DIRANI A, FADLALLAH A, KHOUEIR Z, et al. Visian toric ICL implantation after intracorneal ring segments implantation and corneal collagen crosslinking in keratoconus. Eur J Ophthalmol 2014, 24 (3): 338-344.

213. ABDELMASSIH Y, EL KHOURY S, CHELALA E, et al. Toric ICL implantation after sequential intracornealring segments implantation and corneal cross linking in keratoconus: 2 year follow up. J Refract Surg 2017, 33 (9): 610-616.

214. HE C, JOERGENSEN J S, KNORZ M C, et al. Three-step treatment of keratoconus and post-LASIK Ectasia: Implantation of ICRS, corneal cross-linking, and implantation of toric posterior chamber phakic IOLs. J Refract Surg, 2020, 36 (2): 104-109.

215. COŞKUNSEVEN E, JANKOV M R 2ND, HAFEZI F, et al. Effect of treatment sequence in combined intrastromal corneal rings and corneal collagen crosslinking for keratoconus. J Cataract Refract Surg, 2009, 35 (12): 2084-2091.

216. ABOU SAMRA W A, AWAD E A, EL KANNISHY A H. Objective and subjective outcome of clear lensectomy with toric IOL implantation after corneal collagen cross-linking in selected cases of keratoconus. Eye Contact Lens, 2018, 44 Suppl 1: S87-S91.

217. ALFONSO J F, LISA C, FERNANDEZ-VEGA CUETO L, et al. Sequential intrastromal corneal ring segment and monofocal intraocular lens implantation for keratoconus and cataract: Long-term follow-up. J Cataract Refract Surg, 2017, 43 (2): 246-254.

218. AREJ N, CHANBOUR W, ZAAROUR K, et al. Management of cataract in keratoconus: Early visual outcomes of different treatment modalities. Int J Ophthalmol, 2019, 12 (10): 1654-1658.

219. HASHEMI H, YEKTA A, KHABAZKHOOB M. Effect of keratoconus grades on repeatability of keratometry readings: Comparison of 5 devices. J Cataract Refract Surg, 2015, 41 (5): 1065-1072.

220. HERBER R, LENK J, PILLUNAT L E, et al. Comparison of corneal tomography using a novel swept-source optical coherence tomographer and rotating Scheimpflug system in normal and keratoconus eyes: Repeatability and agreement analysis. Eye Vis (Lond), 2022, 9 (1): 19.

221. MOSHIRFAR M, WALKER B D, BIRDSONG O C. Cataract surgery in eyes with keratoconus: A review of the current literature. Curr Opin Ophthalmol, 2018, 29 (1): 75-80.

222. MELLES R B, HOLLADAY J T, CHANG W J. Accuracy of intraocular lens calculation formulas. Ophthalmology, 2018, 125 (2): 169-178.

223. THEBPATIPHAT N, HAMMERSMITH K M, RAPUANO C J, et al. Cataract surgery in keratoconus. Eye Contact Lens, 2007, 33 (5): 244-246.

224. SAVINI G, ABBATE R, HOFFER K J, et al. Intraocular lens power calculation in eyes with keratoconus. J Cataract Refract Surg, 2019, 45 (5): 576-581.

225. SMITH R G, KNEZEVIC A, GARG S. Intraocular lens calculations in patients with keratoectatic disorders. Curr Opin Ophthalmol, 2020, 31 (4): 284-287.

226. KANE J X, CONNELL B, YIP H, et al. Accuracy of intraocular lens power formulas modified for patients with keratoconus. Ophthalmology, 2020, 127 (8): 1037-1042.

227. TON Y, BARRETT G D, KLEINMANN G, et al. Toric intraocular lens power calculation in cataract patients with keratoconus. J Cataract Refract Surg, 2021, 47 (11): 1389-1397.

228. PELLEGRINI M, FURIOSI L, SALGARI N, et al. Accuracy of intraocular lens power calculation for cataract surgery after deep anterior lamellar keratoplasty. Clin Exp Ophthalmol, 2022, 50 (1): 17-22.

229. GEERARDS A J, HASSMANN E, BEEKHUIS W H, et al. Triple procedure; analysis of outcome, refraction, and intraocular lens power calculation. Br J Ophthalmol, 1997, 81 (9): 774-777.

230. AIELLO F, NASSER Q J, NUCCI C, et al. Cataract surgery in patients with keratoconus: Pearls and Pitfalls. Open Ophthalmol J, 2017, 11: 194-200.

231. ALIO J L, PENA-GARCIA P, ABDULLA GULIYEVA F, et al. MICS with toric intraocular lenses in keratoconus: outcomes and predictability analysis of postoperative refraction. Br J Ophthalmol, 2014, 98 (3): 365-370.

232. HASHEMI H, HEIDARIAN S, SEYEDIAN M A, et al. Evaluation of the results of using toric IOL in the cataract surgery of keratoconus patients. Eye Contact Lens, 2015, 41 (6): 354-358.

233. MOL I E, VAN DOOREN B T. Toric intraocular lenses for correction of astigmatism in keratoconus and after corneal surgery. Clin Ophthalmol, 2016, 10: 1153-1159.

234. KAMIYA K, SHIMIZU K, MIYAKE T. Changes in astigmatism and corneal higher-order aberrations after phacoemulsification with toric intraocular lens implantation for mild keratoconus with cataract. Jpn J Ophthalmol, 2016, 60 (4): 302-308.

235. KONDA S, AMBATI B K. Intracorneal ring segments followed by toric pseudoaccomodating IOL for treatment of patients with corneal ectasia and cataract. Am J Ophthalmol Case Rep, 2020, 18: 100693.

236. FARIDEH D, AZAD S, FEIZOLLAH N, et al. Clinical outcomes of new toric trifocal diffractive intraocular lens in patients with cataract and stable keratoconus: Six months follow-up. Medicine (Baltimore), 2017, 96 (12): e6340.

237. SYKAKIS E, KARIM R, EVANS J R, et al. Corneal collagen cross-linking for treating keratoconus. Cochrane Database Syst Rev, 2015 (3): CD010621.

238. IZQUIERDO L, MANNIS M J, MEJIAS SMITH J A, et al. Effectiveness of intrastromal corneal ring implantation in the treatment of adult patients with keratoconus: A systematic review. J Refract Surg, 2019, 35 (3): 191-200.

239. KARABATSAS C H, COOK S D, SPARROW J M. Proposed classification for topographic patterns seen after penetrating keratoplasty. Br J Ophthalmol, 1999, 83 (4): 403-409.

240. DEN S, SHIMMURA S, SHIMAZAKI J. Cataract surgery after deep anterior lamellar keratoplasty and penetrating keratoplasty in age- and disease-matched eyes. J Cataract Refract Surg, 2018, 44 (4): 496-503.

241. ALIO DEL BARRIO J L, CHIESA M, GARAGORRI N, et al. Acellular human corneal matrix sheets seeded with human adipose-derived mesenchymal stem cells integrate functionally in an experimental animal model. Exp Eye Re, 2015, 132: 91-100.

242. PATEL D V, MCKELVIE J, SHERWIN T, et al. Keratocyte progenitor cell transplantation: A novel therapeutic strategy for corneal disease. Medical Hypotheses, 2013, 80 (2): 122-124.

243. ARNALICH-MONTIEL F, PASTOR S, BLAZQUEZ-MARTINEZ A, et al. Adipose-derived stem cells are a source for cell therapy of the corneal stroma. Stem Cells, 2008, 26 (2): 570-579.

244. FARJADNIA M, NADERAN M, MOHAMMADPOUR M. Gene therapy in keratoconus. Oman. J Ophthalmol, 2015, 8 (1): 3-8.

245. ATALAY E, ÖZALP O, YILDIRIM N. Advances in the diagnosis and treatment of keratoconus. Ther Adv Ophthalmol, 2021, 13: 25158414211012796.

后 记

·

　　光阴荏苒，日月如梭。只在不觉间，《圆锥角膜》一书的编撰工作已经完成，令人感慨万千。

　　圆锥角膜疾病一直是眼视光学科的一道难题，困扰着无数医患。昔日医学典籍虽繁，但鲜有著书立说者。迄今以来，随着基础与临床研究的深入，该病的诊断和治疗技术日益精进。有感于此，我们广纳同道之士，齐心协力，挥毫泼墨，终成《圆锥角膜》一书。自研读医典，确立总纲，至广邀学者，撰写，校稿，我们尽心竭力，历时二载有余，方得此书。这部作品承载着我们编者团队对"追光"不变的热忱与执着，从角膜的解剖生理，到圆锥角膜的病因、检查、诊断及治疗策略和国内外研究进展，我们力求全面而深入，详尽而实用。

　　感谢所有参与此书编撰的学者、专家以及编辑，特别感谢本领域的权威与精英的鼎力相助，正是在诸位同仁的共同努力下，本书最终得以问世。挂一漏万，言犹未尽。

　　最后，书中难免有纰漏及不足之处，敬请广大读者与同道不吝赐教，以期日臻完美。医者仁心，医道无涯。我们期盼此书能为漫漫医路点亮微灯一盏，为广大患者照亮丝丝希望，为医学同道提供借鉴与参考，让世间无尽的生命之花绽放出更加绚烂的光彩。

周行涛　姜珺涛

2024 年 11 月